Satesh Bidaisee

Saúde global: Temas, tópicos e tendências

Satesh Bidaisee

Saúde global: Temas, tópicos e tendências

ScienciaScripts

Imprint

Cover image: www.ingimage.com

This book is a translation from the original published under ISBN 978-3-659-82780-8.

Publisher:
Sciencia Scripts
is a trademark of
Dodo Books Indian Ocean Ltd. and OmniScriptum S.R.L publishing group

120 High Road, East Finchley, London, N2 9ED, United Kingdom
Str. Armeneasca 28/1, office 1, Chisinau MD-2012, Republic of Moldova, Europe
Printed at: see last page
ISBN: 978-620-8-35848-8

Saúde global: Temas, tópicos e tendências
Satesh Bidaisee

Índice

CAPÍTULO 1

"Dos Objectivos de Desenvolvimento do Milénio aos Objectivos de Desenvolvimento Sustentável: A necessidade de uma nova abordagem"

Resumo:

Os Objectivos de Desenvolvimento do Milénio foram o primeiro conjunto de objectivos internacionais modernos estabelecidos pelas Nações Unidas na esperança de reduzir a pobreza internacional e melhorar a qualidade de vida. Quase quinze anos depois, muitos países alcançaram alguns destes objectivos e muitos outros fizeram grandes progressos. No entanto, surgiram muitas críticas em relação aos ODM, considerando-os exclusivos, inatingíveis e incomensuráveis. Para um mundo pós-2015, a atenção centrou-se na criação de objectivos que não só dizem respeito a todos os países, mas também permitem um crescimento sustentável. As Nações Unidas reconheceram os fracassos dos ODM e, por isso, procuraram uma abordagem mais inclusiva para a criação dos Objectivos de Desenvolvimento Sustentável.

A implementação do Grupo de Trabalho Aberto procurou receber contributos de todas as partes interessadas, governamentais e não governamentais, no processo de criação dos ODS. No total, foram realizadas treze reuniões, cada uma com temas diferentes, para discutir as prioridades e as contribuições dos Estados membros e da sociedade civil. Para evitar que os objectivos fossem considerados inatingíveis, as três dimensões da sustentabilidade (ambiental, económica e social) foram sublinhadas ao longo de todo o processo. Estas medidas foram suficientes para garantir que os Objectivos de Desenvolvimento Sustentável representam as necessidades de todas as pessoas?

Neste trabalho, estas medidas, que se destinavam a permitir uma abordagem integrada, serão avaliadas. Ao longo do processo, surgiram numerosas barreiras conceptuais e logísticas. Por exemplo, foi estabelecido que os ODS têm de ser específicos, mas ainda assim abranger países e pessoas de diferentes estatutos socioeconómicos. Também se estabeleceu a necessidade de os ODS se centrarem nos direitos humanos, mas a medição dos direitos humanos é controversa. As sessões do Grupo de Trabalho Aberto permitem que várias partes interessadas dêem o seu contributo, mas muitas vezes este contributo não é acompanhado de acções ou métodos de avaliação. Estes são alguns dos muitos obstáculos na jornada para estabelecer Objectivos de Desenvolvimento Sustentável eficazes e benéficos. As Nações Unidas reconheceram as principais críticas aos ODM e, em resposta, criaram uma abordagem inovadora e abrangente para o desenvolvimento dos ODS. No entanto, subsistem ainda muitos obstáculos à criação de Objectivos de Desenvolvimento Sustentável totalmente inclusivos.

Introdução:

As Nações Unidas têm a capacidade única de afetar uma vasta gama de injustiças vividas neste mundo. A sua composição de 193 Estados membros permite uma abordagem verdadeiramente internacional no que diz respeito à melhoria das condições de vida, à manutenção da paz, à defesa dos direitos humanos e muito mais. No entanto, esta responsabilidade distinta depara-se frequentemente com inúmeras barreiras. Mais recentemente, a ONU tem-se concentrado na criação dos Objectivos de Desenvolvimento Sustentável (ODS), um conjunto de objectivos e metas internacionais que abordam questões ambientais, económicas e sociais, ao mesmo tempo que são inclusivos para todos os países e sustentáveis para o futuro (ONU, 2012). Estes objectivos começarão a ser implementados em 2015, após o fim do prazo estabelecido para os Objectivos de Desenvolvimento do Milénio (ODM). A ONU reconheceu os sucessos e os fracassos dos ODM e alterou a sua abordagem para a criação dos ODS em conformidade. No entanto, será que estas medidas foram suficientes para garantir que os Objectivos de Desenvolvimento Sustentável satisfazem as necessidades de todas as pessoas?

Análise dos Objectivos de Desenvolvimento do Milénio:

Os Objectivos de Desenvolvimento do Milénio são um conjunto de oito objectivos que visam a pobreza, a educação, a igualdade entre os sexos, a saúde materna e infantil, o VIH/SIDA, a sustentabilidade ambiental e as parcerias globais. O seu desenvolvimento começou com um único funcionário das Nações Unidas responsável pela estratégia, e terminou com um grupo ad hoc constituído por tecnocratas de elite que se concentraram no imperativo organizacional e não no desenvolvimento humano (Fukuda- Parr & Hulme, 2009). Embora os ODM sejam os primeiros do seu género e, por conseguinte, a sua criação seja um processo inovador, o seu desenvolvimento por um grupo de elite provou ser uma fonte de limitações ao seu sucesso. Embora algumas metas dos ODM tenham sido atingidas, muitas outras ficaram muito aquém, e certas regiões, como a África Subsariana, sofreram limitações drásticas na sua capacidade de atingir os objectivos. Por exemplo, a meta do ODM 6 de "travar e começar a inverter... a propagação do VIH/SIDA" foi cumprida, e a meta do ODM 1 de "reduzir para metade... a proporção de pessoas que sofrem de fome" está ao alcance (Campanha do Milénio da ONU, 2013d,a). Entretanto, muitos aspectos do ODM 7, que se centra na sustentabilidade ambiental, não foram abordados, uma vez que aproximadamente um terço das unidades populacionais de peixes marinhos do mundo foram sobre-exploradas, as emissões globais de dióxido de carbono continuam a aumentar e a desflorestação continua a ameaçar as espécies animais e os meios de subsistência humanos (Campanha do Milénio da ONU, 2013e). Outros objectivos revelaram progressos globais, mas observam-se grandes disparidades entre as zonas rurais e urbanas, especialmente nos países em desenvolvimento. Por exemplo, 53% dos partos rurais são assistidos por pessoal qualificado, em comparação com 84% dos partos urbanos, e o nível de assistência é mais baixo na África Subsariana (Campanha do Milénio da ONU, 2013c). Outras limitações ao sucesso dos Objectivos de Desenvolvimento do Milénio incluem a definição de sucesso. Por exemplo, o ODM 2, que visa "alcançar o ensino primário universal", registou grandes progressos, uma vez que os países em desenvolvimento atingiram 90% de matrículas no ensino primário. No entanto, não existe uma medição da qualidade da educação e, como tal, 250 milhões de crianças não possuem competências básicas de literacia, apesar de terem recebido anos de escolaridade primária (Campanha do Milénio da ONU, 2013b). Apesar de o objetivo ter sido quase alcançado, poderá isto ser considerado um sucesso?

Os ODM têm sido analisados e as suas deficiências discutidas na literatura ad nauseum. A discussão sobre as limitações dos ODM é geralmente dividida em problemas com os objectivos, as metas e os indicadores. Os objectivos são considerados estreitos e fragmentados, uma vez que não abordam todos os aspectos importantes relacionados com o tema (Waage et al., 2010). O foco estreito também limita o envolvimento cooperativo de todas as partes interessadas e incentiva a organização vertical das políticas, em vez da combinação ideal de componentes verticais e horizontais (Vandemoortele, 2011). Esta falta de envolvimento de todas as partes interessadas relevantes é um tema comum no desenvolvimento e na execução dos Objectivos de Desenvolvimento do Milénio. Um dos principais problemas das metas é o facto de não terem em conta a complexidade ou o progresso e de se centrarem nos resultados. As metas também não são abrangentes em relação às aspirações do objetivo. A questão de saber se o objetivo foi ou não alcançado não é frequentemente tida em conta quando se abordam as metas; uma vez cumprida uma meta, a atenção é desviada para outro lado (Waage et al., 2010). Por último, os indicadores para os ODM não existem, não são específicos ou não se baseiam na igualdade. Isto tornou difícil medir o progresso de cada objetivo. A ênfase na medição do progresso através de indicadores quantitativos resultou em desigualdades drásticas dentro dos países e entre eles. Por exemplo, medir as taxas de mortalidade de crianças com menos de cinco anos para avaliar o progresso do ODM4 não tem em conta a distribuição social do fardo, o que significa que um país pode atingir o objetivo enquanto as suas populações vulneráveis continuam a sofrer (Reidpath, Morel, Mecaskey & Allotey, 2009).

Abordagem dos Objectivos de Desenvolvimento Sustentável:

Estas limitações nos objectivos, metas e indicadores devem-se em grande parte à falta de envolvimento das partes interessadas na conceção dos Objectivos de Desenvolvimento do Milénio. Por esta razão, as Nações Unidas adoptaram uma nova abordagem para a criação dos Objectivos de Desenvolvimento Sustentável. Na Conferência das Nações Unidas sobre o Desenvolvimento Sustentável, comummente conhecida como Rio+20, as Nações Unidas apelaram à criação de um Grupo de Trabalho Aberto (GTA) para liderar o desenvolvimento dos ODS (Fórum Político de Alto Nível, 2013). O Grupo de Trabalho Aberto é composto por 30 representantes, muitos dos quais representam mais do que um país, bem como por Grupos Principais, como Crianças e Jovens, Povos Indígenas e Mulheres, que representam a sociedade civil (States News Service, 2013a). Foram agendadas oito sessões do GTA para debater uma vasta gama de questões, incluindo segurança alimentar, água e saneamento, energia, emprego, alterações climáticas, países com necessidades especiais, entre outras (Nações Unidas (ONU), 2012). Após a terceira sessão, os Co-Presidentes decidiram acrescentar reuniões diárias de uma hora com os representantes dos Grandes Grupos, a fim de incentivar a sua participação e reconhecer o seu contributo (Kamau & Korosi, 2013). Eventualmente, foram agendadas cinco reuniões adicionais para melhor se concentrarem nos contributos da sociedade civil e para melhor aperfeiçoar os Objectivos de Desenvolvimento Sustentável propostos (ONU, 2014a). Estas mudanças na estratégia para o desenvolvimento dos ODS representam um passo significativo para evitar os erros cometidos na criação dos ODM. No entanto, terão sido suficientes para garantir que as vozes de todas as partes interessadas fossem ouvidas?

Embora as reuniões e sessões adicionais tenham permitido que os membros dos Grandes Grupos expressassem os seus contributos aos Co-Presidentes, obter a atenção dos representantes dos Estados-Membros continuou a ser um desafio. Os representantes têm uma responsabilidade perante os governos dos países que representam e, por conseguinte, têm uma liberdade limitada no que respeita à agenda que apresentam. Esta agenda, combinada com a falta de discussão aberta entre os representantes dos principais Estados e a sociedade civil, resulta em poucas hipóteses de os grupos principais terem impacto nas declarações proferidas no plenário. A estrutura dos debates também limita o nível de contribuição recebido de certas partes interessadas. A concentração na leitura das declarações durante os GTA, sem a oportunidade de debater e responder a outras partes interessadas, impede que as reuniões sejam mais lucrativas. Embora a receção de contributos de várias partes interessadas seja por vezes difícil de controlar, as estratégias que incentivam as discussões em pequenos grupos ou uma série de workshops podem ser mais eficientes para permitir um verdadeiro desenvolvimento participativo (Bell, Morse & Shah, 2012). No atual processo de criação dos ODS, as Nações Unidas continuam a controlar a agenda do desenvolvimento e a representação das perspectivas das outras partes interessadas. Este processo é considerado uma "retórica do desenvolvimento participativo" e não um processo inclusivo das partes interessadas (Enns, Bersaglio & Kepe, 2014).

Áreas de incidência necessária nos Objectivos de Desenvolvimento Sustentável:

O conteúdo dos Objectivos de Desenvolvimento Sustentável constitui uma preocupação óbvia para todas as partes interessadas. O documento do Rio+20 afirma que os objectivos, metas e indicadores devem abordar os aspectos ambientais, económicos e sociais da sustentabilidade, evitando ao mesmo tempo falhas semelhantes às que foram feitas em relação aos Objectivos de Desenvolvimento do Milénio (ONU, 2012). Certos tópicos dos ODM, como a erradicação da pobreza e da fome, continuam a ser um foco nas conversações sobre os ODS. Outros tópicos de discussão incluem aqueles que reflectem as deficiências dos ODM, como a qualidade da educação e a agricultura sustentável. Outras áreas de enfoque, como os serviços energéticos modernos, são novas na agenda dos objectivos de desenvolvimento (ONU, 2014b). Apesar de abrangerem um vasto leque de áreas, estes tópicos estão todos integrados através da sua relação com os direitos humanos, o desenvolvimento humano e a igualdade (States News Service, 2013b).

A Declaração Universal dos Direitos do Homem é composta por 30 artigos que descrevem os direitos de todos os indivíduos. O artigo 25° afirma: "Toda a pessoa tem direito a um nível de vida suficiente para lhe assegurar e à sua família a saúde e o bem-estar, incluindo a alimentação, o vestuário, o alojamento, a assistência médica e os serviços sociais necessários " (ONU, 1948). Este artigo, por si só, é
correlacionados com numerosos ODS propostos. As Nações Unidas e os seus Estados membros devem, por conseguinte, utilizar uma abordagem baseada nos direitos humanos para a criação e implementação dos ODS. O desenvolvimento humano é também transversal nas suas relações com outros temas, nomeadamente no que diz respeito à manutenção de um ambiente sustentável. Os métodos utilizados para alcançar determinados objectivos que se enquadram no desenvolvimento humano podem ter um impacto negativo significativo no ambiente. Por conseguinte, devem ser incorporadas nos Objectivos de Desenvolvimento Sustentável novas abordagens à produção e ao consumo, bem como à distribuição e utilização dos recursos (Melamed & Ladd, 2013). Os direitos humanos e o desenvolvimento estão fortemente associados à igualdade. A implementação dos ODS deve beneficiar todos os seres humanos, e não pode produzir desigualdades ou consequências que afectem os direitos humanos. Para o conseguir, o quadro dos ODS deve abordar os conceitos distintos de equidade, igualdade e não discriminação (Pillay, 2013).

Embora os aspectos fundamentais dos Objectivos de Desenvolvimento Sustentável tenham recebido um apoio generalizado, as metas e os indicadores de cada objetivo são mais difíceis de estabelecer (Sachs, 2013). Muitas das críticas aos Objectivos de Desenvolvimento do Milénio resultaram do facto de as metas e os indicadores serem limitados, discriminatórios e imprecisos. Por conseguinte, é necessária uma grande ênfase nas metas e indicadores na criação dos Objectivos de Desenvolvimento Sustentável. Para que estas metas sejam abrangentes, as finanças, as definições de medição e os métodos de medição devem ser aplicáveis e estar disponíveis para todas as nações (Sachs, 2012). Ao medir o progresso na consecução de um objetivo, os direitos humanos e a igualdade devem ser tidos em conta. Uma realização que seja feita à custa dos direitos humanos ou que resulte em discrepâncias graves entre as populações não deve ser considerada um sucesso. Por conseguinte, os Objectivos de Desenvolvimento Sustentável devem incluir medidas de responsabilização nas suas metas e indicadores.

Conclusão:

As Nações Unidas reconheceram as principais críticas aos Objectivos de Desenvolvimento do Milénio e, em resposta, criaram uma abordagem inovadora e abrangente para o desenvolvimento dos Objectivos de Desenvolvimento Sustentável. A criação do Grupo de Trabalho Aberto permitiu melhorias drásticas no envolvimento das partes interessadas na criação dos ODS. No entanto, os contributos das diferentes partes interessadas não são ponderados de forma homogénea e, muitas vezes, as perspectivas das partes interessadas da sociedade civil não são consideradas seriamente. O formato de discussão durante as reuniões também pode ser visto como uma limitação numa abordagem de desenvolvimento idealmente participativa. Um formato que encoraje o debate e a conversação sobre os tópicos em causa, em vez da leitura de declarações preparadas, produziria resultados mais lucrativos.

A integração da igualdade, dos direitos humanos e do desenvolvimento nos Objectivos de Desenvolvimento Sustentável ainda não foi vista. Estes tópicos foram amplamente discutidos e, de um modo geral, apoiados durante as sessões do Grupo de Trabalho Aberto, mas as sugestões sobre a sua medição e responsabilização foram escassas. Os co-presidentes do Grupo de Trabalho Aberto divulgaram uma lista de propostas de Objectivos de Desenvolvimento Sustentável e respectivas metas a serem votadas durante a 68ª sessão da Assembleia Geral ([th]). Os objectivos propostos abrangem um vasto leque de tópicos necessários, mas as metas e os indicadores requerem um maior desenvolvimento antes de serem implementados, especialmente no que diz respeito aos direitos humanos.

A abordagem das Nações Unidas para a criação dos Objectivos de Desenvolvimento Sustentável teve intenções respeitáveis ao colmatar as lacunas observadas nos Objectivos de Desenvolvimento do Milénio. As medidas tomadas para garantir uma base abrangente para os ODS superam de longe as tomadas na criação dos ODM. No entanto, o sucesso destas medidas só será determinado quando a implementação dos Objectivos de Desenvolvimento Sustentável estiver em curso.

Referências

Bell, S., Morse, S., & Shah, R. a. (2012). Compreender a participação das partes interessadas na investigação como parte do desenvolvimento sustentável. *Journal of Environmental Management, 101,* 13-22. doi:10.1016/j.jenvman.2012.02.004

Desenvolvimento, S., & Rede, S. (2014). Indicadores para os Objectivos de Desenvolvimento Sustentável.

Enns, C., Bersaglio, B., & Kepe, T. (2014). Vozes indígenas e a construção da agenda de desenvolvimento pós-2015: a tirania recorrente da participação. *Third WorldQuarterly*, *35*(3), 358-375. doi:10.1080/01436597.2014.893482

Fukuda-parr, S., & Hulme, D. (2009). *Objectivos de Desenvolvimento (ODM) junho de 2009 Documento de Trabalho 96 do BWPI* (pp. 1-39).

Fórum Político de Alto Nível (2013). Resumos temáticos 1. Do Rio+20 ao pós-2015: rumo a uma agenda de desenvolvimento integrada e universal.

Kamau, M., & Korosi, C. (2013). *Relatório de progresso do Grupo de Trabalho Aberto da Assembleia Geral sobre os Objectivos de Desenvolvimento Sustentável* (Vol. 40526).

Melamed, C., & Ladd, P. (2013). Como construir objetivos de desenvolvimento sustentável □ : integrando o desenvolvimento humano e a sustentabilidade ambiental numa nova agenda global, (março).

Pillay, N. (2013). Os direitos humanos na agenda pós-2015.

Reidpath, D. D., Morel, C. M., Mecaskey, J. W., & Allotey, P. (2009). The Millennium Development Goals fail poor children: the case for equity- adjusted measures. *PLoS Medicine*, *6*(4), e1000062. doi:10.1371/journal.pmed.1000062

Sachs, J. D. (2012). Dos objectivos de desenvolvimento do milénio aos objectivos de desenvolvimento sustentável. *Lancet*, *379*(9832), 2206-11. doi:10.1016/S0140-6736(12)60685-0

Sachs, J. D. (2013). Altas apostas na ONU sobre os Objetivos de Desenvolvimento Sustentável. *Lancet*, *382*(9897), 1001-2. doi:10.1016/S0140-6736(13)61956-X

Serviço de Notícias dos Estados (2013a). Um processo para identificar os Objectivos de Desenvolvimento Sustentável.

Serviço de Notícias dos Estados Unidos (2013b). A agenda de desenvolvimento pós-2015 deve centrar-se na igualdade Peritos da ONU.

Nações Unidas (2012). *O futuro que queremos. Science (Nova Iorque, N.Y.)* (Vol. 202). doi:10.1126/science.202.4366.409

Nações Unidas (2014a). *Lista de propostas de Objectivos de Desenvolvimento Sustentável a atingir até 2030.*

Nações Unidas (2014b). *Grupo de Trabalho Aberto: Plataforma de Conhecimento para o Desenvolvimento Sustentável.* Obtido em 03 de julho de

2014, de
http://sustainabledevelopment.un.org/owg.html

Nações Unidas (1948). Declaração Universal dos Direitos do Homem. Recuperado de http://www.un.org/en/documents/udhr/

Campanha do Milénio das Nações Unidas (2013a). Nós Podemos Acabar com a Pobreza Folha de Dados Objetivo 1.

Campanha do Milénio das Nações Unidas (2013b). Nós Podemos Acabar com a Pobreza Folha de Dados Objetivo 2.

Campanha do Milénio das Nações Unidas (2013c). Nós Podemos Acabar com a Pobreza Folha de Dados Objetivo 5.

Campanha do Milénio das Nações Unidas (2013d). Nós Podemos Acabar com a Pobreza Folha Informativa Objetivo 6.

Campanha do Milénio das Nações Unidas (2013e). Nós Podemos Acabar com a Pobreza Folha Informativa Objetivo 7.

Vandemoortele, J. (2011). Se não são os Objectivos de Desenvolvimento do Milénio, então o quê? *Third World Quarterly*, *32*(1), 9-25. doi:10.1080/01436597.2011.543809

Waage, J., Banerji, R., Campbell, O., Chirwa, E., Collender, G., Dieltiens, V., ... Unterhalter, E. (2010). The Millennium Development Goals: a cross-sectoral analysis and principles for goal setting after 2015 Lancet and London International Development Centre Commission. *Lancet*, *376*(9745), 991-1023. doi:10.1016/S0140-6736(10)61196-8

CAPÍTULO 2

Modificações dietéticas utilizadas no tratamento da diabetes tipo II em adultos

Resumo

Dada a crescente prevalência da diabetes e da obesidade em todo o mundo, é necessário intervir no estilo de vida para melhorar a saúde e diminuir o risco de doenças crónicas. Embora a intervenção nutricional, o exercício físico, a gestão do peso e os medicamentos orais possam ser utilizados para o controlo glicémico, não foram estabelecidos critérios específicos para as modificações dietéticas no tratamento da diabetes mellitus tipo II (DM2). Além disso, a limitada generalização de estudos anteriores não conseguiu avaliar estas abordagens nutricionais de um ponto de vista ecológico social. Consequentemente, ao comparar os efeitos metabólicos de uma dieta com baixo teor de hidratos de carbono, baixo teor de gordura, estilo mediterrânico, vegan e vegetariana, será possível determinar a eficácia a longo prazo destas intervenções nutricionais. Além disso, estes tratamentos dietéticos podem ser utilizados para controlar e prevenir o aparecimento da DMT2 através de modificações a nível intrapessoal e interpessoal. No entanto, deve ser dada maior ênfase ao controlo da DMT2 de modo a prevenir complicações microvasculares e macrovasculares.

Introdução

De acordo com a Associação Americana de Diabetes (ADA), a diabetes mellitus tipo II (DM2) é uma síndrome metabólica hiperglicémica caracterizada por resistência à insulina e deficiência relativa de insulina (2009). Embora os factores genéticos e ambientais estejam relacionados com o desenvolvimento da DMT2, o maior contribuinte para esta doença crónica pode ser atribuído à falta de atividade física e ao excesso de peso corporal (OMS, 2013). Para além de causar muitas complicações microvasculares, a DMT2 é a principal causa de insuficiência renal, doença cardíaca e acidente vascular cerebral nos Estados Unidos (CDC, 2011). Ao reduzir a qualidade de vida e ao impor à sociedade um fardo tão pesado em termos de cuidados de saúde, a perceção da DMT2 passou de uma questão médica para uma epidemia global nos últimos anos.

Prevê-se que, em 2030, a diabetes mellitus seja a 7th principal causa de morte e afecte 366 milhões de pessoas em todo o mundo (OMS, 2011). Embora esta estatística inclua tanto os diabéticos de tipo I como os de tipo II, a incidência de diabetes de tipo II compromete 90% de todos os casos, em resultado de grandes alterações no estilo de vida associadas a uma transição demográfica mundial (Qi, Hu FB, & Hu G, 2008). Atualmente, a prevalência de DMT2 em adultos atingiu 8,3% a nível mundial e contribuiu com 376 mil milhões de dólares para as despesas de saúde em 2010 (Mingrone et al., 2012). Embora as tendências actuais sublinhem a importância da prevenção de doenças crónicas, a DMT2 também pode ser tratada eficazmente através de um planeamento de refeições saudáveis, programas de exercício físico, perda de excesso de peso e medicação oral (CDC, 2011).

A gestão da diabetes tem sido utilizada como um método eficaz para limitar as complicações debilitantes para a saúde da DMT2 através de um melhor controlo da glicemia (Thomas & Elliot, 2010). Embora isto possa ser conseguido a vários níveis dentro do quadro ecológico social, é importante abordar os factores intrapessoais e interpessoais que permitem modificações de comportamento na gestão da diabetes. Uma forma de o conseguir é através de intervenções no estilo de vida que visam modificações comportamentais. Foi demonstrado que as mudanças comportamentais melhoram as vias de saúde, os sistemas de apoio, os padrões alimentares e as atitudes em relação à atividade física (Herman & Zimmet, 2012). Em contraste com as intervenções medicamentosas, as mudanças na dieta e no estilo de vida provaram ser mais bem-sucedidas e económicas na redução da incidência da diabetes tipo II (Mattei et al., 2012).

As normas de cuidados médicos para a diabetes ainda não estabeleceram uma distribuição ideal de macronutrientes para a perda de peso e o tratamento da DMT2 (ADA, 2009). Mais especificamente, a Associação Americana de Diabetes considera que a distribuição de macronutrientes se deve basear na avaliação individual dos padrões alimentares actuais, preferências e objectivos metabólicos (Evert et al., 2013). As únicas diretrizes de gestão nutricional atualmente recomendadas para a população diabética de tipo II são: selecionar alimentos ricos em nutrientes e fibras em vez de alimentos processados; evitar bebidas açucaradas; substituir por alimentos ricos em gorduras insaturadas; escolher proteínas magras e alternativas à carne, limitar o consumo de álcool e diminuir a ingestão de sódio para 2.300 mg/dia (ADA, 2013). Embora tenha sido avaliada a eficácia de estudos sobre dietas com baixo teor de hidratos de carbono, baixo teor de gordura, estilo mediterrânico, vegan e vegetariana, a ADA não promove uma abordagem clara no tratamento da DMT2. Como resultado, é importante avaliar a literatura atual sobre a eficácia das modificações dietéticas actuais para controlar e prevenir o aparecimento de DMT2.

Modificações dietéticas

I. Dieta pobre em hidratos de carbono:

A Associação Americana de Diabetes (ADA) sugere que as dietas restritivas de hidratos de carbono devem limitar o consumo a não menos de 150 g/dia, uma vez que estão geralmente associadas a um aumento da ingestão de gorduras alimentares e ao risco de doenças cardiovasculares (Bradley et al., 2009). No entanto, estudos recentes demonstraram benefícios significativos para a saúde dos doentes com DMT2. Em particular, os estudos que utilizaram a restrição de hidratos de carbono para a gestão do diabetes mostraram melhorias no controlo glicémico e nos níveis de lipoproteínas de alta densidade ao longo de 1 ano (Davis et al., 2009). São utilizadas várias categorizações para definir diferentes dietas restritivas de hidratos de carbono; estas incluem uma dieta muito pobre em hidratos de carbono como aquela que consome 21-70 g/dia e uma dieta moderadamente pobre em hidratos de carbono como aquela que consome 30-40% das calorias diárias a partir de hidratos de carbono (Wheeler et al., 2012). Um estudo realizado por Saslow et al. comparou os efeitos de uma dieta moderada em hidratos de carbono, com baixo teor de gordura e restrição calórica com uma dieta muito baixa em hidratos de carbono em indivíduos obesos com DM2 (2014). Os níveis de hemoglobina glicosilada (HbA1c) não só diminuíram mais drasticamente entre os participantes da dieta pobre em hidratos de carbono, como também permitiram uma maior perda de peso e a interrupção do uso de medicamentos para a diabetes entre os participantes (Saslow et al, 2014). Além disso, estudos semelhantes demonstraram que a redução da ingestão de hidratos de carbono apresenta os mesmos benefícios para a saúde que a terapia medicamentosa e pode ser utilizada como substituto da medicação ao longo do tempo (Accurso et al., 2008).

A utilização de uma dieta pobre em hidratos de carbono é justificada pelo mecanismo biológico em que a ingestão de hidratos de carbono promove a secreção de insulina, estimulando assim um desenvolvimento mais rápido da diabetes (Rahati, Shahraki M., Arjomand, & Shahraki T., 2014). Mais especificamente, a decomposição dos hidratos de carbono em glicose serve de principal controlo do metabolismo do glicogénio, da lipólise e da lipogénese (Wheeler et al., 2012). No entanto, esta modificação alimentar não deve ser confundida com a dieta de Atkins, muito restritiva em termos de hidratos de carbono. Em vez disso, deve ser implementada uma dieta pobre em hidratos de carbono para melhorar o controlo glicémico, ser tão eficaz na perda de peso como as dietas pobres em gordura, ser utilizada para substituir as gorduras como marcadores de doenças cardiovasculares, diminuir os efeitos nocivos da síndrome metabólica e não exigir a perda de peso para obter resultados benéficos para a saúde (Accurso et al., 2008). Apesar de mostrar uma perda de peso a curto prazo combinada com níveis reduzidos de HbA1c, é importante reconhecer que a longevidade de uma dieta pobre em hidratos de carbono ainda não foi estabelecida (Castaneda-Gonzalez, Bacardi-Gascon, & Jiminez-Cruz, 2011).

II. Dieta de baixo índice glicémico

Em contraste com uma dieta pobre em hidratos de carbono, foi demonstrado que as intervenções dietéticas a longo prazo que apoiam a glicemia pós-prandial podem prevenir as complicações da DMT2 (Blaak et al., 2012). Uma adaptação dietética que demonstra a utilização deste efeito metabólico é a dieta de baixo índice glicémico (IG). O índice glicémico (IG) é determinado pela resposta da glicose medida durante um período de 2 horas após o consumo de 50g de hidratos de carbono testados, dividida pela resposta da glicose após o consumo de 50g de hidratos de carbono de um alimento de controlo (Jenkins et al., 1981). A classificação de baixo IG (IG ≤ 70) depende, portanto, do tipo de hidrato de carbono, do teor de gordura e proteína, da acidez, das propriedades físicas, dos factores solúveis e de vários outros factores (Radulian, Rusu, Dragomir, & Posea, 2009). Quando Jenkins et al. testaram os efeitos das leguminosas como tratamento de baixo IG para a DMT2, esta dieta específica para cada alimento demonstrou uma redução da HbA1c, da pressão arterial, da frequência cardíaca e do risco absoluto estimado de doença coronária num ensaio clínico aleatório e controlado (2012).

A base de uma dieta com baixo teor de IG assenta no abrandamento da libertação de glicose na corrente sanguínea, de modo a controlar a produção de insulina e minimizar as flutuações da glicose ao longo do dia (Thomas & Elliot, 2010). Este mecanismo é ainda apoiado pela redução significativa dos níveis de HbA1c, pela melhoria do perfil lipídico e pela maior perda de peso observada nos indivíduos que seguem uma dieta com baixo teor de glicose em comparação com uma dieta com alto teor de glicose após 4 semanas (Thomas & Elliot, 2010). Consequentemente, tem sido sugerido que uma dieta com baixo teor de IG, que salienta um elevado consumo de frutas, legumes, cereais integrais e produtos lácteos com baixo teor de gordura, pode ser utilizada para a manutenção do peso a longo prazo, em comparação com dietas de controlo.

III. Dieta mediterrânica

Desde a introdução da dieta mediterrânica por Ancel Keys na década de 1960, uma dieta que envolve um elevado consumo de vegetais, legumes, cereais, frutas, frutos secos e azeite, combinado com um consumo moderado de peixe e vinho, e um baixo consumo de carne processada e de produtos lácteos integrais, produz inúmeros benefícios para a saúde (Salas-Salvado et al., 2011). Embora este estilo de vida alimentar tenha sido inicialmente associado a taxas mais baixas de doenças cardiovasculares, foi demonstrado que melhora o controlo glicémico e a sensibilidade à insulina entre os diabéticos de tipo II (Georgoulis, Kontogianni, & Yiannakouris, 2014). Mais especificamente, os efeitos anti-inflamatórios da dieta mediterrânica actuam no sentido de melhorar a sensibilidade à insulina através da diminuição da produção de citocinas pelo tecido adiposo na obesidade (Babio, Bullo, & Salas-Salvado, 2009). Isto é evidenciado por uma diminuição de 52% do risco de diabetes, juntamente com uma melhoria dos perfis lipídicos, como a redução das lipoproteínas de baixa densidade e o aumento dos níveis de lipoproteínas de alta densidade (Salas-Salvado et al., 2011).

Um padrão alimentar mediterrânico tradicional pode reduzir o risco de desenvolvimento de DMT2 em até 83% e está inversamente relacionado com as manifestações da homeostase da glicose entre os pacientes de alto risco e a população idosa (Kastornini & Panagiotakos, 2010). Além disso, quando combinada com uma ingestão reduzida de hidratos de carbono, uma dieta rica em ácidos gordos monossaturados promove uma dieta de baixo índice glicémico que pode atuar no sentido de reverter as complicações de saúde e prevenir o desenvolvimento de DMT2 (Georgoulis et al., 2014). Como resultado, os factores protectores de saúde associados à dieta mediterrânica devem ser estabelecidos como um método eficaz tanto para o controlo do peso como para a gestão da DMT2.

IV. Dietas à base de plantas: Dietas vegetarianas e veganas

De acordo com a American Dietetic Association, as dietas vegetarianas e veganas são ambas nutricionalmente adequadas e podem proporcionar benefícios para a saúde que podem ser utilizados na prevenção e tratamento de doenças crónicas (Craig & Mangels, 2009). As dietas vegetarianas são definidas como aquelas que excluem carne, marisco ou quaisquer produtos que contenham esses constituintes (Craig & Mangels, 2009). Uma dieta vegana, por outro lado, é aquela que se abstém completamente de produtos de origem animal, incluindo carne, peixe, lacticínios e ovos (Craig & Mangels, 2009). Ao incorporar mais frutas e legumes na dieta de um indivíduo, é possível melhorar o controlo glicémico através do aumento da saciedade resultante da ingestão de fibras no tratamento da diabetes (Jenkins et al., 2003).

Embora os estudos ainda não tenham avaliado o impacto das dietas vegetarianas na ausência de perda de peso, os alimentos à base de plantas reduzem significativamente o risco de doença cardiovascular, que é uma das principais complicações de saúde associadas à DM2 (Jenkins et al., 2003). Foi observado que os vegetarianos têm níveis mais baixos de colesterol de lipoproteína de baixa densidade, taxas mais baixas de hipertensão e DM2 do que os não vegetarianos (Craig & Mangels, 2009). Embora isto possa ser atribuído a taxas mais baixas de IMC e a outras variáveis de confusão, foi evidente uma incidência incremental de DM2 entre vegans, lacto-ovo vegetarianos, pesco-vegetarianos, semivegetarianos e não-vegetarianos (Tonstad, Butler, Yan, & Fraser, 2009). Além disso, foi demonstrado que as dietas vegan e lacto-ovo vegetarianas reduzem o risco de DM2 em quase metade, em comparação com as dietas não vegetarianas, e podem reduzir a necessidade de medicamentos orais em indivíduos com DM2 (Barnard et al., 2009). Assim, ao promover alimentos que reduzem o stress oxidativo e a inflamação crónica, as dietas à base de plantas podem aumentar a longevidade e reduzir o risco de doenças crónicas e cancro (Jacobs, Haddad, Lanou & Messina, 2009).

Quando foi feita uma comparação entre as diretrizes estabelecidas pela Associação Americana de Diabetes (ADA) e uma dieta vegana, foram registadas maiores reduções na ingestão de gordura, gordura saturada e colesterol, juntamente com uma maior perda de peso e níveis de HbA1c no grupo vegan (Barnard et al., 2009). Além disso, foi referido que um aspeto benéfico da dieta vegana é o facto de não exigir a limitação das porções de alimentos, a ingestão de hidratos de carbono ou a estimativa dos alimentos e dos seus constituintes para provocar alterações nos macronutrientes (Barnard et al., 2009).

V. Terapia Nutricional Médica

Uma vez que a modificação da dieta requer mudanças a nível intrapessoal, o controlo da diabetes deve incorporar uma intervenção nutricional orientada por um nutricionista. A abordagem atual defendida pela ADA é a terapia nutricional médica (TNM). Este método visa alcançar o controlo glicémico, baixar a pressão arterial, manter os objectivos de peso corporal, retardar as complicações da DMT2 e abordar as necessidades nutricionais individuais com base nas preferências pessoais através da consulta de um nutricionista profissional ou registado (Evert et al., 2013). A MNT utiliza inicialmente uma avaliação nutricional, testes laboratoriais, medicamentos e outras informações referidas por um médico de cuidados primários para avaliar os padrões alimentares (Morris & Wylie-Rosett, 2010). A partir desta informação, é então possível ao RD fazer recomendações de macronutrientes para melhorar o controlo glicémico, a perda de peso e diminuir os níveis de lípidos entre os diabéticos de alto risco.

De acordo com Huang, Hsu, Wang e Shin, foi demonstrado que a intervenção dietética permite fornecer aos indivíduos conhecimentos sobre como controlar o estado glicémico (2010). Apesar de não haver um impacto significativo na sensibilidade à insulina, é possível melhorar os hábitos alimentares através de alterações a nível interpessoal em doentes com diabetes tipo II mal controlada (Huang et al., 2010). Embora sejam necessárias intervenções pessoais para este tratamento específico, estudos recentes demonstraram os efeitos positivos associados a uma variedade de terapias nutricionais médicas padronizadas.

Discussão

Para gerir com sucesso os doentes diabéticos, pode ser necessário integrar a educação, a terapia médica nutricional, a atividade física, os hipoglicemiantes orais e os tratamentos com insulina (Heinrich et al., 2010). Dada a forte associação entre a DMT2 e a obesidade, o controlo glicémico dos doentes é frequentemente conseguido através da alternância da ingestão energética habitual em relação ao gasto, à composição da dieta em macronutrientes e às caraterísticas metabólicas (Rahati, Shahraki M., Arjomand, & Shahraki T., 2014). Embora o gasto calórico global deva ser monitorizado nos doentes de alto risco, a qualidade dos hidratos de carbono, das proteínas e das gorduras consumidas também é um fator importante a considerar na gestão da DMT2. Quer seja utilizada uma intervenção orientada por um nutricionista ou sejam efectuadas alterações a nível intrapessoal, as complicações diabéticas podem ser minimizadas utilizando dietas com baixo teor de hidratos de carbono, baixo IG, mediterrânicas ou com elevado teor de proteínas (Ajala, English, & Pinkey, 2013). Portanto, em combinação com a MNT, a modificação da dieta deve ser usada como base para o tratamento do diabetes tipo II.

Ao comparar a eficácia de uma dieta pobre em hidratos de carbono, pobre em IG, mediterrânica e à base de plantas, a MNT deve ter em conta, em primeiro lugar, o nível de risco de complicações diabéticas, bem como as preferências individuais. Por outro lado, uma dieta pobre em hidratos de carbono deve, na maioria dos casos, ser utilizada em favor de uma dieta pobre em gorduras, uma vez que pode melhorar os níveis de lipoproteínas de alta densidade e reduzir os níveis de triglicéridos (Nordmann et al., 2006). Nos indivíduos com maior risco de doença cardiovascular, podem ser necessários métodos mais agressivos, como medicamentos orais, para conseguir um controlo glicémico adequado.

Embora todas as modificações da dieta tenham melhorado o controlo glicémico, as modificações do estilo de vida devem ser combinadas com a MNT para se obterem efeitos a longo prazo. Mais especificamente, a redução sustentada dos níveis de HbA1c pode ser utilizada para substituir os hipoglicemiantes orais e os medicamentos à base de insulina, se as alterações dietéticas através da MNT forem alcançadas (Nyenwe, Jerkins, Umpierrez, & Kitabachi, 2013). Desde que seja possível manter os níveis de HbA1c abaixo de 7%, uma dieta pobre em hidratos de carbono, pobre em IG, mediterrânica ou à base de plantas deve ser utilizada em intervenções no estilo de vida para a gestão a longo prazo da diabetes mellitus tipo II em populações adultas.

Conclusão

Embora a prevenção da DMT2 seja um método mais eficaz para reduzir o peso da doença crónica, pode ser necessário estabelecer orientações dietéticas para os doentes que não podem pagar medicamentos para o controlo glicémico. Embora as alterações comportamentais do estilo de vida exijam conhecimentos e educação adequados, as alterações intrapessoais podem ser conseguidas através de alterações adequadas da dieta e do exercício físico. Além disso, as intervenções dietéticas, como as dietas com baixo teor de hidratos de carbono, com baixo teor de IG, mediterrânica e à base de plantas, podem ser utilizadas eficazmente para o controlo glicémico e a perda de peso em doentes com DMT2. No entanto, devido às limitações actuais, há uma maior necessidade de estudos para avaliar a eficácia a longo prazo e os resultados das modificações dietéticas na ausência de perda de peso na gestão da DMT2.

Referências

Accurso, A., Bernstein, R. K., Dahlqvist, A., Draznin, B., Feinman, R. D., Fine, E. J., ... Vernon, M. C. (2008). Restrição dos hidratos de carbono da dieta na diabetes mellitus tipo 2 e na síndrome metabólica: tempo para uma avaliação crítica. *Nutrição e Metabolismo*, *5*, 9.

Ajala, O., English, P., & Pinkney, J. (2013). Revisão sistemática e meta-análise de diferentes abordagens dietéticas para o tratamento do diabetes tipo 2. *The American Journal of Clinical...*, *97*(3), 505-16.

Associação Americana de Diabetes. (2009). Padrões de Cuidados Médicos em Diabetes--2009. *Diabetes Care*, *32*, S13-S61.

Babio, N., Bulló, M., & Salas-Salvadó, J. (2009). Dieta mediterrânica e síndrome metabólica: a evidência. *Public Health Nutrition*, *12*(9A), 1607-17.

Barnard, N. D., Cohen, J., Jenkins, D. J. A., Turner-mcgrievy, G., Gloede, L., Green, A., & Ferdowsian, H. (2009). Uma dieta vegana com baixo teor de gordura e uma dieta convencional para diabetes no tratamento do diabetes tipo 2 □: um ensaio clínico randomizado, controlado, de 74 semanas 1 - 4. *Jornal Americano de Nutrição Clínica*, *89*, 1588-1596.

Blaak, E. E., Antoine, J.-M., Benton, D., Björck, I., Bozzetto, L., Brouns, F., ... Vinoy, S. (2012). Impacto da glicemia pós-prandial na saúde e prevenção de doenças. *Obesity ReviewsU: An Official Journal of the International Association for the Study of Obesity*, *13*(10), 923-84.

Bradley, U., Spence, M., Courtney, C. H., Mckinley, M. C., Ennis, C. N., Mccance, D. R., . Hunter, S. J. (2009). Effects on Weight Loss, Insulin Resistance, and Cardiovascular Risk: A Randomized Control Trial, *58*(December), 2741-2748. .

Castañeda-González, L. M., Bacardí-Gascón, M., & Jiménez-Cruz, A. (2011). Efeitos das dietas com baixo teor de hidratos de carbono no peso e no controlo glicémico em indivíduos com diabetes tipo 2: uma revisão sistémica de RCT superiores a 12 semanas . *Nutrición Hospitalaria* . scieloes .

Craig, W., & Mangels, A. (2009). Posição da Associação Dietética Americana: Dietas vegetarianas. *Journal of the American Dietetic Association*, *109*(7), 1266-1282.

Davis, N., Tomuta, N., Schechter, C., Isasi, C., Segal-Isaacson, C. J., Stein, D., ... Wylie-Rosett, J. (2009). Estudo comparativo dos efeitos de uma intervenção dietética de 1 ano de uma dieta pobre em hidratos de carbono versus uma dieta pobre em gordura no peso e no controlo glicémico no tipo 2, *32*(7).

Evert, A. B., Boucher, J. L., Cypress, M., Dunbar, S. a, Franz, M. J., Mayer-Davis, E. J., . Yancy, W. S. (2013). Recomendações de terapia nutricional para a gestão de adultos com diabetes. *Diabetes Care*, *36*(11), 3821-42.

Georgoulis, M., Kontogianni, M. D., & Yiannakouris, N. (2014). Dieta mediterrânea e diabetes: prevenção e tratamento. *Nutrientes*, *6*(4), 1406-23.

Heinrich, E., Schaper, N. C., & de Vries, N. K. (2010). Intervenções de auto-gestão para a diabetes tipo 2: uma revisão sistemática. *European Diabetes Nursing*, *7*(2), 71-76.

Herman, W. H., & Zimmet, P. (2012). Diabetes tipo 2: uma epidemia que requer atenção global e ação urgente. *Diabetes Care*, *35*(5), 9434.

Huang, M., Hsu, C., Wang, H., & Shin, S. (2010). Prospective Radnomized Controlled Trial to Evaluate Effectiveness of Registered Dietitcian-Led Diabetes Management on Glycemic and

Diet Control in a Primary Care Setting in Taiwan. *Diabetes Care, 33*(2), 233-239.

Jacobs, D., Haddad, E. H., Lanou, A. J., & Messina, M. J. (2009). Alimentos, alimentos vegetais e dietas vegetarianas nas diretrizes dietéticas dos EUA^: conclusões de um painel de peritos 1 - 4, *1980*(2), 1549-1552.

Jenkins, D. J. a, Kendall, C. W. C., Augustin, L. S. a, Mitchell, S., Sahye-Pudaruth, S., Blanco Mejia, S., . Josse, R. G. (2012). Efeito das leguminosas como parte de uma dieta de baixo índice glicémico no controlo glicémico e nos factores de risco cardiovascular na diabetes mellitus tipo 2: um ensaio controlado aleatório. *Archives of Internal Medicine, 172*(21), 1653-60. doi:10.1001/2013.

Jenkins, D. J. a, Kendall, C. W. C., Marchie, A., Jenkins, A. L., Augustin, L. S. a, Ludwig, D. S., ... Anderson, J. W. (2003). Diabetes tipo 2 e a dieta vegetariana. *The American Journal of Clinical Nutrition, 78*(3 Suppl), 610S-616S.

Jenkins, D. J., Wolever, T. M., Taylor, R. H., Barker, H., Fielden, H., Baldwin, J. M., . Goff, D. V. (1981). *Glycemic index of foods: a physiological basis for carbohydrate exchange. The American journal of clinical nutrition* (Vol. 34, pp. 362-366).

Kastorini, C.-M., & Panagiotakos, D. B. (2010). Dieta mediterrânica e prevenção da diabetes: Mito ou facto? *World Journal ofDiabetes, 1*, 65-67.

Mattei, J., Malik, V., Wedick, N. M., Campos, H., Spiegelman, D., Willett, W., & Hu, F. B. (2012). Um relatório de simpósio e workshop da Iniciativa Global de Nutrição e Transição Epidemiológica: transição nutricional e o fardo global da diabetes tipo 2. *The British Journal of Nutrition, 108*(7), 1325-35.

Mingrone, G., Panunzi, S., De Gaetano, A., Guidone, C., Iaconelli, A., Leccesi, L., . Rubino, F. (2012). Cirurgia bariátrica versus terapia médica convencional para diabetes tipo 2. *The New England Journal of Medicine, 366*(17), 1577-85.

Morris, S. F., & Wylie-Rosett, J. (2010). Terapia de Nutrição Médica: A Key to Diabetes Management and Prevention. *Clinical Diabetes, 28*(1), 1218.

Nordmann, A., Nordmann, A., Briel, M., Keller, U., Yancy, W., Brehm, B., & Bucher, H. (2006). Effects of Low-Carbohydrate vs Low-Fat Diets on Weight Loss and Cardiovascular Risk Factors, *166*, 285-294.

Nyenwe, E., Jerkins, T., Umpierrez, G., & Kitabachi, A. (2011). Gestão da diabetes tipo 2: estratégias em evolução para o tratamento de pacientes com diabetes tipo 2. *Metabolism, 60*(1), 1-23.Qi, L.; Hu, F.B.; Hu, G. (2008). Genes, ambiente e interações na prevenção da diabetes tipo 2: A focus on physical activity and lifestyle changes. *Curr. Mol. Med., 8*, 519-532.Radulian, G., Rusu, E., Dragomir, A., & Posea, M. (2009). Efeitos metabólicos de dietas de baixo índice glicémico. *Nutrition Journal, 8*, 5.

Rahati, S., Shahraki, M., Arjomand, G., & Shahraki, T. (2014). Padrão alimentar, estilo de vida e diabetes mellitus. *International Journal of High Risk Behaviors & Addiction, 3*(1), e8725.

Salas-Salvadó, J., Bulló, M., Babio, N., Martínez-González, M. Á., Ibarrola-Jurado, N., Basora, J., ... Ros, E. (2011). Redução da incidência de diabetes tipo 2 com a dieta mediterrânica: resultados do PREDIMED. *Diabetes Care, 34*, 14-19. doi:10.2337/dc10-1288

Saslow, L. R., Kim, S., Daubenmier, J. J., Moskowitz, J. T., Phinney, S. D., Goldman, V., . Hecht, F. M. (2014). Um estudo piloto randomizado de uma dieta moderada de carboidratos em comparação com uma dieta muito baixa de carboidratos em indivíduos com sobrepeso ou obesos com diabetes mellitus tipo 2 ou pré-diabetes. *PloS One, 9*(4), e91027.

Thomas, D. E., & Elliott, E. J. (2010). A utilização de dietas de baixo índice glicémico no controlo da diabetes. *The British Journal of Nutrition, 104*(6), 797-802.

Tonstad, S., Butler, T., Yan, R., & Fraser, G. E. (2009). Tipo de dieta vegetariana, peso corporal e prevalência de diabetes tipo 2. *Diabetes Care, 32*(5), 791-6.

Centros de Controlo e Prevenção de Doenças dos EUA. (2011). *Ficha informativa nacional sobre diabetes: estimativas nacionais e informações gerais sobre diabetes e pré-diabetes nos Estados Unidos, 2011. Departamento de Saúde e Serviços Humanos dos EUA, Centros de Controlo e Prevenção de Doenças.*

Wheeler, M. L., Dunbar, S. a, Jaacks, L. M., Karmally, W., Mayer-Davis, E. J., Wylie-Rosett, J., & Yancy, W. S. (2012). Macronutrientes, grupos de alimentos e padrões alimentares na gestão da diabetes: uma revisão sistemática da literatura, 2010. *Diabetes Care, 35*(2), 434-45.

Organização Mundial da Saúde (2011). *Relatório sobre o estado global das doenças não transmissíveis 2010. Description of the Global Burden of NCDs Their Risk Factors and Determinants Geneva World Health Organization* (p. 176). Retrieved from http://www.who.int/nmh/publications/ncd_report2010/en/

Organização Mundial da Saúde. (2013). *Diabetes: Ficha informativa do Centro de Comunicação Social.*

Recuperado de http://www.who.int/mediacentre/factsheets/fs312/en/

CAPÍTULO 3

Determinantes do cancro da pele em Granada: Uma Perspetiva Socioecológica

Resumo

O cancro da pele é um problema de saúde pública mundial que afecta de forma diferenciada os residentes de diferentes latitudes geográficas, onde a radiação ultravioleta (UV) tem um efeito mais forte (Asulin et al., 2004). A incidência do cancro da pele aumentou acentuadamente em todo o mundo (Brandberg, 2010) e a região das Caraíbas não é exceção. Apesar da preocupação crescente, a investigação sobre os determinantes sociais do cancro da pele nesta região tem sido negligenciada. Uma vez que o cancro da pele é uma doença evitável, a identificação dos principais factores determinantes que tornam um indivíduo mais ou menos suscetível de desenvolver cancro da pele é fundamental para o desenvolvimento de intervenções específicas destinadas a reduzir a incidência e a prevalência do cancro da pele.

Este artigo enquadra o cancro da pele e o comportamento de proteção solar no modelo socioecológico para identificar e examinar brevemente os determinantes proximais e distais do cancro da pele em Granada.

O aumento visível da morbilidade e da mortalidade atribuídas ao cancro da pele em pessoas de pele mais escura pode dever-se a uma falta de sensibilização, a diagnósticos mais tardios e a factores socioeconómicos, como o acesso aos cuidados de saúde. A investigação sugere que os determinantes proximais têm um efeito mais forte do que os factores distais na probabilidade de um indivíduo desenvolver cancro da pele (Fransen et al., 2012). A orientação das intervenções para os determinantes proximais e para combater os determinantes comunitários, organizacionais e políticos insuficientes do cancro da pele deve ser abordada durante um futuro estudo-piloto em Granada.

Introdução

As taxas de incidência, morbilidade e mortalidade do cancro da pele têm vindo a aumentar nos últimos 30 anos (Brandberg, 2010). A nível mundial, ocorrem anualmente cerca de 2 a 3 milhões de cancros da pele não melanoma e 132 000 cancros da pele melanoma (OMS, 2012). Três tipos principais (carcinoma basocelular, carcinoma espinocelular e melanoma maligno) são responsáveis por cerca de 95% de todos os cancros da pele (Fransen et al., 2012). Embora as taxas de mortalidade do cancro da pele sejam baixas em comparação com outros cancros, o peso desta doença é substancial mas, mais importante ainda, evitável (Quantz & Peterson, 2010).

A região das Caraíbas confirma aproximadamente 79 300 novos casos de cancro por ano (OPAS, 2012). Apesar da crescente investigação sobre os efeitos nocivos dos raios UV, a investigação sobre os factores determinantes do cancro da pele na região das Caraíbas é escassa

(Asulin et al., 2004). Existe, no entanto, uma forte relação inversa entre a incidência do cancro da pele e a proximidade geográfica do equador (Asulin et al., 2004); quanto mais próxima uma área estiver do equador, maior será a incidência do cancro da pele. O estado tri-ilhas de Granada, Carriacou e Petit Martinique situa-se aproximadamente 12,0° a norte do equador (OPAS, 2012). Devido à força da associação entre a latitude e as incidências de cancro, e à proximidade de Granada ao equador, esta nação é destacada nesta região.

Historicamente, os esforços de intervenção bem-sucedidos destinados à prevenção de doenças crónicas requerem uma compreensão dos factores que influenciam a saúde da população (Carpenter, 2010). A fim de identificar estratégias para determinar possíveis intervenções, uma teoria deve orientar o estabelecimento de relações (Hobbs, Nahar, Ford, Bass, & Brodell, 2014). De acordo com Merzel e D'Afflitti (2003), a compreensão insuficiente das relações entre os determinantes causais nas populações tem sido uma das principais armadilhas de uma intervenção comunitária falhada (Morris et al., 2009).

A mudança de comportamento é complexa e exige intervenções igualmente complexas para afetar a mudança a nível social (Kasparian, Mcboone, & Meiser, 2009). O exame dos factores determinantes do cancro da pele em Granada facilita a interpretação do potencial impacto de uma intervenção no contexto ecológico (Petersen, Quantz, Ashbury, & Suave, 2010). Para compreender a magnitude deste problema de saúde pública, este documento utiliza o quadro apresentado no Modelo Socioecológico (MEE) de Promoção da Saúde (ver Anexo 1) para delinear os determinantes proximais e distais do cancro da pele em Granada.

Determinantes proximais

Os determinantes proximais são os factores que estão presentes no microambiente de um indivíduo (Sinclair & Foley, 2009). Para além das caraterísticas pessoais que influenciam significativamente os comportamentos de um indivíduo, as interações familiares e sociais são as que estão mais próximas de alterar as acções de um indivíduo. A investigação sugere que as intervenções dirigidas a estes níveis da SEM produzem resultados mais sustentáveis (Pollit et al., 2009).

Determinantes intrapessoais

Os determinantes intrapessoais do cancro da pele são os determinantes que afectam os comportamentos de estilo de vida de um indivíduo. O conhecimento, a atitude, as percepções, as experiências e as crenças (KAPEB) dos indivíduos associados ao cancro da pele e aos comportamentos de proteção solar funcionam em conjunto para promover ou negar a auto-eficácia (Carpenter, 2010).

<u>Genótipo e KAPEB</u>

Tal como identificado no Modelo de Crenças sobre Saúde, uma forma de examinar a probabilidade de um indivíduo adotar um comportamento de saúde é avaliar a gravidade, a suscetibilidade, a sensibilização e a motivação pessoal (Carpenter, 2010). A população de Granada é 82% negra (Index Mundi, 2013), e devido ao entendimento de que a pele mais escura se queima com menos frequência, há uma falta de perceção de suscetibilidade ao cancro da pele para indivíduos de cor (Agbai et al., 2014); o comportamento de proteção solar é considerado desnecessário. Estes KAPEB contribuem para a falta de importância dada às práticas de proteção solar.

Em 2009, a análise de um inquérito de saúde realizado a afro-americanos revelou que apenas 31% dos participantes se envolveram em pelo menos um comportamento de proteção solar (Pichon, Corral, Landrine, Mayer, & Norman, 2010). Como esperado, os afro-americanos com peles mais sensíveis ao sol e mais claras eram mais propensos a praticar comportamentos de proteção solar do que os seus homólogos mais escuros. Isto evidenciou que as pessoas de pele mais escura têm pouco ou nenhum risco de desenvolver cancro da pele (Pichon, Corral, Landrine, Mayer, & Norman, 2010). Embora a ciência apoie uma menor prevalência de cancro da pele em pessoas de cor do que na população branca, o cancro da pele em não-brancos apresenta-se frequentemente numa fase mais avançada, tornando o prognóstico pior (Agbai et al., 2014).

Ao contrário do que se pensa, todas as pessoas correm o risco de contrair cancro da pele (Tracy, Dobrovik, & Currow, 2010). A World Skin Cancer Foundation refere uma forte correlação entre a luz UV e o carcinoma basocelular em pessoas de pele mais escura (Gohara & Perez, 2012). Este facto pode explicar a incidência relativamente mais elevada desta neoplasia maligna nas populações de pele mais escura que vivem em climas mais ensolarados (Jackson, 2009). Esta constatação é preocupante para os países das Caraíbas, como Granada, que registaram que as doenças de pele não transmissíveis são responsáveis por quase 1,6% do total de mortes, classificando a nação em 12th a nível mundial (Gohara & Perez, 2012). A correção dos equívocos em termos de conhecimentos, atitudes, percepções e crenças seria determinante para direcionar as intervenções.

<u>Idade de exposição</u>

A exposição solar nos primeiros 10 a 15 anos de vida de um indivíduo contribui de forma desproporcionada para o risco de cancro da pele ao longo da vida (Shelestak, & Lindow, 2009). É esta exposição excessiva ao sol em crianças que pode ser um fator de risco para o cancro da pele mais tarde na vida (Saridi, Bourdaki, & Rekleiti, 2014). A sobre-exposição à radiação UV é amplamente aceite como uma causa subjacente totalmente evitável do cancro da pele (Veierod, Adami, Lund, Armstrong, & Weidepass, 2010). A investigação sugere que a idade é um determinante intrapessoal importante do cancro da pele, uma vez que a exposição repetida durante a infância conduz ao melanoma (Shelestak, & Lindow, 2009). Além disso, as crianças têm mais tempo para desenvolver doenças com longa latência, o que resulta em mais anos de vida perdidos e num maior peso para a sociedade (Kim et al., 2009). As medidas de proteção solar aplicadas numa idade mais jovem podem conferir um benefício na proteção dos indivíduos contra queimaduras solares e exposição a UV de alto nível e na prevenção do peso da doença.

Determinantes interpessoais

Os determinantes interpessoais do cancro da pele têm uma visão mais ampla dos factores que influenciam o indivíduo. Os papéis e as responsabilidades dos pais/encarregados de educação e as influências sociais são dois determinantes proeminentes neste nível (Carpenter, 2010).

KAPEB dos pais/encarregados de educação

Os pais/encarregados de educação responsáveis pelo cuidado das crianças desempenham um papel direto na garantia de uma proteção solar adequada (Kim et al., 2009). Os KAPEB mantidos pelos pais/tutores têm um papel importante nas práticas de proteção solar e na modelação do comportamento das crianças. Num estudo que examinou as percepções de 100 pessoas de etnias diferentes sobre o cancro da pele e os seus comportamentos de proteção solar, sete dos vinte e dois participantes com filhos com menos de doze anos afirmaram não usar protetor solar nos seus filhos quando estes estavam ao ar livre (Kim et al., 2009). Este número surpreendente conta a história de como as más práticas de proteção solar e os conceitos errados são perpetuados de pais para filhos.

Embora a melhoria do comportamento dos pais possa ajudar a promover a proteção solar dos seus filhos, o inverso também pode ser verdade. Num esforço para mudar a propagação do mau KAPEB de uma geração para a outra, as mensagens que as crianças levam para casa podem incentivar os pais a adotar melhores práticas de proteção solar. Esta interação tutor/criança é um determinante essencial da probabilidade de um indivíduo contrair cancro da pele, uma vez que as crianças estão sujeitas ao CAPEB do seu tutor (Shelestak, & Lindow, 2009).

Influências sociais

As influências sociais também podem ser vistas como um importante fator determinante do cancro da pele a nível interpessoal. As crianças em idade escolar são especialmente susceptíveis à pressão dos pares que defendem o bronzeamento como saudável (Shelestak, & Lindow, 2009). Ao fazê-lo, a exposição excessiva à radiação UV nociva pode levar ao cancro da pele.

Do mesmo modo, os professores passam a maior parte do dia com os seus alunos e desempenham um papel importante na influência do CAPEB das crianças relativamente à proteção solar. A investigação mostra que os professores podem dar um contributo importante para a saúde a longo prazo dos seus alunos (Brandberg, 2010). Garantir que os professores transmitem a mensagem correta e aplicam as melhores práticas de proteção solar pode atenuar a incidência do cancro da pele que está a surgir atualmente.

A coesão destas influências sociais, através do envolvimento dos pares, dos professores e de outros membros da comunidade numa abordagem participativa do desenvolvimento das intervenções, permite obter intervenções cada vez mais bem sucedidas (Petersen, Quantz, Ashbury, & Suave, 2010), destinadas a satisfazer as necessidades da população-alvo.

Determinantes distais

Compreender a forma como os recursos são distribuídos numa população é fundamental para compreender a relação causal entre os determinantes e os comportamentos de saúde. A avaliação dos determinantes na comunidade e no ambiente de um indivíduo permite compreender por que razão certas práticas de proteção solar têm mais probabilidades de serem adoptadas do que outras.

No ambiente macro, os meios de comunicação social, as medidas comuns de distribuição de recursos socioeconómicos (ocupação, rendimento, riqueza, pobreza, dívida, situação de emprego e educação) (Hausauer et al., 2011) e as políticas têm um peso significativo na motivação dos indivíduos para adoptarem práticas de proteção solar (Cutaneous Oncology Today, 2010). As práticas saudáveis de proteção solar têm maior probabilidade de ocorrer se houver informação consistente e apoio da família, da escola e da comunidade (Petersen, Quantz, Ashbury, & Suave, 2010).

Determinantes organizacionais

O local de trabalho e as escolas são locais excelentes para ensinar comportamentos saudáveis de proteção solar, uma vez que as crianças e os adultos passam a maior parte do tempo na escola e no trabalho, respetivamente (Sinclair & Foley, 2009). As intervenções na escola e no local de trabalho revelam-se altamente rentáveis e resultam numa diminuição dos custos para o sistema de saúde (Sinclair & Foley, 2009). É importante mencionar especificamente as políticas escolares de aplicação de práticas de proteção solar e o seu papel como um importante fator determinante do cancro da pele. Uma vez que a exposição ao sol durante a infância e a adolescência parece preparar o terreno para o desenvolvimento de cancros da pele, tanto melanoma como não melanoma, numa fase posterior da vida (Shelestak, & Lindow, 2009), a avaliação das intervenções políticas organizacionais, como o reagendamento do recreio para uma hora mais fresca do dia, a promoção do uso de protetor solar com FPS 30+ e programas educativos de sensibilização para o sol, pode ser identificada como um fator dissuasor de más práticas e, inerentemente, um fator determinante do cancro da pele.

Uma campanha eficaz a nível do local de trabalho ou da comunidade pode ter um enorme impacto na saúde pública. O Cancer Council of Victoria, na Austrália, lançou a "SunSmart Campaign" para sensibilizar para o cancro da pele e para a importância da proteção solar. O objetivo da campanha era incentivar mudanças no estilo de vida e na mentalidade de um indivíduo em relação ao sol (Kasparian, Mcboone, & Meiser, 2009). Avaliações recentes do programa revelaram que não só menos pessoas consideravam o bronzeamento como indesejável, como também mais pessoas usavam chapéus, protetor solar e se cobriam para evitar o sol (Kasparian, Mcboone, & Meiser, 2009). Isto provou uma diminuição significativa de 11% na incidência de cancros da pele entre pessoas com idades compreendidas entre os 14 e os 49 anos naquela região (Kasparian, Mcboone, & Meiser, 2009). A falta de programas e políticas formalizados em contextos organizacionais é um fator determinante do cancro da pele em Granada.

Determinantes da comunidade

Media

Os meios de comunicação social são um dos factores mais influentes do macroambiente. Infiltram-se na maioria das vias da sociedade através de uma variedade de fontes. Os meios de comunicação social são, de longe, as vias mais acessíveis e flexíveis para afetar uma mudança sustentável na saúde pública (Staples, 2009). O papel dos meios de comunicação social consiste em unificar a população para alterar as normas comunitárias estabelecidas, orientando a agenda pública, especificamente através da defesa dos meios de comunicação social (Staples, 2009). A falta de sensibilização dos meios de comunicação social para o comportamento de proteção solar e para a educação sobre o cancro da pele é um fator determinante do risco individual de cancro da pele.

Estatuto socioeconómico (SES)

Os modelos ecológicos sugerem uma forte correlação entre o gradiente do SES e a prevalência do cancro (Quantz & Peterson, 2010). Um estudo do Centro Médico da Universidade de Stanford mostra que os indivíduos com formação universitária estavam significativamente mais conscientes do perigo representado pelo melanoma do que os indivíduos com formação secundária (Quantz & Peterson, 2010). Além disso, os indivíduos com ensino secundário tinham também menos probabilidades de ter sido examinados por um médico do que os seus homólogos com ensino superior (Cutaneous Oncology Today, 2010).

A interação médico-doente também parece ser influenciada pelo nível de vida social (Cutaneous Oncology Today, 2010), uma vez que os médicos têm menos probabilidades de informar os indivíduos com o ensino secundário sobre os seus riscos de cancro da pele ou de fornecer instruções para o auto-exame da pele, ao passo que os indivíduos com formação universitária recebem esta educação (Cutaneous Oncology Today, 2010). Não é de surpreender que a sobrevivência ao melanoma seja significativamente menor em comunidades de baixo nível socioeconómico (Quantz & Peterson, 2010).

No entanto, esta assimetria de informação não é surpreendente, uma vez que a causa subjacente são os recursos amplamente acessíveis às pessoas com um NSE mais elevado, como os cuidados de saúde e a educação, que não estão tão prontamente disponíveis para as pessoas com um NSE mais baixo (Cutaneous Oncology Today, 2010). Esta disparidade na segregação dos níveis de educação como indicador do NSE é outro fator determinante a nível comunitário.

Contrariamente às expectativas, contudo, Hausauer et al. (2011) realizaram um estudo com uma população de mulheres brancas não hispânicas com idades compreendidas entre os 15 e os 39 anos para identificar uma correlação entre o NSE e o risco de melanoma. Os investigadores consideraram surpreendente o facto de o risco de melanoma ser estatisticamente significativo para os dois quintis superiores do NSE (Hausauer et al., 2011). É provável que o grupo abastado tenha mais rendimento disponível e tempo livre para actividades que justifiquem a exposição solar, como férias na praia ou passeios de barco (Hausauer et al., 2011). Este facto pode explicar por que razão o grupo com um NSE mais elevado apresenta um risco mais elevado de melanoma, apesar do acesso ilimitado aos cuidados de saúde.

Os determinantes comunitários resultam frequentemente de uma desigualdade na distribuição dos recursos. Por conseguinte, a superação destes determinantes constitui um desafio (Dow, Schoeni, Adler, & Stewart, 2010). Com uma compreensão clara dos determinantes da comunidade, as intervenções podem ser mais bem adaptadas para intervenções direcionadas.

Determinantes da política

Os factores determinantes da política são as legislações a nível local e nacional relacionadas com as práticas de proteção solar. Esta é uma área que carece de legislação em Granada. O desenvolvimento de uma política local e nacional de proteção solar que vise o determinante desejado seria fundamental para instituir mudanças sociais.

Como demonstrado, outras políticas nacionais revelaram-se uma intervenção bem sucedida. O Governo australiano publicou o Plano de Cancro de Nova Gales do Sul (NSW) 2011-15, que procura minimizar a incidência do cancro da pele (Tracy, Dobrovik, & Currow, 2010). Um elemento-chave da sua redução de 11% no peso da doença é o pedido de um empenhamento e envolvimento sustentados das principais partes interessadas (Tracy, Dobrovik, & Currow, 2010). São os determinantes da política que respondem pelas parcerias entre o governo, as organizações não governamentais e a comunidade (Reynolds, Buller, French, Buller, &, Ashley, 2012) para uma mudança sustentada.

Discussão

Uma análise aprofundada da literatura revela factores proximais e distais que afectam a auto-eficácia de um indivíduo para a prática da proteção solar, tornando-se assim determinantes do risco de cancro da pele.

Os estudos sugerem que os factores proximais têm um impacto mais direto no comportamento de um indivíduo do que os factores intermédios ou distais (Fransen et al., 2012). A compreensão destes factores na perspetiva ecológica pode permitir intervenções específicas para atenuar os riscos actuais.

Recomendações

Abordando os determinantes proximais e distais do cancro da pele, os médicos devem continuar a promover práticas de proteção solar, independentemente da origem étnica ou do estatuto socioeconómico do indivíduo. Ao fazê-lo, isso pode permitir o diagnóstico e o tratamento atempados de qualquer doença maligna (Kasparian, Mcboone, & Meiser, 2009).

As campanhas de educação pública devem ter um carácter horizontal e alargar o seu conteúdo. Devem visar as comunidades de cor e promover o auto-exame da pele, a utilização de proteção solar e a deteção e tratamento precoces do cancro da pele. Estas intervenções devem resultar numa diminuição da morbilidade e da mortalidade devidas ao cancro da pele em todas as comunidades (Morris et al., 2009).

As principais limitações dos resultados são a insuficiência dos determinantes comunitários, organizacionais e políticos do cancro da pele que podem ser abordados. As pesquisas sugerem que os determinantes precisam ser abordados nesses níveis para que haja mudanças sustentáveis (Staples, 2009). No entanto, na perspetiva ecológica de Granada, esses níveis ainda não foram utilizados.

Foi apresentado um quadro que estabelece a ligação entre a biologia e os determinantes sociais do cancro da pele. Uma análise multinível utilizando o

A estrutura do Modelo Socioecológico ilustra a forma como o ambiente social, os níveis comportamental, psicológico e biológico se ligam para apresentar determinantes para o cancro da pele que podem ser visados simultaneamente para intervenções eficazes (Staples, 2009). Para diminuir a incidência e a prevalência do cancro da pele, é essencial compreender quais os factores determinantes que constituem o maior obstáculo às práticas de proteção solar.

Conclusões

O aumento da morbilidade e da mortalidade associadas ao cancro da pele em pessoas de cor pode dever-se a uma falta de sensibilização, a diagnósticos mais tardios e a factores socioeconómicos, como o acesso aos cuidados de saúde. Quando se analisam os determinantes ecológicos do risco de cancro da pele de um indivíduo, cada nível desempenha um papel significativo.

Embora se diga que a mudança do ambiente de uma pessoa altera diretamente o seu comportamento, as intervenções centradas na mudança de comportamentos individuais historicamente, os esforços de intervenção comunitária que se centraram unicamente na mudança de comportamentos relacionados com a prevenção de doenças crónicas foram implementados com um sucesso comparativamente limitado (Gohara & Perez, 2012). Deve ser adotado um modelo ecológico multinível para examinar os determinantes do cancro da pele em Granada. A utilização desta estrutura permite que as intervenções sejam direcionadas para as áreas da saúde pública que são mais maleáveis à mudança (Sinclair & Foley, 2009).

Para identificar e aferir com precisão quais os determinantes que influenciam a probabilidade de um indivíduo vir a sofrer de cancro da pele e, por conseguinte, ser alvo de intervenções, seria imperativo realizar um estudo-piloto no futuro (National Center for Health Statistics, 2012). Esta investigação orientará outras pessoas no terreno que tentam compreender os determinantes do cancro da pele e as barreiras aos comportamentos de proteção solar num contexto ecológico enfrentado por representações minoritárias na dermatologia.

Referências

Agbai, O., Buster, K., Sanchez, M., Hernandez, C., Kundu, R., Chiu, M., Roberts, W., Drawlos, Z., Bushan, R., Taylor S., Lim, H. (2014). Cancro da pele e fotoprotecção em pessoas de cor e recomendações para os médicos e o público. *Jornal da Academia Americana de Dermatologia.* DOI: 10.1016/j.jaad.2013.11.038

Asulin, Y., McCann, T., McCarthy, C., Hage, R., Rooney, P., & Macpherson, C. (2004). Cancer incidence and mortality in Grenada 1990-2000. *West Indian Medical Journal*, *56*, 368-73.

Brandberg, Y. (2010). Predictors of Sun Protection Behaviors and Severe Sunburn in an International Online Study [Preditores de comportamentos de proteção solar e queimaduras solares graves num estudo internacional em linha]. *Cancer Epidemiology Biomarkers & Prevention*, 2199-2210.

Cancer Research UK. (2006) Sun smart programme. Sun protection in schools.Disponível em: http://www.sunsmart.org.uk/schools/.[Acedido em 10 de maio de 2014].

Carpenter, C. J. (2010). A meta-analysis of the effectiveness of health belief model variables in predicting behavior. *Health communication*, *25*(8), 661-669.

Dow, W. H., Schoeni, R. F., Adler, N. E., & Stewart, J. (2010). Evaluating the evidence base: Policies and interventions to address socioeconomic status gradients in healthha. *Annals of the New York Academy of Sciences*, *1186*(1), 240-251.

Ferguson C, Vita P. (2002). Strategic gramework for skin cancer prevention in NSW (Quadro estratégico para a prevenção do cancro da pele em NSW). *New South Wales Public Health Bulliten*; 12 (3):75-77.

Fransen M, Karahalios A, Sharma N, Dallas E, Giles G, Sinclair R. (2012). Cancro da pele não melanoma na Austrália. *The Medical Journal of Australia, 197; 565-568.*

Glanz K., Rimer B., Lewis F. (2002). Teoria, investigação e prática em comportamento e educação para a saúde. Health Behavior and Health Education: Theory, Research and practice 3rd edition; 22-40.

Gohara, M., Perez M. (2012). O cancro da pele e a cor da pele. Skin Cancer Foundation.Retrievedfrom [http://www.skincancer.org/prevention/skin-cancer-and-skin-color].

Hausauer, A. K., Swetter, S. M., Cockburn, M. G., & Clarke, C. A. (2011). Aumento do melanoma entre raparigas adolescentes e mulheres jovens na Califórnia: tendências por estatuto socioeconómico e exposição à radiação UV. Archives ofDermatology, 147(7), 783-789.

Hobbs, C., Nahar, V., Ford, A., Bass, M., Brodell, R. (2014). Conhecimento, atitudes e comportamentos sobre o cancro da pele em atletas universitários. *Jornal do cancro da pele.* doi:10.1155/2014/248198

IndexMundi. (2010). Perfil do País de Granada. *IndexMundi.* Acedido em 1 de julho de 2014.

Jackson, B. A. (2009). Nonmelanoma Skin Cancer in Persons of Color (Cancro da pele não melanoma em pessoas de cor). *Seminários em Medicina e Cirurgia Cutânea, 28*(2), 93-95. doi:16/j.sder.2009.04.010

Kasparian, N. A., McLoone, J. K., & Meiser, B. (2009). Skin cancer- related prevention and screening behaviors: a review of the literature. *Journal of Behavioral Medicine, 32*(5), 406-428. doi:10.1007/s10865-009-9219-2

Kim, M., Boone, S. L., West, D. P., Rademaker, A. W., Liu, D., & Kundu, R. V. (2009). Perceção do risco de cancro da pele por pessoas com pele étnica. Arch Dermatol, 145(2), 207-208.

doi:<p>10.1001/archdermatol.2008.566</p>

Merzel, C., D'Afflitti, J. (2003). Reconsidering Community-Based Health Promotion: Promise, Performance, and Potential. *American Journal of Public Health,* 93(4); 557-574. doi: 10.2105/AJPH.93.4.557.

Morris S. et al. (2009). The cost of skin cancer in the UK (O custo do cancro da pele no Reino Unido). *Jornal Europeu de Economia da Saúde,* 10:267-273

Centro Nacional de Estatísticas de Saúde dos EUA. (2012). Saúde, Estados Unidos, 2011: Com destaque para o estatuto socioeconómico e a saúde.

Organização Pan-Americana da Saúde (OPAS). (2012). *Saluden Las Americas.* Retrievedfrom [http://www.paho.org/saludenlasamericas/index.php?option=com_d ocman&task=doc].

Petersen, J., Quantz, S., Ashbury, F., Suave, J. (2010). O Quadro de Prevenção do Cancro da Pele: A comprehensive tool in Population-level Efforts in Skin Cancer. *Jornal Canadiano de Saúde Pública.* 101(4); 128-132.

Pichon, L. C., Corral, I., Landrine, H., Mayer, J. A., & Norman, G. J. (2010). Sun-Protection Behaviors Among African Americans (Comportamentos de proteção solar entre afro-americanos). *American Journal of Preventive Medicine, 38*(3), 288-295. doi:10.1016/j.amepre.2009.10.041

Pollitt, R., Geller, A., Brooks, D., Johnson, T., Park E., Swetter, S. (2009). Efficay of skin self-examiniation practices for early melanoma detection (Eficácia das práticas de auto-exame da pele para a deteção precoce do melanoma). *Cancer Epidemiology Biomarkers Prev*; 18:3018-23.

Quantz, S., Petersen, J. (2010). Snapshot of Skin cancer prevention facts and figures (Retrato dos factos e números da prevenção do cancro da pele). *Serviços de Saúde de Alberta.* Obtido em [http://www.albertahealthservices.ca/poph/hi-poph-surv-phids- snapshot-skin-cancer.pdf]

Reynolds, K., Buller, D., French, S., Buller, M., & Ashley, J. (2012). Políticas de proteção

solar nas escolas: Desenvolvimento de medidas e

Assessments in 2 Regions of the United States (Avaliações em 2 regiões dos Estados Unidos). *Journal of School Health,82*(11), 499-507.

Saridi, M., Bourdaki, E., & Rekleiti, M. (2014). O conhecimento dos jovens estudantes sobre proteção solar e a sua relação com a incidência de queimaduras solares. Uma revisão sistemática. . *Revista de Ciências da Saúde, 8*, 4-21. Recuperado emMaio29 , 2014 [http://www.hsj.gr/volume8/issue 1/811 .pdf].

Shelestak, D., Lindow, K. (2009). Beliefs and Practices Regarding Skin Cancer Prevention (Crenças e práticas relativas à prevenção do cancro da pele). *Jornal da Associação de Enfermeiros de Dermatologia, 3,* 151-155. Recuperado em 7 de junho de 2014 [http s :// www. nursingc enter. c om/_PD F _. aspx? an=01412499- 201105000-00006].

Sinclair, C., Foley, P. (2009). Skin cancer prevention in Australia (Prevenção do cancro da pele na Austrália). *British Journal of Dermatology*. 161(3); 104-111.

O estatuto socioeconómico influencia os conhecimentos dos doentes sobre o cancro da pele e as interações dos médicos. (2012). *Cutaneous Oncology Today.* Retrievedfrom [http://bmctoday.net/cutaneousoncologytoday/2012/05/article.asp?f =socioeconomic-status-influences-patients-skin-cancer-knowledge- physicians-interactions]

Staples, A. (2009). Defesa dos media: Uma ferramenta poderosa para a mudança de políticas. *NC Medical Journal* 70(2), 175-178. Recuperado de [http://www.ncmedicaljournal.com/wp- content/uploads/NCMJ/Mar-Apr-09/Staples.pdf]

Governo do Estado de Vitória. Quadro de Prevenção do Cancro da Pele 20132017. (2012). Retrievedfrom [http://docs.health.vic.gov.au/docs/doc/6E83ACF33C737A85CA25 7AD0000F3753/$FILE/Skin%20Cancer%20Prevention%20Frame work.pdf].

SunSmart, 2011, Risk factors for skin cancer, visualizado em 16 de junho de 2013 <http://www.sunsmart.com.au/skin_ cancer/risk_factors>.

Tracey E., Dobrovic A., Currow D. (2010). Cancro em NSW: Relatório de Incidência e Mortalidade 2008. *Instituto do Cancro.* NSW: Sydney.

Banco Mundial. (2014). Organização dos Estados das Caraíbas Orientais. *Países num relance.* Recuperado em 29 de maio de 2014 [http://www.worldbank.org/en/country/oecs].

Veierod, M., Adami, H., Lund, E., Armstrong, B., Weiderpass, E. (2010). Sun and solarium exposure and melanoma risk: effects of age, pigmentary characteristics, and nevi. *Cancer Epidemiology, Biomarkers & Prevention.* 19;111-120.

Organização Mundial de Saúde (OMS). (2006). Radiação solar ultravioleta: Global Burden of Diseases from Solar Ultraviolet Radiation (Carga global de doenças causadas pela radiação solar ultravioleta). *Genebra, Suíça.*

Organização Mundial de Saúde (OMS). (2012) Radiação ultravioleta e o Programa INTERSUN. Recuperado em 17 de junho de 2014 [http://www.who.int/uv/faq/skincancer/en/index1.html].

Apêndice 1- Modelo Socioecológico

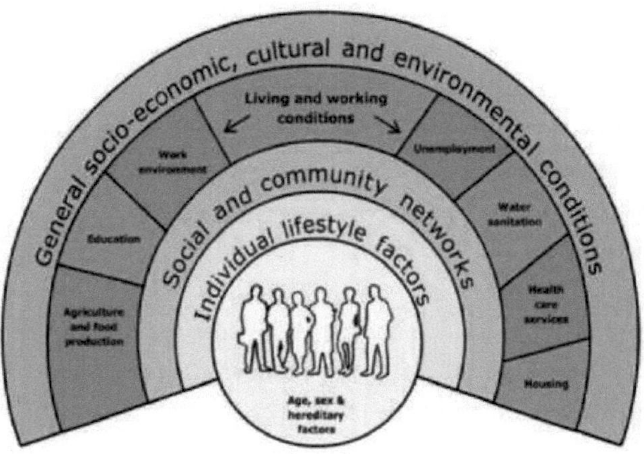

Fonte: OMS, 2012

CAPÍTULO 4

Doença mental e violência armada nos EUA: um argumento para uma crise de saúde comunitária

Resumo

O aumento da violência armada nos Estados Unidos trouxe à luz do dia a questão de saber se estas tragédias eram ou não evitáveis. Presumiu-se que as doenças mentais não controladas eram a causa destes incidentes. O modelo socioecológico e o estatuto socioeconómico foram considerados como factores de doença mental. A dessensibilização e os regulamentos sobre armas foram analisados como factores de risco para a violência com armas. Os regulamentos sobre armas variam consoante os países e podem explicar as diferenças nas mortes por armas de fogo. A maioria das doenças mentais não está relacionada com a violência com armas de fogo. A vigilância pública tem sido proposta como uma opção delicada para reduzir potencialmente a frequência das tragédias relacionadas com armas de fogo. O rastreio genético é outro método, mas existem questões éticas e a sua eficácia está atualmente a ser debatida.

Introdução

O Centro de Controlo e Prevenção de Doenças (CDC) define a doença mental como uma condição que afecta o humor, os pensamentos e os comportamentos de uma pessoa, de acordo com o Manual de Diagnóstico e Estatística (DSM) (CDC, 2013). A doença mental afecta atualmente 25% dos americanos e 50% dos americanos são afectados por uma doença mental em algum momento da sua vida (CDC, 2011). As perturbações mentais são reconhecidas como um problema de saúde pública, mas a importância do envolvimento da comunidade não tem sido reconhecida. As doenças mentais podem afetar a cognição e aumentar a ansiedade social. Por conseguinte, as pessoas podem precisar do apoio de outros para receber tratamento. Sem assistência, existe o risco de auto-mutilação e de os membros da comunidade serem prejudicados (Gold, 2013). Relativamente a isto, qual é o papel da comunidade na doença mental? Em muitos casos, as relações interpessoais entre populações susceptíveis podem desempenhar um forte fator no desenvolvimento ou na prevenção da doença. Por exemplo, para estudar a automutilação em adolescentes, Swahn et al. (2012) utilizaram o apoio social e o apoio familiar como variáveis primárias. Além disso, é necessário avaliar o que a comunidade pode fazer para se proteger de quaisquer consequências imprevistas da doença mental, como a violência armada.

A segunda emenda da Constituição dos EUA afirma que "sendo necessário para a segurança de um Estado livre, o direito do povo de manter e portar armas não deve ser infringido" (Mount, 2010). O direito que foi concedido para proteger as pessoas tem sido manipulado e abusado.

Em 2011, 467 321 pessoas foram vítimas de um crime associado a uma arma de fogo (Instituto Nacional de Justiça, 2013). Existe um equívoco comum de que a violência com armas de fogo e as doenças mentais estão intimamente ligadas. Na verdade, a maioria das doenças não está associada a quaisquer actos de violência (Appelbaum, 2013). Algumas das doenças mais graves, como a esquizofrenia, estão ligadas à violência, mas apenas em pequena escala (Nielssen et al., 2011). Esta questão tem a ver com a facilidade de acesso às armas e não com o facto de os doentes mentais serem mais propensos a explosões violentas. O acesso às armas, ou "o direito de portar armas", foi previsto pela constituição dos EUA, mas cada estado tem a capacidade de desenvolver e aplicar os seus próprios regulamentos. Em 2013, as autoridades do estado do Kansas promulgaram leis que enfraqueceram a regulamentação das armas, ao passo que, no mesmo ano, em Nova Iorque, foram tomadas medidas para reforçar a regulamentação (Law Center to Prevent Gun Violence, 2013). Estas discrepâncias são importantes, uma vez que existe atualmente uma tendência emergente de violência com armas nos Estados Unidos.

Um desvio mental desta dimensão não acontece de repente, de um dia para o outro, mas sim ao longo do tempo. É aqui que temos de perguntar se estas mortes desnecessárias podiam ou não ter sido evitadas. Será que alguém pressentiu que havia algo de errado? Será que a pessoa que cometeu o crime tinha um problema mental? Terá tentado contactar alguém? Em muitos casos, as pessoas tendem a ter as mesmas respostas depois de o crime ter sido cometido. Isto faz-nos pensar no papel que a comunidade desempenha na prevenção das doenças mentais e se as perturbações mentais estão relacionadas com a violência armada.

Factores que afectam a doença mental

Estatuto socioeconómico (SES). Um estudo efectuado por O'Donoghue et al. (2014) concluiu que, entre as pessoas que tiveram um primeiro episódio de psicose (PEP), a maioria pertencia às classes sociais mais baixas em comparação com a população em geral. Para além disso, verificaram que cerca de 43% da sua amostra sofreu um desvio social (O'Donoghue et al., 2014). A deriva era mais provável de ser um deslize para baixo na escada. O estudo concluiu que este tipo de acontecimento é comum nas doenças mentais e que os raros indivíduos que sobem de nível social após uma FEP têm maior probabilidade de sentir desesperança (O'Donoghue et al., 2014). A descida na classe social conduzirá, sem dúvida, a stress e tensão adicionais que agravarão os sintomas de doença mental. Um outro estudo realizado por Ochi, Fujiwara, Mizuki e Kawakami (2014) investigou os efeitos do NSE durante a infância no desenvolvimento de doenças mentais mais tarde na idade adulta. Ochi et al. (2014) verificaram que, para as mulheres, pais com um elevado nível de escolaridade estavam relacionados com a depressão major (odds ratio [O.R.] = 1,81). Curiosamente, a mesma variável nos homens estava relacionada com perturbações de ansiedade generalizada (O.R. = 6,85) (Ochi et al., 2014). Presumivelmente, isto pode refletir uma mudança nos valores culturais, uma vez que, na sua maioria, um NSE mais baixo está associado mais frequentemente a perturbações mentais no mundo ocidental (Ochi et al., 2014). Evidentemente, o NSE tem um efeito sobre a incidência e a prevalência de doenças mentais, mas vimos que esta tendência pode variar consoante as localizações geográficas. Por conseguinte, esta relação deve ser objeto de uma análise mais aprofundada, a fim de se poderem esclarecer as diferenças observadas em todo o mundo.

Modelo socioecológico. Alguns factores de nível intrapessoal que afectam a doença mental são a idade, o sexo, a atitude e os genes. A idade de uma pessoa é significativa, uma vez que os sintomas de doença mental são regularmente ignorados como parte do envelhecimento (keens Douglas, 2014). Um exemplo da idade e do género é a depressão e a esquizofrenia. Aos quinze anos, o risco de depressão duplica nas raparigas, e os rapazes desenvolvem sinais de esquizofrenia mais cedo do que as raparigas (keens Douglas, 2014). No que diz respeito às atitudes, a perceção de cada um sobre o que constitui uma doença mental e sobre a forma como a questão deve ser tratada desempenha um papel importante no diagnóstico de uma perturbação e no tratamento subsequente. É difícil confirmar uma origem genética das perturbações mentais, mas alguns estudos conseguiram esclarecer certas relações. Sengupta et al. (2014) descobriram que um novo subtipo de TDAH em crianças estava associado a um maior risco de os pais serem doentes mentais. O estudo agrupou especificamente os participantes em função do tabagismo materno (potencial fator de confusão), e os pais deste grupo tinham uma probabilidade significativamente maior de ter uma perturbação da personalidade antissocial (Sengupta et al., 2014). Os factores de nível interpessoal incluem o apoio social, a modelação e as relações com os profissionais de saúde (keens Douglas, 2014). Ter uma grande rede social (perceção) revela-se um fator de proteção contra a doença mental. A modelação é um fator intrigante, uma vez que as crianças podem e irão formar os seus comportamentos a partir da forma como os seus tutores reagem a situações de stress. A mesma lógica pode ser aplicada a certas doenças mentais, como a depressão, mas não se aplica a doenças graves, como a esquizofrenia ou a perturbação bipolar (keens Douglas, 2014). Uma boa relação com os prestadores de cuidados de saúde aumenta a probabilidade de os doentes tomarem a medicação. Se um médico parecer distante ou indiferente, a probabilidade de um doente seguir um regime de medicação rigoroso diminui drasticamente.

As instituições também podem afetar a ocorrência de doenças mentais. Ter um emprego stressante, ser estudante numa sala de aula competitiva e até mesmo o gabinete de um prestador de cuidados primários pode afetar o desenvolvimento de sintomas (keens Douglas, 2014). É óbvio que o stress e a ansiedade são os principais resultados de um ambiente de trabalho ou escolar stressante, mas a influência de um prestador de cuidados primários (PCP) é única. Os médicos de clínica geral não têm formação para diagnosticar doenças mentais e o reconhecimento dos sintomas é muitas vezes difícil (keens Douglas, 2014). Os potenciais doentes são deixados no limbo, sem saberem a quem se dirigir sem um diagnóstico ou um encaminhamento. O fator mais importante a nível comunitário é o efeito da cultura e da etnia na doença mental (keens Douglas, 2014). Kizilhan (2014) escreveu sobre os potenciais benefícios da compreensão de outras culturas, a fim de aumentar a sensibilidade cultural e de apreciar o facto de as pessoas de um contexto diferente encararem as perturbações psicológicas de uma forma diferente. Por último, mas não menos importante, os factores sociais incluem as mudanças políticas, o sistema de saúde e a indústria farmacêutica (keens Douglas, 2014). A mudança de política desempenhará um papel direto em quaisquer alterações às coberturas de seguros ou alterações gerais no sector dos cuidados de saúde. Qualquer mudança no sistema de saúde terá inevitavelmente um efeito sobre a disponibilidade de tratamento para aqueles que necessitam de cuidados de saúde mental. As grandes empresas farmacêuticas também afectam a doença mental através da disponibilidade do produto, dos preços e do marketing (keens Douglas, 2014). O aspeto de marketing destas grandes empresas também pode desempenhar um papel positivo, uma vez que os doentes que possam necessitar de tratamento para uma perturbação mental terão mais probabilidades de perguntar sobre determinados medicamentos, sintomas e serviços, o que pode abrir uma linha de comunicação entre os prestadores de cuidados de saúde mental e os doentes.

Factores que afectam a violência com armas

Dessensibilização. A violência nos meios de comunicação social é mais prevalecente do que nunca. Longe vão os dias das sitcoms familiares. Atualmente, os programas mais populares têm uma abundância de sexo, drogas e violência (alguns podem ter os três). A constante representação da violência nos meios de comunicação social está a criar uma geração menos sensível à realidade do que está a ser representado no ecrã. Hummer, Kronenberger, Wang, Anderson e Mathews (2014) descobriram que a violência na televisão tem vários efeitos sobre os homens adultos. Mais importante ainda, eles descobriram que esses homens tinham inibições diminuídas e matéria branca reduzida na região frontal-parietal do cérebro (Hummer et al., 2014). Através dos efeitos secundários da exposição a meios de comunicação violentos, seria mais difícil para estes homens perceberem verdadeiramente a gravidade de possuir uma arma, quanto mais de a utilizar. Um estudo inovador de Ybarra, Huesmann, Korchmaros e Reisner (2014) investigou os efeitos da violência nos videojogos na taxa de adolescentes que transportam uma arma para a escola. Depois de ajustarem os factores de confusão, concluíram que as crianças expostas à violência nos jogos de vídeo tinham quatro vezes mais probabilidades de transportar uma arma para a escola. No entanto, concluíram que a maioria destas crianças era vítima de bullying. O trabalho de Kim e Sundar (2013) abordou os níveis de agressão e os videojogos violentos com base em variáveis únicas, o tamanho do ecrã e o comando utilizado para jogar os jogos. Concluíram que um ecrã grande com comandos realistas estava associado a uma maior agressividade durante o jogo (Kim & Sundar, 2013).

Local de residência. Este fator está relacionado com o NSE. Pabayo, Molnar e Kawachi (2014) realizaram um estudo sobre a disparidade de rendimentos dentro de um bairro e a violência na adolescência. Os seus resultados centraram-se em crianças não negras e concluíram que a disparidade de rendimentos estava associada a um maior risco de cometer e ser vítima de um ato agressivo para os rapazes (Pabayo et al., 2014). Para as raparigas, verificaram que era mais provável verem alguém morrer de morte violenta em bairros onde a disparidade de rendimentos é grande. O local de residência é importante devido aos diferentes níveis de disponibilidade de armas e, essencialmente, à facilidade de as obter.

Regulamentação das armas. O nível de regulamentação pode ser extrapolado a partir do número de armas de fogo possuídas num país e do número de mortes relacionadas com armas de fogo. A análise dessas tendências entre os países permitirá traçar um quadro sobre a importância da regulamentação e acessibilidade das armas. Como as leis podem ser aplicadas em vários níveis, apenas as leis internacionais foram consideradas para os fins desta análise.

Países em desenvolvimento. Granada tem uma taxa de menos de 1 morte por 100.000 pessoas (Alpers & Wilson, 2014). Nesta nação insular, não existe o direito garantido de possuir armas privadas, e as armas de fogo são rastreadas e localizadas (Alpers & Wilson, 2014). Granada também se obrigou a vários acordos internacionais da Organização das Nações Unidas (ONU) sobre controlo e regulamentação de armas (Alpers & Wilson, 2014). Na Índia, a taxa de homicídios por armas de fogo foi de 0,3 por 100.000 pessoas (2009) (Alpers, Wilson, & Gardner, 2014). Estima-se que 40 milhões de armas (6,3 milhões registadas) estejam na posse de civis na Índia, com uma taxa de 3,36 armas de fogo por 100 pessoas (Alpers et al., 2014). À semelhança de Granada, os civis indianos não têm garantia de propriedade privada de armas, a posse de armas automáticas é proibida e é necessário um licenciamento (Alpers et al., 2014). A Índia não aceitou muitas formas de regulamentação internacional sobre leis de armas, mas aceitou dois acordos da ONU, um sobre o protocolo de armas de fogo e o outro sobre o programa de ação para armas ligeiras (Alpers et al., 2014).

Países desenvolvidos. Bangalore e Messerli (2013) realizaram um estudo sobre posse de armas e mortes por armas de fogo. Nesse estudo, os Estados Unidos têm o maior número de armas por 100 pessoas (88,8) e o maior total de mortes por armas de fogo por 100.000 (10,2) (ambos valores de 2007). Infelizmente, entre os países examinados por Bangalore e Messerli (2013), os EUA também têm a maior taxa de doenças mentais por 100.000 habitantes (1454,74). Os EUA não concordaram com muitas formas internacionais de controlo de armas (Alpers, Rossetti, Salinas, & Wilson, 2014). No entanto, eles concordaram com o programa de ação da ONU para armas de pequeno porte, bem como com o acordo de Wassenaar que limita as exportações de armas de fogo (Alpers et al., 2014). Para referência, em Bangalore e Messerli (2013), a Suíça tinha o segundo maior número de armas de fogo por 100 habitantes, 45,7, com uma taxa total de mortes por armas de fogo de 3,84 por 100.000 pessoas. Para efeito de comparação, o Reino Unido tem 6,2 armas de fogo por 100 pessoas e uma taxa de 0,25 por 100.000 para o total de mortes por armas de fogo (Bangalore & Messerli, 2013). O Reino Unido concordou com várias leis internacionais de controle de armas, como a declaração de Genebra sobre violência armada e desenvolvimento, o tratado de comércio de armas da ONU, o programa de ação de armas pequenas da ONU, o registo de armas pequenas da ONU e o acordo de Wassenaar (Alpers, Wilson, Rossetti, & Salinas, 2014).

Discussão

Swanson (2011) afirma que a maior parte da investigação sobre doenças mentais e violência armada está relacionada com os dados disponíveis e são estatísticas derivadas, mas não podem falar dos actos de violência aleatórios e inexplicáveis que atualmente assolam os Estados Unidos. Tendo isso em conta, a maior parte da investigação apenas leva a mais especulações sobre estes acontecimentos raros. Como já foi referido, a violência com armas de fogo raramente está associada a perturbações mentais, e apenas as pessoas com doenças graves têm maior probabilidade de se envolverem em tais eventos (Nielssen et al., 2011). Embora não pareça haver uma solução para esta epidemia de violência armada nos EUA, nem todas as nossas opções foram utilizadas. Os membros da comunidade podem ser capacitados para participar num esforço de pseudo-vigilância sobre aqueles que podem precisar de apoio de profissionais de saúde mental. Em primeiro lugar, as falácias desta abordagem podem ser devastadoras. Não há dúvida de que algumas pessoas se vão queixar umas das outras por razões egoístas e talvez rancorosas. Isto é bastante problemático, mas pode ser tratado de duas maneiras. Por um lado, a informação recebida pode ser classificada como credível com base em critérios de recolha estabelecidos, como o tom utilizado e a escolha de palavras, e talvez o público possa ser informado de que este método de vigilância é apenas para aqueles que podem estar extremamente isolados e que foram observados como tendo comportamentos anormais. A subjetividade pode ser a ruína deste método, mas nenhum programa é implementado sem ultrapassar alguns desafios. O mérito desta abordagem é que as pessoas que rodeiam um indivíduo potencialmente perigoso são as primeiras a saber se algo está errado e se ele pode ser capaz de fazer mal a si próprio ou aos outros.

Surgiu um novo debate sobre os potenciais benefícios e malefícios da sequenciação do genoma para as doenças psiquiátricas. Existe uma zona cinzenta que se sobrepõe entre os domínios da genética e da psiquiatria. Descobrir a relação genética com as perturbações mentais é complicado porque a maioria das doenças se deve a consequências ambientais, embora possa haver uma predisposição genética. Bui, Anderson, Kassem, & McMahon (2014) abordaram este tema no seu artigo. O seu estudo trouxe à luz a seguinte questão: existem benefícios no rastreio de doenças mentais através da sequenciação genómica? A razão para esta pergunta prende-se com o facto de existir um dilema ético em torno desta questão. O conceito pondera os efeitos da natureza contra a educação, quando na realidade os seus efeitos são cumulativos e quase impossíveis de separar para análise individual. Por conseguinte, os resultados da sequenciação não são fiáveis para avaliar potenciais factores de risco de doenças mentais. Com isto em mente, seria melhor analisar completamente e classificar os vários tipos de perturbações mentais antes de procurar uma potencial origem genética da doença. Isto é crucial porque a prevenção seria altamente improvável em qualquer altura para uma doença psiquiátrica com uma origem genética inerente.

Conclusão

Recentemente, registou-se um aumento da violência armada nos Estados Unidos. A hipótese inicial era que as doenças mentais não tratadas poderiam explicar estes trágicos acontecimentos. A doença mental é afetada por diversas variáveis, como o nível socioeconómico, e por factores explicados através do modelo socioecológico. A violência armada é perpetuada não pela doença mental, mas pela dessensibilização da violência através da exposição excessiva aos meios de comunicação social (cinema, televisão, videojogos). A principal explicação para as tragédias recentes reside nas variações dos regulamentos sobre armas nos vários Estados. Esta análise não foi capaz de fornecer uma explicação ou uma solução adequada para esta nova tendência de violência com armas. Foi sugerida a noção especulativa de um sistema de vigilância orientado para o público, mas que poderia exigir demasiadas peças para se encaixar na perfeição. Mesmo que o programa fosse implementado com sucesso, a confiança no feedback do público sobre aqueles que podem precisar de serviços mentais é questionável na melhor das hipóteses, talvez até uma questão ética em si. É necessário fazer mais investigação sobre a análise dos suspeitos destas tragédias recentes para descobrir a origem da sua agressividade. Estudos futuros são imperativos para determinar se estas tragédias recentes poderiam ou não ter sido previstas, evitadas ou adiadas.

Referências

Alpers, P., Rossetti, A., Salinas, D., & Wilson, M. (2014). United States - gun facts, figures and the law.Retrieved fromhttp://www.gunpolicy.org/firearms/region/united-states

Alpers, P., & Wilson, M. (2014). Granada - factos sobre armas, números e a lei. Recuperado de http://www.gunpolicy.org/firearms/region/grenada Alpers, P., Wilson, M., & Gardner, B. (2014). Índia - factos sobre armas, números e a lei. Retrieved from http://www.gunpolicy.org/firearms/region/india Alpers, P., Wilson, M., Rossetti, A., & Salinas, D. (2014) United Kingdom - gun facts, figures, and the law. Recuperado de http://www.gunpolicy.org/firearms/region/united-kingdom

Appelbaum, P. S. (2013). Segurança pública, transtornos mentais e armas. *JAMAPsychiatry*, *70*, 565-566. Recuperado de http://archpsyc.jamanetwork.com/article.aspx?articleid=1674804

Bangalore, S., & Messerli, F. H. (2013). Propriedade de armas e mortes relacionadas a armas de fogo. *The American Journal of Medicine*, *126*, 873-876. Recuperado de http://www.sciencedirect.com/science/article/pii/S0002934313004440

Bui, E. T., Anderson, N. K., Kassem, K., & McMahon, F. J. (2014). Os participantes em estudos de sequenciamento do genoma de transtornos psiquiátricos desejam ser informados de seus resultados? Um estudo de pesquisa. *PLoS ONE*, *9*. Recuperado de http://www.plosone.org/article/info%3Adoi%2F10.1371%2Fjournal.pone .0101111

Centro de Controlo e Prevenção de Doenças. (2011). Vigilância de doenças mentais entre adultos nos Estados Unidos. *Morbidity and Mortality WeeklyReport (Relatório semanal sobre morbilidade e mortalidade)*, *60*, 1-32. Recuperado de http://www.cdc.gov/mmwr/preview/mmwrhtml/su6003a1.htm?s_cid=su6 003a1_w

Centro de Controlo e Prevenção de Doenças. (2013). Mental illness. Recuperado de http://www.cdc.gov/mentalhealth/basics/mental- illness.htm

Gold, L. H. (2013). Violência armada: Psychiatry, risk assessments, and social policy. *O Jornal da Academia Americana de Psiquiatria e Direito*, *41*, 337-343 . Recuperado de http://www.jaapl.org/content/41/3/337.full

Hummer, T. A., Kronenberger, W. G., Wang, Y., Anderson, C. C., & Mathews, V. P. (2014). Associação da exposição à violência na televisão com o funcionamento executivo e o volume da substância branca em homens adultos jovens. *Cérebro e Cognição*, *88*, 26-34. Recuperado de http://www.sciencedirect.com/science/article/pii/S0278262614000803 keens Douglas, D. *Saúde mental e doença mental: Uma perspetiva de saúde pública* [apresentação em PowerPoint]. Retrieved from Sakai: https://mycourses.sgu.edu/xsl-portal/site/a45dc8ee-f92a-4295-b630- 263d8945fed4/page/43107d48-7554-437a-944e-db836cf406df

Kim, K. J., & Sundar, S. S. (2013). As caraterísticas da interface podem afetar a agressão resultante de jogos de vídeo violentos? Um exame do controlador realista e do tamanho do ecrã grande. *Cyberpsychology, Behavior and SocialNetworking (Ciberpsicologia, Comportamento e Redes Sociais)*, *16*, 329-334. Recuperado de http://www.ncbi.nlm.nih.gov/pubmed/23505967

Kizilhan, J. I. (2014). Aspectos religiosos e culturais da psicoterapia em pacientes muçulmanos de sociedades orientadas para a tradição. *Revisão Internacional de Psiquiatria*, *26*, 335-343. Recuperado de http://informahealthcare.com/doi/abs/10.3109/09540261.2014.899203

Centro Jurídico para Prevenir a Violência com Armas. (2013). Pesquisar leis de armas por estado. Recuperado de http://smartgunlaws.org/search-gun-law-by-state/

Mount, S. (2010). Constituição dos EUA - emenda 2. Recuperado de http://www.usconstitution.net/xconst_Am2.html

Instituto Nacional de Justiça. (2013). Gun Violence. Recuperado de http://nij.gov/topics/crime/gun-violence/Pages/welcome.aspx#prevalent

Nielssen, O., Bourget, D., Laajasalo, T., Liem, M., Labelle, A., Hakkanen-Nyholm, H., . . .(2011). Homicídio de estranhos por pessoas com uma doença psicótica. *Schizophrenia Bulletin*, *37*, 572-579. Recuperado de http://www.ncbi.nlm.nih.gov/pmc/articles/PMC3080680/

Ochi, M., Fujiwara, T., Mizuki, R., Kawakami, N., & World Mental Health Japan Survey Group (2014). Associação do status socioeconômico na infância com depressão maior e transtorno de ansiedade generalizada: Resultados do inquérito mundial sobre saúde mental no Japão 2002-2006. *BMC PublicHealth*, *14*, 1-8. Recuperado de http://www.ncbi.nlm.nih.gov/pmc/articles/PMC3991871/pdf/1471-2458- 14-359.pdf

O'Donoghue, B., Lyne, J. P., Fanning, F., Kinsella, A., Lane, A., Turner, N., . . . Clarke, M. (2014). Mobilidade de classe social no primeiro episódio de psicose e a associação com depressão, desesperança e suicidalidade. *SchizophreniaResearch*. Retrievedfrom http://www.sciencedirect.com/science/article/pii/S0920996414002564 Pabayo, R., Molnar, B. E., & Kawachi, I. (2014). O papel da desigualdade de renda do bairro na agressão e violência do adolescente. *Journal of AdolescentHealth*. Retrieved from http://www.sciencedirect.com/science/article/pii/S1054139X14001906 Sengupta, S. M., Fortier, M. E., Thakur, G. A., Bhat, V., Grizenko, N., & Joober, R. (2014). Psicopatologia parental em famílias de crianças com transtorno de déficit de atenção / hiperatividade e expostas ao tabagismo materno durante a gravidez. *The Journal of Child Psychology and Psychiatry*. Recuperado de http://www.ncbi.nlm.nih.gov/pubmed/24961295

Swahn, M. H., Ali, B., Bossarte, R. M., Van Dulmen, M., Crosby, A., Jones, A. C., & Schinka,

K. C. (2012). Auto-mutilação e tentativas de suicídio entre jovens urbanos de alto risco nos EUA: Factores de risco e de proteção partilhados e únicos. *Revista Internacional de Investigação Ambiental e Saúde Pública,* *9,* 178-191. Obtido de http://www.ncbi.nlm.nih.gov/pmc/articles/PMC3315085/

Swanson, J. W. (2011). Explicação de actos raros de violência: The limits of evidence from population research. *Psychiatric Services*, *62*, 1369-1371. Recuperado de http://ps.psychiatryonline.org/article.aspx?articleID=179990

Ybarra, M. L., Huesmann, L. R., Korchmaros, J. D., & Reisner, S. L. (2014). Associações transversais entre vídeo violento e jogos de computador e porte de arma em uma coorte nacional de crianças. *AggressiveBehavior,* *40,* 345-358. Recuperado de http://www.ncbi.nlm.nih.gov/pubmed/24464267

CAPÍTULO 5

Defesa comunitária da saúde pública contra o terrorismo químico, biológico, radiológico e nuclear nos Estados Unidos

Resumo

Os ataques terroristas são habitualmente classificados como químicos, biológicos, radiológicos e nucleares (QBRN). As medidas de proteção das comunidades contra esses ataques são geralmente conhecidas como defesa QBRN. Os profissionais de saúde pública e de medicina comunitária são a primeira linha de defesa contra o terrorismo. Este documento investiga a defesa QBRN e acrescenta um quarto ponto de ênfase: Capacidade de intervenção. O reforço da capacidade de intervenção dos profissionais de medicina comunitária melhora a defesa QBRN tradicional.

Palavras-chave: medicina comunitária, saúde pública, terror, química, biológica, nuclear, radiológica, defesa, aumento, capacidade, Estados Unidos

Introdução

Desde os ataques de 11 de setembro de 2001 ao World Trade Center (11 de setembro), a ameaça do terrorismo está gravada na consciência americana. Apesar da maior consciencialização do público, a saúde pública e as comunidades médicas nos Estados Unidos não estão universalmente preparadas para responder a ataques terroristas químicos, biológicos e radiológicos. É provável que os médicos estejam entre os primeiros a responder a um tal ataque (Chapman et al., 2008); uma função central pertinente da saúde pública é ligar as comunidades aos cuidados de saúde (Shapiro, Mostashari, Hripcsak, Soulakis, & Kuperman, 2011; Summerhill et al., 2008).

A literatura tem reconhecido o valor da aprendizagem prática para profissionais de saúde pública e médicos através do treino de simulação (Fischer et al., 2011). Com o reforço interno, os profissionais podem desenvolver o pensamento crítico, a gestão clínica, o trabalho em equipa e as competências psicomotoras
(Summerhill et al., 2008), que se traduzem no reforço da capacidade de defesa/resposta da comunidade.

Definição de termos

A Organização Mundial de Saúde define um incidente químico como a libertação descontrolada de um produto químico, que resulta em danos potenciais para a saúde pública e o ambiente (Blakey et al., 2013). O terrorismo químico refere-se a um incidente químico deliberado, em que os atacantes libertam um produto químico para prejudicar seres humanos ou animais, destruir colheitas ou causar alterações económicas ou ambientais extremas (Blakey et al., 2013). Do mesmo modo, os incidentes biológicos e nucleares referem-se à libertação descontrolada de material biológico e radiológico potencialmente nocivo, respetivamente.

O perigo é definido como uma propriedade intrínseca de um objeto, local ou circunstância que se qualifica como potencialmente perigosa (Blakey et al., 2013).

O risco é definido como a probabilidade de ocorrência de um dano (Blakey et al., 2013).

A capacidade de resposta a picos de procura é definida como a prontidão e a capacidade de um sistema de saúde para responder a picos de procura súbitos, imprevisíveis e de alto risco (Watson, Rudge, & Coker, 2013).

O Federal Bureau of Investigation (FBI) ("Terrorism," 2014) define o terrorismo como uma atividade com as duas caraterísticas seguintes:

1. Actos violentos ou perigosos que violem a lei federal ou estadual
2. Aparentam ter como objetivo:

a. intimidar ou coagir civis
b. intimidar ou coagir com o objetivo de influenciar a política do governo
c. afetar o funcionamento do governo através de destruição maciça, assassínio, rapto, etc.

Defesa química

De acordo com a Organização Mundial de Saúde, uma libertação de gás ou aerossol para a atmosfera que resulte em exposição inalatória é suscetível de causar o número máximo de vítimas devido ao potencial de se espalhar rapidamente por uma grande área (Blakey et al., 2013). Os incidentes químicos prejudicam os seres humanos através de quatro mecanismos básicos: incêndio, explosão, toxicidade e stress traumático (Blakey et al., 2013).

Com o objetivo de definir estratégias de resposta da saúde pública a um ataque terrorista químico, Barrett e Casman (2013) consideraram um cenário de libertação de gás cloro de um camião-cisterna numa zona de escritórios de uma grande cidade durante o horário normal de expediente. As sugestões dos autores dividiam-se em três categorias: deteção de gás cloro, alerta público e controlo da ventilação do edifício (Barrett & Casman, 2013).

Não seria necessária nenhuma alteração no status quo para que os socorristas pudessem identificar o gás cloro pelo cheiro. Com financiamento suficiente para a infraestrutura, poderiam ser instalados sensores electroquímicos e câmaras de vídeo nos postos de trânsito, proporcionando capacidades de deteção redundantes e facilitando o acesso às linhas de energia e de comunicação existentes (Barrett & Casman, 2013).

Em seguida, os métodos de alerta público consistiriam em rádios meteorológicos e altifalantes, bem como em sistemas de alerta de emergência por telemóvel e SMS. Uma ordem de abrigo no local poderia ter um grande potencial para salvar vidas no caso de um ataque com gás cloro, especialmente se os tempos de resposta não excederem os limites inferiores dos intervalos aceites (Barrett & Casman, 2013). Condições meteorológicas com alta estabilidade atmosférica e dispersão lenta levariam a uma alta fatalidade sem resposta de defesa (Barrett & Casman, 2013). Barrett e Casman (2013) alertam para o facto de os projectistas de sistemas deverem prever que os terroristas possam tirar partido dos procedimentos de resposta de emergência (ou seja, ataques fraudulentos e de seguimento), o que pode ser inevitável.

O Grupo de Trabalho sobre Eventos Químicos da Iniciativa de Segurança Sanitária Global desenvolveu uma ferramenta de triagem flexível para dar prioridade à resposta de emergência a produtos químicos que apresentam um risco para os seres humanos quando libertados para a atmosfera (Blakey et al., 2013). A ferramenta engloba todos os perigos químicos - toxicidade, inflamabilidade e reatividade - e os leigos podem utilizá-la com instruções adequadas. Os profissionais de saúde pública devem utilizar ferramentas do género para informar os seus esforços de gestão de catástrofes (Blakey et al., 2013).

Os sistemas de transporte são frequentemente alvo de ataques terroristas porque são densamente povoados, relativamente desprotegidos e oferecem muitas oportunidades para esconder dispositivos em sacos ou pacotes (Blakey et al., 2013). Espaços confinados e com muita gente, como os sistemas de metro, funcionam frequentemente como um multiplicador de forças para os ataques. Um grupo terrorista chamado Aum Shinrikyo usou pela primeira vez o agente nervoso sarin ao ar livre em Matsumoto, no Japão, matando 7 pessoas e ferindo 262. No ano seguinte, o Aum Shinrikyo voltou a libertar sarin no metro de Tóquio, matando 12 pessoas e ferindo 5.498 (Blakey et al., 2013).

De acordo com Blakey et al. (2013), a indústria química é um dos maiores sectores económicos mundiais, avaliado em 3,2 biliões de dólares americanos (USD) em 2010. A ubiquidade dos produtos químicos traduz-se na sua potencial letalidade. Muitos agentes químicos letais podem ser produzidos a partir de uma mistura de álcalis domésticos, produtos de limpeza e pesticidas facilmente disponíveis. Por exemplo, a fosfina é libertada pela ação da água sobre os fumigadores de fosforeto (Blakey et al., 2013). A regra geral para os incidentes químicos é que quanto maior for a disponibilidade de um produto químico, maior é a probabilidade de ser libertado (Blakey et al., 2013).

Defesa biológica

Uma semana após o 11 de setembro, um cientista federal perturbado enviou um envelope contendo esporos da bactéria antraz através do Serviço Postal dos EUA, matando 5 pessoas e ferindo 17 (Woodward, 2013). O antraz tornou-se a palavra de ordem dos meios de comunicação social, à medida que o público em geral se preocupava com a possibilidade de quantidades letais da bactéria serem distribuídas de forma tão barata e fácil (Woodward, 2013). Um ataque de antraz armado poderia ser gerido por prestadores de cuidados de saúde comunitários com antibióticos potentes para a exposição imediata e subsequente vacinação para os agentes patogénicos adormecidos remanescentes (Woodward, 2013).

Quase treze anos mais tarde, as autoridades estão atentas aos perigos do antraz como arma, mas as preocupações éticas têm paralisado os esforços para produzir contramedidas vacinais abrangentes. Em março de 2014, o Comité Presidencial para o Estudo de Questões Bioéticas criou um critério rigoroso e obrigatório para a aprovação governamental de ensaios de vacinas contra o antraz em crianças (Woodward, 2013). A comissão recomendou que não fossem efectuados ensaios de vacinas contra o carbúnculo até que a literatura assegurasse que as crianças participantes não enfrentariam mais do que um risco mínimo, semelhante ao dano potencial representado por um exame médico de rotina (Woodward, 2013). Em geral, as vacinas são testadas primeiro em adultos, depois em jovens adultos e, por último, em crianças e idosos (Woodward, 2013). Em 2002, um protocolo semelhante para testar a vacina contra a varíola Dryvax foi rejeitado. A evidência de reacções adversas e infecções secundárias em adultos alimentou a preocupação com os riscos mais do que mínimos para as crianças (Woodward, 2013).

As crescentes preocupações com o bioterrorismo levaram a uma tendência na comunidade médica de reter detalhes importantes em revistas científicas. No ano passado, investigadores do Departamento de Saúde Pública da Califórnia descobriram uma nova estirpe de Clostridium botulinium, a bactéria responsável pelo botulismo (Branswell, 2014). O botulismo é uma doença paralítica que inibe o movimento muscular ao bloquear a ação da acetilcolina, um neurotransmissor (Branswell, 2014). Embora a sua descoberta tenha sido a primeira do género em 40 anos, os cientistas redigiram propositadamente os seus resultados.

A toxicidade da C. botulinium exigia tal discrição. O Journal of the American Medical Association estima que um único grama de toxina cristalina de C. botulinium, uniformemente disperso e inalado, poderia matar mais de um milhão de pessoas, classificando a bactéria como a "mais perigosa conhecida pela humanidade" (Branswell, 2014). A utilização da toxina botulínica como arma biológica foi registada na antiga União Soviética, no Irão, no Iraque, na República Popular Democrática da Coreia do Norte e na Síria (Branswell, 2014). Anteriormente, havia sete colorações conhecidas da toxina C. botulinium (A-F), todas com antídotos correspondentes. O Departamento de Saúde Pública da Califórnia prometeu não divulgar detalhes genéticos sobre a mais nova cepa até que um antídoto possa ser desenvolvido (Branswell, 2014).

Quando as tecnologias e os materiais de investigação têm o potencial de fazer o bem, bem como o potencial de causar danos intencionais, podem ser descritos pelo termo "dupla utilização". O termo teve origem no sector militar da investigação em física nuclear com o advento da fissão

(Uhlenhaut, Burger, & Schaade, 2013). Antes dos ataques com cartas de antraz em 2001, a utilização indevida das ciências da vida para causar danos intencionais era categorizada como actos criminosos, armas biológicas de destruição maciça e bioterrorismo. A distinção entre as três categorias é agora complicada pela sobreposição, uma vez que os interesses das ciências da vida se tornam interesses de segurança (Uhlenhaut et al., 2013). O debate acendeu-se em 2012, quando dois estudos de investigação de dupla utilização criaram uma versão mais transmissível do vírus da gripe aviária H5N1, ironicamente, com o objetivo de encontrar uma forma de evitar uma pandemia (Uhlenhaut et al., 2013).

O primeiro sistema em vigor para lidar com esses riscos é a biossegurança, ou o manuseamento seguro de materiais biológicos. As práticas de manuseamento seguro incluem formação, utilização de equipamento de proteção individual e transporte seguro de amostras para evitar a libertação ou exposição de agentes biológicos (Uhlenhaut et al., 2013). O segundo sistema para mitigar o risco de terror biológico é a biossegurança, ou seja, a proteção do material, o controlo do acesso às instalações e ao material e a salvaguarda dos dados armazenados e das políticas de publicação (Uhlenhaut et al., 2013). Um terceiro termo, biossegurança, preenche a lacuna entre biossegurança e biosseguridade. A biossegurança é uma precaução constante e geral, mas a biossegurança é aplicada sempre que se indica um risco óbvio (Uhlenhaut et al., 2013).

Defesa Radiológica e Nuclear

Alguns dos primeiros tratados internacionais de redução de armas nucleares estavam diretamente ligados à saúde pública (Dreicer & Pregenzer, 2014). Do mesmo modo, os tratados de limitação dos ensaios nucleares conferem benefícios para a saúde, reduzindo significativamente a libertação e a dispersão de contaminantes radioactivos no ambiente. Ao reduzir o potencial de danos nucleares, o foco passou de nações em guerra com nações para indivíduos em guerra com a sociedade.

Negar o acesso de actores não estatais a materiais nucleares é essencial para evitar um ataque terrorista nuclear (Dreicer & Pregenzer, 2014). Na sequência do 11 de setembro, as comunidades de segurança tornaram a proteção dos materiais nucleares uma prioridade. Os esforços actuais baseiam-se nas iniciativas da década de 1990 para proteger os arsenais nucleares da antiga União Soviética (Dreicer & Pregenzer, 2014). A Agência Internacional da Energia Atómica (AIEA) é uma das principais partes interessadas e impulsionadora desse processo.

Um acidente ocorrido em 1985 em Goiânia, no Brasil, dá um exemplo de como um ator não estatal pode obter material nuclear. Ladrões desmantelaram uma máquina de teleterapia abandonada para obter a sua fonte de cobalto-60 e materiais de sucata. A exposição da fonte resultou em quatro mortes, contaminação ambiental generalizada e enormes encargos socioeconómicos para o Estado (Dreicer & Pregenzer, 2014).

As implicações para a saúde de uma ogiva nuclear de nível militar ficaram bem patentes em Hiroshima e Nagasaki, em 1945. No espaço de quatro meses após os bombardeamentos, entre 25% e 50% das pessoas contaminadas com radiação estavam mortas. A longo prazo, mais 120.000 a 240.000 mortes foram atribuídas à exposição à radiação. Os padrões de atraso no crescimento e de aterosclerose são ainda hoje evidentes nos estudos sobre as populações expostas (Dreicer & Pregenzer, 2014). O impacto da contaminação ambiental na saúde foi consideravelmente menor: Os níveis de contaminação diminuíram 90% numa semana, e os níveis de fundo em menos de um ano.

Pelos padrões actuais, as bombas atómicas lançadas sobre Hiroshima e Nagasaki eram ambas relativamente pequenas. No entanto, não é necessária uma grande carga explosiva para ter um grande impacto, como comprovam as "bombas sujas" mais pequenas, em que a principal preocupação é a precipitação radioactiva e não a explosão em si. Se tais armas fossem utilizadas atualmente, seriam provavelmente detonadas a uma altitude inferior, o que resultaria numa contaminação ambiental muito maior e duradoura. A gravidade de uma troca nuclear nos dias de hoje estender-se-ia muito para além do seu raio de explosão, perturbando provavelmente o clima e a agricultura regionais (Dreicer & Pregenzer, 2014; Sherrieb & Norris, 2013).

Um ataque terrorista nuclear teria um grave impacto na saúde pública, incluindo a doença aguda da radiação, cancros a longo prazo e perturbações mentais associadas ao medo (Dreicer & Pregenzer, 2014; Neria et al., 2013; Wood, Salguero, Cano-Vindel, & Galea, 2013).

Capacidade de sobretensão

Nos últimos 10 anos, a elevada frequência de fenómenos de risco naturais e de origem humana e o maior reconhecimento dos riscos de pandemia levaram os sistemas de saúde a reforçar a capacidade de resposta, ou seja, a capacidade de fazer face a um afluxo súbito e importante de doentes. Estes surtos estão frequentemente associados a um evento de vítimas em massa (Trengrove & Gray, 2013; Watson et al., 2013).

A capacidade de resposta a picos de atividade não está apenas relacionada com a suficiência dos recursos disponíveis, mas também com a capacidade de aumentar rapidamente a capacidade através da utilização eficiente dos recursos (Watson et al., 2013). A Organização Mundial de Saúde divide a capacidade de resposta a picos de tensão em treze etapas de ação fundamentais destinadas a calcular os recursos de base, estimar as necessidades de resposta a picos de tensão e identificar as lacunas a colmatar (Watson et al., 2013). A literatura académica enfatiza os quatro "Ss" da capacidade de resposta a picos de tensão: Pessoal, material, estrutura e sistemas (Watson et al., 2013).

Em caso de pico, os espaços não médicos, como restaurantes, centros comerciais, etc., podem ser utilizados eficazmente como hospitais improvisados (Watson et al., 2013).

Dependendo de uma variedade de caraterísticas situacionais, incluindo o tempo de resposta, os picos de morbilidade e mortalidade podem ser faseados: imediatos ou latentes (Watson et al., 2013). Há uma escassez de literatura sobre modelos de perfis de morbilidade e trajectórias de catástrofes.

A resposta a vítimas em massa centra-se normalmente em cinco áreas de preocupação: gestão de incidentes, triagem de emergência e tratamento pré-hospitalar, notificação de emergência ao público, segurança e saúde dos socorristas e apoio à família e amigos (Jacobs et al., 2014; Kann & Draper, 2014). Os feridos que caminham merecem uma atenção especial, pois são frequentemente ignorados pelos socorristas que procuram os feridos mais graves (Râdestad et al., 2012). As limitações de tempo normalmente direcionam a atenção médica para os feridos mais graves (Kann & Draper, 2014).

A reação da comunidade médica ao atentado bombista na Maratona de Boston em 2013 representa um cenário ideal: Os organizadores da maratona já estavam preparados para tratar os corredores em caso de desidratação, ataque cardíaco e lesões mecânicas, com uma grande tenda médica e dezenas de equipas médicas mobilizadas em prontidão (Conn, 2013; Cotton, 2013). Boston também tem uma comunidade médica terciária sobredimensionada com especialidades relevantes para um evento com vítimas em massa (por exemplo, medicina de emergência, anestesiologia, radiologia) (Eggertson, 2013).

A capacidade de resposta está positivamente correlacionada com a resiliência social, que depende da capacidade de uma comunidade para promover a ligação e a inovação no meio da tragédia (Svendsen, Baine, Northridge, Campbell, & Metcalf, 2014). Embora os avanços tecnológicos roubem habitualmente as manchetes, é a capacidade humana de absorver choques, auto-organizar-se, aprender e adaptar-se às dificuldades que faz uma diferença tangível e duradoura na saúde da comunidade (Svendsen et al., 2014).

Discussão

A escassez de recursos exige que os prestadores de serviços médicos dêem prioridade aos riscos para a comunidade (Blakey et al., 2013). A identificação dos riscos, a sua priorização e o desenvolvimento de estratégias para os reduzir concentram os esforços de preparação e, em última análise, reduzem as vítimas (Blakey et al., 2013).

A comunidade de saúde pública tem um papel importante a desempenhar na prevenção de incidentes QBRN e na redução dos danos causados pelos incidentes à população e ao ambiente expostos. Os papéis específicos nas cinco fases da gestão de catástrofes - prevenção, preparação para emergências, deteção e alerta, resposta e recuperação - dependem da escala do evento e das capacidades de outras partes interessadas (Blakey et al., 2013).

No contexto das preocupações com a investigação dupla, as partes interessadas, incluindo os investigadores das ciências da vida, os reguladores, as organizações de financiamento e as publicações, podem ser culpados por actos de bioterrorismo. Os Estados Unidos implementaram uma série de leis, regulamentos e diretrizes com o objetivo de manter a biossegurança (Uhlenhaut et al., 2013). A Organização do Tratado do Atlântico Norte, a Organização Mundial de Saúde e a União Europeia têm secções especializadas dedicadas a entidades biológicas emergentes (Cañada, 2013).

Goozner (2013) dá a dica do terrorismo para os prestadores de cuidados de saúde: Estar preparado. Quando ocorrem acidentes em massa, o papel da medicina comunitária é responder e cuidar dos feridos (Goozner, 2013). Desde o 11 de setembro, o financiamento das autoridades de saúde locais e das instalações de cuidados de saúde aumentou com o objetivo de aumentar a capacidade de intervenção, ou seja, a capacidade de tratar um afluxo maciço de doentes. A experiência médica nos campos de batalha do Iraque e do Afeganistão informa sobre o reforço da capacidade e os tratamentos associados a eventos com vítimas em massa (ou seja, amputação) (Goozner, 2013; Smith & Studham, 2013).

Conclusão

De acordo com Greenberg, Dyen e Elliott (2013), apenas um em cada três americanos tem um plano de emergência. As comunidades específicas com memórias fortes e negativas de catástrofes passadas tendem a ser mais auto-suficientes e estão desproporcionadamente envolvidas em actividades de preparação para catástrofes. É da responsabilidade dos profissionais de saúde pública explorar estes grupos como um recurso e ligar a comunidade a especialistas em ataques terroristas de baixa probabilidade. Na eventualidade de um ataque deste tipo, a interação entre os níveis comunitário, organizacional e social pode ser cortada (Rosman et al., 2014), obrigando os indivíduos a confiar em si próprios e nos seus vizinhos para obter apoio, em vez do governo federal (Greenberg et al., 2013). Afinal de contas, as comunidades partilham um conhecimento íntimo das circunstâncias e dos residentes locais e estão mais bem situadas para servir os indivíduos num ataque terrorista.

A defesa contra o terrorismo tem uma relevância política de grande alcance para a saúde pública e a medicina comunitária (McGinty, Webster, Jarlenski, & Barry, 2014;
Watson et al., 2013). A capacidade de resposta e o tempo de tratamento estão negativamente correlacionados, pelo que a capacidade hospitalar deve ser melhorada para preparar adequadamente as defesas contra o terror. Para o efeito, a concentração de esforços no aumento da eficiência dos prestadores de serviços também traria dividendos para a medicina comunitária em tempos de paz.

Referências

Barrett, A. M., & Casman, E. A. (2013). Devem as cidades investir em medidas de abrigo no local contra ataques de camiões de cloro por terroristas? *Risk Analysis: An Official Publication Of The Society For Risk Analysis, 33*(5), 931-944. doi: 10.1111/j.1539-6924.2012.01925.x

Blakey, D. H., Lafontaine, M., Lavigne, J., Sokolowski, D., Philippe, J.-M., Sapori, J.-M., . . . Jett, D. A. (2013). Uma ferramenta de triagem para priorizar o risco à saúde pública associado à liberação acidental ou deliberada de produtos químicos na atmosfera. *BMC Public Health, 13*, 253-253. doi: 10.1186/1471-2458-13-253

Branswell, H. (2014). A botulism bind. *Scientific American, 310*(1), 20-20.

Cañada, J. A. (2013). Uma abordagem de bio-objetos à biossegurança: a controvérsia da "gripe mutante" como um processo de bio-objetificação. *Croatian Medical Journal, 54*(6), 592-597.

Chapman, L. E., Sullivent, E. E., Grohskopf, L. A., Beltrami, E. M., Perz, J. F., Kretsinger, K., . . . Hunt, R. C. (2008). Recomendações para intervenções pós-exposição para prevenir a infeção com o vírus da hepatite B, o vírus da hepatite C ou o vírus da imunodeficiência humana e o tétano em pessoas feridas durante bombardeamentos e outros eventos com vítimas em massa - Estados Unidos, 2008: recomendações dos Centros de Controlo e Prevenção de Doenças (CDC). *MMWR. Recomendações e Relatórios: Relatório Semanal de Morbidade e Mortalidade. Recomendações e relatórios / Centros de Controlo de Doenças, 57*(RR-6), 1.

Conn, A. (2013). Dia da maratona no Massachusetts General. *Annals Of Internal Medicine, 159*(2), 143-144. doi: 10.7326/0003-4819-159-2201307160-00648

Cotton, D. (2013). Medicina de Boston, antes e depois. *Annals Of Internal Medicine, 159*(2), 145-145. doi: 10.7326/0003-4819-159-2 201307160-00650

Dreicer, M., & Pregenzer, A. (2014). Controle de armas nucleares, não proliferação e contraterrorismo: impactos na saúde pública. *American Journal Of Public Health, 104*(4), 591-595. doi: 10.2105/AJPH.2013.301665

Eggertson, L. (2013). Médico canadiano liderou resposta a bombardeamento num hospital de Boston. *CMAJ: Canadian Medical Association Journal = Journal De L'association Medicale Canadienne, 185*(9), E373-E374. doi: 10.1503/cmaj.109-4471

Erickson, K. (2013). A experiência de um farmacêutico do departamento de emergência na Maratona de Boston. *Jornal Americano de Farmácia do Sistema de Saúde: AJHP: Jornal Oficial da Sociedade Americana de Farmacêuticos do Sistema de Saúde, 70*(19), 1652. doi: 10.2146/ajhp130253

FBI. (2014). *Definições de terrorismo no código dos EUA*. Recuperado de http://www.fbi.gov/about-us/investigate/terrorism/terrorism-definition

Fischer, P., Wafaisade, A., Bail, H., Domres, B., Kabir, K., & Braun, T. (2011). Proteção civil e medicina de catástrofes na Alemanha de hoje. *Langenbeck's Archives Of Surgery / Deutsche Gesellschaft Für Chirurgie, 396*(4), 523-528. doi: 10.1007/s00423-011-0767-x

Goozner, M. (2013). Preparação para acidentes em massa. *Modern Healthcare, 43*(16), 20-20.

Greenberg, M. R., Dyen, S., & Elliott, S. (2013). A preparação do público: autoconfiança, memórias flashbulb e valores conservadores. *American Journal Of Public Health, 103*(6), e85-e91. doi: 10.2105/AJPH.2012.301198

Hauswald, M., Richards, M. E., Kerr, N. L., Schmidt, T. A., & Helderman, T. (2010). O terramoto no Haiti e a medicina de emergência académica. *Medicina de Emergência Académica: Official Journal Of The Society For Academic Emergency Medicine, 17*(7), 762-764. doi: 10.1111/j.1553- 2712.2010.00803.x

Jacobs, L. M., Rotondo, M., McSwain, N., Wade, D. S., Fabbri, W. P., Eastman, A., . . . Kamin, R. (2014). Comité Conjunto para a Criação de uma Política Nacional para Melhorar a Sobrevivência de Eventos de Tiroteio com Vítimas em Massa: Hartford Consensus II. *Connecticut Medicine, 78*(1), 5-8.

Kann, D. F., & Draper, T. W. (2014). Avião caído na cidade: Operation Crash and Surge. *Journal Of Business Continuity & Emergency Planning, 7*(3), 184-192.

Lee Goldstein, A., Klausner, J. M., & Soffer, D. (2014). Não é um problema contundente, mas penetrante - uma experiência israelita com lesões abdominais em incidentes de explosão com múltiplas vítimas civis. *The American Surgeon, 80*(1), 98101.

Lindsay, C. D., & Griffiths, G. D. (2013). Abordando as preocupações com o bioterrorismo: opções para investigar o mecanismo de ação da enterotoxina B de Staphylococcus aureus. *Toxicologia Humana e Experimental, 32* (6), 606619.

Martin, A., & Williams, J. (2014). Parceria público-privada da teoria à prática: Walgreens e a Comissão de Saúde Pública de Boston apoiando-se mutuamente antes e depois dos atentados de Boston. *Journal Of Business Continuity & Emergency Planning, 7*(3), 205-220.

McGinty, E. E., Webster, D. W., Jarlenski, M., & Barry, C. L. (2014). Enquadramento da mídia de notícias sobre doenças mentais graves e violência armada nos Estados Unidos, 1997-2012. *Jornal Americano de Saúde Pública, 104*(3), 406413. doi: 10.2105/AJPH.2013.301557

Neria, Y., Wickramaratne, P., Olfson, M., Gameroff, M. J., Pilowsky, D. J., Lantigua, R., . . . Weissman, M. M. (2013). Consequências para a saúde mental e física dos ataques de 11 de setembro de 2001 (9/11) na atenção primária: um estudo longitudinal. *Journal Of Traumatic Stress, 26*(1), 45-55. doi: 10.1002/jts.21767

Olson, C. (2014). Lições aprendidas na gestão de crises. *Journal Of Business Continuity &*

Emergency Planning, 7(3), 245-252.

Râdestad, M., Nilsson, H., Castrén, M., Svensson, L., Rüter, A., & Gryth, D. (2012). A combinação de indicadores de desempenho e de resultados pode ser utilizada de forma padronizada: um estudo-piloto de dois exercícios multidisciplinares e em grande escala de aeronaves de grande porte. *Scandinavian Journal Of Trauma, Resuscitation And Emergency Medicine, 20*, 58-58. doi: 10.1186/17577241-20-58

Rosman, Y., Eisenkraft, A., Milk, N., Shiyovich, A., Ophir, N., Shrot, S., . . . Kassirer, M. (2014). Lições aprendidas com o ataque de sarin sírio: avaliação de uma síndrome clínica através das mídias sociais. *Annals Of Internal Medicine, 160*(9), 644-648. doi: 10.7326/M13-2799

Shapiro, J. S., Mostashari, F., Hripcsak, G., Soulakis, N., & Kuperman, G. (2011). Using health information exchange to improve public health. *American Journal Of Public Health, 101*(4), 616-623. doi: 10.2105/AJPH.2008.158980

Sherrieb, K., & Norris, F. H. (2013). Consequências para a saúde pública do terrorismo na saúde materno-infantil na cidade de Nova Iorque e Madrid. *Jornal de Saúde Urbana: Boletim da Academia de Medicina de Nova Iorque, 90*(3), 369-387. doi: 10.1007/s11524-012-9769-4

Smith, S., & Studham, B. (2013). Salão de beleza. Primeiras impressões revisitadas. *CMAJ: Jornal da Associação Médica Canadiana = Journal De L'association Medicale Canadienne, 185*(9), 848-848. doi: 10.1503/cmaj.122096

Solan, S., Wallenstein, S., Shapiro, M., Teitelbaum, S. L., Stevenson, L., Kochman, A., . . . Landrigan, P. J. (2013). Incidência de cancro em trabalhadores de resgate e recuperação do World Trade Center, 2001-2008. *Perspectivas de Saúde Ambiental, 121*(6), 699-704. doi: 10.1289/ehp.1205894

Stack, A. M. (2013). 15 de abril de 2013. *Annals Of Internal Medicine, 159*(2), 146-147. doi: 10.7326/0003-4819-159-2-201307160-00658

Summerhill, E. M., Mathew, M. C., Stipho, S., Artenstein, A. W., Jagminas, L., Russo-Magno, P. M., . . . Shapiro, M. J. (2008). Um currículo de preparação para biodefesa e desastres baseado em simulação para residentes de medicina interna. *Medical Teacher, 30*(6), e145-e151. doi: 10.1080/01421590802047257

Svendsen, E. S., Baine, G., Northridge, M. E., Campbell, L. K., & Metcalf, S. S. (2014). Reconhecendo a resiliência. *Jornal Americano de Saúde Pública, 104*(4), 581-583. doi: 10.2105/AJPH.2013.301848

Trengrove, H. G., & Gray, A. (2013). O papel das capacidades dentárias militares em situações de fatalidade em massa. *Medicina Militar, 178*(5), 523-528. doi: 10.7205/MILMED-D-12-

00399

Uhlenhaut, C., Burger, R., & Schaade, L. (2013). Proteção da sociedade. Segurança biológica e dilema de dupla utilização nas ciências da vida - status quo e opções para o futuro. *EMBO Reports, 14*(1), 25-30. doi: 10.1038/embor.2012.195

Watson, S. K., Rudge, J. W., & Coker, R. (2013). "Capacidade de surto" dos sistemas de saúde: estado da arte e prioridades para pesquisas futuras. *The Milbank Quarterly, 91*(1), 78-122. doi: 10.1111/milq.12003

Wood, C. M., Salguero, J. M., Cano-Vindel, A., & Galea, S. (2013). Ataques de pânico perieventuais e transtorno do pânico após trauma em massa: um estudo longitudinal de 12 meses. *Journal Of Traumatic Stress, 26*(3), 338344. doi: 10.1002/jts.21810

Woodward, C. (2013). Os EUA atrasam o teste da vacina contra o antraz para crianças. *CMAJ: Jornal da Associação Médica Canadiana = Jornal da Associação Médica Canadiana, 185*(9), E369-E370. doi: 10.1503/cmaj.109-4463

CAPÍTULO 6

Diabetes Mellitus na Comunidade da Nação Navajo do Sudoeste dos Estados Unidos

Resumo

A diabetes mellitus é atualmente a sétima principal causa de morte nos Estados Unidos e estima-se que venha a ser a sétima principal causa de morte a nível mundial nas próximas duas décadas (Centers for Disease Control and Prevention, 2014, p. 7; Organização Mundial de Saúde, 2011). Nos Estados Unidos, as populações de índios americanos sofrem de diabetes mellitus e de níveis de pré-diabetes superiores ao dobro da média nacional (Centers for Disease Control and Prevention, 2014). A Nação Navajo está a viver uma epidemia de diabetes, com mais de 20% da sua população jovem a ser afetada (Brown & Rother, 2010). A fim de abordar a prevalência e a incidência da diabetes na Nação Navajo, devem ser abordados os factores que contribuem para a doença, como a atividade física, a nutrição, o acesso aos cuidados de saúde e a literacia em matéria de saúde.

Introdução

De acordo com a Organização Mundial de Saúde (OMS), prevê-se que, até 2030, a diabetes mellitus seja a sétima causa de morte mais comum a nível mundial (Organização Mundial de Saúde, 2011). No entanto, nos Estados Unidos, a diabetes mellitus é já a sétima principal causa de morte (Centers for Disease Control and Prevention, 2014, p. 7; Hoyert & Xu, 2012). Com um sistema de saúde que nunca se centrou na medicina preventiva, os Estados Unidos estão a enfrentar uma epidemia avassaladora de diabetes. A prevalência da diabetes mellitus tipo II (diabetes) entre os índios americanos e os nativos do Alasca é de quase 16%, chegando a atingir 33% em algumas comunidades (Barnes, Adams, & Powell-Griner, 2010; Centers for Disease Control and Prevention, 2014). O

A nação Navajo é a população indígena americana mais populosa dos Estados Unidos (The Navajo Nation Government, 2014). Abrangendo quatro estados, tem também a maior área de terra de reserva (Indian Health Service, 2014). O inquérito mais recente específico à nação Navajo foi concluído em 1997 e indicou uma prevalência de diabetes de 22,9% em adultos (Will et al., 1997). No entanto, um estudo recente de populações minoritárias de jovens com 20 anos ou menos encontrou uma incidência de 27,7% em jovens Navajo (Brown & Rother, 2010). Muitos factores ecológicos contribuem para a diabetes em todo o mundo, como a má nutrição, a atividade física limitada, a fraca literacia em saúde e a falta de acesso a cuidados de saúde (Cavanaugh, 2011; Organização Mundial de Saúde, 2011).

Antecedentes

Nutrição

A nutrição é um fator-chave na prevenção e gestão da diabetes. Uma nutrição adequada depende do acesso a alimentos saudáveis e da tomada de decisões conscientes em matéria de saúde. Um dos principais problemas que a comunidade da nação Navajo enfrenta é a segurança alimentar. A segurança alimentar pode ser definida como a capacidade de um agregado familiar de fornecer alimentos aos seus membros (Pinstrup-Andersen, 2009). Estudos focados na segurança alimentar dentro da comunidade Navajo encontraram segurança alimentar familiar completa em apenas 19 - 23,3 % dos participantes (Pardilla, Prasad, Suratkar, & Gittelsohn, 2014; Ray, Holben, & Holcomb Jr, 2012). Verificou-se que a insegurança alimentar está positivamente associada a um risco acrescido de diabetes, obesidade e más escolhas nutricionais (Ray et al., 2012). Um fio condutor comum que liga a má nutrição em muitas comunidades é o conceito de deserto alimentar. Os desertos alimentares são comunidades com pouco acesso a supermercados e a alimentos saudáveis (Schafft, Jensen, & Hinrichs, 2009). Devido à sua vasta área e localização rural, a reserva da nação Navajo tem grandes distâncias entre supermercados. As crianças criadas em comunidades que se qualificam como desertos alimentares têm maior probabilidade de ter excesso de peso (Schafft et al., 2009). Uma questão que complica ainda mais a capacidade da nação Navajo para consumir alimentos nutritivos é a infraestrutura. A eletricidade não é um bem comum em todas as casas, e a sua falta leva a limitações no armazenamento de alimentos. As famílias sem eletricidade não têm a capacidade de armazenar produtos num ambiente refrigerado e, por isso, estão limitadas nas opções de alimentos frescos que podem comprar.

Atividade física

A atividade física é bem vista como um fator dissuasor da obesidade e da diabetes. Entre a população de Navajos com menos de 20 anos de idade, mais de 50% são obesos (Brown & Rother, 2010). Um estudo de 2009 sobre os índios americanos e os nativos do Alasca revelou que 49% dos participantes não praticavam qualquer atividade física e um quarto dos participantes exercitava-se menos de 30 minutos por semana (Redwood et al., 2009). A diminuição da atividade física pode ser atribuída a vários factores. Foi demonstrado que o nível de educação de um indivíduo tem um efeito positivo nos níveis de atividade física (Bauman et al., 2012). Especificamente para os índios americanos, o ensino superior e uma dieta que contenha mais frutas e legumes aumentam a quantidade de atividade física semanal (Berg et al., 2012). No entanto, apenas 4% dos adultos com mais de 25 anos têm um diploma universitário de quatro anos, e aproximadamente um terço dos adultos tem um nível de educação de ensino médio (Arizona Rural Policy Institute, 2012, p. 57). Outro fator que prejudica a atividade física é a falta de programas disponíveis. Os adolescentes índios americanos são frequentemente confrontados com um acesso limitado a programas de fitness organizados (Perry & Hoffman, 2010). Ao discutir os aspectos do exercício com os anciãos de seis comunidades de índios americanos, o desinteresse pelo exercício e a desconexão cultural do trabalho que envolve a atividade física foram citados como a principal questão que contribui para a obesidade nas respectivas comunidades (Sanderson et al., 2012).

Acesso aos cuidados de saúde

A capacidade de aceder a um sistema de cuidados de saúde é outro aspeto fundamental na gestão e prevenção da diabetes. As comunidades rurais com acesso limitado à saúde têm taxas mais elevadas de doenças crónicas, mortalidade e incapacidade (Jones, 2010, p. iii). Além disso, o acesso à saúde é diretamente proporcional à densidade populacional (Jones, 2010, p. iv). Verificou-se que os indivíduos diabéticos com acesso a cuidados de saúde adequados conseguem gerir melhor os níveis de glucose (Sosa-Rubí, Galárraga, & López-Ridaura, 2009). Além disso, os indivíduos que não têm acesso a cuidados de saúde são mais susceptíveis de ter pressão arterial elevada e níveis mais elevados de hemoglobina A1c (A1c) (Zhang et al., 2012). A diminuição do acesso aos cuidados de saúde é um fenómeno comum nas comunidades rurais (DeVoe, Krois, & Stenger, 2009; Laditka, Laditka, & Probst, 2009). Quando se analisa a geografia altamente rural da nação Navajo, a lacuna no acesso é ampliada. O número de médicos de cuidados primários (PCP) por 100.000 habitantes no condado de Navajo (o maior da nação Navajo) é de 49,8 (Harris & Trotter, 2010, p. 25). Em contrapartida, a média nacional nos Estados Unidos é de 80 PCP por 100 000 pessoas nas zonas urbanas e de 68 PCP por 100 000 pessoas nas zonas rurais (Petterson, Phillips Jr, Bazemore, & Koinis, 2013).

Literacia em saúde

Outro fator importante a considerar quando se analisa a prevalência e a incidência da diabetes na nação Navajo é a literacia em saúde da população. A literacia em saúde é a capacidade de um indivíduo para adquirir, gerir e compreender informações sobre saúde de modo a tomar uma decisão informada (Coreil, 2010, p. 551). Os níveis de literacia em saúde fornecem um modelo forte para prever hospitalizações, utilização adequada de medicamentos e diminuição geral do estado de saúde (Berkman et al., 2011). O conhecimento de um doente sobre a diabetes está diretamente relacionado com o seu nível de literacia em saúde e, por sua vez, um maior conhecimento sobre a diabetes conduz a níveis de glicemia mais favoráveis (Bains & Egede, 2011; Brega, Ang, et al., 2012). Não existe investigação recente que relacione a literacia em saúde na população Navajo com os níveis de diabetes, no entanto, a investigação existente sobre literacia em saúde é generalizável a outras populações com níveis de literacia em saúde semelhantes. Como discutido anteriormente, a educação média entre a população Navajo está muito abaixo das médias nacionais. Embora a educação não seja equivalente à literacia em saúde, à medida que os níveis de educação aumentam, a literacia em saúde aumenta (Brega, Jiang, et al., 2012; Paasche-Orlow, Parker, Gazmararian, Nielsen-Bohlman, & Rudd, 2005;

Powell, Hill, & Clancy, 2007).

Discussão

Para superar os níveis drásticos de diabetes entre a população Navajo, são necessárias várias intervenções para atender às necessidades excepcionais da comunidade. Foi demonstrado que a educação sobre nutrição saudável promove a perda de peso e diminui o índice de massa corporal em populações de índios americanos em apenas seis meses (Kattelmann, Conti, & Ren, 2010). A implementação de uma intervenção educacional generalizada na nação Navajo tem o potencial de causar uma mudança imediata na saúde. Atualmente, o Projeto Especial de Diabetes da Nação Navajo oferece educação, mas não tem uma penetração generalizada. A agricultura é uma tradição de longa data na comunidade Navajo, e os programas "da fazenda para a mesa" são de grande interesse para a comunidade Navajo (Setala, Bleich, et al., 2011; Setala, Gittelsohn, et al., 2011). Foi demonstrado que o aumento do consumo de vegetais verdes e folhosos diminui a prevalência de diabetes (Carter, Gray, Troughton, Khunti, & Davies, 2010). Um estudo recente centrado no aumento. Uma intervenção proposta para apoiar a nutrição saudável nas comunidades rurais é a construção de hortas sustentáveis. Uma proposta e um inquérito realizados em 2009 na secção do Novo México da nação Navajo propuseram a construção e manutenção de hortas comunitárias (Lombard et al., 2009). Para além de promoverem a nutrição, as hortas comunitárias aumentam a atividade física através do trabalho nas hortas e desenvolvem o apoio da comunidade (Lombard et al., 2009). Construir uma horta comunitária é um excelente exemplo da teoria social cognitiva em ação numa comunidade. Os indivíduos que participam nas hortas aprendem com os especialistas da comunidade, ao mesmo tempo que ganham confiança na sua capacidade de cultivar os seus próprios alimentos e de levar a cabo o comportamento.

Um estilo de vida sedentário entre os adolescentes Navajo é uma tendência problemática e levou a um dos mais altos níveis de diabetes na adolescência no mundo (Brown & Rother, 2010). Como discutido anteriormente, a obesidade também é um grande problema entre os jovens Navajo. Para combater o aumento da obesidade e a prevalência da diabetes, é necessário intervir ao nível da atividade física na comunidade. A investigação demonstrou que 60 minutos é a média ideal de atividade física diária para manter a saúde dos jovens com idades compreendidas entre os 5 e os 17 anos (Janssen & LeBlanc, 2010). Aplicando os construtos-chave do Modelo de Crenças em Saúde, os profissionais de saúde pública podem concentrar-se efetivamente no comportamento de um indivíduo. Através da educação sobre os riscos da diabetes e a prevalência na comunidade, a perceção da atividade física como combatente da diabetes pode ser ilustrada. Os líderes comunitários também devem trabalhar com os profissionais de saúde pública para diminuir as barreiras das actividades organizadas limitadas. Os programas pósescolares demonstram aumentar a atividade física e requerem menos recursos do que os programas autónomos (Beets, Beighle, Erwin, & Huberty, 2009). Os profissionais de saúde pública devem coordenar um esforço concertado para envolver os jovens num programa culturalmente apropriado. O aumento da atividade física na população adulta também é imperativo. Para além das intervenções discutidas relacionadas com a jardinagem, o treino de exercício estruturado para indivíduos com diabetes tem um efeito positivo nos níveis de A1c (Umpierre et al., 2011). Um programa existente coordenado por representantes da comunidade de saúde e profissionais de saúde realiza sessões de formação trimestrais para indivíduos com diabetes (Partners in Health, 2009). A formação e o treino de exercício estruturado poderiam ser integrados nestes programas de educação para se concentrarem numa mudança comportamental no sentido de uma maior atividade física.

As políticas que se centram no comportamento, na sociedade e na comunidade serão todas úteis para se concentrarem na incidência da diabetes na comunidade da nação Navajo. No entanto, a fim de gerir os casos de diabetes existentes na comunidade, um aumento do acesso aos cuidados de saúde e uma maior literacia em saúde também devem ser pontos focais. A localização geográfica da reserva da nação Navajo cria um grande obstáculo a ultrapassar para atrair profissionais de saúde, uma vez que as zonas rurais não são muito procuradas pelos recém-licenciados (Merritt, 2011). Para aumentar o acesso aos cuidados de saúde, a telemedicina e a capacitação dos líderes comunitários podem ser benéficas. A telemedicina está bem estabelecida em muitas zonas rurais e é cada vez mais aceite pelos prestadores de cuidados de saúde (Brooks, Manson, Bair, Dailey, & Shore, 2012). A telemedicina pode oferecer aos indivíduos diabéticos a oportunidade de discutir planos de tratamento com especialistas sem a necessidade de se deslocarem para fora da sua comunidade. Além disso, a capacitação e o envolvimento dos líderes comunitários provaram ser bem-sucedidos na iniciativa Cidades Saudáveis da OMS (Heritage & Dooris, 2009). Embora a base comunitária seja diferente, a capacitação dos líderes comunitários da nação Navajo aumentará os recursos de acesso à saúde para os membros da comunidade que procuram informações sobre o seu estado de saúde. De forma semelhante, o Projeto Especial de Diabetes da Nação Navajo oferece os membros da comunidade local como recursos, mas não ofereceu investigação publicada sobre os seus resultados.

O aumento dos factores indicativos de saúde, como a literacia em saúde, é normalmente a intervenção mais acessível para resolver um problema de saúde (Coreil, 2010). Infelizmente, há uma multiplicidade de estudos que apresentam resultados mistos no que respeita às intervenções para aumentar a literacia em saúde. A comunicação centrada no paciente e a educação com objectivos específicos são duas abordagens bem sucedidas para aumentar a literacia em saúde (Sudore & Schillinger, 2009). Além disso, os materiais educativos relevantes para a cultura, com informações fáceis de compreender, também são úteis para aumentar a literacia em saúde (Sudore & Schillinger, 2009). Existem normas específicas para aumentar a eficácia da auto-gestão da diabetes. A educação para a autogestão da diabetes (DSME) centra-se na educação, capacidade e proficiência do doente (Funnell et al., 2011). A incorporação de aspectos da DSME com informações e educação culturalmente sensíveis ofereceria um plano adaptado a indivíduos diabéticos dentro da nação Navajo. Os programas existentes devem adotar uma abordagem específica para garantir que a literacia em saúde entre toda a população está a aumentar de forma consistente.

Conclusão

Embora a diabetes ocupe uma posição forte como uma das principais fontes de mortalidade e morbilidade na população da nação Navajo, existem soluções para diminuir a prevalência e a incidência. Através de um esforço concertado de saúde pública que envolva programas existentes e incorpore ideias inovadoras, as partes interessadas têm a oportunidade de implementar mudanças que comprovadamente melhoram o estado de saúde de uma comunidade.

Muitos dos principais factores determinantes da diabetes mellitus tipo II são variáveis evitáveis. Se nos centrarmos na prevenção e na gestão através da atividade física, da nutrição e do aumento da literacia em saúde, podemos alcançar uma grande vitória em termos de saúde pública. O aumento do acesso aos cuidados de saúde coloca uma oposição mais difícil, mas o aumento da utilização da telemedicina e o aumento dos defensores da saúde pública através da educação e da capacitação são duas soluções viáveis no ambiente atual. Os responsáveis pela saúde pública na nação Navajo têm o dever de utilizar todas as vias disponíveis para prevenir o aumento da diabetes, promover estilos de vida saudáveis e proteger a comunidade contra doenças crónicas.

Referências

Instituto de Política Rural do Arizona. (2012). Análise demográfica da Nação Navajo usando estimativas do Censo de 2010 e da Pesquisa da Comunidade Americana de 2010. Em A. R. P. I. C. f. o. B. O. W. A. F. C. o. B. N. A. University (Ed.), (pp. 66).

Bains, S. S., & Egede, L. E. (2011). Associações entre literacia em saúde, conhecimentos sobre diabetes, comportamentos de autocuidado e controlo glicémico numa população de baixos rendimentos com diabetes tipo 2. *Diabetes technology & therapeutics, 13*(3), 335-341.

Barnes, P. M., Adams, P. F., & Powell-Griner, E. (2010). Caraterísticas de saúde da população adulta de índios americanos ou nativos do Alasca: Estados Unidos, 2004-2008 *Natl Health Stat Report* (2010/06/30 ed., pp. 1-22).

Bauman, A. E., Reis, R. S., Sallis, J. F., Wells, J. C., Loos, R. J., & Martin, B. W. (2012).

Correlatos da atividade física: porque é que algumas pessoas são fisicamente activas e outras não? *The lancet, 380*(9838), 258-271.
Beets, M. W., Beighle, A., Erwin, H. E., & Huberty, J. L. (2009). Afterschool program impact on physical activity and fitness: a metaanalysis. *American journal of preventive medicine, 36*(6), 527-537.
Berg, C. J., Daley, C. M., Nazir, N., Kinlacheeny, J., Ashley, A., Ahluwalia, J. S., . . . Choi, W. S. (2012). Atividade física e ingestão de frutas e vegetais entre os índios americanos. *Jornal de saúde comunitária, 37*(1), 65-71.
Berkman, N. D., Sheridan, S. L., Donahue, K. E., Halpern, D. J., Viera, A., Crotty, K., . . . Harden, E. (2011). Intervenções e resultados da literacia em saúde: uma revisão sistemática actualizada.
Brega, A. G., Ang, A., Vega, W., Jiang, L., Beals, J., Mitchell, C. M., . . . Roubideaux, Y. (2012). Mecanismos subjacentes à relação entre literacia em saúde e controlo glicémico em índios americanos e nativos do Alasca. *Patient education and counseling, 88*(1), 61-68.
Brega, A. G., Jiang, L., Beals, J., Manson, S. M., Acton, K. J., & Roubideaux, Y. (2012). RELATÓRIOS ORIGINAIS: DIABETES. *Ethnicity & disease, 22*, 207.
Brooks, E., Manson, S. M., Bair, B., Dailey, N., & Shore, J. H. (2012). A difusão da telessaúde nas comunidades rurais dos índios americanos: Um inquérito retrospetivo às principais partes interessadas. *Telemedicine and e-Health, 18*(1), 60-66.
Brown, R. J., & Rother, K. I. (2010). Diabetes tipo 1 e tipo 2 em cinco populações raciais e étnicas: o estudo SEARCH for Diabetes in Youth. *Current Cardiovascular Risk Reports, 4*(3), 175-177.
Carter, P., Gray, L. J., Troughton, J., Khunti, K., & Davies, M. J. (2010). Ingestão de frutas e vegetais e incidência de diabetes mellitus tipo 2: revisão sistemática e meta-análise. *Bmj, 341*.
Cavanaugh, K. L. (2011). Literacia em saúde nos cuidados com a diabetes: explicação, evidências e equipamentos. *Diabetes Management, 1*(2), 191-199.
Centros de Controlo e Prevenção de Doenças. (2014). Relatório nacional de estatísticas sobre diabetes: estimativas de diabetes e sua carga nos Estados Unidos, 2014. *Atlanta, GA: Departamento de Saúde e Serviços Humanos dos EUA, Centros de Controlo e Prevenção de Doenças*.
Coreil, J. (2010). *Social and Behavioral Foundations of Public Health (Fundamentos Sociais e Comportamentais da Saúde Pública)*: SAGE.
DeVoe, J. E., Krois, L., & Stenger, R. (2009). Será que as crianças das zonas rurais ainda têm um acesso diferente aos cuidados de saúde? Results from a statewide survey of Oregon's food stamp population. *The Journal of Rural Health, 25*(1), 1-7.

Funnell, M. M., Brown, T. L., Childs, B. P., Haas, L. B., Hosey, G. M., Jensen, B., . . . Reader, D. (2011). Normas nacionais para a educação para a auto-gestão da diabetes. *Diabetes care, 34*(Supplement 1), S89-S96.

Harris, K. A., & Trotter, R. T. (2010). Avaliação do estado de saúde da comunidade no condado de Navajo, Arizona.

Heritage, Z., & Dooris, M. (2009). Community participation and empowerment in Healthy Cities. *Health Promotion International, 24*(suppl 1), i45-i55.

Hoyert, D. L., & Xu, J. (2012). Mortes: dados preliminares para 2011. *Relatórios nacionais de estatísticas vitais, 61*(6), 1-51.

Serviço de Saúde Indiano. (2014). Gabinete de Área Navajo - Nação Navajo: History, LandandLifestyle . from http://www.ihs.gov/navajo/index.cfm?module=nao nação navajo

Janssen, I., & LeBlanc, A. G. (2010). Revisão sistemática dos benefícios para a saúde da atividade física e da aptidão física em crianças e jovens em idade escolar. *Revista Internacional de Nutrição Comportamental e Atividade Física, 7*(40), 1-16.

Jones, C. A. (2010). *Health status and health care access of farm and rural populations (Estado de saúde e acesso aos cuidados de saúde das populações agrícolas e rurais)*: DIANE Publishing.

Kattelmann, K. K., Conti, K., & Ren, C. (2010). The medicine wheel nutrition intervention: a diabetes education study with the Cheyenne River Sioux Tribe. *Journal of the American Dietetic Association, 110*(5), S44-S51.

Laditka, J. N., Laditka, S. B., & Probst, J. C. (2009). Health care access in rural areas: evidence that hospitalization for ambulatory care-sensitive conditions in the United States may increase with the level of rurality. *Health & place, 15*(3), 761-770.

Lombard, K., Forster-Cox, S., Huttlinger, K., Smeal, D., Beresford, S., & O'Neill, M. (2009). *Jardins para a Saúde: Desenvolvimento de um Projeto Modelo de Intervenção na Diabetes entre uma Tribo Indígena no Noroeste do Novo México.* Trabalho apresentado no I Congresso de Horticultura de África 911.

Merritt, H. a. A. (2011). Relatório de síntese:: Inquérito de 2011 aos médicos residentes em final de curso.

Paasche - Orlow, M. K., Parker, R. M., Gazmararian, J. A., Nielsen - Bohlman, L. T., & Rudd, R. R. (2005). The prevalence of limited health literacy. *Journal of General Internal Medicine, 20*(2), 175-184.

Pardilla, M., Prasad, D., Suratkar, S., & Gittelsohn, J. (2014). Altos níveis de insegurança alimentar doméstica na Nação Navajo. *Nutrição em saúde pública, 17*(01), 58-65.

Parceiros na Saúde. (2009). Nação Navajo. Recuperado em 30 de junho de 2014, 2014, de http : //www. pih. org/country/navaj o-nation/about

Perry, C., & Hoffman, B. (2010). Avaliando a atividade física e a programação dos jovens tribais usando uma abordagem de pesquisa participativa baseada na comunidade. *Enfermagem de Saúde Pública, 27*(2), 104-114.

Petterson, S. M., Phillips Jr, R. L., Bazemore, A. W., & Koinis, G. T. (2013). Unequal distribution of the us Primary care workforce. *American family physician, 87*(11), Online-Online.

Pinstrup-Andersen, P. (2009). Food security: definition and measurement (Segurança alimentar: definição e medição). *Segurança alimentar, 1*(1), 5-7.

Powell, C. K., Hill, E. G., & Clancy, D. E. (2007). The relationship between health literacy and diabetes knowledge and readiness to take health actions. *The diabetes educator, 33*(1), 144-151.

Ray, E. B., Holben, D. H., & Holcomb Jr, J. P. (2012). Status de segurança alimentar e comportamentos de ingestão de produtos, estado de saúde e risco de diabetes entre mulheres com crianças que vivem em uma reserva Navajo. *Journal of Hunger & Environmental Nutrition, 7*(1), 91-100.

Redwood, D., Schumacher, M. C., Lanier, A. P., Ferucci, E. D., Asay, E., Helzer, L. J., . . . Slattery, M. L. (2009). Physical activity patterns of American Indian and Alaskan Native people living in Alaska and the Southwestern United States (Padrões de atividade física dos índios americanos e dos nativos do Alasca que vivem no Alasca e no sudoeste dos Estados Unidos). *American Journal of Health Promotion, 23*(6), 388-395.

Sanderson, P. R., Little, M., Vasquez, M., Lomadafkie, B., Brings HIm Back- Janis, M., Trujillo, O., . . . Bounds, R. (2012). Uma perspetiva sobre a diabetes a partir de pontos de vista indígenas. *Fourth World Journal, 11*(2), 57.

Schafft, K. A., Jensen, E. B., & Hinrichs, C. C. (2009). Food deserts and overweight schoolchildren: Evidence from pennsylvania*. *Rural Sociology, 74*(2), 153-177.

Setala, A., Bleich, S. N., Speakman, K., Oski, J., Martin, T., Moore, R., . . . Gittelsohn, J. (2011). The Potential of Local Farming on the Navajo Nation to Improve Fruit and Vegetable Intake: Barriers and Opportunities. *Ecologia da alimentação e nutrição, 50*(5), 393-409.

Setala, A., Gittelsohn, J., Speakman, K., Oski, J., Martin, T., Moore, R., . . . Bleich, S. N. (2011). Ligar os agricultores às lojas comunitárias para aumentar o consumo de produtos locais: um estudo de caso da Nação Navajo. *Public health nutrition, 14*(09), 1658-1662.

Sosa-Rubí, S. G., Galárraga, O., & López-Ridaura, R. (2009). Tratamento e controlo da diabetes: o efeito do seguro de saúde público para os pobres no México. *Boletim da*

Organização Mundial da Saúde, 87(7), 512-519.

Sudore, R. L., & Schillinger, D. (2009). Intervenções para melhorar os cuidados prestados a pacientes com literacia em saúde limitada. *Journal of clinical outcomes management: JCOM, 16*(1), 20.

O Governo da Nação Navajo. (2014). História. de http://www.navajo- nsn. gov/history.htm

Umpierre, D., Ribeiro, P. A., Kramer, C. K., Leitao, C. B., Zucatti, A. T., Azevedo, M. J., . . . Schaan, B. D. (2011). Aconselhamento de atividade física apenas ou treinamento de exercício estruturado e associação com os níveis de HbA1c no diabetes tipo 2: uma revisão sistemática e meta-análise. *Jama, 305*(17), 1790-1799.

Will, J. C., Strauss, K. F., Mendlein, J. M., Ballew, C., White, L. L., & Peter, D. G. (1997). Diabetes mellitus entre os índios Navajo: Findings from the Navajo health and nutrition survey. *The Journal of nutrition, 127*(10), 2106S-2113S.

Organização Mundial de Saúde. (2011). Ficha informativa sobre a diabetes n.º 312. *URL: http://www. who. int/mediacentre/factsheets/fs312/en/index. html [acedido em 2013-03-01][WebCite Cache].*

Zhang, X., Bullard, K. M., Gregg, E. W., Beckles, G. L., Williams, D. E., Barker, L. E., . . . Imperatore, G. (2012). Acesso aos cuidados de saúde e controlo dos ABCs da diabetes. *Diabetes care, 35*(7), 1566-1571.

CAPÍTULO 7

Doenças infecciosas na comunidade

Resumo

As doenças infecciosas estão a tornar-se um problema crescente a nível mundial. Se as doenças infecciosas forem negligenciadas e não forem implementadas estratégias para controlar a transmissão, quando ocorrer um surto, a medicina e a saúde pública estarão a tentar recuperar o atraso para tentar impedir a ocorrência de epidemias. A razão para investigar as doenças infecciosas é oferecer conhecimentos sobre o fardo que estas doenças representam para as comunidades. Embora se esteja a trabalhar para controlar estas doenças, as doenças crónicas continuam a ser o principal foco da medicina. O presente documento pretende explicar por que razão as doenças infecciosas devem ser consideradas tão prioritárias como as doenças crónicas. Este documento examinará as doenças infecciosas reemergentes, bem como as doenças mais recentes que estão a ganhar força para se propagarem a diferentes partes do mundo. Serão também examinadas as técnicas de controlo dessas doenças, a fim de encontrar formas de controlar a propagação das doenças infecciosas. Os resultados deste documento mostram alguns dos principais problemas que podem surgir a nível mundial se as doenças infecciosas não forem controladas. As campanhas de vacinação são uma excelente forma de controlo das doenças infecciosas, mas há desafios que têm de ser enfrentados para chegar às zonas rurais e remotas. A preparação para o futuro das doenças infecciosas e os desafios que estas apresentam continuarão a ser um problema para a saúde pública. O envolvimento da comunidade é crucial para o êxito das campanhas destinadas a impedir a ocorrência de epidemias de doenças. Este documento tem como objetivo propor ideias para obter o maior sucesso no controlo da ocorrência de surtos.

Introdução

"As doenças infecciosas emergentes representam um encargo significativo para as economias mundiais e para a saúde pública" (Jones, Patel, Levy, Storeygard, Balk, Gittleman, & Daszak, 2008). Tem havido uma reemergência de doenças infecciosas em todo o mundo, o que constitui um grande problema de saúde pública (Fauci, & Morens, 2012). Tem havido uma mudança de paradigma na medicina no sentido do tratamento de doenças crónicas e, se as doenças infecciosas não forem controladas, continuarão a colocar grandes desafios à saúde em todo o mundo e a ter uma mortalidade mais elevada do que as doenças crónicas (Stuckler, 2008). Com o aumento das alterações climáticas, os vectores estão a aumentar o seu alcance e, consequentemente, a aumentar o alcance dos agentes patogénicos que transportam (Lafferty, 2009). As doenças infecciosas estão a aumentar e, sendo 75% zoonóticas, é importante colmatar o fosso entre a saúde pública, a medicina tradicional e a medicina veterinária (Bidaisee, & Macpherson, 2014). Este é um cenário em que deve ser adoptada uma abordagem proactiva, em vez de uma abordagem reactiva. Se as doenças infecciosas continuarem a ser consideradas menores do que as doenças crónicas, as doenças infecciosas podem ultrapassar as doenças crónicas em termos de taxas de mortalidade. Se esta mudança ocorrer, a medicina pode estar a tentar recuperar o atraso para controlar as doenças infecciosas, agindo de forma reactiva em vez de estar preparada. Ao examinar os diferentes tipos e caraterísticas das doenças infecciosas, serão reconhecidos novos desafios e barreiras, que exigem mais investigação para compreender como ultrapassar os obstáculos. Há factores específicos que podem ser identificados na maioria dos casos de doenças emergentes (Wallerstein, & Duran, 2010). Os factores podem ser de natureza ecológica, ambiental ou demográfica e podem afetar as comunidades, colocando-as em contacto crescente com microrganismos desconhecidos (Wallerstein, & Duran, 2010). Ao examinar os problemas que as doenças infecciosas representam para as comunidades, este documento oferecerá sugestões para controlar a ocorrência de surtos, bem como para diminuir a incidência e a prevalência de uma doença. É necessário dar tanta prioridade às doenças infecciosas como às doenças crónicas para assegurar um sistema de saúde que ofereça uma cobertura total.

Reemergência de doenças infecciosas

As doenças infecciosas eram uma das principais fontes de mortalidade até aos avanços da medicina moderna e ao desenvolvimento de antibióticos para controlar as doenças infecciosas (Spellberg, Guidos, Gilbert, Bradley, Boucher, Scheld, & Edwards, 2008). No entanto, devido ao uso indevido de antibióticos, as doenças infecciosas estão a desenvolver estirpes resistentes aos antibióticos e a reemergir na comunidade (English, & Gaur, 2010). Há uma necessidade urgente de programas nacionais e internacionais para controlar e combater os problemas que estão a surgir devido aos agentes patogénicos resistentes aos antibióticos (French, 2010). Quando se pensava que as doenças infecciosas estavam controladas, as doenças crónicas tornaram-se a principal fonte de mortalidade (Boucher, Talbot, Bradley, Edwards, Gilbert, Rice, & Bartlett, 2009). Com o aumento da urbanização e a possibilidade de as pessoas viajarem para qualquer parte do mundo, as doenças infecciosas estão a ressurgir e é necessário tomar medidas para controlar a sua propagação (Zhang, & Atkinson, 2008).

Imunidade do efetivo e vacinação

A imunidade de grupo tem sido um conceito excecional utilizado para controlar as doenças infecciosas. A imunidade de grupo é a resistência de um grupo ao ataque de uma doença devido à grande quantidade de pessoas no grupo que são imunes à doença. Baseia-se no princípio de que, quando uma grande percentagem de uma população é imune, o efeito resultante pode ser que toda a comunidade se torne imune, porque é pequena a probabilidade de uma pessoa infetada encontrar uma pessoa suscetível e transmitir a infeção. Este conceito provou ser extremamente eficaz, especialmente na Nigéria, quando a OMS utilizou "guerreiros da varíola" para vacinar as pessoas em redor de um surto utilizando a vacinação em anel. Ao vacinar todos os que se encontravam à volta de um indivíduo infetado, a doença não se podia propagar a outros e, finalmente, após três anos de trabalho, a varíola foi erradicada de África. O problema surge quando o limiar de proteção de uma doença pela imunidade de grupo não é atingido. Isto pode levar a que pessoas infectadas encontrem indivíduos susceptíveis, propagando assim a doença. As pessoas podem não querer ser vacinadas por muitas razões, tais como: acham que as vacinas não funcionam, acham que as vacinas causam consequências indesejáveis, acham que se estão a expor a toxinas que podem ter efeitos adversos, ou acham que os seus filhos desenvolverão uma imunidade natural sem a doença. Um dos principais problemas com que se deparam as campanhas de vacinação em locais afectados pela pobreza é a presença de doenças como o kwashiorkor. Uma vez que esta doença é caracterizada pela ausência de proteínas na dieta de uma criança, ao receber uma vacina, a criança não pode desenvolver os anticorpos corretos para combater a infeção (Gotuzzo, Yactayo, & Córdova, 2013). Uma vez que os anticorpos são constituídos por proteínas, uma doença como o kwashiorkor, que se caracteriza por uma ausência de proteínas, prejudicaria gravemente a produção de anticorpos após a introdução de uma vacina. A utilização da imunidade de rebanho para controlar a transmissão é uma ferramenta extremamente bem-sucedida que é proactiva e que deve ser implantada globalmente quando as vacinas estiverem disponíveis.

Teoria

Para ajudar ao sucesso das intervenções, podem ser utilizadas teorias para organizar o processo. A nível interpessoal, a teoria social cognitiva pode ser utilizada para estruturar as intervenções. O nível interpessoal centra-se na rede social de uma pessoa, tais como: amigos, família e laços sociais na comunidade. Esta teoria centra-se em quatro constructos, que são: modelação, expectativas de resultados, auto-eficácia e capacidades comportamentais, e a forma como afectam o comportamento. A modelação diz respeito à aprendizagem através da observação de outros, pelo que uma pessoa pode observar as técnicas de alguém para lavar as mãos.

As expectativas de resultados são as crenças da pessoa sobre as consequências, por isso, se uma pessoa vê a lavagem das mãos, pode acreditar que isso ajudará a higiene. A auto-eficácia é a perceção da capacidade de uma pessoa para realizar um comportamento, ou seja, uma pessoa pode acreditar que pode começar a lavar as mãos na vida quotidiana. O último construto é a capacidade comportamental, que é a capacidade real de um indivíduo para realizar o comportamento; neste caso, uma pessoa que utiliza efetivamente a lavagem das mãos na sua vida quotidiana. Todos estes constructos contribuem para afetar o comportamento de uma pessoa e, no cenário descrito, podem ajudar na higiene pessoal e, por conseguinte, no controlo de doenças infecciosas.

Sarampo

Um exemplo de uma doença infecciosa que está a reemergir na comunidade é o sarampo. O sarampo é a doença infecciosa mais transmissível reconhecida pelos seres humanos e continua a ser a principal causa de morte entre as crianças em todo o mundo (Poland, & Jacobson, 2012). Nos países desenvolvidos, o sarampo começou a reaparecer devido à quebra da imunidade de grupo. Os pais não estão a vacinar os seus filhos por medo do autismo, o que está a levar a uma quebra da imunidade de grupo (Holton, Weberling, Clarke, & Smith, (2012). Embora as acusações de que as vacinas causam autismo tenham sido refutadas, ainda existe o receio entre as pessoas de que permitir que uma criança receba a vacina fará com que ela sofra de autismo (Stewart, 2009). As campanhas para erradicar doenças como o sarampo através da vacinação devem ser utilizadas a nível mundial, num esforço para travar a transmissão da doença.

Tripanossomíase americana (doença de Chagas)

Uma doença infecciosa que se está a propagar a um ritmo acelerado é a tripanossomíase americana (doença de Chagas). Esta doença é endémica nas zonas rurais da América Latina, mas tem vindo a propagar-se rapidamente. Um dos principais problemas das doenças infecciosas são os reservatórios animais, que transportam a doença até ser transmitida por veículos ou vectores (Meng, 2010). Os tatus são reservatórios conhecidos da doença de Chagas na América Latina, causando um problema de controlo da doença (Noireau, Diosque, & Jansen, 2009). O envolvimento de animais em doenças infecciosas destaca a necessidade de um esforço conjunto em medicina humana e zoonótica para tratar as complicações adicionais presentes quando os animais estão envolvidos. Esta é uma doença que atualmente não tem vacina e que não era vista como um problema até começar a espalhar-se rapidamente. De acordo com Hotez, Dumonteil, Woc-Colburn, Serpa, Bezek, Edwards, & Bottazzi, (2012) a doença de Chagas é "O novo HIV/SIDA das Américas." Trata-se de uma doença zoonótica que é transmitida por um vetor conhecido como triatomíneos. Os triatomíneos alimentam-se de farinha de sangue e, normalmente, mordem à volta do rosto de uma pessoa, o que lhes valeu o nome de "insectos que beijam". Depois de ingerirem uma refeição de sangue, os triatomíneos defecam, passando o parasita tyrpanosoma cruzi nas suas fezes. Quando uma pessoa coça o rosto devido à picada do inseto, pode limpar o parasita que contém as fezes na ferida, o que pode causar o desenvolvimento da doença de Chagas. A doença começa numa fase aguda, e em cerca de vinte a trinta por cento das pessoas, a doença torna-se crónica (Coura, & Viñas, 2010). Uma vez na fase crónica, a doença pode ter complicações graves para a saúde, como insuficiência cardíaca devido à dilatação dos ventrículos (ver Anexo A) (Nunes, Rocha, Ribeiro, Colosimo, Rezende,

Carmo, & Barbosa, 2008). Existem muitas espécies diferentes de triatomíneos e, apesar de se encontrarem principalmente nas Américas, a doença foi registada na Europa e noutros locais do Pacífico Ocidental. De acordo com Jurberg, & Galvâo, (2006), T. rubrofasciata foi relatado em Granada, e uma vez que todas as espécies de triatomíneos têm o potencial de serem portadores do parasita, Chagas tem a capacidade de se espalhar para Granada (CDC, 2013). Esta doença infecciosa está a tornar-se cada vez mais prevalente em diferentes partes do mundo, e especialmente nos Estados Unidos da América, devido aos elevados níveis de imigração de países onde a doença de Chagas é endémica (Tanowitz, Weiss, & Montgomery, 2011). Uma vez que a doença se está a propagar a um ritmo tão rápido, os médicos devem estar cientes dos sintomas para poderem diagnosticar corretamente um doente que apresente doença de Chagas (Stimpert, & Montgomery, 2010).

Detectives de Doenças

Os detectives de doenças são uma organização que envia pessoas para diferentes partes do mundo e investiga epidemias de doenças para tentar controlar a sua propagação (Friedlander, 2009). Os detectives de doenças são os primeiros a responder a locais onde estão presentes casos de doenças infecciosas nocivas. Vão com a intenção de travar a propagação da doença e proteger a comunidade onde o caso está presente (McKenna, 2008). Este tipo de trabalho é extremamente importante no controlo de surtos. Trata-se de uma abordagem proactiva e reactiva do controlo das doenças. Os detectives de doenças foram para África para controlar os surtos de Ébola e tentar impedir que a doença se generalize. O surto de Ébola, que se está a espalhar por toda a África Ocidental, está a avançar a um ritmo alarmante e a Organização Mundial de Saúde está extremamente preocupada com a transmissão transfronteiriça, que está a dispersar ainda mais a doença (McCoy, 2014). As recomendações para controlar doenças infecciosas graves como o Ébola são o isolamento e a quarentena (Rolle, Pearson, & Nsubuga, 2011). O isolamento e a quarentena são duas ferramentas importantes que podem ser utilizadas para evitar a propagação de doenças. O isolamento é quando uma pessoa doente é afastada da população saudável para evitar a transmissão da doença. A quarentena, no entanto, é utilizada para separar e restringir o movimento de uma pessoa exposta da população. A pessoa não tem de estar infetada e doente; a quarentena é mais uma precaução para examinar se a doença se desenvolve ao longo do tempo no indivíduo exposto. Isolamento e

A quarentena é uma técnica que ajuda a controlar a propagação de um agente infecioso e deve ser utilizada quando surge uma situação numa comunidade em que não há imunidade e a doença pode espalhar-se facilmente pela população (Yan, & Zou, 2009).

O futuro das doenças infecciosas

As doenças infecciosas continuarão a propagar-se no futuro, a menos que sejam tomadas medidas para evitar a transmissão. Com um problema como as alterações climáticas, este é um fator importante, que aumenta a gama de vectores e as doenças infecciosas que transportam (Semenza, & Menne, 2009). As epidemias súbitas de doenças representam um grande problema para os profissionais de saúde em todo o mundo. Apesar de os Objectivos de Desenvolvimento do Milénio das Nações Unidas terem estabelecido objectivos para reduzir o peso de doenças como o VIH/SIDA, a tuberculose e a malária, muitas outras doenças infecciosas estão a aumentar e não recebem o mesmo apoio e reconhecimento que estas doenças infecciosas principais (King, Peckham, Waage, Brownlie, & Woolhouse, 2006). De acordo com King, et al., (2006), foram identificadas oito categorias para melhorar os sistemas de deteção nos próximos dez a vinte e cinco anos (ver Anexo B). Estas categorias destacam áreas em que é necessário concentrar-se para controlar a propagação de doenças infecciosas no futuro. Embora as diferentes partes do mundo tenham diferentes doenças que as preocupam, a lista fornece um quadro das áreas que devem ser examinadas para ajudar a controlar as doenças infecciosas nos próximos anos. Com as doenças infecciosas a afetar tanto os seres humanos como os animais, movimentos como a iniciativa One Health, que utiliza a colaboração entre as profissões da saúde, estão a tornar-se cada vez mais importantes para investigar as melhores práticas de prevenção das doenças. Esta iniciativa é uma estratégia para aumentar a parceria interdisciplinar, a fim de alcançar uma saúde óptima nos seres humanos, nos animais e no ambiente em que vivemos. Uma vez que a manutenção da saúde é um processo complexo que tem muitos factores externos diferentes que a influenciam, os programas devem ser concebidos para abordar todas as áreas que influenciam a saúde.

Discussão

A comunidade pode agora ver que a vitória proclamada sobre as doenças infecciosas no final dos anos 50 foi prematura (EASAC, 2011). Embora se tenham registado melhorias nos programas de vacinação contra os vírus, as doenças transmissíveis continuam a representar cerca de dez por cento do peso total da doença na Europa (EASAC, 2011). As pessoas que reivindicaram a vitória sobre as doenças infecciosas não conseguiram ver vários factores significativos, tais como: o aparecimento de novos microrganismos infecciosos, as variantes do vírus da gripe que estão presentes, os efeitos do aumento da migração e da imigração e a ameaça do bioterrorismo (EASAC, 2011). A utilização de modelos para calcular a propagação de uma doença infecciosa é uma ferramenta importante que pode ser utilizada para medir os efeitos que um agente patogénico terá (Funk, Salathé, & Jansen, 2010). A utilização de redes para educar o público sobre informações relativas a doenças, bem como sobre as medidas que podem ser tomadas para prevenir a transmissão, aumenta a sensibilização da comunidade, oferecendo uma abordagem proactiva (Danon, Ford, House, Jewell, Keeling, Roberts, & Vernon, 2011). Ao adotar uma abordagem proactiva em relação ao futuro das doenças infecciosas, todos os envolvidos estarão mais bem preparados caso ocorra uma epidemia. A utilização de epidemiologistas para recolher dados sobre as doenças permitirá a realização de mais investigação, o que aumentará o conhecimento sobre as doenças. O envolvimento da comunidade em programas de sensibilização para as precauções a tomar contra a transmissão de doenças será benéfico para alcançar ambientes mais seguros para as comunidades. Os problemas de cobertura de populações inteiras, especialmente em zonas rurais desfavorecidas, continuarão a apresentar barreiras à saúde comunitária. À medida que a medicina e a saúde pública continuam a progredir, é necessário examinar melhores sistemas de distribuição e intervenções para reconhecer os problemas nas fases iniciais.

Conclusão

As doenças infecciosas são responsáveis por um quarto de toda a mortalidade humana e constituem um fardo para as culturas e o gado, custando milhares de milhões de dólares para combater os efeitos negativos das doenças (King, Peckham, Waage, Brownlie, & Woolhouse, 2006). À medida que a saúde pública e a medicina continuam a avançar no futuro, é necessário dar ênfase ao controlo das doenças infecciosas. Uma vez que viajar por todo o mundo se tornou uma ocorrência comum, a transmissão de doenças está a tornar-se muito mais generalizada, colocando assim um desafio adicional ao controlo das doenças infecciosas. Devem ser desenvolvidas intervenções e políticas para controlar as doenças endémicas das regiões, a fim de evitar que um surto provoque uma epidemia. As campanhas de vacinação são uma excelente intervenção que pode ajudar a impedir as doenças infecciosas. No entanto, nem todas as doenças têm uma vacina disponível, o que constitui um obstáculo significativo para os responsáveis pela saúde. É necessário continuar a envidar esforços no sentido de melhorar a preparação para os problemas associados às doenças infecciosas. Os alertas precoces de doenças emergentes e reemergentes dependem da capacidade da comunidade para reconhecer ocorrências desconhecidas o mais rapidamente possível. Ao localizar os problemas precocemente, podem ser tomadas medidas para controlar a infeção, prejudicando assim gravemente a transmissão e, quando possível, evitando surtos. Podem ser implementadas estratégias para prever o aparecimento futuro de doenças, o que pode permitir a realização de intervenções para reconhecer sinais e sintomas. A investigação participativa baseada na comunidade é fundamental para garantir um envolvimento ótimo nas intervenções. Quando se permite que as comunidades assumam o comando e se comprometam com os programas, o programa atingirá melhor as metas e os objectivos. (Wallerstein, & Duran, 2010). Ao centrar-se nas doenças infecciosas, consegue-se uma melhor preparação, reforçando assim a capacidade da comunidade para lidar com a ocorrência de surtos. No futuro da medicina, os sistemas de saúde enfrentarão os desafios das doenças infecciosas emergentes, e quanto mais bem organizadas estiverem as comunidades para este problema, melhor será a cobertura total de saúde.

Referências

Bidaisee, S., & Macpherson, C. N. (2014). Zoonoses e uma saúde: uma revisão da literatura. Jornal de pesquisa em parasitologia, 2014.

Boucher, H. W., Talbot, G. H., Bradley, J. S., Edwards, J. E., Gilbert, D., Rice, L. B., ... & Bartlett, J. (2009). Insectos maus, sem medicamentos: sem ESKAPE! Uma atualização da Sociedade de Doenças Infecciosas da América. Clinical Infectious Diseases, 48(1), 1-12.

Coura, J. R., & Viñas, P. A. (2010). Doença de Chagas: um novo desafio mundial. Nature, 465(n7301_supp), S6-S7.

Danon, L., Ford, A. P., House, T., Jewell, C. P., Keeling, M. J., Roberts, G. O., ... & Vernon, M. C. (2011). As redes e a epidemiologia das doenças infecciosas. Perspectivas interdisciplinares sobre doenças infecciosas, 2011.

English, B. K., & Gaur, A. H. (2010). O uso e abuso de antibióticos e o desenvolvimento da resistência aos antibióticos. Em Hot Topics in Infection and Immunity in Children VI (pp. 73-82). Springer Nova Iorque.

Fauci, A. S., & Morens, D. M. (2012). O desafio perpétuo das doenças infecciosas. New England Journal of Medicine, 366(5), 454-461.

Friedlander, M. P. (2009). Outbreak: Disease Detectives at Work. Twenty-First Century Books.

French, G. L. (2010). A crise contínua da resistência aos antibióticos. Revista internacional de agentes antimicrobianos, 36, S3-S7.

Funk, S., Salathé, M., & Jansen, V. A. (2010). Modelação da influência do comportamento humano na propagação de doenças infecciosas: uma revisão. Journal of the Royal Society Interface, 7(50), 1247-1256.

Gotuzzo, E., Yactayo, S., & Córdova, E. (2013). Eficácia e duração da imunidade após a vacinação contra a febre amarela: revisão sistemática sobre a necessidade de um reforço a cada 10 anos. The American journal of tropical medicine and hygiene, 89(3), 434-444.

Holton, A., Weberling, B., Clarke, C. E., & Smith, M. J. (2012). O quadro da culpa: Atribuição de culpabilidade pela mídia sobre o susto da vacinação contra o autismo MMR. Health communication, 27(7), 690-701.

Hotez, P. J., Dumonteil, E., Woc-Colburn, L., Serpa, J. A., Bezek, S., Edwards, M. S., ... & Bottazzi, M. E. (2012). Doença de Chagas: "o novo HIV/SIDA das Américas". PLoS neglected tropical diseases, 6(5), e1498.

Jones, K. E., Patel, N. G., Levy, M. A., Storeygard, A., Balk, D., Gittleman, J. L., & Daszak, P. (2008). Global trends in emerging infectious diseases. Nature, 451(7181), 990-993.

Jurberg, J., & Galvao, C. (2006). Biologia, ecologia e sistemática de Triatominae (Heteroptera, Reduviidae), vetores da doença de Chagas, e implicações para a saúde humana. na.

King, D. A., Peckham, C., Waage, J. K., Brownlie, J., & Woolhouse, M. E. J. (2006). Infectious diseases: preparing for the future. SCIENCE-NEW YORK THEN WASHINGTON-, 313(5792), 1392.

Lafferty, K. D. (2009). A ecologia das alterações climáticas e das doenças infecciosas. Ecologia, 90(4), 888-900.

Meng, X. J. (2010). Vírus da hepatite E: reservatórios animais e risco zoonótico. Veterinary microbiology, 140(3), 256-265.

McCoy, T. (2014). Este é agora o surto de ébola mais mortífero de que há registo - e está a piorar. The Washington Post. Recuperado de: http://www.washingtonpost.com/news/morning-mix/wp/2014/06/27/this-is-now-the-deadliest-ebola-outbreak-on- record-and-its-getting-worse/

McKenna, M. (2008). Beating Back the Devil: On the Front Lines with the Disease Detectives of. Simon and Schuster.

Noireau, F., Diosque, P., & Jansen, A. M. (2009). Trypanosoma cruzi: adaptação aos seus vectores e aos seus hospedeiros. Veterinary research, 40(2), 123.

Nunes, M. D. C. P., Rocha, M. O. C., Ribeiro, A. L. P., Colosimo, E. A., Rezende, R. A., Carmo, G. A. A., & Barbosa, M. M. (2008). A disfunção do ventrículo direito é um preditor independente de sobrevida em pacientes com cardiomiopatia chagásica crônica dilatada. International journal of cardiology, 127(3), 372-379.

Polónia, G. A., & Jacobson, R. M. (2012). A reemergência do sarampo nos países desenvolvidos: tempo para desenvolver as vacinas contra o sarampo da próxima geração? Vaccine, 30(2), 103.

Rolle, I. V., Pearson, M. L., & Nsubuga, P. (2011). Cinquenta e cinco anos de investigações internacionais de assistência a epidemias conduzidas pelos detectives de doenças do CDC. Revista americana de epidemiologia, 174(suppl 11), S97-S112.

Semenza, J. C., & Menne, B. (2009). Climate change and infectious diseases in Europe (Alterações climáticas e doenças infecciosas na Europa). The Lancet infectious diseases, 9(6), 365-375.

Spellberg, B., Guidos, R., Gilbert, D., Bradley, J., Boucher, H. W., Scheld, W. M., ... & Edwards, J. (2008). The epidemic of antibiotic-resistant infections: a call to action for the medical community from the Infectious Diseases Society of America. Clinical Infectious Diseases, 46(2), 155-164.

Stewart, A. M. (2009). Vacinas e autismo: The Evidence and the Law (As provas e a lei).

Stimpert, K. K., & Montgomery, S. P. (2010). Conscientização dos médicos sobre a doença de Chagas, EUA. Doenças infecciosas emergentes, 16(5), 871.

Stuckler, D. (2008). Population causes and consequences of leading chronic diseases: a comparative analysis of prevailing explanations. Milbank Quarterly,86(2), 273-326.

Tanowitz, H. B., Weiss, L. M., & Montgomery, S. P. (2011). A doença de Chagas tornou-se global. PLoS neglected tropical diseases, 5(4), e1136.

Wallerstein, N., & Duran, B. (2010). Contribuições da investigação participativa baseada na comunidade para a investigação de intervenção: a intersecção da ciência e da prática para melhorar a equidade na saúde. American Journal of Public Health, 100(S1), S40-S46.

Yan, X. I. E. F. E. I., & Zou, Y. (2009). Controlo de epidemias através de estratégias de quarentena e isolamento em populações altamente móveis. Int J Inform Sys Science, 5, 271-286.

Zhang, P., & Atkinson, P. M. (2008). Modelação do efeito da urbanização na transmissão de uma doença infecciosa. Mathematical biosciences, 211(1), 166-185.

Centros de Controlo e Prevenção de Doenças (CDC). (2013). Parasitas - Tripanossomíase americana (também conhecida como doença de Chagas). FAQs sobre o inseto triatomíneo. Recuperado de: http://www.cdc.gov/parasites/chagas/gen_info/vectors/

Conselho Consultivo Científico das Academias Europeias (EASAC). (2011). As doenças infecciosas e as futuras políticas para a Europa. Obtido de: http://www.easac.eu/fileadmin/Reports/Infectious_Diseases/Easac_11_IDF.pdf

Apêndice A

Ventrículo normal e ventrículo dilatado

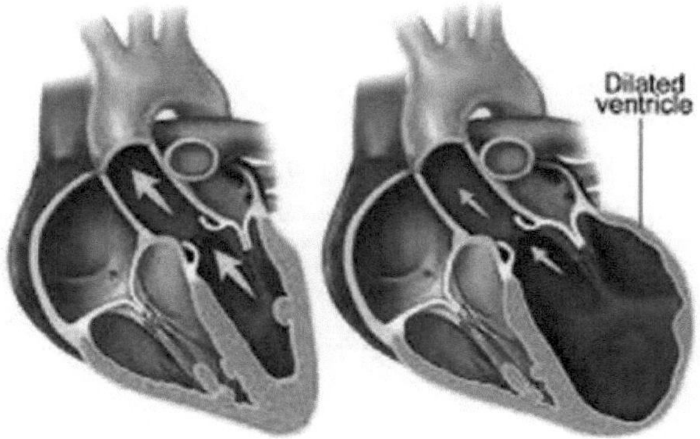

Apêndice B

Categorias de doenças infecciosas de (King, et al., 2006)

1. Novas doenças que se prevê que continuem a surgir. (SARS, MERS, H1N1)

2. Infecções que se tornam resistentes ao tratamento. (Infecções bacterianas resistentes a antibióticos)

3. Zoonoses (gripe aviária, doença de Lyme)

4. Os "Três Grandes" (VIH/SIDA, Tuberculose, Malária)

5. Doenças epidémicas das plantas (vírus do mosaico da mandioca, míldio da bananeira)

6. Infecções respiratórias agudas (gripe)

7. Doenças sexualmente transmissíveis (VIH/SIDA)

8. Doenças animais (febre aftosa, febre catarral)

CAPÍTULO 8

Efeitos do consumo de cigarros no sistema respiratório, no sistema cardiovascular, no desenvolvimento da diabetes e efeitos positivos da cessação tabágica

Resumo

Fumar cigarros provou ser uma das maiores ameaças à saúde pública na sociedade atual. Em particular, os efeitos das doenças respiratórias, cardiovasculares e diabetes atribuíveis ao tabagismo contam-se entre os mais prejudiciais. Milhares de doenças desenvolvem-se todos os anos devido ao tabagismo, bem como um número substancial de vidas perdidas anualmente. A cessação do tabagismo provou ser vital para reduzir o problema e reduzir o risco de sofrer outros problemas de saúde associados. É necessário aumentar a sensibilização para esta questão, a fim de ter um impacto positivo na sociedade e limitar os impactos negativos na saúde associados ao tabagismo. O presente documento centrar-se-á nos riscos do tabagismo relacionados com o desenvolvimento de doenças respiratórias, doenças cardiovasculares e diabetes, bem como nos efeitos positivos da cessação tabágica na saúde em geral.

Introdução

O consumo de cigarros representa uma grave ameaça para a saúde pública nos Estados Unidos. De acordo com os Centers for Disease Control and Prevention (2014), o consumo de cigarros causa cerca de 500 000 mortes por ano nos Estados Unidos, o que corresponde a cerca de uma em cada cinco mortes (U.S. Department of Health and Human Services, 2014). Além disso, de acordo com o CDC (2014), o consumo de cigarros afecta negativamente quase todos os órgãos do corpo e causa vários outros impactos negativos na saúde. A maioria dos casos de cancro do pulmão é causada pelo tabagismo e é a doença mais comum em todo o mundo, sendo também uma das principais causas de morte (OMS, 2003). Além disso, cerca de 80% de todos os casos de doença pulmonar obstrutiva crónica (DPOC) são causados pelo tabagismo (U.S. Department of Health and Human Services, 2014). Isto deve-se ao facto de o tabagismo comprometer o sistema imunitário, tornando os indivíduos mais susceptíveis a infecções respiratórias (Betobaccofree.gov, 2014). De acordo com o CDC (2014), fumar também representa um risco para o desenvolvimento de doenças cardiovasculares. O consumo de cigarros contribui significativamente para a morbilidade e mortalidade cardiovasculares (Ambrose & Barua, 2004). O fumo do tabaco contém substâncias químicas que danificam as células sanguíneas e prejudicam o funcionamento do coração (Betobaccofree.gov, 2014). O CDC (2008) sugere que, para além das implicações negativas do tabagismo para a saúde, há também uma perda económica associada para a sociedade, bem como um encargo para o sistema de saúde dos Estados Unidos. O fumo passivo também representa um fardo, pois é responsável por cerca de 3 400 mortes por cancro do pulmão e 70 000 mortes por doenças cardíacas todos os anos

(American Lung Association, 2009). Edwards (2004), implica que o consumo de cigarros é a maior causa evitável de morte e incapacidade nos Estados Unidos, representando uma das maiores ameaças à saúde da população. Além disso, fumar é extremamente perigoso, pois aumenta o risco de desenvolver diabetes. Fumar 16-25 cigarros por dia aumenta em 3 vezes o risco de desenvolver diabetes de tipo 2 em comparação com o de um não fumador (Grundy et. al, 2009). A diabetes é uma doença perigosa porque pode conduzir a vários outros problemas, como a retinopatia, a nefropatia, as doenças cardíacas e a neuropatia (Cleveland Clinic, 2014). Este documento centra-se nos efeitos negativos para a saúde do consumo de cigarros nos sistemas respiratório e cardiovascular, uma vez que os maiores impactos do consumo de cigarros na saúde são nestes dois sistemas (Edwards, 2004). Além disso, o tabagismo no que diz respeito à diabetes também será discutido, uma vez que a diabetes é uma das maiores ameaças à saúde pública que a sociedade enfrenta atualmente.

De acordo com a Organização Mundial de Saúde (2014), o consumo de cigarros tem impactos negativos na saúde devido aos efeitos prejudiciais que tem no sistema respiratório. A Johns Hopkins School of Medicine (2013) sugere que o tabagismo é diretamente responsável por 90% das mortes por cancro do pulmão e DPOC, constituindo uma grave ameaça para a saúde pública. Nos Estados Unidos, o cancro do pulmão causa mais mortes do que qualquer outro tipo de cancro, tanto em homens como em mulheres (Alberg e Samet, 2003). Alberg e Samet (2003) sugerem também que o aumento e a diminuição do consumo de cigarros no passado apresentam uma correlação direta com o número de casos de cancro do pulmão. Isto deve-se ao facto de o fumo do tabaco conter vários agentes cancerígenos para o ser humano (Miller, 2004). A DPOC é uma doença respiratória progressiva que causa dificuldade em respirar e está fortemente associada ao tabagismo, uma vez que é a principal causa de DPOC (National Institutes of Health, 2014). Com uma compreensão dos mecanismos pelos quais estes carcinogéneos afectam os seres humanos, é possível adotar uma abordagem mais abrangente para reduzir as doenças respiratórias e o cancro do pulmão (Journal of National Cancer Institute, 2009). Para além do cancro do pulmão e da DPOC, fumar também aumenta o risco de desenvolver bronquite crónica e enfisema. Segundo Mayer, Stoller e Vedal (2007), fumar acelera o declínio da função pulmonar porque a resposta natural do organismo ao fumo do cigarro é produzir elastase de neutrófilos para o eliminar dos pulmões. No entanto, a elastase de neutrófilos também destrói o tecido pulmonar, causando uma diminuição das suas capacidades de expansão e contração, porque o fumo do cigarro provoca uma libertação de enzimas proteolíticas (Shapiro et. al, 2003). Num estudo destinado a determinar os efeitos do tabagismo, as provas sugerem que, 6 semanas após a cessação do tabagismo, os indivíduos demonstram uma melhoria considerável da função pulmonar e uma diminuição da elastase dos neutrófilos (Chaudhuri et. al, 2006).

Estas provas sugerem que as intervenções de saúde pública relacionadas com o tabagismo têm efeitos positivos na saúde, apesar de o tabagismo ter vários efeitos a curto e a longo prazo. Para além dos problemas respiratórios entre os indivíduos que fumam, existe também um risco de desenvolvimento de problemas cardiovasculares entre esta população. A doença cardiovascular é definida como uma lesão ou doença do coração, das artérias, das veias e dos vasos sanguíneos (Quit, 2008). Chen e Boreham (2002) sugerem que o consumo de cigarros é responsável por cerca de 35% das mortes relacionadas com doenças cardiovasculares. Além disso, Chen e Boreham (2002) referem que o risco de desenvolver doenças cardiovasculares é significativamente maior nos fumadores do que nos não fumadores. As doenças incluem a doença coronária, a doença arterial periférica, o aneurisma da aorta e o acidente vascular cerebral (Jonas, Oates, Ockene e Hennekens, 2002). Em indivíduos com menos de 65 anos, estima-se que o tabagismo cause 44% dos acidentes vasculares cerebrais nos homens e 39% nas mulheres (Quit, 2008). Além disso, 9/10 das pessoas com doença vascular periférica são fumadores (Armani, Landini, Leone, 2009). As doenças cardiovasculares parecem ser afectadas negativamente pelo fumo do cigarro devido aos produtos químicos inalados. Em particular, a nicotina e o monóxido de carbono que são inalados quando se fuma parecem ter os efeitos mais fortes. A nicotina tem vários efeitos imediatos e a longo prazo, como o aumento da pressão arterial, do débito cardíaco, da frequência cardíaca e do fluxo sanguíneo (Quit, 2008). Quando o monóxido de carbono entra no organismo, diminui a capacidade de ligação do oxigénio à hemoglobina, porque o monóxido de carbono é um inibidor competitivo da afinidade de ligação do oxigénio. Uma maior ligação do monóxido de carbono à hemoglobina significa uma menor ligação do oxigénio e, por conseguinte, uma redução do número de moléculas de oxigénio que chegam aos vários tecidos do organismo (Quit, 2008). Para além da nicotina e do monóxido de carbono, o tabaco também afecta o sistema cardiovascular, tornando os vasos sanguíneos e as células do corpo mais aderentes. Isto permite que o colesterol e outras gorduras se acumulem, provocando a formação de placas. Isto é definido como aterosclerose, que leva a uma pressão sanguínea elevada e a uma maior formação de coágulos (Quit, 2014). As doenças cardiovasculares são responsáveis por cerca de 225 000 mortes por ano, de acordo com Woolston (2004). Woolston (2004) acrescenta ainda que fumar cigarros aumenta o risco de desenvolver doenças cardiovasculares até 15 vezes, dependendo do número de cigarros fumados por dia. Mesmo os não fumadores que estão expostos ao fumo passivo correm um risco acrescido de desenvolver doenças cardiovasculares. Glantz (2006) sugere que o tabagismo passivo pode levar à inalação de toxinas que prejudicam o endotélio dos vasos sanguíneos, provocando inflamação vascular. O tabagismo causa disfunção cardiovascular devido aos seus efeitos na trombose, na inflamação e na oxidação das lipoproteínas de baixa densidade.

Está também provado que fumar cigarros é um fator de risco para o desenvolvimento de diabetes, para além dos efeitos negativos que tem no sistema respiratório e cardiovascular. De acordo com o CDC (2014), a diabetes é classificada como uma condição em que há níveis elevados de açúcar no sangue no corpo. A hemoglobina A1c (HbA1c) é o indicador padrão dos níveis de glicose no sangue no organismo. Num estudo realizado pela American Chemical Society (2011), os resultados mostraram que a adição de nicotina a uma amostra de sangue humano aumentou os níveis de HbA1c em 34%, verificando que o tabagismo representa, de facto, uma ameaça ao elevar a glicemia nos seres humanos. Num estudo de coorte realizado entre 1959 e 1972 pela American Cancer Society, mais de 1 000 000 de participantes ofereceram-se como voluntários para provar esta hipótese (Will, Galuska, Ford, Mokdad e Calle, 2000). Os resultados do estudo mostraram que, à medida que o tabagismo aumentava entre os indivíduos, também aumentava a taxa de desenvolvimento de diabetes mellitus. Foi demonstrado que fumar aumenta o risco de desenvolver diabetes em 50%, tanto em homens como em mulheres (Eliasson, 2003). Além disso, o consumo de cigarros está associado a um declínio do controlo metabólico, bem como a um maior risco de desenvolvimento de complicações microvasculares e macrovasculares (Eliasson, 2003). Além disso, o tabagismo aumenta a taxa de mortalidade nos diabéticos, o que demonstra que existem efeitos negativos graves para a saúde dos diabéticos fumadores. De acordo com o CDC (2014), as pessoas que têm diabetes e também fumam têm muito mais dificuldade em controlar a sua doença do que os diabéticos que não fumam, o que sugere que fumar cigarros não só aumenta o risco de desenvolver diabetes, como também tem efeitos negativos adicionais nas pessoas que continuam a fumar depois de terem sido diagnosticadas com diabetes. Deixar de fumar permitirá um melhor controlo glicémico para regular os níveis de glicose no sangue e reduzirá também o número de outros impactos na saúde relacionados com a diabetes (Eliasson, 2003). Entre os fumadores que nunca deixam de fumar, um em cada dois morrerá devido a uma doença relacionada com o tabagismo (Quit, 2010). Deixar de fumar traz benefícios imediatos e a longo prazo para a saúde. Assim que um indivíduo deixa de fumar, nas primeiras seis horas verifica-se uma diminuição da frequência cardíaca e da pressão arterial. No espaço de um dia, o nível de monóxido de carbono na corrente sanguínea diminui, permitindo que mais oxigénio seja transportado para o coração e outros músculos do corpo. Após 15 anos sem fumar, o risco de ataque cardíaco é praticamente o mesmo que o de alguém que nunca fumou na vida (American Cancer Society, 2014). Além disso, Taylor, Hasselblad, Henley, Thun e Sloan (2002) sugerem que deixar de fumar até aos 35 anos aumenta a esperança de vida em 7 a 8,5 anos nos homens e em 6 a 7,7 anos nas mulheres. Além disso, Taylor, Hasselblad, Henley, Thun e Sloan (2002) concluíram que deixar de fumar numa idade mais jovem tem um impacto mais positivo na longevidade da vida. No entanto, deixar de fumar em qualquer idade tem benefícios positivos para a saúde. A cessação do tabagismo está relacionada com a forma como o indivíduo se sente em relação à mudança de comportamento. Se um indivíduo reconhece a ideia de que deixar de fumar irá melhorar a saúde geral e a qualidade de vida, é mais provável que faça a mudança. A cessação do tabagismo baseia-se em grande medida na perceção da suscetibilidade e da gravidade das doenças associadas ao tabagismo, como o cancro do pulmão, as doenças cardiovasculares e a diabetes. Além disso, Aveyard (2008) afirma que "o modelo transteórico propõe que a correspondência de estágios melhora a eficácia das intervenções de mudança de comportamento para a cessação do tabagismo". De acordo com Coreil (2010), o modelo transteórico engloba as fases de pré-contemplação, contemplação, preparação, ação, manutenção e recaída. No tratamento de indivíduos com doenças respiratórias, cardiovasculares e diabéticas, a cessação tabágica é uma das estratégias mais eficazes.

Discussão

Fumar cigarros apresenta grandes riscos de desenvolvimento de várias doenças respiratórias associadas, problemas cardiovasculares e diabetes. Com o número de doenças que se desenvolvem devido ao consumo de cigarros, a mortalidade associada e os anos de vida saudável perdidos, trata-se de uma grave crise de saúde pública. O número de problemas associados ao consumo de cigarros aumenta todos os anos e é necessário tomar medidas para reduzir estes números. As possíveis formas de o conseguir incluem educação, campanhas ou intervenções. Além disso, devem ser tomadas todas as medidas para promover a cessação do tabagismo e desenvolver políticas públicas para reduzir o número de cigarros fumados entre os indivíduos da sociedade, uma vez que a cessação do tabagismo provou ter efeitos positivos significativos na saúde dos indivíduos que já foram fumadores. A cessação tabágica pode ser conseguida através de diferentes modelos comportamentais, como o modelo transteórico e o modelo de crenças de saúde, que fornecem um esquema estruturado que os indivíduos podem seguir para mudar os seus hábitos.

Conclusão

Em conclusão, está provado que fumar cigarros representa um enorme fardo para a sociedade devido às várias ameaças à saúde pública que lhe estão associadas. O ato de fumar está relacionado com vários problemas prejudiciais, pelo que deve haver uma compreensão abrangente sobre o tabagismo e os problemas com ele relacionados, a fim de promover a saúde e o bem-estar geral. As pessoas precisam de conhecer os factos sobre o tabagismo e ter os recursos disponíveis para mudar. Ao ritmo atual, o tabagismo está a ceifar mais vidas e a causar mais problemas de saúde associados do que qualquer outro comportamento na história, pelo que é necessário mudar para garantir uma vida saudável e de qualidade.

Referências

Alberg, A.J. & Samet, J.M. (2003). Epidemiologia do cancro do pulmão. *Chest Journal. 123(1),* 21-49. doi: 10.1378/chest.123.1_suppl.21S

Ambrose, J.A. & Barua, R.S. (2004). The pathophysiology of cigarette smoking on cardiovascular disease. *Journal of the American College of Cardiology. 43(10),* 1731-1737. doi
10.1016/j.jacc.2003.12.047

Sociedade Americana do Cancro. (2014). Quando os fumadores deixam de fumar - quais são os benefícios ao longo do tempo? Retrieved from http://www.cancer.org/healthy/Stayawayfromtobacco/guidetoquittin gsmoking/guide-to-quitting-smoking-benefits

Sociedade Americana de Química. (2011). Porque é que fumar é especialmente mau quando se tem diabetes? Retrieved from http://healthland.time.com/2011/03/27/why- smoking-is-a-bad-idea-for-diabetics/

Associação Americana do Pulmão. (2009). Secondhand Smoke (Fumo passivo). Recuperado de http://www.lung.org/stop-smoking/about-smoking/health- effects/secondhand-smoke.html

Armani, C., Landini, J., Leone, A. (2009). Alterações moleculares e bioquímicas do sistema cardiovascular devido à exposição ao fumo. *Atual Pharmaceutical Design. 15(10),* 1038-1053.

Aveyard, P., Massey, L., Parsons, A., Manaseki, S., Griffin, C. (2009). The effect of Transetheoretical Model based interventions on smoking cessation (O efeito das intervenções baseadas no modelo transteórico na cessação tabágica). *Social Science & Medicine, 68,* 397-403.

BeTobaccoFree.gov. (2014). Efeitos do tabagismo na sua saúde. Recuperado de http://betobaccofree.hhs.gov/health- effects/smoking-health/

Centros de Controlo e Prevenção de Doenças. (2008). Mortalidade atribuível ao tabagismo, anos de vida potencialmente perdidos e perdas de produtividade - Estados Unidos, 2000-2004. *MMWR Morb Mortality Weekly Report. 14(45),* 1226-1228

Centros de Controlo e Prevenção de Doenças. (2014). Efeitos na Saúde do Fumo de Cigarros . Retrievedfrom
http://www.cdc.gov/tobacco/data_statistics/fact_sheets/health_effec
ts/effects_cig_smoking/#adults

Chaudhuri, R., Livingston, E., McMahon, A.D., Lafferty, J., Fraser, I., Spears, M., McSharry, C.P., Thomson, N.C. (2006). Effects of Smoking Cessation on Lung Function and Airway Inflammation in Smokers with Asthma (Efeitos da cessação tabágica na função pulmonar e na inflamação das vias aéreas em fumadores com asma). *American Journal of Respiratory and*

Critical Care Medicine. 174(2), 127-133. doi 10.1164/rccm.200510-15890C

Chen, Z., Boreham, J. (2002). Tabagismo e Doença Cardiovascular. *Seminários em Medicina Vascular. 2(3).* 243-252.

Clínica Cleveland. (2014). Diabetes e tabagismo, outra razão para deixar de fumar. Retrievedfrom http://my.clevelandclinic.org/healthy_living/smoking/hic_diabetes_ and_smoking_-_another_reason_to_quit.aspx

Coreil, J. (2010). *Social and Behavioral Foundations of Public Health (Fundamentos Sociais e Comportamentais da Saúde Pública),*
Segunda Edição. Thousand Oaks, Ca. SAGE Publications, Inc.

Edwards, R. (2004). ABC da cessação tabágica. O problema do tabagismo. *British Medical Journal. 328(9),* 217-219.

Glantz, F. (2006). O fumo passivo como uma ameaça aguda para o sistema cardiovascular: uma mudança de paradigma. *Jornal Europeu do Coração. 27(4),* 386-392.

Grundy, S.M., Benjamin, I.J., Burke, G.L., Chait, A., Eckel, R.H., Howard, B.V., Mitch, W., Smith, S.C., Sowers, J.R. (2009). Diabetes and Cardiovascular Disease. *Associação Americana do Coração.*

Johns Hopkins School of Medicine (2013). Tabagismo e Doenças Respiratórias. Retrievedfrom http://www.hopkinsmedicine.org/healthlibrary/conditions/adult/res doenças respiratórias/tabagismo e doenças respiratórias s 8 5,P01331/

Jonas, M.A., Oates, J.A., Ockene, J.K., Hennekens, C.K. (2002). Statement on Smoking and Cardiovascular Disease for Health Care Professionals (Declaração sobre Tabagismo e Doenças Cardiovasculares para Profissionais de Saúde). *American Heart Association. 86,*1664-1669.

Jornal do Instituto Nacional do Cancro. (2009). Carcinogéneos do fumo do tabaco e cancro do pulmão. *91(14),* 1194-1210.

Mayer, A.S., Stoller, J.K., Vedal, S. (2007). Factores de risco para o aparecimento de sintomas na deficiência de alfa-1 antitripsina PI*Z. *Int J Chron Obstruct Pulmon Dis. 1(4),* 485-492.

Miller, D. (2004). Os efeitos fisiológicos do tabagismo no sistema respiratório. *Nursing Times. 100(24),* 56.

Institutos Nacionais de Saúde. (2014). O que é a DPOC? Recuperado de https://www.nhlbi.nih.gov/health/health-topics/topics/copd/

Desistir. (2012). Riscos do tabagismo para a saúde. Recuperado de http://www.quit.org.au/reasons-to-quit/health-risks-of-smoking

Desistir. (2008). Tabagismo e Doença Cardiovascular. Recuperado de http://www.oxygen.org.au/downloads/sadownloads/infosheet_cardi ovascular_disease.pdf

Shapiro, S.D., Goldstein, N.M., Houghton, A.M., Kobayashi, D.K., Kelley, D., Belaaouaj, A. (2003). Neutrophil Elastase Contributes to Cigarette Smoke-Induced Emphysema in Mice. *The American Journal of Pathology. 163(6),* 2329-2335. doi 10.1016/S0002- 9440(10)63589-4

Taylor, D.H., Hasselblad, V., Henley, J., Thun, M.J., Sloan, F. (2002) Benefits of Smoking Cessation for Longevity. *American Journal of Public Health. 92(6),* 990-996. doi 10.2105/AJPH.92.6.990

Will, J.C., Galuska, D.A., Ford, E.S., Mokdad, A., Calle, E.E. (2000). Cigarette smoking and diabetes mellitus: evidence of a positive association from a large prospective cohort study. *The International Journal of Epidemiology. 30(3),* 540-546. doi: 10.1093/ije/30.3.540

Woolston, C. (2004). Heart Disease and Smoking (Doença cardíaca e tabagismo). *Consumer Health Interactive.* Retrievedfrom http://naturalsolutionsradio.com/blog/natural-solutions-radio/heart- doença-e-fumo#0

CAPÍTULO 9

Asma: Entre os países da Commonwealth das Caraíbas

Resumo

A prevalência da asma tem vindo a aumentar na região das Caraíbas, o que resulta em maiores pressões sobre os sistemas de saúde das nações da Commonwealth das Caraíbas e em maiores encargos para os indivíduos asmáticos e seus familiares. Os programas de intervenção em diferentes países da Commonwealth tentaram abordar esta doença crónica, especialmente entre as crianças, que têm uma maior incidência de asma. A investigação sobre as causas da asma nas Caraíbas passou de uma visão maioritariamente biomédica de predisposição genética para uma visão multifatorial que inclui factores ambientais e sociais. Os dados aqui apresentados resumem as conclusões de alguns destes estudos e apresentam uma breve panorâmica dos serviços de saúde prestados por algumas das nações da Commonwealth das Caraíbas para ajudar a mitigar a carga de doença dos indivíduos.

Introdução

A asma é uma doença respiratória crónica não transmissível que afecta cerca de 300 milhões de pessoas em todo o mundo a partir de 2014 (Children Allergy Center, 2010). A constrição da passagem das vias aéreas causada pela inflamação reduz a capacidade de condução do fluxo de ar, resultando em sintomas que incluem pieira, falta de ar, tosse e dificuldade geral em respirar (National Heart, Lung, and Blood Institute, 2012; Mayo Clinic Staff, 2014). Os estímulos suspeitos de desencadear a exacerbação e o desenvolvimento da asma com base em estudos anteriores incluem o fumo do tabaco, ácaros, poluição do ar exterior, excrementos de baratas, animais de estimação com pelo, bolor, fumo de queimadas, infecções virais e determinados alimentos (Centers for Disease Control and Prevention [CDC], 2012).

O peso da asma a nível mundial é impressionante em termos de aumento constante da prevalência e do peso económico, tanto para os países desenvolvidos como para os países em desenvolvimento. A prevalência da asma varia entre 2-10% nos países desenvolvidos, mas estima-se que seja mais elevada nos países em desenvolvimento, onde existe um subdiagnóstico; a prevalência mundial varia entre 1% e 30% (Children Allergy Center, 2010). Nos Estados Unidos, 8% das pessoas tinham asma em 2009, em comparação com 7% em 2001; as despesas com a asma aumentaram 6%, de 53 mil milhões de dólares em 2002 para 56 mil milhões de dólares em 2007 (American Academy of Allergy, Asthma & Immunology, 2014). A nível mundial, cerca de 250 000 mortes são atribuídas à asma anualmente e prevê-se que o número de indivíduos com asma aumente em mais de 100 milhões até ao ano 2025 (American Academy of Allergy, Asthma & Immunology, 2014). A prevalência tem vindo a aumentar, sobretudo nas crianças; estima-se que 1,81 milhões de pessoas com idade igual ou inferior a 18 anos são admitidas em hospitais de todo o mundo para receberem cuidados de emergência por asma, o que contribui para 10 milhões de dias de escola perdidos e pelo menos 726,1 milhões de dólares em salários perdidos para os cuidadores de crianças asmáticas (Children Allergy Center, 2010).

Tal como outras doenças não transmissíveis, os casos de asma estão a aumentar nas Caraíbas (Anderson, et al., 2009). A Organização Mundial de Saúde (OMS) (2013) estima que, em 2000, nos países da América Latina e das Caraíbas, 10994 mortes foram atribuídas à asma, das quais 4774 eram do sexo masculino e 6220 do sexo feminino. Em 2011, registou-se um total de 8779 mortes devido à asma, das quais 3748 eram do sexo masculino e 5031 do sexo feminino (WHO, 2013). A aparente redução do número de mortes oculta a situação real nos países das Caraíbas, onde a asma é frequentemente subdiagnosticada, onde prevalece o incumprimento da medicação, onde a educação dos doentes sobre a asma é limitada e onde os cuidados de emergência para os asmáticos são por vezes inconsistentes com as recomendações da OMS (Caribbean

Conselho de Investigação em Saúde das Caraíbas [CHRC], 2009). O Caribbean Health Research Council (CHRC) (2009) referiu que as admissões relacionadas com a asma representavam 8-10% das visitas às urgências em Trindade e Tobago e 13% em Barbados. Os custos diretos da medicação e dos internamentos hospitalares, bem como os custos indirectos devidos à perda de dias de trabalho e de escola, têm um impacto negativo na economia de muitos países das Caraíbas.

Esta revisão apresentará uma análise da situação da asma em alguns dos diferentes países que compõem a Commonwealth das Caraíbas e destacará estudos e/ou programas únicos realizados em cada um deles, que proporcionam uma perspetiva da investigação da asma ou de programas de intervenção. Apesar de as taxas de prevalência da asma e a investigação sobre a asma nas Caraíbas serem limitadas, esta análise tentará compilar os dados relevantes disponíveis para apresentar uma visão geral mais completa da situação e encontrar temas comuns relativamente à asma nas nações da Commonwealth das Caraíbas.

Panorama dos países da Commonwealth das Caraíbas

Antígua e Barbuda

Em Antígua e Barbuda, as alterações introduzidas em 1998 na Lei de Benefícios Médicos, Cap. 271, permitiram que um programa financiado pelo governo, o Medical Benefits Scheme (MBS), fornecesse medicação para a asma a doentes pediátricos internados em hospitais através de um desconto de 3,5% nos salários (Medical Benefits Scheme [MBS], 2014; Martin, et al., 2009). O programa fornece medicação gratuita para a asma a todos os cidadãos de Antígua e Barbuda e foi estudado por Martin, et al. em 2009. Este estudo avaliativo analisou os registos médicos de crianças com idade inferior a 13 anos admitidas entre 1992 e 2003 no Hospital Holberton, o único centro médico que prestava cuidados de internamento a crianças asmáticas. Foram recolhidos dados sobre a frequência das admissões e a frequência das admissões múltiplas dos mesmos doentes pediátricos nos anos anteriores e posteriores à alteração legislativa de 1998. Martin, et al. (2009) descobriram que a frequência de pacientes admitidos no hospital por asma caiu 38% nos seis anos após a promulgação do MBS, em comparação com os seis anos anteriores à alteração do MBS. O número de admissões anuais repetidas pelos mesmos doentes foi reduzido em 46% após 1998, e o número total de crianças admitidas várias vezes foi reduzido em 40% (Martin, et al., 2009).

Embora o estudo realizado tenha mostrado uma redução geral na carga da asma e, portanto, uma redução nas despesas gerais com os cuidados com a asma, o facto de os pacientes terem sido todos incluídos na amostra do mesmo hospital disponível para internamentos por asma destaca a falta de acesso ao serviço para grupos desfavorecidos em Antígua e Barbuda, que precisa de ser resolvida para garantir a distribuição equitativa dos benefícios do programa a todos os indivíduos asmáticos pediátricos. Conforme observado por Martin, et al. (2009), o aumento do custo de medicamentos como beta-agonistas e corticosteróides também deve ser monitorizado periodicamente para avaliar a sustentabilidade do MBS. Apesar destas limitações, o programa de Antígua demonstra a importância e a eficácia do envolvimento e da intervenção ativa do governo na execução de um plano de cuidados para os asmáticos. No relatório de 2009 sobre os Objectivos de Desenvolvimento do Milénio (ODM) para Antígua e Barbuda, foi referido que o acesso a medicamentos a preços acessíveis, incluindo os que se destinam ao tratamento da asma, está próximo dos 100% em Antígua e Barbuda (Governo de Antígua e Barbuda, 2009).

Bahamas

Seguindo o exemplo de Antígua, a medicação para tratar a asma nas Bahamas é coberta pelo Plano Nacional de Medicamentos de Prescrição

(NPDP), que fornece gratuitamente medicamentos prescritos para a asma a crianças com menos de 18 anos de idade, cidadãos com mais de 60 anos que recebem assistência governamental, pessoas que recebem cuidados relacionados com a gravidez e outros indivíduos identificados no sítio Web do NPDP (National Prescription Drug Plan [NPDP], 2014). De 1996 a 2000, a bronquite e a asma foram responsáveis por 10% das internações hospitalares em escolares de 5 a 9 anos (Organização Pan-Americana da Saúde [OPAS], 2014), mas devido à cobertura universal de saúde, o total de mortes por doenças respiratórias não transmissíveis, incluindo a asma, foi minimizado para 3% das mortes por doenças não transmissíveis em 2010 (Organização Mundial da Saúde [OMS], 2011). No entanto, o desafio de fornecer uma distribuição adequada dos serviços de saúde permanece, bem como os problemas atribuídos à organização fragmentada do sector da saúde e à provisão de financiamento para as despesas de saúde (OMS, 2013). É necessária mais investigação e vigilância nas Bahamas para determinar o impacto da asma nos bahamenses e os factores ambientais únicos do arquipélago que potencialmente facilitam o desenvolvimento da asma, como o crescimento de bolores.

Barbados

Tal como Antígua e as Bahamas, Barbados fornece medicamentos gratuitos para a asma às crianças - menores de 16 anos - e aos idosos - pessoas com 65 anos ou mais; além disso, todos aqueles a quem são prescritos medicamentos para a asma constantes do seu Formulário Nacional de Medicamentos recebem a medicação gratuitamente (Ministério da Saúde de Barbados, 2014). Barbados tem as suas próprias empresas farmacêuticas locais, que negoceiam com o Ministério da Saúde e o sector privado para estabelecer os preços (Barbados Ministry of Health, 2014). Esta menor dependência de medicamentos importados permite um maior controlo sobre os preços e a disponibilidade dos medicamentos. A Associação de Asma de Barbados (AAB) foi criada em 1990 para reduzir o peso e a prevalência da asma em Barbados, educando o público em geral sobre o controlo e o tratamento da asma (Kiwanis Silver Dollars for Children Charity, n.d.). Financiada pelo povo e pelas partes interessadas, incluindo o Serviço de Medicamentos de Barbados, a AAB participa em feiras de saúde e promove a educação sobre a asma nas escolas; é apoiada pela Silver Dollars Drive do Kiwanis Club de Bridgetown, uma organização não governamental local cujas receitas financiam diretamente a compra de Dispositivos de Espaçamento e Medidores de Pico de Fluxo para crianças asmáticas nas escolas primárias (Kiwanis Silver Dollars for Children Charity, n.d.). Como organização e instituição de caridade atualmente em curso, tanto a AAB como a Silver Dollars Drive são exemplos de intervenções participativas comunitárias que indicam o sucesso de um processo orientado para as partes interessadas na comunidade. O envolvimento de múltiplas organizações dentro da comunidade para se ajudar a si própria permite a capacitação dos membros da comunidade e motiva-os a contribuir para a sustentabilidade dos programas, uma qualidade que é crucial nos programas de intervenção na asma (U.S. Environmental Protection Agency [EPA], 2011).

Estudos sobre a asma em Barbados exploraram alguns dos factores que podem contribuir para as disparidades observadas entre os indivíduos asmáticos das Caraíbas e os que vivem noutros locais, como nos Estados Unidos. Estudos anteriores realizados nos Estados Unidos indicaram uma associação entre a ascendência africana e a asma (Flores, et al., 2012). Mathias, et al. (2010) estudaram os genótipos entre afro-americanos que vivem na área de Baltimore-Washington, D.C. e afro-caribenhos que vivem em Barbados, numa tentativa de encontrar um

componente genético para a suscetibilidade à asma. Este estudo encontrou 3 polimorfismos de um único nucleótido (SNP) estatisticamente significativos entre os dois grupos, que se supõe estarem ligados a distúrbios de asma e alergia, mas ao testar os mesmos
entre populações africanas de ascendência europeia, não foram encontradas associações entre estes genes e o desenvolvimento da asma, o que indica a complexidade de encontrar o(s) verdadeiro(s) fator(es) causal(ais) da asma (Mathias, et al., 2010). A OMS refere que é necessário continuar a investigar os polimorfismos, mas também afirma que vários factores, incluindo o ambiente, desempenham provavelmente um papel no desenvolvimento da asma (OMS, 2014).

Os factores ambientais determinantes da asma também foram investigados em Barbados. Os registos de aerossóis de Barbados desde 1965 foram estudados por químicos como Prospero e Mayol-Bracero (2013), que observaram a influência das alterações sazonais, das alterações climáticas e da seca em 800 Tg de poeiras do solo transportadas do Norte de África para a bacia das Caraíbas por ano. Os modelos de poeiras mostram que Barbados está localizado no eixo da pluma de poeiras que é arrastada para a região das Caraíbas todos os Verões, quando a estação das chuvas agrava as condições respiratórias (Prospero, & Mayol-Bracero, 2013). Embora os processos meteorológicos específicos que impulsionam as emissões de poeiras sejam atualmente desconhecidos, as provas sugerem que a inalação de poeiras africanas pode contribuir para consequências negativas para a saúde, em especial a exacerbação da asma. Os programas de campo sugerem que a matéria particulada na poeira recolhida em Barbados excede os níveis recomendados pela Agência de Proteção Ambiental dos EUA para a matéria particulada de 2,5-µm e 10-µm de diâmetro, mas é necessário efetuar estudos adicionais para determinar o mecanismo de interação entre a poeira e a via respiratória (Prospero, & Mayol-Bracero, 2013).

Domínica

A Dominica investiu recentemente na energia geotérmica como forma de reduzir a dependência da eletricidade cada vez mais dispendiosa e dos combustíveis fósseis importados (Ministério das Obras Públicas, Energia e Portos da Dominica, 2012). Existe a preocupação de que a exposição às emissões de sulfureto de hidrogénio das centrais geotérmicas possa contribuir para o desenvolvimento de sintomas asmáticos, incluindo pieira e tosse, e os modelos regressivos realizados na Islândia sugerem uma correlação entre níveis elevados de emissões e a dispensa de medicamentos para o tratamento da asma (Carlsen, Zoega, Valdimarsdottir, Gislason, & Hrafnkelsson, 2012). Existem estudos limitados que estudam esta correlação, mas se as investigações futuras puderem indicar um efeito direto na saúde atribuível à libertação de emissões, os asmáticos na Domínica estarão em maior risco de exacerbação dos sintomas.

Outros estudos examinaram a utilização de medicamentos à base de arbustos e ervas na Domínica, bem como a medicina humoral étnica, que afirma que o bem-estar resulta de um equilíbrio entre as forças humorais quentes e frias que afectam o corpo (Quinlan & Quinlan, 2005). De acordo com o sistema humoral, certos sintomas do corpo são atribuídos a um desequilíbrio interno influenciado pela exposição excessiva a "forças quentes", como o trabalho árduo sob a luz direta do sol, ou a "forças frias", como o arrefecimento no tempo frio. No caso da asma, a crença é que a asma é uma doença humoral fria que engrossa o muco. O tratamento popular consiste na deslocação desta influência fria através da administração de ervas consideradas de natureza humoral quente. Estas incluem condimentos como o manjericão selvagem, o louro, o alho, os orégãos cubanos, a canela, o capim-limão, a erva-de-bode, entre outros (Quinlan & Quinlan, 2005). Tal como no caso das emissões geotérmicas, existem dados limitados ou inconclusivos que exploram determinados remédios à base de plantas e o seu impacto na asma, mas os estudos sobre a utilização da etnomedicina entre os asmáticos de Porto Rico sugerem que a integração da etnomedicina nos esforços de intervenção pode ajudar a melhorar a compreensão dos investigadores sobre as crenças de saúde, bem como promover a aceitação e a utilização de medicamentos alopáticos em comunidades isoladas (Zayas, Wisniewski, Cadzow, & Tumiel-Berhalter, 2011).

Granada

Em Granada, o Ministério da Saúde oferece cobertura de cuidados de saúde gratuitos a todos os cidadãos, mas o acesso a uma clínica continua a ser limitado para certos indivíduos que vivem demasiado longe de uma. A qualidade dos serviços prestados àqueles que desejam utilizar a cobertura fornecida pode não ser igual à dos indivíduos dispostos a pagar pelos serviços (Roberts, 2014), o que pode impedir os indivíduos asmáticos desfavorecidos de visitarem uma clínica ou de poderem adquirir medicação. As doenças respiratórias crónicas, incluindo a asma, aumentaram três vezes entre 2001 e 2010 (Akpinar-Elci, Giganti, Radix, & Elci, 2012). Embora a prevalência exacta da asma em Granada ainda não tenha sido estabelecida, acredita-se que a frequência dos sintomas asmáticos seja influenciada, pelo menos em parte, pelo nível de poeira, como no caso de Barbados. Martin, Elci, Hage e Akpinar-Elci (2011) determinaram que existe uma correlação positiva entre a exposição à poeira do Sara e a frequência de visitas às urgências por ataques de asma. Martin, et al. (2011) também determinaram que a precipitação média em Granada entre janeiro de 2001 e dezembro de 2003 estava correlacionada com a frequência de visitas às urgências relacionadas com a asma; investigações futuras podem sugerir uma relação entre a asma e os factores ambientais, como o teor de humidade e o bolor.

Jamaica

Na Jamaica, o Ministério da Saúde fornece cuidados e tratamento gratuitos para a asma, mas a qualidade dos cuidados e o acesso são limitados devido à fragmentação do sistema de saúde (OMS, 2013). A OMS (2013) observa que o financiamento dos serviços de saúde é instável, que a falta de prestadores de cuidados de saúde sobrecarrega os serviços disponíveis e que a dependência de medicamentos importados não será sustentável a longo prazo para a economia jamaicana.

De janeiro a março de 2007, a Jamaica realizou um estudo transversal a nível nacional entre crianças com idades compreendidas entre os 2 e os 17 anos para determinar a prevalência de asma no país; Kahwa, et al. (2012) determinaram que aproximadamente 19,6% das crianças jamaicanas apresentavam sintomas associados à asma, tais como pieira, sendo que 16,7% tinham tido um diagnóstico médico de asma e que a frequência de sintomas era maior no sexo masculino do que no feminino. Como só foram entrevistadas crianças que viviam em casas particulares na altura do estudo, as que estavam num colégio interno ou hospitalizadas não estavam representadas e, por esta razão, a verdadeira prevalência pode ser maior ou menor. Os resultados também sugeriram que as infecções torácicas no primeiro ano de vida, uma história familiar de asma, alergias aos ácaros e a presença de bolores e cães e gatos de estimação no ambiente doméstico eram factores de risco estatisticamente significativos para a sibilância (Kahwa, et al., 2012). Embora a utilização de dados auto-relatados através de entrevistas possa ter contribuído para o enviesamento dos prestadores de cuidados no estudo, este teve uma elevada taxa de resposta de 80% e estabeleceu um dos poucos indicadores de prevalência da asma nas Caraíbas. Além disso, Kahwa, et al. (2012) sugeriram que a humidade e a temperatura ambiental quente das Caraíbas facilitavam o crescimento de bolores, o que aumentava a prevalência de sintomas asmáticos entre os agregados familiares; isto é consistente com as sugestões fornecidas pela investigação realizada em Granada (Martin, et al., 2011) e fornece mais provas de que uma abordagem ambiental à prevenção e tratamento da asma será útil.

O Inquérito sobre a Saúde e o Estilo de Vida na Jamaica de 2007-2008 refere que 10% das pessoas com idades compreendidas entre os 15 e os 24 anos fumavam e 14% de todos os participantes com idades compreendidas entre os 15 e os 74 anos fumavam mais de 20 cigarros por dia - as mulheres ultrapassavam os homens em termos percentuais nesta categoria (Banco Mundial, 2008). Estes dados estatísticos são preocupantes, uma vez que é sabido que os ataques de asma são desencadeados pelo fumo; além disso, as mulheres que fumam expõem os seus filhos a um risco acrescido de asma e de outras doenças respiratórias. A qualidade de vida (QV) das crianças asmáticas e dos seus pais após a frequência da Clínica de Asma do Hospital Bustamante para Crianças em Kingston, Jamaica, foi avaliada por Rose, Gilbert, Thame e

Bailey (2009), que observaram que a educação familiar sobre a asma na clínica hospitalar ajudou a melhorar a QV. Os resultados do estudo indicaram que a educação dos doentes e dos seus prestadores de cuidados é benéfica para minimizar o peso da asma na Jamaica e deve ser defendida pelo governo.

São Cristóvão e Nevis

O Ministério da Saúde das duas ilhas de S. Cristóvão e Nevis presta cuidados de saúde primários gratuitos aos asmáticos; são cobradas taxas nominais pelos medicamentos, mas as pessoas que não podem pagar continuam a poder receber os seus medicamentos receitados através do Fundo de Segurança Social (Organização Pan-Americana da Saúde [OPAS], 2012). As crianças com menos de 18 anos, as pessoas com mais de 62 anos e as pessoas socioeconomicamente desfavorecidas recebem cuidados e medicamentos gratuitos (OPAS, 2012). A cobertura adicional de saúde em São Cristóvão e Nevis é atualmente financiada por indústrias privadas, uma vez que ainda não existe um plano nacional de seguro de saúde (Governo de São Cristóvão e Nevis, 2012). O Governo de São Cristóvão e Neves (2012) observa que o problema da prestação de intervenções para a asma é influenciado pela falta de pessoal formado, pela deficiência no currículo de ensino e formação para educar as partes interessadas na gestão da doença, pela subutilização dos Centros de Saúde do país para a prevenção primária da asma e pela falta geral de financiamento para os cuidados de saúde.

A asma, juntamente com as infecções do trato respiratório, foi considerada a principal causa de morbilidade em São Cristóvão e Nevis em 2010 (Ministério da Saúde de São Cristóvão e Nevis, 2012). Só num hospital, em 2010, 755 pessoas foram tratadas por asma, de um total de 855 pacientes admitidos por todas as doenças no hospital (Governo de São Cristóvão e Neves, 2012). Em

Em 2006, as crianças internadas por asma representavam 8,2% do total de internamentos pediátricos, enquanto 10% do total de internamentos pediátricos estavam relacionados com a asma em 2010 (Governo de São Cristóvão e Neves, 2012). O Governo de São Cristóvão e Neves (2012) refere que a ausência de espaços verdes desenvolvidos nas comunidades contribui para a incidência de doenças em bebés e crianças de 0 a 12 anos. São Cristóvão e Nevis está geograficamente localizado numa região com centros vulcânicos, incluindo o Monte. Liamuiga e o vizinho vulcão Soufriere Hill em Montserrat, que entrou em erupção em 2010; o ácido sulfúrico e os aerossóis ácidos no smog libertados após uma erupção são conhecidos por exacerbar os sintomas de asma, bronquite e doença pulmonar obstrutiva crónica (Commonwealth, 2014; Cadelis, Tourres, Molinie, & Petit, 2013; Gudmundsson, 2011). Os futuros programas de intervenção para a asma em São Cristóvão e Nevis beneficiarão da investigação e da abordagem dos riscos para os asmáticos colocados pelas cinzas vulcânicas e da disponibilização de espaços exteriores limpos e seguros que promovam o funcionamento saudável dos pulmões.

Discussão

Os dados compilados dos países analisados sugerem que existem problemas subjacentes semelhantes entre os países das Caraíbas da Commonwealth. Um tema comum encontrado na maioria dos países é a falta de acesso aos serviços de saúde, mesmo nos casos em que estes são oferecidos gratuitamente pelo governo. Os medicamentos para a asma estão a aumentar de preço em todo o mundo (Rosenthal, 2013), e os países que dependem de medicamentos importados terão de prever um aumento das despesas de saúde. O desafio de proporcionar um acesso equitativo aos cuidados de saúde está ligado, pelo menos em parte, à organização e à gestão dos Ministérios da Saúde, que se repercute ao nível da relação interpessoal médico-doente. Nalguns países, a presença de serviços de saúde públicos e privados impede a capacidade do governo nacional de prestar cuidados de saúde equitativos a todos os cidadãos, como é o caso de Granada (Roberts, 2014). Nos casos em que o financiamento é difícil de obter, é necessário adotar políticas de regulação para avaliar as despesas públicas existentes com os cuidados de saúde e estabelecer formas mais eficientes de prestar serviços de qualidade às pessoas desfavorecidas.

As formas inovadoras de minimizar os factores ambientais e comportamentais que desencadeiam a asma nos países das Caraíbas podem atenuar o peso da asma. Os estudos apresentados em Barbados, Dominica, Granada e Jamaica sugerem que a minimização da exposição a poeira, mofo, animais de estimação e fumo de cigarro pode reduzir a exacerbação dos sintomas e, em última análise, reduzir o custo do tratamento da asma. O estudo jamaicano sobre a exposição a uma clínica de asma sugere que o aumento da comunicação entre médicos e pacientes pode beneficiar os resultados de saúde dos pacientes asmáticos. Por fim, o sucesso de uma intervenção organizada pela comunidade em Barbados destaca a necessidade de incluir a participação da comunidade nas abordagens de intervenção da asma. O trabalho com as comunidades locais também fornecerá informações sobre crenças culturais de saúde e tratamentos alternativos que podem interferir nos esforços do governo para fornecer cuidados para a asma.

Com base nos resultados apresentados, uma intervenção baseada na comunidade deve centrar-se em intervenções educativas e comportamentais para a asma e deve ter como objetivo (1) reconhecer os múltiplos factores que influenciam o desenvolvimento da asma, (2) investigar os factores de risco intrapessoais e únicos que têm impacto no desenvolvimento da asma a nível individual, (3) determinar os factores interpessoais e ambientais - tais como os que existem em casa, no local de trabalho e na escola - que podem influenciar a asma a nível de grupo ou organizacional, (4) adaptar programas que possam responder às necessidades dos asmáticos a estes diferentes níveis, (5) utilizar teorias de aprendizagem e de mudança comportamental que tenham provado ser bem sucedidas, (6) determinar os locais de prestação de serviços para fornecer eficazmente os serviços do programa, (7) incluir a contribuição das partes interessadas em cada fase da conceção, implementação e avaliação do programa, e (8) o próprio programa deve ser continuamente monitorizado para que possam ser feitas alterações em qualquer altura para promover a sustentabilidade (Clark, Mitchell, & Rand, 2009).

Conclusão

As abordagens à prevenção da asma devem ser um objetivo primordial dos Ministérios da Saúde em todas as Caraíbas, devido à insustentabilidade do tratamento da asma com medicamentos e instrumentos cada vez mais dispendiosos. A minimização da exposição ambiental, em particular, pode reduzir o peso da asma em grandes populações. Em última análise, as intervenções mais eficientes exigirão a colaboração entre o governo e as comunidades locais. À medida que a prevalência e o custo da asma aumentam, é cada vez mais importante procurar formas de reduzir a morbilidade da asma.

Referências

Akpinar-Elci, M., Giganti, M., Radix, R., & Elci, O. (2012). Prevalência de doença respiratória crónica ao longo do tempo em Granada, nas Caraíbas. *Jornal Americano de Cuidados Respiratórios e Críticos,* 185: A3240.

Academia Americana de Alergia, Asma e Imunologia. (2014). *Asthma Estatísticas* . Obtido em http://www.aaaai.org/about-the-aaaai/newsroom/asthma-statistics.aspx

Anderson, G.F., Waters, H., Pittman, P., Herbert, R., Chu, E., & Das, K. (2009). Doenças crónicas não transmissíveis na América Latina e nas Caraíbas. Preparado pela Escola Bloomberg de Saúde Pública, Universidade Johns Hopkins para o Gabinete da ALC da USAID. Recuperado de http://www.healthycaribbean. org/ publications/documents/NCD-in-LAC-USAID.pdf

Ministério da Saúde de Barbados. (2014). Historical information. *Barbados DrugService.* Retrievedfrom http://drugservice.health.gov.bb/index.php/ about_drug_service/historial_information

Cadelis, G., Tourres, R., Molinie, J., & Petit, R.H. (2013, março). Exacerbações de asma em Guadalupe (Índias Ocidentais Francesas) e erupção vulcânica em Montserrat (70 km de Guadalupe). *Rev Mal Respir*, 30(3): 203-14. doi: 10.1016/j.rmr.2012.11.002

Conselho de Investigação em Saúde das Caraíbas (CHRC). (2009). *Managing asthma in theCaribbean.* Retrieved from www.chrccaribbean.org/portals/0/downloads/publications/clmical_guidelrnes/ managing_asthma_in_the_caribbean.pdf

Carlsen, H.K., Zoega, H., Valdimarsdottir, U., Gislason, T., & Hrafnkelsson, B. (2012, fevereiro). Níveis de sulfureto de hidrogénio e de partículas associadas ao aumento da distribuição de medicamentos anti-asma na capital da Islândia. *Environmental Research*, 113: 33-39. doi: 10.1016/j.envres.2011.10.010

Centros de Controlo e Prevenção de Doenças (CDC). (2012, 20 de agosto). Gatilhos comuns da asma. *CDC.* Retrieved from www.cdc.gov/asthma/triggers.html

Centro de Alergia Infantil. (2010). *Prevalência e estatísticas da asma* 19802010. Retrievedfrom http://childrenallergyclinic.wordpress.com/2010/11/09/asthma- prevalence-and-statistics-2010/

Clark, N.M., Mitchell, H.E., & Rand, C.S. (2009). Effectiveness of educational and behavioral asthma interventions (Eficácia das intervenções educativas e comportamentais na asma). *Pediatrics*, 123(Suppl 3): S185-92. doi: 10.1542/peds.2008-2233I

Commonwealth. (2014). São Cristóvão e Nevis. *Países membros.* Retirado de http://thecommonwealth.org/our-member-
países/st-kitts-and-nevis

Ministério das Obras Públicas, Energia e Portos da Domínica. (2012, setembro). *Geothermal energy in Dominica (Energia geotérmica na Dominica).* Apresentação apresentada no seminário CARILEC-IRENA, Southhampton, Bermuda.

Flores, C., Ma, S.F., Pino-Yanes, M., Wade, M.S., Perez-Mendez, L., Kittles, R.A., ... Garcia, J.G.N. (2012, janeiro 3). A ascendência africana está associada ao risco de asma em afro-americanos. *PLoS ONE*, 7(1): e26807. doi:10.1371/journal.pone.0026807

Governo de Antígua e Barbuda. (2009). *Relatório sobre os Objectivos de Desenvolvimento do Milénio2009.* Retrieved from http://planipolis.iiep.unesco.org/upload/Antigua%20 and%20Barbuda/Antigua-and-Barbuda_MDG_2009.pdf

Governo de São Cristóvão e Nevis. (2012, março). *Estratégia Nacional de Proteção Social e Plano de Ação.* Recuperado de http://www.caribbeanelections.com/eDocs /strategy/kn_strategy/kn_Social_Protection_Strategy_2012.pdf

Gudmundsson, G. (2011). Efeitos das cinzas vulcânicas na saúde respiratória, com especial referência à Islândia. A review. *Clin Respir J*, 5:2-9. doi: 10.1111/j.1752-699X.2010.00231.x

Kahwa, E.K., Waldron, N.K., Younger, N.O., Edwards, N.C., Knight-Madden, J.M., Bailey,

K.A., . Lewis-Bell, K.N. (2012, janeiro). Asma e alergias em crianças jamaicanas com idades compreendidas entre os 2 e os 17 anos: um inquérito de prevalência transversal. *BMJ Open*, 2:e001132. doi: 10.1136/bmjopen-2012-001132

Kiwanis Silver Dollars for Children Charity. (n.d.) Asthma Association of Barbados. *TheBeneficiaries*. Retrieved from https://kiwanissilverdollars.org/the-beneficiaries/asthma- association-of-barbados/

Martin, F., Elci, O., Hage, R., & Akpinar-Elci, M. (2011). Mudanças climáticas, poeira do Saara e visitas ao pronto-socorro devido à asma em Granada. *Am J Respir Crit Care Med*, 183: A3752. Denver, CO: ATS.

Martin, T.C., Heitor, F., Price, J., Kienstra, K., Walwyn-Venugopal, L., & Aslam, P.A. (2009, janeiro). Effect of a government funded medication program on paediatric asthma hospital admissions in Antigua and Barbuda. *West Indian Med J*, 58(1): 3-7. Recuperado de http://caribbean.scielo.org/scielo.php?script=sci_arttext&pid =S0043-31442009000100002

Mathias, R.A., Grant, A.V., Rafaels, N., Hand, T., Gao, L., Vergara, C., ... Barnes, K.C. (2010, fevereiro). Um estudo de associação de todo o genoma em populações de ancestrais africanos para a asma. *J Allergy Clin Immunol*, 125(2): 336-346.e4. doi:10.1016/j.jaci.2009.08.031

Equipe da Clínica Mayo. (2014, 13 de fevereiro). Sintomas de asma. *Clínica Mayo*. Retrievedfrom www.mayoclinic.org/diseases-condições/asma/básico/sintomas/con-20026992

Regime de prestações médicas (MBS) (2014). Panorama histórico. *Sobre nós*. Recuperado de http://mbs.gov.ag/about_us/history.php

Instituto Nacional do Coração, Pulmão e Sangue. (2012, 15 de junho). O que é asma? *Institutos Nacionais de Saúde*. Recuperado de www.nhlbi.nih.gov/health/health-topics/topics/asthma/

Plano Nacional de Medicamentos de Prescrição (PNMR). (2014). *Bem-vindo ao plano nacional de medicamentos sujeitos a receita médica*. Recuperado de http://www.nibdrugplan.com/

Organização Pan-Americana da Saúde (OPAS). (2012). São Cristóvão e Névis. *Saúde nas Américas, edição de 2012: Volume do país*. Obtido de http://www.paho.org/saludenlasamericas/index.php?gid=145&optio n=com_docman&task=doc_view

Organização Pan-Americana da Saúde (OPAS). (2014). *Bahamas - análise da situação da saúde e resumo das tendências*. Recuperado de http://www1.paho.org/English/DD/AIS/cp_044.htm

Prospero, J.M., & Mayol-Bracero, O.L. (2013). Compreender o transporte e o impacto das poeiras africanas na bacia das Caraíbas. *Bull Amer Meteor Soc*, 94: 1329-37. doi: 10.1175/BAMS-D-12-00142.1

Quinlan M.B. & Quinlan, R.J. (2005). Balancing the system: humoral medicine and food in the Commonwealth of Dominica. *Comer e curar: Exploration of Wild and Domesticated Plants and Animals as Food and Medicine*, A. Pieroni & L. Price (Ed.). Binghamton, NY: Haworth Press.

Roberts, K. (2014, 16 de junho). Abordagens à Política e Advocacia. *Palestra convidada, PUBH 806*. Palestra realizada na St. George's University, Granada, Índias Ocidentais.

Rose, G., Gilbert, T.E., Thame, M., & Bailey, K. (2009, setembro). A frequência da clínica de asma melhora a qualidade de vida das crianças asmáticas jamaicanas e dos seus pais. *Ann Trop Paediatr*, 29(3): 203-8. doi: 10.1179/027249309X12467994693897

Rosenthal, E. (2013, 12 de outubro). O custo crescente de uma simples respiração. *The New YorkTimes*, p. A1. Recuperado de http://www.nytimes.com/2013/10/13/us/the-soaring-cost-of-a- simple-breath.html?pagewanted=all&_r=0

Ministério da Saúde de São Cristóvão e Nevis. (2012, junho). *Saint Kitts e Nevis Pharmaceutical CountryProfile*. Retrieved from http://www.who.int/medicines /areas/coordination/SaintKittsNevis_country_profile.pdf

Agência de Proteção Ambiental dos EUA (EPA). (2011, junho). *2011 Snapshot of high-performing asthma management programs - A systems-based approach for creating and sustaining effective community-based asthma programs*. Brochura apresentada no Fórum Nacional da Asma, Washington, D.C.

Banco Mundial. (2008). *Non-communicable Diseases in Jamaica: Moving from Prescription to Prevention*. Recuperado de http://siteresources.worldbank.org/INTLAC/Resources/NCDsJamai ca.pdf

Organização Mundial de Saúde (OMS). (2011). Bahamas. *NCD Country Profiles*.Retrievedfromhttp://www.who.int/nmh/countries/bhs_en.pdf?ua=1

Organização Mundial de Saúde (OMS). (2013). Número de mortes: Regiões do Banco Mundial - América Latina e Caraíbas. *Global Health Observatory DataRepository*.Retrieved fromhttp://apps.who.int/gho/data/view.main.CODWBDCPLACV?lang= en

Organização Mundial da Saúde (OMS). (2013, maio). Bahamas. *Estratégia de Cooperação com o País num relance*. Recuperado de http://who.int/countryfocus/cooperation_strategy/ccsbrief_bah_en.p df

Organização Mundial da Saúde (OMS). (2013, maio). Jamaica. *Estratégia de Cooperação com o País num ápice*. Obtido em www.who.int/countryfocus/cooperation_strategy/ ccsbrief_jam_en.pdf

Organização Mundial da Saúde (OMS). (2014). Genetics and asthma. *Genomic resourcecentre*.Retrieved from www.who.int/entity/genomics/about/Asthma.pdf?ua=1

Zayas, L.E., Wisniewski, A.M., Cadzow, R.B., & Tumiel-Berhalter, L.M. (2011, janeiro-fevereiro). Conhecimento e utilização de tratamentos etnomédicos para a asma entre porto-riquenhos numa zona urbana
comunidade. *Ann Fam Med*, 9(1): 50-6. doi: 10.1370/afm.1200

CAPÍTULO 10

Uma análise do impacto da violência entre parceiros íntimos na saúde das mulheres do Sul da Ásia

Resumo

A violência contra as mulheres é um problema comum em todo o mundo, que afecta as mulheres independentemente das suas origens raciais, étnicas, religiosas e socioeconómicas. De acordo com a Organização Mundial de Saúde (OMS), a prevalência de violência física ou sexual ao longo da vida varia entre 15% e 71% (Ali, Asad, Mogren, & Krantz, 2011). Além disso, a OMS refere que a violência por parceiro íntimo (VPI) é a forma mais comum de violência contra as mulheres, uma vez que uma em cada três mulheres em todo o mundo terá sido vítima de VPI num momento ou noutro da sua vida (Stephenson, Winter, & Hindin, 2013). Esta revisão considera o impacto da VPI na saúde mental e reprodutiva das mulheres do sul da Ásia, uma população com alta prevalência de VPI. A análise da literatura revela que a VPI tem efeitos sobre a saúde mental e reprodutiva das mulheres. As limitações da revisão da literatura também são discutidas.

Introdução

A violência contra as mulheres é um problema comum em todo o mundo, que afecta as mulheres independentemente das suas origens raciais, étnicas, religiosas e socioeconómicas. De acordo com o estudo da Organização Mundial de Saúde (OMS) sobre a violência contra as mulheres em vários países, a prevalência de violência física ou sexual ao longo da vida varia entre 15% e 71% (Ali, Asad, Mogren, & Krantz, 2011). Além disso, a OMS refere que a violência por parceiro íntimo (VPI) é a forma mais comum de violência contra as mulheres, uma vez que uma em cada três mulheres em todo o mundo terá sido vítima de VPI num momento ou noutro da sua vida (Stephenson, Winter, & Hindin, 2013).

A VPI refere-se a danos físicos, sexuais ou psicológicos causados por um parceiro ou cônjuge atual ou anterior, incluindo coerção sexual, negligência, isolamento, ameaças verbais e acções de controlo, como a restrição do acesso a recursos financeiros (Dillon, Hussain, Loxton, & Rahman, 2013). A VPI existe em muitas comunidades em todo o mundo e, embora a VPI de mulher para homem ocorra nesses contextos, evidências substanciais apontam para uma presença esmagadoramente maior de VPI de homem para mulher nessas sociedades. Além disso, altos níveis de VPI têm sido amplamente relatados em sociedades do sul da Ásia, como Índia, Paquistão e Bangladesh (Mahapatra & DiNitto, 2013; Stephenson, Koenig, Acharya, & Roy, 2008).

Existem várias teorias que podem ser utilizadas para compreender melhor por que razão ocorre a violência nas relações íntimas. As teorias sociológicas apontam a baixa escolaridade, as más condições de vida, a pobreza, o stress e a falta de apoio social como factores de risco para a VPI. As teorias psicopatológicas indicam os problemas interpessoais dos homens e os modelos de sistemas familiares centram-se na relação entre os casais em que a violência ocorre (Hassan & Malik, 2010; Sambisa, Angelese, Lance, Naved, & Curtis, 2010). Por exemplo, Djikanovic, Jansen, e Otasevic (2010) descobriram que a violência do parceiro íntimo contra as mulheres na Sérvia estava associada a factores como as experiências de violência do parceiro masculino durante a sua infância. Por último, as teorias de género indicam as diferenças nos papéis de género como construções culturais e sociais que contribuem para a VPI, e estas teorias são utilizadas para descrever os elevados níveis de VPI nas sociedades do Sul da Ásia (Sambisa et al., 2010).

As evidências sugerem que as sociedades do Sul da Ásia são tradicionalmente patriarcais por natureza, e a violência entre parceiros é considerada cultural e socialmente aceitável. Os homens nestas sociedades são socializados para serem os chefes de família, detendo o poder e o controlo das suas mulheres e filhos, mesmo que isso signifique ter de repreender fisicamente a mulher quando o seu comportamento se desvia das normas sociais e culturais (Mahapatra, 2012). A preferência pelo nascimento de filhos num agregado familiar é uma norma sociocultural comum nas culturas do Sul da Ásia, o que contribui ainda mais para as diferenças de género nos papéis de género, uma vez que os filhos são vistos como futuros contribuintes financeiros para o agregado familiar (Sabarwal, McCormick, Subramanian, & Silverman, 2012). Por outro lado, as mulheres são socializadas para ocupar posições subordinadas em relação aos seus maridos e para manter a dignidade e a honra dos seus agregados familiares. Muitas vezes, isto faz com que as mulheres justifiquem a perpetração da VPI, aceitem a prática da VPI como culturalmente "normal", e/ou permaneçam em silêncio sobre o abuso em nome da honra da família (Allendorf, 2010; Andersson et al., 2010;Sayem, Begum, & Moneesha, 2012;).

Um número crescente de publicações tem demonstrado as associações negativas entre a VPI e vários aspetos da saúde e do bem-estar da mulher, particularmente no caso das mulheres do sul da Ásia, uma vez que esta população apresenta uma maior prevalência de VPI (Tonsing, 2011). Por esse motivo, a VPI tornou-se um importante problema de saúde pública que requer atenção urgente em todos os níveis da sociedade, especialmente nos países do sul da Ásia.

A presente análise tem por objetivo apresentar a literatura publicada sobre o impacto da VPI na saúde das mulheres sul-asiáticas, destacando especificamente as consequências para a saúde mental e reprodutiva das mulheres. Por conseguinte, a análise não constitui um relatório completo de toda a literatura neste domínio de investigação. A revisão examinará as formas como os resultados relatados fornecem uma perspetiva para os resultados de saúde das mulheres sul-asiáticas em função da VPI. A análise está organizada em três secções principais: a primeira secção descreve as relações existentes entre a VPI e os efeitos na saúde mental das mulheres. A segunda secção apresentará as conclusões sobre os efeitos da VPI na saúde reprodutiva das mulheres. A terceira e última secção da revisão tentará explicar as implicações gerais da investigação apresentada e discutir as limitações.

O efeito da VPI na saúde mental

Foi relatado que a VPI afecta negativamente a saúde mental das mulheres a nível global (Ali, Mogren, & Krantz, 2013) e foi relatado que uma vasta gama de resultados de saúde mental está associada à VPI, incluindo depressão, perturbação de stress pós-traumático (PTSD), pensamentos e tentativas suicidas e ansiedade generalizada (Stephenson et al., 2013). Também foi relatado que as deficiências nutricionais estão envolvidas na mediação dos efeitos do stress psicológico (Rahman, Nakamura, Seino, & Kizuki, 2013). A maioria das evidências é relatada a partir de estudos realizados em países desenvolvidos, como os Estados Unidos (Okuda et al., 2011), no entanto, estes estudos centram-se em amostras clínicas e não em amostras de base populacional (Stephenson et al., 2013).

De acordo com Stephenson, Winter e Hindin (2013), os dados de base populacional são particularmente úteis em contextos como a Índia e outros países do Sul da Ásia, onde a VPI é frequentemente aceite cultural e socialmente, ao contrário das amostras clínicas. O presente estudo explorou a relação entre a saúde mental auto-relatada e a VPI física, sexual e verbal entre mulheres rurais de quatro estados indianos: Bihar, Jharkhand, Maharashtra e Tamil Nadu. Entrevistadoras formadas recolheram dados sob a forma de um inquérito, que incluía um questionário de 12 itens para medir o estado de saúde mental das participantes e uma avaliação dos abusos sexuais, físicos e verbais. Os resultados revelaram que a prevalência mais elevada de VPI sexual foi registada nos Estados de Bihar e Jharkhand, onde as mulheres referiram ter menos autonomia no seu casamento. Globalmente, o estudo encontrou associações significativas entre a VPI e a má saúde mental das mulheres nos quatro estados diferentes.

Outros estudos examinaram o impacto da VPI em resultados específicos de saúde mental. Por exemplo, Rao, Horton e Raguram (2012) realizaram um estudo transversal para explorar os factores socioculturais associados a sintomas depressivos entre mulheres num ambulatório psiquiátrico no estado de Karnataka, no sul da Índia. As participantes foram entrevistadas com a Entrevista Clínica Estruturada para o DSM IV, na qual as mulheres puderam fornecer relatos narrativos. Os resultados indicaram que, das 32 participantes, 75% eram elegíveis para o diagnóstico de um episódio depressivo major. Os sintomas depressivos foram associados às experiências de violência doméstica das mulheres, constituindo abuso físico, emocional, verbal e sexual. A ocorrência de violência doméstica foi relatada como resultado de influências socioculturais, tais como o estatuto inferior da mulher em casa e na sociedade.

Embora o presente estudo tenha encontrado associações entre sintomas depressivos e violência doméstica, a sua generalização ao contexto do Sul da Ásia foi limitada, uma vez que as mulheres participantes pertenciam a um estado do Sul da Índia. Por conseguinte, é importante analisar estes sintomas depressivos noutro contexto sul-asiático. Ayub et al. (2009) mediram a prevalência e os factores correlacionados com as perturbações psiquiátricas em mulheres casadas de gabinetes de cuidados primários em Lahore, no Paquistão. A cidade tem uma grande população, abrangendo uma variedade de pacientes socioeconómicos e diversos. Foram efectuadas entrevistas semiestruturadas, face a face, a 650 mulheres nestes serviços de cuidados primários. Os resultados revelaram que as mulheres eram mais frequentemente diagnosticadas com um episódio depressivo, seguido de ansiedade geral. Verificou-se que a violência doméstica estava significativamente relacionada com estas perturbações psiquiátricas, o que indica a importância de lhe prestar mais atenção como fator de risco para a saúde em países como o Paquistão.

Além disso, Chandra, Satyanarayana e Carey (2009) examinaram a prevalência e a natureza dos sintomas de PTSD numa amostra de mulheres indianas que relataram VPI. O estudo também analisou a relação entre os sintomas de PTSD e a depressão. As mulheres foram recrutadas numa unidade de ambulatório de psiquiatria do National Institute of Mental Health Neuro Sciences e foram utilizadas entrevistas estruturadas para recolher várias informações, incluindo dados demográficos e experiências de VPI. A depressão foi também avaliada através de um inventário e os sintomas de PTSD foram assinalados numa lista de controlo. Das 105 mulheres entrevistadas, 59 (56%) referiram ter sido vítimas de VPI e as mulheres que tinham sido vítimas de VPI tinham uma probabilidade significativamente maior de preencher os critérios de PTSD (12%). Além disso, 58 das 59 mulheres que relataram VPI preencheram os critérios para depressão (99%). Os resultados revelam um número significativo de mulheres indianas que enfrentam problemas psiquiátricos devido à VPI, aumentando o âmbito da literatura.

O suicídio e os pensamentos relacionados são outro resultado de saúde mental que tem sido relatado na literatura como estando associado à VPI. De uma perspetiva geral, a violência contra as mulheres tem sido relatada como fortemente associada a tentativas de suicídio. Devries et al. (2012) examinaram os dados do estudo multinacional da OMS sobre a saúde e a violência das mulheres para determinar a prevalência de pensamentos suicidas entre as mulheres vítimas de VPI. O estudo original da OMS consistiu em inquéritos transversais aos agregados familiares, realizados por entrevistadores altamente qualificados em vários locais, incluindo a Etiópia, o Peru, o Brasil, a Sérvia e a Tailândia. Os resultados indicaram que a prevalência de tentativas de suicídio ao longo da vida variava entre 0,8% na Tanzânia e 12,0% no Peru. Além disso, o fator de risco mais comum para as tentativas de suicídio após o ajustamento para as perturbações de saúde mental foi a VPI. Embora o presente estudo tenha utilizado uma grande amostra de mulheres de várias origens, a compreensão do suicídio em associação com a VPI num contexto do Sul da Ásia é melhor entendida através da análise de um estudo específico realizado no Paquistão.

Ali, Mogren e Krantz (2013) centraram-se em casais casados na cidade de Karachi num estudo transversal para investigar os resultados de saúde mental associados à VPI perpetrada pelos maridos contra as mulheres. O estudo incluiu 759 mulheres com idades compreendidas entre os 25 e os 60 anos, pertencentes a populações de baixo e médio rendimento. Os dados foram recolhidos utilizando o questionário Multi-Country Study on Women's Health and Life Experiences, desenvolvido pela OMS, por parteiras comunitárias empregadas por uma organização não governamental, a Health and Nutrition Development Society (HANDS). As parteiras receberam formação para conduzir a entrevista com as mulheres participantes de forma adequada. As mulheres foram também questionadas sobre o seu estado de saúde geral, utilizando uma escala de cinco pontos.

Os resultados indicaram que a prevalência de violência física, sexual e psicológica ao longo da vida foi de 57,6%, 54,5% e 83,6%, respetivamente. Os pensamentos suicidas foram relatados por 74,1%, 75,8% e 65,3% das mulheres sujeitas a cada uma das respectivas formas de violência. Além disso, foram encontradas fortes associações entre todas as formas de VPI, com pensamentos suicidas elevados quatro vezes mais em comparação com mulheres que não sofreram nenhuma forma de VPI (Ali et al., 2013).

Os resultados destes estudos sugerem que o contexto sul-asiático de saúde mental em relação à VPI, especificamente pensamentos suicidas, sintomas depressivos e de PTSD, pode ser explicado pelo desequilíbrio de poder que existe entre marido e mulher nestas culturas. A violência dos homens é aceite no casamento, uma vez que é considerada parte da norma cultural. Devido a estes factores, a saúde mental das mulheres é frequentemente afetada.

O efeito da VPI na saúde reprodutiva

Tal como referido na secção anterior, a VPI tem um impacto na saúde mental das mulheres sul-asiáticas. Além disso, as provas sugerem que as mulheres em idade reprodutiva vítimas de VPI também enfrentam problemas de saúde reprodutiva. Por exemplo, foi relatado que mulheres que sofreram VPI durante a gravidez levam a uma variedade de complicações durante a gravidez, como aumento da dor e desconforto durante a gravidez, baixo peso ao nascer e parto prematuro (Holden, McKenzie, Pruitt, Aaron, & Hall, 2012). Uma melhor compreensão dessa gama de efeitos sobre a saúde reprodutiva como resultado da VPI entre as mulheres sul-asiáticas pode ajudar a identificar métodos culturalmente responsivos para cuidar dessa população.

Bourey, Stephenson e Hindin (2013) utilizaram dados recolhidos em dois momentos diferentes, na linha de base e no seguimento, de uma coorte representativa de mulheres em quatro zonas rurais da Índia, a fim de melhor compreender e descrever as experiências de saúde reprodutiva das mulheres casadas em associação com diferentes estados de VPI (início, cessação e continuação). Globalmente, os resultados revelaram um aumento de 77% na prevalência da VPI desde a linha de base até ao acompanhamento. Em termos de experiências reprodutivas, as experiências reprodutivas negativas, como a morte de um filho, foram associadas a um aumento do risco de iniciação ou continuação da VPI e, em alternativa, as experiências reprodutivas positivas, como ter um primeiro filho, foram associadas a uma diminuição do risco de iniciação e continuação da VPI.

Além disso, estudos demonstraram que a VPI afecta a saúde reprodutiva das mulheres em determinados domínios, especificamente no acesso e utilização de contraceptivos e na gravidez não desejada. Stephenson, Koenig, Acharya e Roy (2008) realizaram um estudo para explorar a relação entre a violência física e a gravidez não desejada, em relação ao uso de contraceptivos, entre mulheres casadas na Índia. Os dados foram obtidos a partir do Inquérito Nacional de Saúde Familiar, de 1998-1999, e de um inquérito de acompanhamento de 2002-2003, realizado em quatro estados diferentes da Índia: Bihar, Jharkhand, Maharashtra e Tamil Nadu. Os dados foram analisados no que respeita à gravidez não desejada e à utilização de contraceptivos. Os resultados revelam que as mulheres que sofreram violência física tinham menos probabilidades de utilizar contraceptivos e mais probabilidades de sofrer uma gravidez não desejada. Além disso, a violência física limitou as capacidades das mulheres para tomarem decisões reprodutivas por si próprias, tais como a decisão de espaçar os partos e a preferência pela interrupção da gravidez.

O estudo atual foi desenvolvido e revisto para identificar especificamente a forma como a exposição à violência física moldou a prática da contraceção, medindo um indicador de exposição a abusos físicos antes da adoção de contraceptivos (Stephenson, Jadhav, & Hindin, 2013). Este estudo revisto teve como objetivo estabelecer a ordem temporal da violência física e da utilização de contraceptivos entre as mulheres do Sul da Ásia nos mesmos quatro estados da Índia: Bihar, Jharkhand, Maharashtra e Tamil Nadu. Além disso, o estudo examinou as diferenças entre os quatro estados na adoção de contraceptivos em relação à violência física.

De forma semelhante ao estudo anterior, foram obtidos dados da Pesquisa Nacional de Saúde da Família em dois momentos e analisado o uso de contraceptivos tendo a violência física como exposição-chave nas medidas de base, utilizando um modelo de regressão logística. Além disso, o modelo controlou o estado, a idade, a educação e o nível de vida. Os resultados do estudo indicam que é evidente uma relação entre as experiências de violência física de uma mulher e a sua capacidade de praticar a utilização de contraceptivos nos quatro estados; no entanto, uma relação significativa só foi clara nos estados do Norte, Bihar e Jharkhand. Este facto pode ser explicado pelos baixos níveis de autonomia feminina e pela preferência dada ao nascimento de um filho nestes estados. Por outro lado, no Estado de Tamil Nadu, no Sul, as mulheres que sofreram violência física tinham maior probabilidade de adotar a contraceção. Esta conclusão pode ser possivelmente explicada pela maior disponibilidade de serviços reprodutivos em Tamil Nadu, por oposição aos estados do Norte de Bihar e Jharkhand (Stephenson et al., 2013).

Além disso, Dalal, Andrews e Dawad (2012) examinaram a associação entre a VPI e a utilização de contraceptivos entre mulheres casadas do Bangladesh em idade reprodutiva. O estudo foi realizado no âmbito do Inquérito Demográfico e de Saúde do Bangladeche, um inquérito aos agregados familiares que utiliza um questionário estruturado. O questionário incluía informações sobre dados demográficos, incluindo idade, educação e situação económica, questões de saúde como o planeamento familiar e a saúde materna, bem como questões relacionadas com a VPI. As variáveis de interesse foram a violência física e a violência sexual, que constituem a VPI, e o uso de contraceptivos. As análises incluíram estimativas de prevalência para refletir a VPI como variável de exposição ao uso de contraceptivos entre as mulheres do Bangladesh.

Os resultados mostraram que, das 4.467 mulheres participantes, 48% relataram ter sofrido violência física e 11% relataram ter sofrido violência sexual por parte dos maridos. Os testes de qui-quadrado revelaram que 85% das mulheres que sofreram VPI física utilizaram significativamente mais contraceptivos do que as que não sofreram VPI física. Por outro lado, não foram registados resultados significativos para as mulheres que sofreram VPI sexual. O aumento da utilização de contraceptivos entre as mulheres que sofreram VPI física pode dever-se a várias razões. Em primeiro lugar, estas mulheres podem estar a evitar gravidezes, possivelmente devido às condições domésticas desfavoráveis em que viviam. Além disso, os programas de planeamento familiar no Bangladesh podem estar a influenciar o uso e o acesso a contraceptivos por parte das mulheres, mesmo aquelas que estão a sofrer violência dos seus maridos em casa (Dalal, Andrews, & Dawad, 2012).

Os resultados descritos nesta secção da análise sugerem que existe uma ligação entre a VPI, a utilização de contraceptivos e a gravidez indesejada entre as mulheres do Sul da Ásia; no entanto, a literatura também revela inconsistências gerais no estabelecimento de uma associação clara. Enquanto Stephenson et al. (2008) referem que as mulheres indianas vítimas de violência física têm menos probabilidades de utilizar contraceptivos, Dalal et al. (2012) referem que as mulheres do Bangladesh vítimas de violência física têm mais probabilidades de utilizar contraceptivos. A análise das construções sociais e culturais destes países do Sul da Ásia pode eventualmente ajudar a determinar uma associação clara.

Discussão e conclusão

A presente análise contribuiu para a literatura ao identificar as áreas de saúde mais frequentemente relacionadas com as experiências de VPI na população sul-asiática. Os estudos examinados acima fornecem provas de que a VPI afecta a saúde mental e reprodutiva das mulheres sul-asiáticas. Após sintetizar os resultados dos estudos, é possível compreender o impacto da VPI na saúde mental: as mulheres têm maior probabilidade de desenvolver depressão, apresentar sintomas de PTSD e ter pensamentos suicidas. Além disso, as mulheres que sofreram VPI também são afectadas em termos de saúde reprodutiva, incluindo a adoção de contraceptivos e gravidezes indesejadas; embora a literatura sugira algum grau de inconsistência nos resultados da associação entre a VPI e a adoção de contraceptivos.

Esta revisão pode ser limitada nos seus relatórios, uma vez que os artigos utilizados foram publicados na língua inglesa. Como resultado, informações pertinentes à população do sul da Ásia podem ter sido perdidas, pois publicações de países em desenvolvimento podem ter sido publicadas em outro idioma que não o inglês. Apesar desta limitação, os estudos apresentados na revisão destacam o impacto da VPI nos resultados da saúde mental e reprodutiva das mulheres do Sul da Ásia.

Referências

Ali, T. S., Asad, N., Mogren, I., & Krantz, G. (2011). Intimate partner violence in urban Pakistan: prevalence, frequency, and risk factors (Violência entre parceiros íntimos no Paquistão urbano: prevalência, frequência e factores de risco). *International Journal of Women's Health,* *3,* 105-115. doi:10.2147/IJWH.S17016

Ali, T. S., Mogren, I., & Krantz, G. (2013). Violência por parceiro íntimo e efeitos na saúde mental: Um estudo de base populacional entre mulheres casadas em Karachi, Paquistão. *Revista Internacional de Medicina Comportamental*, *20*(1), 131-9. doi:10.1007/s12529-011-9201-6

Allendorf, K. (2010). The quality of maternal of family relationships services and use in India. *Estudos em Planeamento Familiar, 41*(4), 263-276.

Andersson, N., Cockcroft, A., Ansari, U., Omer, K., Ansari, N. M., Khan, A., & Chaudhry, U. U. (2010). Barriers to disclosing and reporting violence among women in Pakistan: Findings from a national household survey and focus group discussions. *Journal of Interpersonal Violence*, *25*(11), 1965-1985. doi:10.1177/0886260509354512

Ayub, M., Irfan, M., Nasr, T., Lutufullah, M., Kingdon, D., & Naeem, F. (2009). Morbilidade psiquiátrica e violência doméstica: A survey of married women in Lahore. *Social Psychiatry and Psychiatric Epidemiology*, *44*(11), 953-960. doi:10.1007/s00127-009-0016-6

Bourey, C., Stephenson, R., & Hindin, M. J. (2013). Reprodução, autonomia funcional e mudança de experiências de violência por parceiro íntimo dentro do casamento na Índia rural. *Perspectivas Internacionais em Saúde Sexual e Reprodutiva*, *39*(4), 215-226. doi:10.1363/3921513

Chandra, P. S., Satyanarayana, V. A., & Carey, M. P. (2009). Women reporting intimate partner violence in India: Associations with PTSD and depressive symptoms. *Women's Mental Health*, *12*, 203-209.

Dalal, K., Andrews, J., & Dawad, S. (2012). Uso de contraceção e associações com violência por parceiro íntimo entre mulheres no Bangladesh. *Journal of BiosocialScience*, *44*, 83-94. doi:10.1017/S0021932011000307

Devries, K., Watts, C., Yoshihama, M., Kiss, L., Schraiber, L. B., Deyessa, N., ... Garcia-Moreno, C. (2011). A violência contra as mulheres está fortemente associada a tentativas de suicídio: Evidências do estudo multinacional da OMS sobre a saúde das mulheres e a violência doméstica contra as mulheres. *Social Science & Medicine*, *73*, 79-86. doi:10.1016/j.socscimed.2011.05.006

Dillon, G., Hussain, R., Loxton, D., & Rahman, S. (2013). Saúde mental e física e violência do parceiro íntimo contra as mulheres: A review of the literature. *Revista Internacional de Medicina Familiar*, *2013*. doi:10.1155/2013/313909

Djikanovic, B., Jansen, H., & Ostasevic, S. (2010). Factores associados à violência por parceiro íntimo contra as mulheres na Sérvia: um estudo transversal. *Jornal de Epidemiologia e Saúde Comunitária*, *64*(8), 728-735.

Hassan, S., & Malik, A. A. (2011). Factores de violência por parceiro íntimo (VPI) em famílias urbanas paquistanesas. *Jornal de Psicologia Clínica do Paquistão*, *10*, 3-20.

Holden, K. B., McKenzie, R., Pruitt, V., Aaron, K., & Hall, S. (2012). Sintomas depressivos, abuso de substâncias e violência por parceiro íntimo entre mulheres grávidas de diversas etnias. *Journal of Health cCare for the Poor andUnderserved*, *23*(1), 226-241. doi:10.1353/hpu.2012.0022

Mahapatra, N. (2012). South Asian women in the U.S. and their experience of domestic violence (Mulheres do Sul da Ásia nos EUA e sua experiência de violência doméstica). *Journal of Family Violence*, *27*(5), 381-390. doi:10.1007/s10896-012-9434-4

Mahapatra, N., & Dinitto, D. M. (2013). Comportamentos de busca de ajuda de mulheres do sul da Ásia que sofrem violência doméstica nos Estados Unidos. *Abuso de parceiro*, *4*(3), 295-313. doi:10.1891/1946-6560.4.3.295

Okuda, M., Olfson, M., Hasin, D., Grant, B. F., Lin, K.-H., & Blanco, C. (2011). Saúde mental das vítimas de violência por parceiro íntimo: Results from a national epidemiologic survey (Resultados de um inquérito epidemiológico nacional). *Psychiatric Services (Washington, D.C.)*, *62*(8), 959-962. doi:10.1176/appi.ps.62.8.959

Rahman, M., Nakamura, K., Seino, K., & Kizuki, M. (2013). Violência por parceiro íntimo e subnutrição crónica entre mulheres casadas do Bangladesh em idade reprodutiva: Are the poor uniquely disadvantaged? *Jornal Europeu de Nutrição Clínica*, *67*(3), 301-7. doi:10.1038/ejcn.2012.202

Rao, D., Horton, R., & Raguram, R. (2012). Desigualdade de género e violência estrutural entre mulheres deprimidas no sul da Índia. *Social Psychiatry and Psychiatric Epidemiology*, *47*(12), 1967-1975. doi:10.1007/s00127- 012-0504-y

Sabarwal, S., McCormick, M. C., Subramanian, S. V, & Silverman, J. G. (2012). Son preference and intimate partner violence victimization in India: Examinar o papel da composição familiar real e desejada. *Journal of Biosocial Science*, *44*(1), 43-56. doi:10.1017/S002193201100037X

Sambisa, W., Angeles, G., Lance, P. M., Naved, R. T., & Siân, L. (2010). Physical and sexual abuse in of wives in urban Bangladesh: Husbands' reports. *Estudos em Planeamento Familiar*, *41*(3), 165-178.

Sayem, A. M., Begum, H. A., & Moneesha, S. S. (2012). Atitudes para justificar a violência por parceiro íntimo entre mulheres casadas no Bangladesh. *Journal of Biosocial Science*, *44*(6),641-660.doi:10.1017/S0021932012000223

Stephenson, R., Jadhav, A., & Hindin, M. (2013). Violência doméstica física e subsequente adoção de contraceptivos entre mulheres na Índia rural. *Journal of InterpersonalViolence*,*28*(5),1020-1039.doi:10.1177/0886260512459379

Stephenson, R., Koenig, M. A., Acharya, R., & Roy, T. K. (2008). Domestic violence, contraceptive use, and unwanted pregnancy in rural India (Violência doméstica, uso de contraceptivos e gravidez não desejada na Índia rural). *Studies in Family Planning*, *39*(3), 177-186.Stephenson, R., Winter, A., & Hindin, M. (2013). Frequência da violência por parceiro íntimo e saúde mental das mulheres rurais em quatro estados indianos. *Violence against Women*, *19*(9), 1133-1150. doi:10.1177/1077801213501898

Tonsing, J. (2011). Usando o modelo ecológico para entender a violência por parceiro íntimo. *Revista Internacional de Artes e Ciências*, *4*(13), 443-451.

CAPÍTULO 11

O isolamento social na infância e na pré-adolescência e a sua relação com a violência escolar

Resumo

O isolamento social ocorre quando os indivíduos se separam dos outros ou do seu ambiente. Pode ser auto-infligido ou devido a circunstâncias externas (Lifeline, 2010). A redução do contacto social pode causar sentimentos de solidão e afetar negativamente a qualidade de vida (Patient.co.uk, 2013). Para compreender melhor o isolamento social, pode ser útil estudar o conceito durante as fases iniciais do seu desenvolvimento. O isolamento social pode ter impacto nos processos cognitivos das crianças, afectando o seu desenvolvimento e a sua capacidade de interagir com os outros de uma forma eficaz e gratificante (Hawes, Zadro, Fink, Richardson, O'Moore, Griffiths, Dadds, & Williams, 2012). Isto é importante a nível da medicina comunitária porque pode levar a futuros problemas de saúde mental como a depressão e a ansiedade (Teo, Choi, & Valenstein, 2013). Além disso, a maioria das doenças mentais crónicas tem início durante a adolescência (Waechter, 2014). Estes resultados podem ter um impacto significativo na saúde pública devido à ligação entre o isolamento social na infância e a violência nas escolas. Por conseguinte, é fundamental estudar o isolamento social, o seu impacto precoce nas crianças e os seus possíveis efeitos negativos.

Introdução

Os seres humanos são criaturas sociais que prosperam com as ligações e relações que constroem com os outros (Cacioppo & Hawkley, 2010). Os seres humanos formaram laços para além do indivíduo, a fim de terem sucesso na sobrevivência, na reprodução e no cuidado da descendência (Cacioppo, Hawkley, Norman, & Berntson, 2011). Os benefícios de confiar e trabalhar com os outros permitiram que a raça humana avançasse em vários domínios com o objetivo de construir uma sociedade rica e complexa.

As relações podem ajudar a estabelecer uma rede social forte que pode proporcionar diferentes níveis de apoio que podem ajudar os indivíduos a ultrapassar diferentes obstáculos na vida. A teoria do apoio social enfatiza a importância das relações humanas e os seus impactos positivos na saúde e no bem-estar dos indivíduos. A teoria do apoio social discute quatro níveis diferentes de apoio: emocional, instrumental, de informação e de avaliação (Richards, 2014). O componente emocional consiste na expressão de sentimentos como empatia, amor e confiança. O nível instrumental está relacionado com ajuda e serviços tangíveis, enquanto o nível informativo fornece conselhos e sugestões para indivíduos necessitados. Por último, a avaliação é um nível importante porque proporciona um aumento de confiança e pode ser útil para a autoavaliação (UPenn Medical School, 2014).

Sem níveis adequados de apoio, os seres humanos correm o risco de se isolarem. Os efeitos negativos do isolamento social têm sido comparados com os resultados prejudiciais para a saúde que podem advir da obesidade e do consumo de cigarros (Cornwell & Waite, 2009). A exclusão de grupos pode levar a sentimentos crónicos de solidão e a um menor sentido de valor. O isolamento social também tem sido associado a taxas mais elevadas de mortalidade, morbilidade, infeção, depressão e declínio cognitivo (Cornwell & Waite, 2009). Além disso, a perceção do isolamento social pode contribuir para um pior desempenho cognitivo, um declínio cognitivo mais rápido, um pior funcionamento executivo, pensamentos mais negativos e depressivos, uma maior sensibilidade às ameaças sociais e um desejo de se proteger que pode, por si só, tornar-se auto-destrutivo (Cacioppo, Norris, Decety, Monteleone, & Nusbaum, 2009). Estas caraterísticas nas crianças pequenas podem manifestar-se na adolescência e desencadear agressão e violência em vários contextos, incluindo a escola.

A implicação para a prática médica comunitária no que diz respeito ao isolamento social é que, a fim de evitar resultados negativos em termos de saúde mental e actos violentos, seria favorável compreender as raízes do isolamento e abordá-las desde as fases iniciais. Embora muitos factores desempenhem um papel na razão e na forma como os indivíduos se isolam e agem de forma violenta, o estudo da forma como o isolamento afecta as crianças pode ajudar a resolver certas questões que podem ser evitáveis e ajudar a reduzir os problemas de saúde mental e as tendências para a violência no futuro.

O impacto nas crianças

Como as crianças estão a desenvolver-se cognitiva e socialmente, a capacidade de socializar e de se sentirem incluídas é crucial para a forma como sentem o seu papel na sociedade e como amadurecem. Uma vez que o desenvolvimento da criança depende muito das suas interações com os outros e com o seu ambiente, estudar a forma como as crianças se comportam em grupos e reagem à exclusão ou ao isolamento pode dar uma ideia dos factores que influenciam o isolamento social mais tarde na vida. O impacto do isolamento social pode ser estudado com base nas fases de desenvolvimento das crianças, especificamente na primeira infância e no final da infância/pré-adolescência.

Primeira infância

Quando as crianças pequenas são retiradas da familiaridade da sua própria casa e colocadas num ambiente escolar com outras da mesma idade, a interação social é uma das principais componentes que influenciam a sua capacidade de adaptação a um novo ambiente. Aos quatro e seis anos de idade, as crianças atingem níveis mais elevados de desenvolvimento cognitivo e social. A exclusão entre crianças pequenas é utilizada como uma ferramenta para construir amizades e estabelecer um espaço protetor para brincar. Embora a exclusão possa, por vezes, ser utilizada como um comportamento socialmente agressivo, a intenção pode nem sempre ser a de causar danos (Fanger, Frankel, & Hazen, 2012).

Para explorar a exclusão social neste grupo etário, foi realizado um estudo para avaliar as crianças durante o seu tempo de brincadeira. As crianças foram observadas durante as brincadeiras e foram registados todos os casos de exclusão e/ou agressão social. Observou-se que as crianças utilizavam vários métodos de exclusão: as crianças excluíam os outros diretamente, excluíam os outros apresentando razões (racionalização), excluíam os outros fazendo planos para os excluir no futuro, ignoravam os outros, excluíam-se a si próprias para ganhar mais poder e incluíam outra criança mas num papel mais inferior. Os investigadores verificaram que a exclusão ocorria frequentemente e que, em geral, as raparigas apresentavam taxas de exclusão mais elevadas. Verificou-se também que as raparigas tentavam resolver os seus conflitos com mais frequência do que os rapazes e que estes utilizavam estratégias mais diretas e de confronto (Fanger et al., 2012). Os investigadores afirmaram que as crianças pequenas estavam mais interessadas em estabelecer brincadeiras coordenadas e produtivas do que amizades a longo prazo. O recurso à exclusão foi, portanto, utilizado para realizar brincadeiras interactivas contínuas (Fanger et al., 2012).

Este estudo mostrou que, em tenra idade, as crianças não tinham más intenções quando participavam na exclusão. No entanto, as crianças excluídas podem não ter compreendido que as crianças excluídas não queriam ferir os seus sentimentos. A exclusão pode ser um processo muito natural, mas pode ter impactos negativos para os excluídos. Uma vez que a exclusão começa numa idade jovem, as pessoas excluídas podem ser alvos fáceis e podem vir a sofrer mais exclusão mais tarde na vida.

Num outro estudo sobre a exclusão dos pares durante a primeira infância, os investigadores procuraram determinar de que forma a inclusão ou exclusão num grupo influenciava o auto-conceito de cada criança. Os investigadores verificaram que a exclusão social estava associada à depressão, à

desajustamento, fraco desempenho académico, violência e abandono escolar. Discutiram também como a exclusão social existia simplesmente porque algumas crianças pertenciam a grupos diferentes dos outros e que havia motivação para reforçar a identidade social mostrando maior favorabilidade em relação ao seu próprio grupo (Abrams, Rutland, Pelletier, & Ferrell, 2009). Para testar a forma como as crianças aplicam a exclusão entre pares dentro de um grupo e entre grupos, os investigadores perguntaram a crianças inglesas com idades entre os 6 e os 8 anos sobre as suas percepções dos adeptos de futebol ingleses e franceses. Em seguida, foram questionadas sobre duas pessoas hipotéticas que favoreciam a sua própria equipa (normativa) ou ambas as equipas (desviante). Verificou-se que existia um enviesamento intergrupal porque as crianças inglesas favoreciam mais os adeptos ingleses (o grupo interno) do que os adeptos franceses (o grupo externo). Também se verificou que as crianças de 6-8 anos davam menos ênfase ao facto de o par hipotético normativo ser aceite pelo seu grupo de membros e rejeitado pelo grupo oposto (Abrams et al., 2009). Os seus resultados sugerem que as crianças pequenas eram mais susceptíveis de fazer julgamentos sobre os outros com base nas normas do grupo, ao contrário das crianças mais velhas que eram capazes de distinguir os atributos individuais dos atributos do grupo (Abrams et al., 2009).

O estudo descreveu as actividades de exclusão em que as crianças pequenas participam e que dependem em grande medida do seu desenvolvimento cognitivo e da sua capacidade de se diferenciar dos outros. A exclusão de pares devido à sua associação a outro grupo, ou a nenhum grupo, pode levar ao isolamento social mais tarde na vida. Num contexto escolar, e noutros contextos onde as crianças passam muito tempo, pode ser importante que as figuras adultas reconheçam a exclusão e proporcionem actividades alternativas para que todas as crianças possam sentir que pertencem a um grupo.

Infância tardia/pré-adolescência

À medida que as crianças crescem e passam por mais situações em que interagem com os seus pares e constroem relações, a exclusão continua a desempenhar um papel e pode começar a ter impactos altamente negativos sobre quem está a ser excluído. Num estudo que analisou crianças de 7 e 10 anos de idade, os investigadores procuraram determinar de que forma as normas intragrupais e as normas escolares afectavam o ato de exclusão. Previram que, à medida que as crianças crescessem, se tornariam mais conscientes de que os comportamentos negativos do grupo, como o bullying, a agressão e o preconceito intragrupal, seriam considerados inaceitáveis pelos professores e pelos pais. A ideia era que, à medida que as crianças amadurecessem e desenvolvessem mais as suas interações sociais, seriam mais influenciadas pela autoridade do que pelos seus pares (Nesdale & Lawson, 2011). No estudo, as crianças foram colocadas em três grupos diferentes com uma norma específica: inclusão, exclusão ou exclusão mais agressão relacional (exclusão mais dizer coisas más). Além disso, foi-lhes dito que a sua escola ou tinha uma norma de inclusão ou não tinha qualquer norma. Os investigadores esperavam ver se o comportamento das crianças era mais influenciado pelas normas do seu grupo ou pelas normas da sua escola.

Verificou-se que as crianças de 7 anos preferiam sempre o seu grupo interno ao grupo externo, mesmo que o seu próprio grupo excluísse os outros. No entanto, as crianças de 10 anos preferiam menos o seu grupo quando existia uma norma de exclusão do grupo interno. Verificou-se também que as normas escolares influenciaram significativamente o comportamento das crianças e as suas atitudes dentro e entre grupos (Nesdale & Lawson, 2011).

Estes resultados sugerem que, à medida que as crianças envelhecem e desenvolvem um maior sentido de si próprias, as suas atitudes em relação aos grupos também mudam. No entanto, os grupos continuaram a influenciar o comportamento, mas a escola e outras normas autoritárias também afectaram a forma como as crianças interagiam com as outras. Considerando o papel que as normas escolares podem desempenhar na exclusão infantil, pode ser fundamental enfatizar e incentivar ainda mais as políticas de inclusão nas escolas, para que os jovens saibam quais os comportamentos que se esperam deles e possam fazer um melhor julgamento quando confrontados com normas negativas dentro dos seus próprios grupos.

Outro estudo que explorou o isolamento social numa fase mais tardia da infância (11-13 anos) analisou o papel das panelinhas e o impacto da exclusão destes grupos de amigos. O isolamento de um grupo central de amigos nega às crianças experiências de grupo positivas. Durante o final da infância e o início da adolescência, conseguir a identidade e a aceitação do grupo é uma prioridade importante. A inclusão nesses grupos de amigos pode criar um sentimento de pertença e apoio, enquanto a exclusão pode desencadear sentimentos de solidão, baixa aceitação social e eventuais sintomas depressivos. Os investigadores descobriram que o isolamento dos grupos de amigos era um fator de risco para os sintomas depressivos. Também "... descobriram que a solidão, mas não a aceitação social percebida, mediava a associação entre o isolamento dos grupos e os sintomas depressivos." (Witvliet, Brengden, van Lier, Koot, & Vitaro, 2010, p. 1052).

Outro estudo que abordou a exclusão entre jovens pré-adolescentes também concluiu que a solidão desempenhava um papel significativo no bem-estar geral. A solidão foi definida como uma experiência subjectiva desagradável que faz com que o indivíduo sinta falta de relações sociais. Os investigadores pretendiam avaliar a perceção de solidão e o bem-estar escolar auto-relatado entre as raparigas e descobriram que a solidão estava fortemente relacionada com baixos níveis de bem-estar escolar (Lhore, Kvande, Hjemdal, & Lillefjell, 2014). No entanto, também descobriram que o apoio de figuras adultas (conselheiros de turma, professores) serviu como fator de proteção e ajudou a atenuar a negatividade sentida pelo isolamento dos pares (Lhore et al., 2014). Prestar apoio e tomar precauções para reduzir a solidão entre as crianças pode ajudar a prevenir resultados negativos para a saúde, como a depressão, e evitar situações mais graves que os jovens podem enfrentar.

Ligação à violência escolar

Compreender o isolamento social durante a infância e a pré-adolescência tem implicações significativas para a saúde pública e para a prática da medicina comunitária. Não só o isolamento pode ter resultados prejudiciais que afectam a saúde mental do adulto, como a solidão e a exclusão decorrentes da infância podem ter consequências graves durante a adolescência. Um tema que tem merecido muita atenção nos últimos anos é o da violência e dos tiroteios nas escolas.

Quando excluídos dos seus pares, os jovens podem sentir-se isolados e afastar-se ainda mais das pessoas que os rodeiam. Este comportamento pode ter origem na ansiedade social, na depressão, na baixa autoestima e na solidão que se sente ao ser excluído. O afastamento que algumas crianças demonstram pode exacerbar ainda mais a sua exclusão dos grupos e pode despoletar sentimentos de agressão (Bowker, Markovic, Cogswell, & Raja, 2011). Da mesma forma, quando a necessidade de inclusão não é satisfeita, podem ser iniciados comportamentos proactivos para satisfazer essa necessidade. Muitas vezes, os comportamentos proactivos são canalizados através da agressão e de tendências anti-sociais (Chiffriller & Kangos, 2014).

Quando a agressão é praticada na escola, pode assumir muitas formas, desde discussões a bullying e lutas. Embora os tiroteios na escola sejam raros, os indivíduos que participam nesses actos devastadores apresentam deficiências no funcionamento executivo e na maturidade social, além de terem uma má gestão da raiva e capacidades de lidar com a situação (Flores de Apodaca, Brighton, Perkins, Jackson, & Steege, 2012). Outro estudo concluiu que os indivíduos perpetradores se sentiam tão desengajados e excluídos da sociedade que agiram de forma violenta para desencadear uma resposta que obrigou uma comunidade a reunir-se e a fazer o luto em conjunto (Warnick, Johnson, & Rocha, 2010). O facto de a comunidade se reunir incutiu um sentimento de inclusão entre os seus membros, algo que o indivíduo excluído poderá nunca ter sentido.

Para aprofundar a ligação entre o isolamento social e a violência escolar, seria benéfico analisar a forma como alguns programas estão a tentar implementar intervenções para prevenir tais actos. A Alemanha tem sofrido muitos tiroteios em escolas e tomou medidas para detetar sinais de alerta. Num programa em particular, os professores são formados para identificar factores de risco, especificamente alunos que demonstram isolamento ou exclusão social (Leuschner, Bondu, Schroer-Hippel, Panno, Neumetzler, Fisch, Scholl, & Scheithauer, 2011). A ênfase nas interações sociais e no seu efeito sobre o bem-estar dos alunos pode ajudar a aliviar quaisquer sentimentos negativos, mas pode ser mais eficaz tomar essas medidas numa fase precoce da vida das crianças, quando são expostas pela primeira vez à exclusão.

Discussão

As interações sociais nas crianças pequenas podem ajudar a moldar as suas personalidades e fornecer-lhes as competências necessárias para prosperar na sociedade. Enquanto seres sociais que necessitam de interação humana, a exclusão pode ser debilitante e prejudicar a saúde pessoal e geral (Prilleltensky, 2010). As crianças desenvolvem-se significativamente à medida que entram nos círculos sociais e aprendem a interagir com os outros. Sem apoio adequado para construir relacionamentos, elas podem experimentar sentimentos de solidão que podem levar a problemas de conduta e outros problemas com seus pares (Devi, Vermar, & Shekhar, 2013). Compreender a forma como as crianças se desenvolvem socialmente e como formam ideias sobre si próprias no seio de grupos e individualmente pode ajudar a informar práticas que possam ir ao encontro das necessidades daqueles que são excluídos. Ajudar os indivíduos desde tenra idade a compreender que são importantes e incutir-lhes essa ideia à medida que envelhecem pode ajudar a aliviar quaisquer sentimentos de agressão que possam conduzir à violência. A prevenção precoce da exclusão e do isolamento pode desempenhar um papel significativo no desenvolvimento saudável das crianças na idade adulta.

Conclusão

Um sentimento de pertença e de companheirismo é fundamental para levar uma vida social saudável e feliz. Com as provas que mostram que o isolamento social está ligado a uma maior mortalidade, é imperativo que a saúde pública e a medicina comunitária tomem medidas para garantir que estejam disponíveis iniciativas e serviços para ajudar os indivíduos a construir um sistema de apoio social positivo (Pantell, Rehkopf, Jutte, Syme, Balmes, & Adler, 2013). Seria benéfico para todas as comunidades se os indivíduos se sentissem ligados uns aos outros e se preocupassem com o bem-estar uns dos outros. Para o conseguir, são necessárias intervenções precoces com crianças pequenas para promover um sentido de pertença, objetivo, ligação emocional partilhada e apoio (Sayer, Beaven, Stringer, & Hermana, 2013).

Referências

Abrams, D., Rutland, A., Pelletier, J., & Ferrell, J.M. (2009). Children's group nous: Understanding and applying peer exclusion within and between groups. *Child Development*, 80(1), 224-243.

Bowker, J.C., Markovic, A., Cogswell, A., & Raja, R. (2011). Efeitos moderadores da agressão nas associações entre subtipos de retraimento social e dificuldades dos pares durante o início da adolescência. *Journal of Youth Adolescence*, 41, 995-1007. doi: 10.1007/s10964-011- 9712-0.

Cacioppo, J.T. & Hawkley, L.C. (2009). Perceived social isolation and cognition (Isolamento social percebido e cognição). *Tendências em Ciências Cognitivas*, 13(10), 447-454. Recuperado de http://www.ncbi.nlm.nih.gov/pmc/articles/PMC2752489/.

Cacioppo, J.T., Hawkley, L.C., Norman, G.J., & Berntson, G.G. (2011). Social isolation (Isolamento social). *Annals of the New York Academy of Sciences*, 1231(1), 17-22. Retrieved from http://www.ncbi.nlm.mh.gov/pmc/articles/PMC3166409/#!po=2.77778.

Cacioppo, J.T., Norris, C.J., Decety, J., Monteleone, G., & Nusbaum, H. (2009). In the eye of the beholder: As diferenças individuais na perceção do isolamento social predizem a ativação cerebral regional a estímulos sociais. *Journal of CognitiveNeuroscience*, 21(1), 83-92. Recuperado de http://www.ncbi.nlm.mh.gov/pmc/articles/PMC2810252/?escaped frag ment=po=10.7 %20143# ffn sectitle.

Chiffriller, S.H. & Kangos, K.A. (2014). As reacções das crianças quando ignoradas e rejeitadas: Um segundo olhar. *Revista Norte-Americana de Psicologia*, 16(2), 241-252.

Cornwell, E.Y. & Waite, L. J. (2009). Social disconnectedness, perceived isolation, and health Among older adults. *Journal of Health and Social Behavior*, 50(1), 31-48. Recuperado de http://www.ncbi.nlm.nih.gov/pmc/articles/PMC2756979/.

Devi, R., Verma, N., & Shekar, C. (2013). Exploring strengths, difficulties, and loneliness among children living in socioeconomically deprived environment (Explorando forças, dificuldades e solidão entre crianças que vivem em ambientes socioeconomicamente desfavorecidos). *Journal of Indian Association for Child Adolescent Mental Health*, 9(2), 26-42.

Fanger, S.M., Frankel, L.A., & Hazen, N. (2012). Exclusão de pares nas brincadeiras de crianças em idade pré-escolar: Naturalistic observations in a playground setting. *Merrill-Palmer Quarterly*, 58(2), 224-254.

Flores de Apodaca, R., Brighton, L.M., Perkins, A.N., Jackson, K.N., & Steege, J.R. (2012). Caraterísticas das escolas em que ocorrem tiroteios fatais. *Psychological Reports*, 110(2), 363-377. doi: 10.2466/13.16.PRO.110.2.363-377.

Hawes, D.J., Zadro, L., Fink, E., Richardson, R., O'Moore, K., Griffiths, B., Dadds, M.R., & Williams, K.D. (2012). Os efeitos do ostracismo de pares nos processos cognitivos das crianças. *European Journal of Developmental Psychology*, 9(5), 599-613. doi: 10.1080/17405629. 2011. 638815.

Linha da vida. (2010). Loneliness & isolation (Solidão e isolamento). Recuperado de http s: //www. lifeline .org. au/ Get-H elp/F acts--- Information/Loneliness/Loneliness-and- Isolation.

Lohre, A., Kvande, M.N., Hjemdal. O., & Lillefjell, M. (2014). Uma perspetiva de dois anos: Quem pode aliviar o fardo da solidão das raparigas na escola? *Child and Adolescent Psychiatry and Menal Health*, 8(10), 1-16. doi: 10.1186/1753-2000-8-10.

Leuschner, V. Bondu, R., Schroer-Hippel, M., Panno, J., Neumetzler, K., Fisch, S., Scholl, J., & Scheithauer, H. (2011). Prevenção da violência homicida nas escolas da Alemanha: O projeto de fuga de Berlim e o projeto de redes contra o tiroteio em escolas (NETWASS). *New Diretions for Youth Development*, 129, 61-78. doi: 10.1002/yd

Nesdale, D. & Lawson, M.J. (2011). Grupos sociais e atitudes intergrupais das crianças: Can School norms moderate the effects of social group norms? *Child Development*, 82(5), 1594-1606. doi: 10.1111/j.1467-8624.2011.01637.x.

Pantell, M., Rehkopf, D., Jutte, D., Syme, L., Balmes, J., & Adler, N. (2013). Isolamento social: Um preditor de mortalidade comparável aos factores de risco clínicos tradicionais. *American Journalof Public Health*, 103(11), 2056-2062.

Patient.co.uk. (2013). Isolamento social: Como ajudar os doentes a sentirem-se menos sós. Retrieved from http://www.patientco.uk/doctor/social-isolation- how-to-help-patients-be-less-lonely.

Prilleltensky, I. (2010). Bem-estar da criança e inclusão social: Valores para a ação. *American Journal of Community Psychology*, 46, 238-249. doi: 10.1007/s10464-010-9318-9.

Richards, C. (2014). Teoria das ciências sociais e comportamentais. [Slides do Powerpoint]. Recuperado de Sakai.

Sayer, E., Beaven, A., Stringer, P., Hermena, E. (2013). Investigando o senso de comunidade em escolas primárias. *Psicologia da Educação e da Criança*, 30(1), 9-25.

Teo, A.R., Choi, H.J., & Valenstein, M. (2013). Relações sociais e depressão: Acompanhamento de dez anos de um estudo nacionalmente representativo. *PLoS ONE*, 8(4), e62396. doi: 10.1371/journal.pone.0062396.

Faculdade de Medicina da Universidade da Pensilvânia (2014). Apoio social.

Obtido em https://www.med.upenn.edu/hbhe4/part3-ch9-key- constructs-social-support.shtml.

Waechter, R. (2014). Fundamentos e princípios da saúde mental comunitária. [Slides do Powerpoint]. Recuperado de Sakai.

Warnick, B.R., Johnson, B.A., & Rocha, S. (2010). Tragédia e o significado dos tiroteios em escolas. *Teoria da Educação*, 60(3), 371-390. Witvliet, M., Brendgen, M., van Lier, P.A.C., Koot, H.M., & Vitaro, F. (2010). Sintomas depressivos no início da adolescência: Prediction from clique isolation, loneliness, and perceived social acceptance. *Journal of Abnormal Child Psychology*, 38, 1045-1056. Doi: 10/1007/s10802-010- 9426-x.

CAPÍTULO 12

Porque é que a procura nos serviços de urgência aumentou e o Efeitos deste crescimento: Uma revisão da literatura de 5 anos

Resumo

Os serviços de urgência são portas de entrada únicas para a prestação de cuidados de saúde nos Estados Unidos. Atualmente, desempenham um papel crucial na prestação de cuidados agudos e de internamento aos americanos. Nos últimos 20 anos, os serviços de urgência registaram um aumento do volume total de doentes (Guss & Tolia, 2013). Durante um determinado ano, as visitas aos serviços de urgência podem aumentar entre 3% e 6% ao ano (Unger, 2014). Hing & Bhuiya (2012) e o Centro de Controlo e Prevenção de Doenças (2012) determinaram que, durante o período de 1999 a 2009, o volume de doentes dos serviços de urgência aumentou 32%. Este aumento da procura de cuidados de saúde pode dever-se a uma série de factores, que incluem o aumento das consultas devido a situações não urgentes (American College of Emergency Physicians, 2008), o aumento do número de consultas com médicos de cuidados primários (Kamali, Jain, Jain, & Schneider, 2013), o aumento do número de doentes que recebem benefícios de seguro ao abrigo do Affordable Care Act (Marco et al. 2012), ou a redução do pessoal do departamento (Wai, Chor, Lee, Sittambunka, Graham, & Rainer, 2009). Com o aumento da quantidade de doentes, os serviços de urgência registaram também um aumento radical dos tempos de espera dos seus doentes nos serviços de urgência. Com este aumento dos tempos de espera nos Serviços de Urgência, tal pode, em última análise, conduzir a resultados adversos, como o aumento do tempo de permanência dos doentes (LOS) (Nippak et al. 2014), o aumento da mortalidade dos doentes (Plunkett, Byrne, Breslin, Bennet, & Silke, 2011) ou a diminuição da satisfação dos doentes (Tekwani, Kerem, Mistry, Sayger, & Kulstad, 2013). Esta revisão da literatura examinará as causas pelas quais os departamentos de emergência estão a registar um aumento do volume de doentes e os efeitos que isso tem na experiência do doente no departamento de emergência; especificamente, no que diz respeito ao aumento dos tempos de espera dos doentes, ao aumento do tempo de permanência dos doentes, ao aumento da mortalidade dos doentes e à diminuição da qualidade dos cuidados.

Introdução

A Federação Internacional de Medicina de Emergência define a Medicina de Emergência como "um campo de prática baseado no conhecimento e nas competências necessárias para a prevenção, o diagnóstico e a gestão de aspectos agudos e urgentes de doenças e lesões que afectam pacientes de todas as faixas etárias com um espetro completo de distúrbios físicos e comportamentais indiferenciados episódicos; engloba ainda uma compreensão do desenvolvimento de sistemas médicos de emergência pré-hospitalares e intra-hospitalares e das competências necessárias para esse desenvolvimento" (Totten & Bellou, 2013).

Os serviços de urgência têm sido o destino de eleição para muitas doenças agudas e crónicas. Estas doenças incluem, mas não se limitam a, traumas graves, ataques cardíacos, acidentes vasculares cerebrais, ossos partidos, lacerações e doenças mentais (Griffith et al., 2012). Os departamentos de emergência nos Estados Unidos atendem uma grande variedade de pacientes e desempenham o papel de uma rede de segurança para os indivíduos. Cada nível da classe socioeconómica está representado na utilização dos serviços de urgência.

Os departamentos de emergência também se tornaram um dos principais contribuintes para as admissões hospitalares nos hospitais dos Estados Unidos. Os departamentos estão também a tornar-se o local de realização de exames complicados a doentes com sintomas problemáticos. Além disso, apesar dos esforços recentes para reforçar os cuidados primários, a principal razão pela qual os serviços de urgência registaram um afluxo de doentes é a rapidez com que são atendidos em comparação com os seus consultórios médicos de cuidados primários (Morganti et. Al, 2013).

Durante os últimos 20 anos, os serviços de urgência registaram um aumento dramático do número total de visitas de doentes atendidos anualmente. Entre os anos de 1999 e 2009, o volume de doentes aumentou 32% (Hing & Bhuiya, 2012). De acordo com o Centro de Controlo de Doenças e Medicina Preventiva (2014), em 2010, o número total de visitas de doentes a todos os departamentos de emergência dos Estados Unidos aumentou para 129,8 milhões por ano. Isto representa um enorme dilema com a diminuição do número de camas nos hospitais e nas salas de emergência.

A. História dos serviços de urgência

Para se ter uma visão correta do que é um Serviço de Urgência hoje em dia, é importante reconhecer onde a Medicina de Urgência tem as suas raízes. Nos últimos 50 anos, a Medicina de Emergência tem-se desenvolvido em muitos países na esperança de ser o último recurso para os doentes que necessitam urgentemente de cuidados médicos, quer se trate de uma situação emergente ou urgente. Após a Segunda Guerra Mundial, os serviços de urgência começaram a desenvolver-se em cidades com populações crescentes. Com este aumento da população, o número de doentes médicos também aumentou. Os hospitais no estrangeiro não estavam equipados para gerir tal afluxo de doentes e, como resultado, nos anos 60 assistiu-se a um aumento dos sistemas improvisados e não regulamentados. Estas abordagens foram desenvolvidas com serviços como os bombeiros, os voluntários e os cangalheiros para dar resposta ao afluxo de doentes nas cidades. Também durante este período, os médicos equipavam as ambulâncias, enquanto outros voluntários tinham pouca formação ou não estavam qualificados para cuidar destes doentes (Shah, 2006).

Em 1961, o Dr. James Mills, Jr. e três dos seus colegas aventuraram-se e criaram uma clínica de Medicina de Emergência a tempo inteiro em Alexandria, Virgínia. Isto abriu as portas de uma especialidade nova e em evolução no campo da medicina. No final da década de 1960, centenas de médicos de emergência exerciam a sua atividade em todos os EUA (Zink, 2005). Ao longo das décadas de 1970, 80 e 90, os serviços de urgência começaram a desenvolver-se em todos os EUA, com a contratação de pessoal para cobertura a tempo parcial por médicos da comunidade e agentes de alojamento, até à cobertura a tempo inteiro, 24 horas por dia, 7 dias por semana, por médicos com formação especializada, para cuidar de casos emergentes ou urgentes (Kellerman & Martinez, 2011). Desde a década de 1990, as visitas dos doentes aos serviços de urgência nos EUA têm registado um aumento constante e o número total de serviços de urgência diminuiu. No entanto, o número de doentes sem seguro aumentou para mais de 46 milhões em 2008 (Tang, Stein, Hsia, Maselli, & Gonzales, 2011).

B. Razões para o aumento do volume de doentes nos serviços de urgência

São vários os factores que contribuíram para o aumento do número de doentes que recorrem anualmente aos serviços de urgência. O aumento da população das cidades, a imigração e os "cuidados de saúde gratuitos" são apenas alguns deles. No entanto, os mais importantes, de acordo com o investigador, incluem o aumento da utilização de referências de médicos de cuidados primários, o aumento do número de indivíduos que estão segurados em resultado da lei dos cuidados acessíveis e, finalmente, a utilização incorrecta dos serviços de urgência.

Entre 2001 e 2008, as visitas aos serviços de urgência aumentaram a uma frequência que foi o dobro da taxa de crescimento da população (Kharbanda et al., 2013). No mesmo período, foram encerradas 198 000 camas nos EUA. Com o aumento da procura de cuidados por parte dos doentes e a diminuição do número de camas para os colocar, os serviços de urgência começaram a sentir a pressão dos doentes que necessitavam de cuidados (Kharbanda et al., 2013). Os doentes não estavam a receber os serviços adequados de que necessitavam, tinham de esperar horas e horas para ver um médico e alguns doentes saíam sem serem vistos. 173

Cada um destes factores contribuiu para o aumento do número de doentes atendidos nos serviços de urgência e para o aumento dos tempos de espera nos serviços.

Referências de médicos

Um estudo recente revela que mais de 80% dos médicos dos serviços de urgência referem que as visitas dos doentes aumentaram nos respectivos serviços (American College Emergency Physicians, 2011). Dentro deste grupo de médicos, 97% referem tratar diariamente doentes que foram encaminhados pelo seu próprio médico de cuidados primários (American College Emergency Physicians, 2011). Além disso, mesmo com uma baixa acuidade ou gravidade do seu problema médico, os doentes estão dispostos a esperar no Serviço de Urgência para ver um médico. Isto permite que os doentes consultem um médico e recebam tratamento no mesmo dia, em vez de marcarem uma consulta com o seu médico de cuidados primários e esperarem um determinado período de tempo para o ver (Kamali, Jain, Jain, & Schneider, 2013). Este facto contribuiu significativamente para o aumento do volume de doentes.

Lei dos Cuidados Acessíveis

Há um misto de emoções com o recém-lançado Affordable Care Act, que permitirá que milhões de americanos obtenham finalmente um seguro de saúde e possam aceder a cuidados de saúde quando necessário (Antos, 2013). A promulgação desta lei poderá levar os serviços de urgência dos Estados Unidos a uma situação mais grave do que a registada anteriormente. Os estrategas especulam que este facto irá provocar um aumento do número de doentes que necessitam de ser atendidos por médicos de cuidados primários, uma maior sobrecarga dos serviços de urgência, uma maior insatisfação dos doentes e uma diminuição da qualidade dos cuidados recebidos pelos indivíduos (Filson, Hollingsworth, Skolarus, Clemens, & Hollenbeck, 2011). Apesar do aumento das receitas que esta medida trará para os hospitais, poderá também conduzir a 174
uma carga de trabalho mais pesada para todos os empregados no departamento e poderia possivelmente levar a burnouts. Mais importante ainda, isto pode levar a uma diminuição do nível de cuidados e/ou a um aumento da mortalidade dos doentes (Galarraga & Pines, 2013). De acordo com o American College of Emergency Physicians (2014), prevê-se que as salas de emergência fiquem cheias de doentes desde a entrada em vigor da nova lei Affordable Care Act. Numa sondagem recente realizada pelo American College of Emergency Physicians, verificou-se que 86% dos médicos inquiridos afirmam que as consultas de urgência irão aumentar nos próximos 3 anos devido à nova lei. Mais de 75% dos médicos também afirmaram que os seus departamentos não estão adequadamente preparados para lidar com um tal aumento da procura por parte dos doentes. No curto espaço de tempo em que a Affordable Care Act esteve em vigor, um determinado hospital do Kentucky registou um grande aumento nas visitas às Urgências. O Norton Hospital registou um aumento de 12% logo no primeiro mês de funcionamento do Affordable Care Act (Unger, 2014). Não só estão a assistir a este aumento de doentes, como também estão a assistir à falta de prestadores de cuidados de saúde no seu hospital para prestar cuidados aos seus doentes (Unger, 2014). Este é apenas um hospital que está a sentir os efeitos da nova lei e é seguro especular que mais departamentos também estão a sentir este efeito.

Utilização inadequada dos serviços de urgência

Nos Estados Unidos, uma grande parte dos doentes dos serviços de urgência é tratada por doenças não urgentes. Esta utilização incorrecta dos serviços conduz a despesas de saúde excessivas, a testes e tratamentos desnecessários e a uma pior relação entre o doente e o médico de cuidados primários (Uscher-Pines, Pines, Kellerman, Gillen, & Mehrotra, 2013). De acordo com Durand et. al (2012), as razões pelas quais os doentes optam por se dirigir ao Serviço de Urgência durante qualquer evento que justifiquem como uma situação de urgência ou emergência devem-se ao facto de não terem o processo de tomada de decisão adequado. Este estudo centrou-se na perceção que os doentes têm dos serviços de urgência e do seu comportamento. A única forma de evitar esta situação é desenvolver um processo de tomada de decisão para os doentes não programados e estes doentes específicos terão de ser objeto de uma investigação aprofundada.

Outra razão para que os serviços de urgência sejam utilizados de forma inadequada é a oportunidade em que os médicos de cuidados primários cumprem as suas horas de expediente para ver os doentes. Quando a maioria das pessoas está a trabalhar, é nesta altura que os médicos de cuidados primários atendem os doentes. As pessoas não estão dispostas a abdicar de um dia de trabalho ou de algumas horas para consultar o seu médico, pelo que se dirigem ao Serviço de Urgência no final do dia de trabalho, pois é mais conveniente para elas (O'Malley, 2013).

C. Efeitos do aumento do volume de ED

Muitos serviços de urgência consideram o tempo de espera, o tempo de tratamento e o tempo de embarque como as principais fases dos cuidados. Estes departamentos também consideram o tempo de atendimento como uma medida da eficiência do serviço de urgência e do hospital. No entanto, o aumento do número total de doentes pode dificultar estas medições. O aumento do volume de doentes que acedem aos serviços de urgência tem um efeito sobre estas caraterísticas fundamentais da experiência do doente no serviço. Os doentes estão a passar mais tempo à espera dos seus serviços; por conseguinte, a duração da estadia é mais longa. Com o aumento da duração da estadia, o risco de mortalidade dos doentes também aumenta. Por fim, todas estas combinações podem afetar a satisfação do doente com a sua experiência no serviço.

Aumento dos tempos de espera

Os tempos de espera nos serviços de urgência podem ter uma influência significativa, tanto positiva como negativamente, na satisfação dos doentes (Parker & Marco, 2013). Quanto mais longa for a espera do doente, maior será a sua insatisfação com os cuidados prestados (Parker & Marco, 2013). Durante o período de 2003 a 2009, os tempos de espera nos serviços de urgência aumentaram nos Estados Unidos num total de 25% (Hing & Bhuiya, 2012). O tempo médio de espera nos serviços de urgência nos Estados Unidos aumentou para 58 minutos em 2009, em comparação com 46 minutos em 2003 (Hing & Bhuiya, 2012). Com este aumento do tempo de espera, é mais um desafio para os departamentos atenderem mais doentes com o mesmo número de funcionários ou com a falta deles devido a questões orçamentais. Espera-se que os funcionários aumentem a sua carga de trabalho para absorver e tratar mais doentes durante os seus turnos. Ao mesmo tempo, isto provoca uma elevada taxa de rotação e de esgotamento entre os membros do pessoal.

Aumento da duração do internamento

Os doentes que esperam muito tempo pela conclusão dos seus serviços têm uma relação direta com o tempo total de internamento. Esta duração da estadia não se limita apenas à estadia nos serviços de urgência. De acordo com Singer, Thode, Viccellio e Pines (2011), o tempo médio de internamento hospitalar também registou um aumento com o tempo de embarque. Este tempo de internamento aumentou de 5,6 dias para os doentes que permaneceram no Serviço de Urgência durante menos de 2 horas para 8,7 dias para os que estiveram internados no Serviço de Urgência durante mais de 24 horas. Este aumento permanece óbvio depois de controladas as condições de comorbilidade e outros factores. A partir deste estudo, pode assumir-se que existe uma associação entre a mortalidade hospitalar e o tempo de internamento hospitalar com a urgência.

Tempos de espera nos serviços. A sobrelotação também ameaça a capacidade dos profissionais de saúde para prestarem cuidados adequados e atempados aos doentes (Felton, Reisdorff, Krone, & Laskaris, (2011).

Aumento da mortalidade dos doentes

Para além do aumento do tempo de permanência, um aumento do tempo de espera no Serviço de Urgência também aumenta o risco de mortalidade do doente (Richardson, 2006). Os longos tempos de espera no Serviço de Urgência podem ter um efeito adverso nos resultados dos doentes, quer se trate dos cuidados recebidos ou da sua saúde após a estadia no Serviço de Urgência. Um estudo realizado em Ontário, no Canadá, investigou o facto de os longos tempos de espera nos serviços de urgência estarem associados a um aumento da mortalidade. De acordo com Richardson (2006), o seu estudo confirma que um maior tempo de espera no Serviço de Urgência aumenta a probabilidade de mortalidade dos doentes em 10 dias. Após uma investigação mais aprofundada, depois de controlar os factores de confusão, tais como efeitos sazonais, de turno ou de dia da semana, isto equivaleu a cerca de 13 mortes por ano. O seu estudo concluiu que o aumento dos tempos de espera atrasa cada fase do tratamento, desde a avaliação inicial até à decisão final sobre a conveniência do internamento ou da alta (Richardson, 2006).

O internamento de doentes também está relacionado com o aumento da mortalidade dos doentes. Quando os hospitais estão cheios até à sua capacidade máxima, os supervisores dos hospitais confiam nos serviços de urgência para amortecer e assumir a responsabilidade por estes doentes que aguardam camas de internamento. Este facto também está associado a um aumento da mortalidade dos doentes. De acordo com Singer, Thode, Viccellio e Pines (2011), a mortalidade aumentou com o aumento do tempo de embarque dos doentes. Esse risco aumentou de 2,5% nos pacientes embarcados há menos de 2 horas para 4,5% nos pacientes que estavam embarcados há 12 horas ou mais.

Diminuição da satisfação dos doentes

A satisfação do doente é considerada um dos indicadores mais importantes da qualidade dos cuidados que um doente recebe enquanto está presente no Serviço de Urgência. Existe também uma relação forte e inversa entre os tempos de espera em ambientes de cuidados ambulatórios e a satisfação dos doentes (Michael, Schaffer, Egan, Little, & Pritchard, 2013). A medição dos índices de satisfação dos doentes desempenha um papel cada vez mais importante na tendência crescente para que os prestadores de cuidados de saúde assumam a responsabilidade pelos cuidados que os seus doentes recebem (Soleimanpour et. al, 2011). De acordo com a Press Graney Associates (2009), o serviço de urgência é a porta de entrada para mais de metade de todas as admissões no hospital nos Estados Unidos. Este facto tem vindo a sobrecarregar estas instalações com a crescente procura dos seus serviços (Soleimanpour et. al, 2011).

Discussão

O objetivo desta revisão da literatura era analisar artigos que detalhassem a razão pela qual os Serviços de Urgência estão a assistir a um afluxo do número de doentes e quais os efeitos que isso tem nos respectivos serviços. Através do processo de realização desta revisão, o investigador conseguiu encontrar provas suficientes do motivo pelo qual o número de doentes do Serviço de Urgência aumentou e de que forma isso afecta o serviço. O revisor encontrou artigos de investigação qualitativos e quantitativos e aplicou-os a esta revisão.

Conclusão

Os resultados desta revisão da literatura sugerem que os Serviços de Urgência não só desempenham um papel significativo na prestação de serviços de saúde a todos os que deles necessitam, como também têm sido usados e abusados nos últimos 20-30 anos. É importante que todos reconheçam as razões para o aumento do número de doentes nos serviços de urgência e os efeitos que esse aumento tem nestes serviços. Quando o número de doentes aumenta devido a uma tradição crescente de médicos de cuidados primários que encaminham os seus doentes, ou a uma nova lei que está a surgir, ou a uma utilização incorrecta destes serviços, os doentes têm de reconhecer estas razões e os efeitos que têm sobre esse departamento específico. Além disso, os doentes também têm de ver a qualidade dos cuidados que estão a receber e os resultados desses doentes.

Referências

Colégio Americano de Médicos de Emergência. (2011). As visitas de emergência estão a aumentar, segundo uma nova sondagem; muitos pacientes são encaminhados por médicos de cuidados primários. Recuperado em 29 de junho de 2014, de:http://www.acep.org/Content.aspx?id=78646

Colégio Americano de Médicos de Emergência. (2014). Visitas de emergência aumentam desde a implementação da Lei de Cuidados Acessíveis. Recuperado em 2 de julho de 2014, de http://newsroom.acep.org/2014-05-21-ER-Visits-Up-Since- Implementation-Of-Affordable-Care-Act

Antos, J. (2013). Não está pronto para o horário nobre. O Affordable Care Act não vai resolver os nossos problemas de seguro de saúde. *Modern Healthcare*, *43*(42), 25.

Centros de Controlo e Prevenção de Doenças. (2014). Emergency DepartmentVisits.Retrievedfromhttp://www.cdc.gov/nchs/fastats/emergency-department.htm

Durand, A., Palazzolo, S., Tanti-Hardouin, N., Gerbeaux, P., Sambuc, R., & Gentile, S. (2012). Pacientes não urgentes em departamentos de emergência: consumidores racionais ou irresponsáveis? Percepções de profissionais e pacientes. *BMC Research Notes*, 5525.

Felton, B., Reisdorff, E., Krone, C., & Laskaris, G. (2011). Superlotação do departamento de emergência e internação: um vislumbre do tempo em todo o estado. *Medicina de Emergência Académica: Official Journal Of The Society For Academic Emergency Medicine*, *18*(12), 13861391.

Filson, C., Hollingsworth, J., Skolarus, T., Clemens, J., & Hollenbeck, B. (2011). Reforma dos cuidados de saúde em 2010: transformar o sistema de prestação para melhorar a qualidade dos cuidados. *World Journal Of Urology*, *29*(1), 85-90.

Galarraga, J., & Pines, J. (2013). Mudanças antecipadas nos reembolsos para encontros do departamento de emergência ambulatorial dos EUA após a reforma da saúde. *Anais da Medicina de Emergência.* 63(4): 412-417.

Guss, D., & Tolia, V. (2013, 11 de junho). *Programa piloto usando telemedicina para diminuir os tempos de espera nas salas de emergência.* Recuperado de http://health.ucsd.edu/news/releases/Pages/2013-06-11-pilot- telemedicme-program-m-emergency-department.aspx

Guttmann, A., Schull, M., Vermeulen, M., & Stukel, T. (2011).
Associação entre tempos de espera e mortalidade a curto prazo e internamento hospitalar após a saída do serviço de urgência: estudo de coorte de base populacional de Ontário, Canadá. *BMJ (Clinical Research Ed.)*, *342* d2983.

Hing E, Bhuiya F. *Wait time for treatment in hospital emergency departments (Tempo de espera para tratamento nos serviços de urgência dos hospitais): 2009*. Resumo de dados do NCHS, n.º 102. Hyattsville, MD: Centro Nacional de Estatísticas da Saúde. 2012.

Kamali, M., Jain, M., Jain, A., & Schneider, S. (2013). Sala de espera do departamento de emergência: muitos pedidos, muitos segurados e muitos encaminhamentos de médicos de cuidados primários. *Jornal Internacional de Medicina de Emergência*, *6*(1), 35.

Kellermann, A., & Martinez, R. (2011). As Urgências, 50 anos depois. *The New England Journal Of Medicine*, *364*(24), 2278-2279.

Kharbanda, A., Hall, M., Shah, S., Freedman, S., Mistry, R., Macias, C., & ... Neuman, M. (2013). Variação na utilização de recursos em uma amostra nacional de departamentos de emergência pediátrica. *The Journal Of Pediatrics*, *163*(1), 230-236.

Marco, C., Moskop, J., Schears, R., Stankus, J., Bookman, K., Padela, A., Baine, J., & Bryant, E. (2012). A ética da reforma dos cuidados de saúde: impacto na medicina de emergência. *Medicina de Emergência Académica: Jornal Oficial da Sociedade de Medicina de Emergência Académica*, *19*(4), 461-468.

McHale, P., Wood, S., Hughes, K., Bellis, M., Demnitz, U., & Wyke, S. (2013). Quem usa os departamentos de emergência de forma inadequada e quando - um estudo transversal nacional usando um sistema de dados de monitoramento. *BMC Medicine*, 11; 258

Michael, M., Schaffer, S., Egan, P., Little, B., & Pritchard, P. (2013). Melhorar os tempos de espera e a satisfação dos pacientes nos cuidados primários.
Journal For Healthcare Quality: Publicação oficial da Associação Nacional para a Qualidade dos Cuidados de Saúde, *35*(2), 50-59.

Morganti, K., Bauhoff, S., Blanchard, J., Abir, M., Iyer, N., Smith, A., Vesely, J., Okeke, E., Kellerman, A. (2013). *The Evolving Role of Emergency Departments in the United States [O papel evolutivo dos departamentos de emergência nos Estados Unidos]*. Santa Monica: RAND.

Nipak, P., Isaac, W., Ikeda-Douglas, C., Marion, A., VandenBroek,. M. (2014). Existe uma relação entre o tempo de permanência do departamento e do paciente internado? *Jornal Canadiano de Medicina Rural*. 2014; 19(1).

O'Malley, A. (2013). O acesso fora de horas às práticas de cuidados primários está associado a uma menor utilização dos serviços de urgência e a menos necessidades médicas não satisfeitas. *Health Affairs (Projeto Esperança)*, *32*(1), 175-183.

Parker, B., & Marco, C. (2014). Tempo de permanência no departamento de emergência: precisão das estimativas dos pacientes. *The Western Journal Of Emergency Medicine*, *15*(2), 170-175.

Plunkett, P., Byrne. D., Breslin, T., Bennett, K., & Silke, B. (2011). Os tempos de espera cada vez maiores são um indicador do aumento da mortalidade. *Jornal Europeu de Medicina de*

Emergência. 2011 agosto; 18(4): 192-196.

Shah, M. (2006). The Formation of the Emergency Medical Services System (A Formação do Sistema de Serviços de Emergência Médica). *American Journal of Public Health,* 96(3): 414-423.

Singer, A., Thode, H., Viccellio, P., & Pines, J. (2011). The association between length of emergency department boarding and mortality. *Medicina de Emergência Académica: Jornal Oficial da Sociedade de Medicina Académica de Emergência, 18*(12), 1324-1329.

Soleimanpour, H., Gholipouri, C., Salarilak, S., Raoufi, P., Vahidi, R., Rouhi, A., & ... Soleimanpour, M. (2011). Inquérito de satisfação dos pacientes do serviço de urgência no Hospital Imam Reza, Tabriz, Irão. *Jornal Internacional de Medicina de Emergência*, 42.

Tang, N., Stein, J., Hsia, R., Maselli, J., & Gonzales, R. (2010). Tendências e caraterísticas das visitas ao departamento de emergência dos EUA, 1997-2007. *JAMA: The Journal Of The American Medical Association, 304*(6), 664-670.

Taylor, M. (2011). Rescuing the ED. *Hospitals & Health Networks / AHA, 85*(5), 27.

Tekwani, K., Kerem, Y., Mistry, C., Sayger, B., & Kulstad, E. (2013). A lotação do departamento de emergência está associada a escores de satisfação reduzidos em pacientes que recebem alta do departamento de emergência. *Jornal Ocidental de Medicina de Emergência.* fevereiro de 2010; 14(1): 11-15.

Totten, V., & Bellou, A. (2013). Desenvolvimento da medicina de emergência na Europa. *Medicina de emergência académica: Jornal Oficial da Sociedade de Medicina de Emergência Académica, 20*(5), 514-521.

Unger, L. (2014, 16 de junho). ERs vendo aumento de pacientes sob Obamacare. *O Courier Journal.*

Uscher-Pines, L., Pines, J., Kellermann, A., Gillen, E., & Mehrotra, A. (2013). Visitas ao departamento de emergência para condições não urgentes: revisão sistemática da literatura. *The American Journal Of Managed Care, 19*(1), 47-59.

Wai, A., Chor, C., Lee, A., Sittambunka, Y., Graham, C., & Rainer, T. (2009). Analysis of Trends in Emergency Department Attendances, Hospital Admissions and Medical Staffing in Hong Kong University Hospital: 5-year Study. *Revista Internacional de Medicina de Emergência.* setembro de 2009; 2(3): 141.148.

Zink, B. (2005). Uma breve história do treinamento de residência em medicina de emergência. Retrieved on June20,2014fromhttp://www.emra.org/resources/emra-history/a-brief-history-of-emergency-me dicine-re si dency - training/

CAPÍTULO 13

Dieta e saúde mental

Resumo

O regime alimentar afecta a saúde mental e a saúde mental afecta o regime alimentar. A alimentação desempenha um papel fundamental na saúde humana em geral e um papel muito direto na saúde mental. Há muitas doenças diferentes que ocorrem como resultado de uma alimentação deficiente e muitas destas doenças afectam ou alteram a saúde mental também. Cada grupo etário, desde os bebés até aos idosos, é muito afetado pelo tipo de alimentação que têm. A investigação atual procura compreender melhor as diferentes ligações entre a alimentação e a saúde mental e o que pode ser feito para melhorar a saúde mental. Uma alimentação saudável pode levar a uma melhor saúde mental e a uma diminuição do risco de doença, enquanto uma alimentação pouco saudável tem geralmente o efeito oposto (Jacka, 2011).

Introdução

Em todo o mundo, milhões de pessoas sofrem de doenças mentais em diferentes graus. É quase impossível estimar o número exato de pessoas afectadas por doenças mentais em todo o mundo, uma vez que muitos países estão mal equipados para diagnosticar e muito menos para tratar os casos existentes. A saúde mental tem um impacto direto na saúde física, pelo que constitui uma grande preocupação para a saúde pública. A ansiedade e a depressão, por exemplo, estão entre as perturbações mentais mais comuns e encontram-se frequentemente associadas à progressão da doença (Solty, 2012).

Compreender o papel que a alimentação desempenha na saúde mental é essencial para o tratamento de doenças. Muitas doenças são agravadas devido a uma saúde mental deficiente, e estes factores são frequentemente agravados por uma alimentação deficiente de forma cíclica (Hu, 2011). A saúde mental é afetada por muitas variáveis diferentes, e a alimentação é apenas uma delas, mas é uma variável que pode muitas vezes ser alterada ou modificada para promover uma melhor saúde. A atual prevalência de doenças mentais é esmagadora e, para a combater, é necessário encontrar novas abordagens para o tratamento das perturbações de saúde mental. As alterações alimentares e as políticas relativas a uma alimentação correta podem fazer parte de uma abordagem multidisciplinar ao tratamento das perturbações da saúde mental (Kazdin, 2011)

Introdução

A ansiedade e a depressão são as duas doenças mentais mais comuns no mundo, e ambas estão muitas vezes intimamente relacionadas com a dieta e as perturbações alimentares, tais como a anorexia, a bulimia e a obesidade (Jacka, 2011). A obesidade é uma das epidemias que mais cresce atualmente, afectando mais de 35% das pessoas que vivem nos Estados Unidos (Flegal,

2012). As pessoas que sofrem de obesidade sofrem frequentemente de muitas das comorbilidades associadas a esta doença, como o aumento do risco de doença arterial coronária, hipertensão arterial, diabetes, diminuição da mobilidade, aumento do estigma social, apneia do sono, depressão, ansiedade e muitas outras doenças (Vetter, 2010). Estas comorbilidades podem afetar a saúde individual, o que, por sua vez, tem um grande impacto no custo dos cuidados de saúde e na quantidade de tempo despendido na procura de cuidados adequados. A obesidade é uma doença complexa para a qual não existem respostas fáceis, uma vez que tem muitas causas e muitos factores contribuintes.

O aumento maciço de peso, ou obesidade, pode causar stress excessivo, o que pode levar à depressão. Ironicamente, muitos dos medicamentos utilizados para tratar a depressão e a ansiedade provocam um aumento maciço de peso em algumas pessoas (Uher, 2011). Este facto torna o tratamento de doentes obesos com depressão e ansiedade muito difícil e pode exigir vários ensaios de medicamentos para cada doente. Não existe um medicamento único para a depressão.

A obesidade é mais frequentemente causada por excessos alimentares, muitas vezes referidos como perda de controlo do apetite (Villarejo, 2014). A obesidade, tal como todas as perturbações alimentares, é fundamentalmente uma doença da mente. No entanto, nem sempre é tratada como tal, uma vez que muitos médicos preferem utilizar meios cirúrgicos ou medicinais para a tratar, em vez de meios psicológicos ou sociais (Schauer, 2012). Devido ao estigma social entre os próprios médicos, a obesidade não é muitas vezes vista como uma doença psicológica, em vez disso, é vista como uma escolha de estilo de vida, como fumar, e é, portanto, menosprezada (Suter, 2011). Esta atitude em relação aos pacientes obesos pode levar a cuidados desiguais ou inadequados.

Muitos médicos têm preconceitos em relação aos seus doentes obesos, sentindo que estes se estão a prejudicar a si próprios e que devem ser responsabilizados pelas suas condições, o que pode levar a cuidados desiguais em relação aos doentes com peso normal (Vitolins, 2012). O preconceito em relação à obesidade existe na comunidade médica, bem como na sociedade em geral. Esses fortes preconceitos causam estigmas, que promovem julgamentos injustos e tratamento inadequado para pessoas obesas. Estes estigmas podem fazer com que os doentes tenham uma fraca autoestima, uma menor autoestima e um sentimento de não se enquadrarem na sociedade. A obesidade é uma doença que carrega consigo um forte estigma social, apesar da prevalência esmagadora da doença (Lewis, 2011). Este estigma, como qualquer outro, pode ter efeitos muito prejudiciais para a saúde mental dos indivíduos.

Atualmente, a obesidade atinge proporções epidémicas entre as pessoas que sofrem de doenças mentais graves, mas muitas destas pessoas são deixadas de fora dos estudos sobre perda de peso por serem consideradas inaptas para o ensaio devido à sua doença mental (Daumit, 2013). Isto representa um problema grave, tendo em conta que muitas pessoas com doenças mentais sofrem de obesidade, e os estudos não se centram propositadamente nelas para diferentes métodos de tratamento. Os métodos de tratamento e a investigação têm de se concentrar nas pessoas com doença mental para os seus programas de perda de peso, para além das pessoas saudáveis. É importante que as pessoas obesas com doenças mentais sejam incluídas nos estudos sobre perda de peso e não sejam excluídas devido à sua doença mental. Esta distribuição desigual nos estudos sobre perda de peso leva à falta de planos de perda de peso adequados para os doentes mentais obesos.

As causas da obesidade são diversas e variam consoante as pessoas. Como parte de um mecanismo de sobrevivência, muitas pessoas recorrem à comida para lidar com o stress. Comer sob stress pode levar a resultados e hábitos de saúde muito pouco saudáveis, incluindo obesidade, diabetes e outras doenças (Sinha, 2013). A comida pode tornar-se um método de auto-medicação para lidar com o stress da vida. Embora nem todas as pessoas recorram à comida para lidar com o stress diário, muitas fazem-no. O stress pode apresentar-se de muitas formas e é diferente para cada pessoa. A menos que as pessoas aprendam a lidar positivamente com o stress, continuarão a ter problemas relacionados com a má alimentação. O tratamento deve começar ao nível da saúde mental.

Algumas pessoas, em particular as de baixo estatuto socioeconómico, sofrem diariamente grandes quantidades de stress nas suas vidas, sobre o qual têm pouco controlo. Devido ao stress quase constante, estas pessoas produzem quantidades excessivas de cortisol nos seus corpos como resposta ao stress, o que pode levar a um aumento da fome (Sarker, 2013). Esta fome extra leva frequentemente a más escolhas alimentares, como petiscar, comer tarde, horários inconsistentes para as refeições, porções maiores e muitas outras coisas normalmente associadas à obesidade. O estatuto socioeconómico também pode afetar as escolhas alimentares disponíveis e pode limitar muito o acesso a bons alimentos e a uma nutrição adequada, limitando as pessoas a opções de fast food ou a alimentos altamente calóricos (Clarke, 2011). As doenças relacionadas com o peso são extremamente prevalentes entre os doentes mentais, não só sob a forma de obesidade, mas também sob a forma de várias outras perturbações alimentares, como a bulimia, a anorexia, etc. (Smink, 2012). No entanto, cada perturbação do espetro das perturbações alimentares é única e acarreta consigo o seu próprio conjunto de comorbilidades e sintomas. Por exemplo, a anorexia e a bulimia estão ambas associadas a taxas mais elevadas de depressão, ansiedade e stress social, mas as taxas de suicídio são muito mais elevadas entre as pessoas que sofrem de bulimia do que de anorexia (Bodell, 2013). Verificou-se que as pessoas com perturbações alimentares têm taxas de mortalidade significativamente elevadas em comparação com a população normal (Arcelus, 2011).

A anorexia nervosa é uma doença caracterizada por pessoas que intencionalmente passam fome para alterar a sua aparência corporal, o que provoca muitas alterações fisiológicas prejudiciais que levam a taxas de mortalidade mais elevadas entre os doentes (Arcelus, 2011). Curiosamente, a anorexia nervosa tem sido associada a taxas inversas de cancros de tumores sólidos, indicando uma menor incidência em pessoas que sofrem desta doença (Tabarés, 2011). Embora a anorexia possa parecer o oposto da obesidade em muitos aspectos, é muito semelhante, uma vez que ambas lidam com o abuso de alimentos e o abuso do corpo humano. A anorexia tem sido glamourizada pela indústria da moda, levando muitas pessoas a associar magreza com felicidade ou sucesso (Syed-Abdul, 2013).

A anorexia causada por doenças em fim de vida, como o cancro e a senescência, é conhecida como caquexia. A caquexia é referida na literatura científica como uma doença debilitante e é frequentemente acompanhada de dor, depressão e fadiga (Laird, 2011). A caquexia pode limitar significativamente as capacidades das pessoas doentes e idosas, limitando-as muitas vezes às suas camas, incapazes de participar nas actividades diárias normais. Os doentes sentem uma redução do apetite causada pelo seu estado de doença e simplesmente não querem comer. Os seus corpos estão muitas vezes num estado de jejum, incapazes de obter os nutrientes adequados, e o sistema nervoso sofre em consequência disso, deixando os doentes com neuropatia, mialgia e mal-estar generalizado (MacDonald, 2012). Estas condições de fim de vida são extremamente difíceis e desgastantes e conduzem rapidamente à depressão e à ansiedade.

A bulimia, por outro lado, é uma doença caracterizada por excessos alimentares extremos, em que a pessoa come e bebe grandes quantidades, seguidos de períodos de vómito ou purga (Chan, 2014). A bulimia ocorre frequentemente em simultâneo com a anorexia em muitas pessoas. Trata-se de uma doença complexa que afecta o corpo de muitas formas prejudiciais. Tal como todas as perturbações alimentares, é sobretudo uma doença mental, e o tratamento envolve psicoterapia intensa e modificações comportamentais. Infelizmente, tal como todos os abusos do corpo humano, as consequências de uma perturbação alimentar como a bulimia podem ser devastadoras para toda a vida. Mesmo anos após o tratamento bem sucedido e a cessação da doença, os efeitos podem ser vistos, uma vez que podem afetar quase todos os sistemas do corpo, incluindo o coração, os pulmões, o sistema nervoso, a pele, etc. (Sernec, 2010).

Embora as perturbações alimentares sejam mais prevalentes entre as mulheres, há também muitos homens que sofrem destas perturbações. Os homens sofrem tanto de bulimia como de anorexia e, recentemente, da chamada manorexia (Monette, 2012). A manorexia refere-se à versão masculina da anorexia e pode ser frequentemente associada à necessidade de aumentar o tamanho dos músculos ou de ganhar volume. Em quase todas as perturbações alimentares, as percepções estão gravemente alteradas e a maior parte delas parece refletir a cultura pop atual e os modelos culturais de beleza. Como os homens não estão isentos de perturbações alimentares, também eles sofrem as doenças mentais associadas.

As dietas da moda tornaram-se uma parte da cultura pop que pode ser vista em quase todos os meios de comunicação social. As celebridades apoiam uma vasta gama de dietas, incluindo a dieta Atkins, a dieta Paleo, a dieta de jejum e muitas outras. Estas dietas são extremamente diversas e vão desde a eliminação de grupos alimentares inteiros até à contagem de calorias individuais. Apesar das grandes diferenças entre as diferentes dietas, todas elas pretendem os mesmos resultados básicos: um corpo mais magro, saudável e atlético. A ortorexia é o estado de doença que consiste na obsessão de comer alimentos saudáveis e evitar alimentos que não são considerados saudáveis (Monette, 2012).

A publicidade ajuda a promover dietas que não foram necessariamente testadas cientificamente e que podem ser extremamente eficazes (Cawley, 2013). Os meios de comunicação social retratam um corpo saudável como sendo um corpo magro, sem gordura visível e com músculos tonificados. A utilização de modelos ou porta-vozes de celebridades para vender técnicas, comprimidos ou programas de dieta não só é enganadora como deixa os consumidores com uma falsa noção do que é realmente saudável e do que é possível alcançar. Cada tipo de corpo é muito diferente e é difícil dar um ponto de referência exato do que é saudável. Este facto pode levar muitas pessoas a pensar que não são saudáveis e pode baixar a sua autoestima. Pode fazer com que outras pessoas sintam que precisam de atingir o seu peso ideal para serem amadas ou aceites pelos outros.

Os efeitos da dieta no corpo são extremamente diversos e dependem da dieta em questão. Por exemplo, as pessoas que aumentam muito a ingestão de proteínas através de dietas como a dieta Atkins ou a dieta Paelo podem ajudar a proteger-se contra a depressão, se forem do sexo masculino. No entanto, a mesma quantidade de ingestão de proteínas tem o efeito oposto nas mulheres e provoca, de facto, taxas mais elevadas de depressão (Wolfe, 2011).

Os nutricionistas e os médicos são formados para ajudar as pessoas a trabalharem no sentido de atingirem um peso saudável, mas muitos indivíduos iniciam os seus próprios programas de dieta sem primeiro consultarem um profissional de saúde. Isto pode levar as pessoas a ter expectativas irrealistas sobre o que a dieta pode fazer por elas, ou pode inadvertidamente causar doenças por falta de nutrientes adequados ou por excesso de exercício. As pessoas podem facilmente ficar obcecadas com a dieta e com o que acreditam ser a obtenção do seu corpo ideal, como é o caso das perturbações alimentares discutidas anteriormente. Mesmo uma dieta moderada pode causar alterações permanentes na neuroquímica do cérebro relacionada com o stress. As pessoas que experimentam muitas dietas diferentes são mais propensas a comer alimentos com elevado teor calórico quando expostas ao stress após a realização de uma dieta (Hutchinson, 2011).

Estudos recentes demonstraram que uma dieta adequada pode ser utilizada para ajudar a melhorar o humor de crianças e adolescentes, indicando que existe uma possível ligação direta entre o humor e a alimentação (Banasiewicz, 2013). A falta de uma dieta e nutrição adequadas num contexto agudo pode levar à hipoglicemia, que afecta grandemente o humor, a concentração e o estado mental (Park, 2012). A hipoglicemia é causada por níveis insuficientes de açúcar no sangue e provoca muitas alterações fisiológicas, que afectam diretamente o humor e a saúde mental. É importante manter uma nutrição adequada e uma dieta apropriada para evitar a hipoglicemia. Todas as pessoas, especialmente as que ainda estão a crescer, como as crianças e os adolescentes, precisam de obter a quantidade correta de calorias da sua dieta, bem como evitar alimentos ricos em gordura e colesterol (Hutchinson, 2011). Por outro lado, está provado que uma dieta adequada melhora o humor, diminui o risco de diabetes, diminui o risco de depressão e melhora a resposta ao stress (Daumit, 2013).

A disponibilidade de alimentos e recursos pode ter um enorme impacto na saúde mental e a Organização Mundial de Saúde reconhece a segurança alimentar como uma das grandes preocupações da saúde pública (Godfray, 2010). O acesso adequado à alimentação, associado a um baixo estatuto socioeconómico, pode ter impactos duradouros na saúde mental dos indivíduos. Nos países mais desenvolvidos, a investigação tende a centrar-se na perda de peso e no tratamento das doenças crónicas causadas por uma alimentação deficiente (Daumit, 2013). Nos países menos desenvolvidos, no entanto, as preocupações com uma alimentação correta são muito diferentes, uma vez que muitas pessoas estão preocupadas em ter o suficiente para comer, ou mesmo em poder ter acesso aos nutrientes adequados necessários. Embora a alimentação seja uma preocupação para as pessoas nos países do primeiro mundo, bem como nos países em desenvolvimento, ela manifesta-se de formas completamente diferentes.

O tratamento adequado das doenças mentais pode ser muito dispendioso e difícil de efetuar, especialmente nos países subdesenvolvidos. Estima-se que 85,4% dos casos de doença mental nos países subdesenvolvidos não são tratados por diferentes razões, sendo a principal delas o custo dos cuidados (Demyttenaere, 2013). O tratamento através de intervenções relacionadas com a dieta oferece uma nova abordagem a montante para o tratamento de doenças mentais, que se concentra fortemente em factores de estilo de vida (Walsh, 2011).

Conclusão

Existe uma relação direta entre a saúde mental e a alimentação que é complexa e merece mais estudos e investigação. As pessoas afectadas por perturbações alimentares, tanto homens como mulheres, têm dietas severamente alteradas e também sofrem de taxas desproporcionalmente elevadas de comorbilidades de perturbações de saúde mental, como a ansiedade e a depressão. As dietas da moda podem ter efeitos deletérios na saúde mental das pessoas preocupadas com o seu peso ou tipo de corpo. Os médicos e os nutricionistas devem ser consultados antes de se iniciarem novas dietas, para ajudar a afastar os doentes de práticas prejudiciais. O estatuto socioeconómico pode desempenhar um papel importante no que diz respeito aos alimentos disponíveis para consumo e pode afetar a libertação do cortisol, um químico que provoca stress. Existem tantos factores diferentes que afectam a dieta e a saúde mental que este campo de estudo emergente é muito promissor para futuras descobertas científicas.

Referências

Arcelus, J., Mitchell, A. J., Wales, J., & Nielsen, S. (2011). Taxas de mortalidade em pacientes com anorexia nervosa e outros transtornos alimentares: uma meta-análise de 36 estudos. *Archives of General Psychiatry*, *68*(7), 724-731. Banasiewicz, B., & Kemper, K. J. (2013). Cuidados integrativos para problemas de humor do adolescente Breve relatório de uma clínica pediátrica de segunda opinião. *Pediatria clínica*, *52*(1), 89-91.

Bodell, L. P., Joiner, T. E., & Keel, P. K. (2013). O risco independente de comorbidade para suicídio aumenta com a bulimia nervosa, mas não com a anorexia nervosa. *Journal of psychiatric research*, *47*(5), 617-621.

Cawley, J., Avery, R., & Eisenberg, M. (2013). *The Effect of Deceptive Advertising on Consumption of the Advertised Good and its Substitutes (O efeito da publicidade enganosa no consumo do bem anunciado e seus substitutos): The Case of Over-the-Counter Weight Loss Products* (No. w18863). Gabinete Nacional de Investigação Económica.

Chan, T. W. S., Ahn, W. Y., Bates, J. E., Busemeyer, J. R., Guillaume, S., Redgrave, G. W., ... & Courtet, P. (2014). Prejuízos diferenciais subjacentes à tomada de decisão na anorexia nervosa e bulimia nervosa: Uma análise de modelagem cognitiva. *Revista Internacional de Distúrbios Alimentares*, *47*(2), 157-167.

Clark, A. M., Duncan, A. S., Trevoy, J. E., Heath, S., & Chan, M. (2011). Dieta saudável em canadianos de baixo estatuto socioeconómico com doença coronária: não apenas uma questão de conhecimento e escolha. *Heart & Lung: The Journal of Acute and Critical Care*, *40*(2), 156163.

Daumit, G. L., Dickerson, F. B., Wang, N. Y., Dalcin, A., Jerome, G. J., Anderson, C. A., ... & Appel, L. J. (2013). Uma intervenção comportamental para perda de peso em pessoas com doenças mentais graves. *New England Journal of Medicine*, *368*(17), 1594-1602.

Demyttenaere, K., Bruffaerts, R., Posada-Villa, J., Gasquet, I., Kovess, V., Lepine, J., ... & Chatterji, S. (2013). Prevalência, gravidade e necessidade não atendida de tratamento de transtornos mentais nas Pesquisas Mundiais de Saúde Mental da Organização Mundial da Saúde.

Flegal, K. M., Carroll, M. D., Kit, B. K., & Ogden, C. L. (2012). Prevalência de obesidade e tendências na distribuição do índice de massa corporal entre adultos dos EUA, 1999-2010. *Jama*, *307*(5), 491-497.

Godfray, H. C. J., Beddington, J. R., Crute, I. R., Haddad, L., Lawrence, D., Muir, J. F., ... & Toulmin, C. (2010). Food security: the challenge of feeding 9 billion people. *science*, *327*(5967), 812-818.

Hu, D., Taylor, T., Blow, J., & Cooper, T. V. (2011). Comportamentos múltiplos de saúde: Padrões e correlações de dieta e exercício numa amostra universitária hispânica. *Eating behaviors*, *12*(4), 296-301.

Hutchinson, E. (2011). Neurociência de sistemas: The stress of dieting. *Nature Reviews Neuroscience*, *12*(2), 65-65.

Jacka, F. N., Kremer, P. J., Berk, M., de Silva-Sanigorski, A. M., Moodie, M., Leslie, E. R., ... & Swinburn, B. A. (2011). Um estudo prospetivo da qualidade da dieta e da saúde mental em adolescentes. *PLoS One*, *6*(9), e24805.

Kazdin, A. E., & Blase, S. L. (2011). Rebooting psychotherapy research and practice to reduce the burden of mental illness. *Perspectivas da ciência psicológica*, *6*(1), 21-37.

Laird, B. J., Scott, A. C., Colvin, L. A., McKeon, A. L., Murray, G. D., Fearon, K. C., & Fallon, M. T. (2011). Dor, depressão e fadiga como um grupo de sintomas no cancro avançado. *Journal of pain and symptom management*, *42*(1), 1-11.

Lewis, S., Thomas, S. L., Blood, R. W., Castle, D. J., Hyde, J., & Komesaroff, P. A. (2011). Como é que os indivíduos obesos percepcionam e respondem aos diferentes tipos de estigma da obesidade que encontram na sua vida quotidiana? Um estudo qualitativo. *Social science & medicine*, *73*(9), 1349-1356.

MacDonald, N. (2012). Terminologia na caquexia do cancro: importância e estado. *Opinião Atual em Nutrição Clínica e Cuidados Metabólicos*, *15*(3), 220-225.

Monette, M. (2012). Obter o sustento através dos espíritos. *Jornal da Associação Médica Canadiana*, *184*(8), E389-E390.

Park, M. J., Yoo, S. W., Choe, B. S., Dantzer, R., & Freund, G. G. (2012). A hipoglicemia aguda causa comportamentos semelhantes aos depressivos em ratos. *Metabolismo*, *61*(2), 229-236.

Sarker, M. R., Franks, S., & Caffrey, J. (2013). Direção da resposta da grelina pós-prandial associada à resposta do cortisol, estresse e ansiedade percebidos e enfrentamento e fome auto-relatados em mulheres obesas. *Pesquisa comportamental do cérebro*, *257*, 197-200.

Schauer, P. R., Kashyap, S. R., Wolski, K., Brethauer, S. A., Kirwan, J. P., Pothier, C. E., ... & Bhatt, D. L. (2012). Cirurgia bariátrica versus terapia médica intensiva em pacientes obesos com diabetes. *New England Journal of Medicine*, *366*(17), 1567-1576.

Sernec, K., Tomori, M., & Zalar, B. (2010). Efeito do tratamento de pacientes com Anorexia e Bulimia nervosa nos sintomas e no comportamento impulsivo. *Collegium antropologicum*, *34*(4), 1281-1287.

Sinha, R., & Jastreboff, A. M. (2013). O stress como fator de risco comum para a obesidade e a dependência. *Biological psychiatry*, *73*(9), 827-835.

Smink, F. R., van Hoeken, D., & Hoek, H. W. (2012). Epidemiologia dos transtornos alimentares: incidência, prevalência e taxas de mortalidade. *Relatórios actuais de psiquiatria*, *14*(4), 406-414.

Solty, H., Li, M., & Rodin, G. (2012). Ansiedade e depressão. *Palliative Medicine: A Case-based Manual*, 197.

Suter, M., Donadini, A., Romy, S., Demartines, N., & Giusti, V. (2011). Bypass gástrico laparoscópico em Y de Roux: perda de peso significativa a longo prazo, melhoria das comorbilidades relacionadas com a obesidade e qualidade de vida. *Annals of surgery*, *254*(2), 267-273.

Syed-Abdul, S., Fernandez-Luque, L., Jian, W. S., Li, Y. C., Crain, S., Hsu, M. H., ... & Liou, D. M. (2013). Informações enganosas relacionadas à saúde promovidas por meio de mídias sociais baseadas em vídeo: anorexia no YouTube. *Journal of medical Internet research*, *15*(2), e30.

Tabarés-Seisdedos, R., Dumont, N., Baudot, A., Valderas, J. M., Climent, J., Valencia, A., ... & Rubenstein, J. L. (2011). Sem paradoxo, sem progresso: comorbilidade inversa do cancro em pessoas com outras doenças complexas. *The lancet oncology*, *12*(6), 604-608.

Uher, R., Mors, O., Hauser, J., Rietschel, M., Maier, W., Kozel, D., ... & Farmer, A. (2011). Alterações no peso corporal durante o tratamento farmacológico da depressão. *O Jornal Internacional de Neuropsicofarmacologia*, *14*(03), 367-375.

Vetter, M. L., Wadden, T. A., Lavenberg, J., Moore, R. H., Volger, S., Perez, J. L., ... & Tsai, A. G. (2010). Relação da qualidade de vida relacionada com a saúde com a síndrome metabólica, obesidade, depressão e doenças comórbidas. *International Journal of Obesity*, *35*(8), 10871094.

Villarejo, C., Jiménez - Murcia, S., Álvarez - Moya, E., Granero, R., Penelo, E., Treasure, J., ... & Fernández - Aranda, F. (2014). Perda de controlo sobre a alimentação: uma descrição do espetro da perturbação alimentar/obesidade nas mulheres. *European Eating Disorders Review*, *22*(1), 2531.

Vitolins, M. Z., Crandall, S., Miller, D., Ip, E., Marion, G., & Spangler, J. G. (2012). Intervenções educacionais sobre obesidade nas escolas de medicina dos EUA: uma revisão sistemática e lacunas identificadas. *Ensino e aprendizagem em medicina, 24*(3), 267-272.

Walsh, R. (2011). Lifestyle and mental health (Estilo de vida e saúde mental). *American Psychologist, 66*(7), 579.

Wolfe, A. R., Arroyo, C., Tedders, S. H., Li, Y., Dai, Q., & Zhang, J. (2011). Proteína dietética e alimentos ricos em proteínas em relação ao humor gravemente deprimido: um acompanhamento de 10 anos de uma coorte nacional. *Progress in Neuro-Psychopharmacology and Biological Psychiatry, 35*(1), 232-238.

CAPÍTULO 14

Factores de risco, barreiras e métodos de controlo para Tuberculose: Os Camarões em foco

Introdução

A tuberculose (TB) é uma doença infecciosa bacteriana causada pela *Mycobacterium tuberculosis*. Esta bactéria afecta principalmente os pulmões, mas também tem a capacidade de afetar outras partes do corpo, como o fígado (CDC). As pessoas que têm *Myobacterium tuberculosis* nos pulmões podem transmiti-la às pessoas que as rodeiam através do ar (inalação) ao falar, tossir, espirrar e até cantar (CDC). No entanto, o facto de estar infetado com a bactéria da tuberculose não resulta automaticamente na manifestação da doença. Existe a "tuberculose latente" e a "doença da tuberculose" propriamente dita. A tuberculose latente é uma condição em que a bactéria vive no corpo, mas não há reação do doente ou sintomas da doença da tuberculose. Isto deve-se ao facto de o sistema imunitário ser capaz de combater a bactéria e inibir o seu crescimento. Por conseguinte, os indivíduos com tuberculose latente parecem saudáveis e não podem infetar outras pessoas com a bactéria da tuberculose. Alguns indivíduos permanecem com a infeção latente da tuberculose e nunca chegam a contrair a doença.

Se o sistema imunitário enfraquecer ou ficar comprometido, deixará de ser capaz de interferir com o crescimento da bactéria; a bactéria torna-se assim ativa. Neste caso, o hospedeiro fica doente com TB e infecioso. Alguns indivíduos desenvolvem diretamente a doença da TB pouco tempo após a infeção. As pessoas em maior risco de contrair TB são, portanto, as que vivem em zonas onde a TB é prevalente e as que têm um sistema imunitário fraco ou imunocomprometido devido a outras doenças crónicas (Kibirige, Ssekitoleko, Mutebi & Worodria, 2013). Com o aumento do peso das doenças crónicas em todo o mundo (Bloom et al., 2012) e a prevalência contínua do VIH em África, o risco de TB é, portanto, mais elevado nessa parte do mundo.

Peso da tuberculose no mundo e em África

A tuberculose (TB) é um grave problema de saúde a nível mundial. Apesar do facto de esta doença ser evitável, cerca de 8,6 milhões de pessoas desenvolveram TB e 1,3 milhões morreram em 2012. As mortes incluíram cerca de 320 000 pessoas seropositivas (*Global Tuberculosis Report 2013*, 2013). A redução da incidência e da mortalidade devidas à tuberculose estava entre os objectivos de desenvolvimento do milénio 6 ("United Nations Millennium Development Goals," n.d.). Foram observados progressos nos últimos 20 anos e os objectivos do milénio relativos à TB foram alcançados em alguns países (a incidência e a mortalidade diminuíram 50%), mas os progressos são lentos e ainda há muito trabalho a fazer. A redução da incidência tem sido difícil em alguns países, principalmente devido a recursos limitados, a um clima político instável e a epidemias de VIH (*Global Tuberculosis Report 2013*, 2013). O aumento da tuberculose multirresistente é também outro obstáculo difícil de gerir devido à sua complexidade (Gandhi et al., 2010). A maior parte dos países afectados são, portanto, países pobres que dispõem de fundos e infra-estruturas limitados para cumprir os objectivos delineados e manter as infecções à distância, especialmente com o peso das co-infecções. De facto, a TB afecta grandemente os indivíduos infectados pelo VIH (*Guidelines for Prevention and Treatment of Opportunistic Infections in HIV-Infected Adults and Adolescents*). A tendência de todos os casos de TB tende a seguir o mesmo padrão que os casos de TB-HIV (*Global Tuberculosis Report 2013*, 2013). Com a multirresistência, a TB torna-se assim uma preocupação maior para os países altamente infectados pelo VIH (Henegar et al., 2012), nomeadamente os países da África Subsariana.

Camarões em risco

A África do Sul e a República Democrática do Congo estão entre os dez países com maior incidência de TB em números (*Relatório Global sobre a Tuberculose 2013*, 2013); têm também uma elevada prevalência de infecções por VIH. Os dez principais países com elevadas taxas de incidência de TB encontram-se predominantemente na África Oriental (*Relatório Global sobre a Tuberculose* 2013, 2013). No entanto, surgem preocupações em relação aos países com baixa incidência, mas que estão rodeados por países com elevada prevalência de VIH e TB. No caso de esses países circundantes também terem casos elevados de infeção por VIH, a preocupação é maior devido à elevada probabilidade de subsequente aumento da incidência de TB. É esse o caso dos Camarões. Assim, os factores de risco dominantes da TB na África Central que colocam os Camarões em risco de um maior número de casos de TB são examinados na literatura, juntamente com os métodos de prevenção e controlo utilizados para reduzir a incidência da TB e evitar a sua propagação além fronteiras. O objetivo é propor estratégias para reduzir o peso da TB e os obstáculos à erradicação da doença.

Revisão da literatura

A literatura foi pesquisada utilizando as bases de dados EBSCOhost: Academic Search Complete e MEDLINEFullText, bem como o Google Scholar. Foram pesquisadas as seguintes palavras-chave: "factores de risco AND tuberculose AND África", "factores de risco AND tuberculose AND África central", "prevalência da tuberculose", "tuberculose multirresistente em África", "co-infecções da tuberculose", "co-infecções da tuberculose em África", "tuberculose AND prevenção AND controlo", "prevenção e controlo da tuberculose". Apenas a literatura relevante que dava uma ideia clara das caraterísticas e da prevalência da tuberculose, das co-infecções e do seu fardo, bem como de alguns métodos de prevenção e controlo sugeridos, foi retida para esta revisão. Os artigos que diziam respeito ao desenvolvimento genético da doença foram descartados. Foi utilizado um total de aproximadamente dezoito artigos de investigação.

Factores de risco da tuberculose

As pessoas com maior risco de contrair tuberculose (TB) são as que foram recentemente infectadas pela bactéria da TB ou as que têm problemas de saúde que enfraquecem o sistema imunitário. Os factores de risco adicionais para a TB incluem, portanto, o contacto com uma pessoa com TB (não com TB latente) e a migração para uma área com elevada prevalência de TB (maior exposição) ("Tuberculosis Risk factors - Diseases and Conditions - Mayo Clinic," n.d.). Na última década, têm-se observado elevadas taxas de migração em todo o mundo, especialmente para países vizinhos. Tendo em conta a co-infeção da tuberculose e do VIH, e o elevado risco de os países com baixa incidência de tuberculose rodeados por países com elevada prevalência de tuberculose se tornarem mais infectados, será dada especial atenção aos Camarões, tal como acima descrito.

Migração para uma zona de elevada prevalência

Os Camarões são um país da África Centro-Oeste com uma elevada prevalência de infecções por VIH. Faz fronteira com a Nigéria, o Chade, a República Centro-Africana, o Gabão, a República do Congo e a Guiné Equatorial. De acordo com os relatórios do Banco Mundial, todos estes países, exceto o Chade e a Guiné Equatorial, têm uma elevada prevalência de VIH e uma taxa de incidência de TB (superior a 300/100000 casos; "WB STOP TB - Background: TB in Africa, "n.d."). Os Camarões têm uma elevada prevalência de VIH mas uma baixa incidência de TB. Com todos os países vizinhos afectados, a probabilidade de as taxas de incidência de TB aumentarem nos Camarões é maior. Moreau et al. (2012) investigaram um surto de TB associado a um abrigo em Edmonton, Alberta, no Canadá, para descrever a probabilidade de transmissão.

Este estudo retrospetivo analisou 19 casos de surtos ocorridos entre 2008 e 2009 num raio de um quarteirão. Com base num diagrama que estabelecia a ligação entre os vários casos e o local do surto da doença, além do teste exato de Fisher para comparar as várias variáveis, Moreau et al. (2012) estabeleceram que a transmissão era provavelmente através do sistema de ventilação e do contacto próximo. Além disso, avaliaram os genótipos de *Myobacterium tuberculosis* nos indivíduos afectados e identificaram três grupos; puderam concluir que o surto começou com a estirpe de TB de indivíduos nascidos no estrangeiro. Este estudo ilustra que: indivíduos de outros países podem trazer a bactéria da tuberculose para uma área de baixa prevalência e transmiti-la rapidamente. Com os elevados níveis de migração entre os Camarões e a Nigéria, e entre os Camarões e o Gabão (Evina, 2009), e com o baixo nível de controlo, os Camarões estão assim em risco.

Contacto com uma pessoa afetada por tuberculose

Para além da elevada migração, os atrasos no diagnóstico da TB também contribuem de forma significativa para a propagação da doença e para o seu carácter epidémico (Ngangro et al., 2012). Nos países pobres e sobrelotados, com menos recursos, um doente com TB pode infetar rapidamente 10 a 20 pessoas com quem entra em contacto (Ngangro et al., 2012). Um estudo de base hospitalar efectuado por Ngangro e al. (2012) em duas cidades do Chade demonstrou que o atraso no diagnóstico da tuberculose ao nível do doente, ao nível do sistema e o atraso total eram, respetivamente, de 15, 36 e 57,5 dias. Por um lado, os longos atrasos dos doentes no acesso aos cuidados e ao diagnóstico devem-se principalmente a um baixo estatuto económico, à ausência de encaminhamento para os serviços de saúde e ao nível secundário de educação. Por outro lado, os longos atrasos do sistema estavam associados a um baixo nível de escolaridade e à crença na cura pela medicina tradicional. Este estudo sublinhou que o sistema de saúde precisa de ser reforçado para responder às necessidades da população em tempo útil, especialmente no que diz respeito ao diagnóstico da tuberculose, uma vez que esta pode propagar-se facilmente. Além disso, a população também deve ser educada sobre os sintomas da tuberculose e a confiança no sistema médico deve ser reforçada através da mobilização e do envolvimento da comunidade.

Foram feitas observações semelhantes nos Camarões quando se analisou o atraso dos doentes. Cambanis, Ramsay, Yassin e Cuevas (2007) descobriram que os atrasos nos Camarões estavam associados ao uso da medicina tradicional e à crença de que a TB é estigmatizante. Para reduzir esses atrasos, seria portanto necessário envolver as várias partes interessadas, que não são apenas os doentes, mas também os curandeiros tradicionais. Todos eles devem ser envolvidos nos programas de prevenção e controlo da TB, e também em programas destinados a reduzir a estigmatização da TB através da educação (Cambanis et al., 2007). Esta abordagem deve ajudar a reduzir os atrasos dos doentes, acelerando assim o diagnóstico da TB e reduzindo a transmissão da doença.

Potenciais condições médicas que diminuem o sistema imunitário

Outros desafios que se colocam à redução do peso da tuberculose são a estirpe bacteriana da TB multirresistente (TB-MDR) e a TB extensivamente resistente aos medicamentos. O diagnóstico e o tratamento da TB-MDR estão a registar progressos muito lentos (Johnston, Shahidi, Sadatsafavi, & Fitzgerald, 2009). Este facto deve-se principalmente à baixa taxa de notificação de casos: "Em todo o mundo e na maioria dos países com um elevado fardo de TB-MDR, menos de 25% das pessoas que se estima terem TB-MDR foram detectadas em 2012" (*Global Tuberculosis Report 2013*, 2013) .

Estudo de coorte retrospetivo do Alcohol Hospital South Africa

Um dos principais obstáculos à cura e ao controlo epidémico da MDR-TB é o incumprimento do tratamento. Estudo retrospetivo de 225 doentes que iniciaram o tratamento da TB-MDR entre 2007 e 2010 na província do Cabo Ocidental, na África do Sul. Os factores de risco identificados foram principalmente o consumo de álcool e de drogas, e o incumprimento do tratamento foi observado em doentes mais jovens. A habitação formal foi um fator de proteção. Este estudo de Kendall et al. (2013) sugere que a alta precoce dos indivíduos de maior risco para cuidados ambulatórios resultou num maior incumprimento do tratamento. A introdução de cuidados ambulatórios no início do tratamento não é, portanto, a melhor opção para os indivíduos de alto risco e essa fase do tratamento deve ser observada de perto para reduzir o incumprimento dos cuidados.

Conclusão

Os resultados da literatura analisada, quando colocados a nível nacional, sugerem que o desenvolvimento económico, o investimento em cuidados de saúde e a literacia devem ser fortemente considerados para melhorar o acesso aos serviços de TB na África Subsariana

Referências

Alene, K., Nega, A., & Taye, B. (2013). Incidência e preditores de tuberculose entre pessoas adultas que vivem com o vírus da imunodeficiência humana no Hospital de Referência da Universidade de Gondar, Noroeste da Etiópia.*BMC Infectious Diseases*, *13*(1), 292.

Bloom, D., Cafiero, E., Jan\'e-Llopis, E., Abrahams-Gessel, S., Bloom, L., Fathima, S., Feigl, A., Gaziano, T., Hamandi, A., Mowafi, M. e outros, (2012). The global economic burden of noncommunicable diseases.

Cambanis, A., Ramsay, A., Yassin, M., & Cuevas, L. (2007). Duração e factores associados ao atraso dos doentes durante o rastreio da tuberculose nas zonas rurais dos Camarões. *Tropical Medicine \& International Health*, *12*(11), 1309-1314.

Caminero, J., Sotgiu, G., Zumla, A., & Migliori, G. (2010). Best drug treatment for multidrug-resistant and extensively drug-resistant tuberculosis. *The Lancet Infectious Diseases*, *10*(9), 621--629.

Centros de Controlo e Prevenção de Doenças, (2009). *Diretrizes para a prevenção e o tratamento de infecções oportunistas em adultos e adolescentes infectados pelo VIH*. MMWR 58/(RR04). Washington, DC: CDC, pp.1-198.

Centros de Controlo e Prevenção de Doenças, (2012). CDC | TB | Factos básicos sobre a TB | Factores de risco. Recuperado em 1 de julho de 2014, de http ://www. cdc. gov/tb/topic/basics/risk.htm

Evina, R. (2009). *Migration au Cameroun* (1st ed.). Genebra: Organização Internacional para as Migrações.

Faurholt-Jepsen, D., Range, N., PrayGod, G., Jeremiah, K., Faurholt-Jepsen, M., & Aabye, M. et al. (2013). Diabetes é um forte preditor de mortalidade durante o tratamento da tuberculose: um estudo de coorte prospetivo entre pacientes com tuberculose de Mwanza, Tanzânia. *Medicina Tropical \& Saúde Internacional*, *18*(7), 822--829.

Finlay, A., Lancaster, J., Holtz, T., Weyer, K., Miranda, A., & van der Walt, M. (2012). Factores de risco ao nível do paciente e do prestador de serviços associados ao incumprimento do tratamento da tuberculose, África do Sul, 2002: um estudo de caso-controlo. *BMC Saúde Pública*, *12*(1), 56.

Gandhi, N., Nunn, P., Dheda, K., Schaaf, H., Zignol, M., & Van Soolingen, D. et al. (2010). Multidrug-resistant and extensively drug-resistant tuberculosis: a threat to global control of tuberculosis. *The Lancet*,*375*(9728), 1830--1843.

Henegar, C., Behets, F., Vanden Driessche, K., Tabala, M., Bahati, E., Bola, V., & Van Rie, A. (2012). Mortalidade entre os doentes com tuberculose na República Democrática do Congo. *Jornal Internacional de Tuberculose e Doenças Pulmonares*, *16*(9), 1199--1204.

Johnston, J., Shahidi, N., Sadatsafavi, M., & Fitzgerald, J. (2009). Treatment outcomes of multidrug-resistant tuberculosis: a systematic review and meta-analysis (Resultados do tratamento da tuberculose multirresistente: uma revisão sistemática e meta-análise). *Plos One*, *4*(9), 6914.

Kendall, E., Theron, D., Franke, M., van Helden, P., Victor, T., & Murray, M. et al. (2013). Álcool, alta hospitalar e factores de risco socioeconómicos para o incumprimento do tratamento da tuberculose multirresistente na África do Sul rural: A Retrospective Cohort Study. *Plos One*, *8*(12), 83480.

Kibirige, D., Ssekitoleko, R., Mutebi, E., & Worodria, W. (2013). Diabetes mellitus evidente entre pacientes recém-diagnosticados com tuberculose no Uganda: um estudo transversal. *BMC Infectious Diseases*, *13*(1), 122.

Clínica Mayo,. (n.d.). Fatores de risco da tuberculose - Doenças e condições - Clínica Mayo. Recuperado em 30 de junho de 2014, de http://www.mayoclinic.org/diseases-conditions/tuberculosis/basics/risk- factors/con-20021761

Moreau, D., Gratrix, J., Kunimoto, D., Beckon, A., Der, E., & Hansen, E. et al. (2012). Um surto de tuberculose associado a um abrigo: A Novel Strain Introduced Through Foreign-born Populations (Uma nova estirpe introduzida através de populações nascidas no estrangeiro). *Can J Public Health*, *103*(6), 408--412.

Ngangro, N., Ngarhounoum, D., Ngangro, M., Rangar, N., Siriwardana, M., des Fontaines, V., & Chauvin, P. (2012). Atrasos no diagnóstico da tuberculose pulmonar no Chade: um inquérito multicêntrico de base hospitalar em Ndjamena e Moundou. *BMC Public Health*, *12*(1), 513.

Orenstein, E., Basu, S., Shah, N., Andrews, J., Friedland, G., & Moll, A. et al. (2009). Treatment outcomes among patients with multidrug-resistant tuberculosis: systematic review and meta-analysis (Resultados do tratamento em doentes com tuberculose multirresistente: revisão sistemática e meta-análise). *The Lancet Infectious Diseases*, *9*(3), 153--161.

Nações Unidas, (n.d.). Objectivos de Desenvolvimento do Milénio das Nações Unidas. Retrieved 30June2014,fromhttp://www.un.org/millenniumgoals/aids.shtml

Banco Mundial Stop TB, (n.d.). WB STOP TB - Antecedentes: TB em África. Obtido em 1 de julho de 2014, de http://go.worldbank.org/M3TLJWQNF0

Organização Mundial da Saúde,. (2013). *Relatório Global sobre a Tuberculose 2013.* Genebra: OMS.

CAPÍTULO 15

Satisfação dos doentes nos Estados Unidos

Resumo

Nas últimas décadas, o sistema de saúde nos Estados Unidos sofreu várias alterações. Do ponto de vista do doente, a mudança mais benéfica foi a passagem de um paradigma paternalista de cuidados para um paradigma centrado no doente e centrado na sua satisfação (Mor & Einy, 2012). As alterações introduzidas pelo Affordable Care Act de 2010 obrigaram os hospitais e os médicos a encontrar formas de melhorar os seus índices de satisfação dos doentes (Cliff, 2012). A literatura demonstra que os cuidados centrados no paciente e a qualidade da comunicação médico-paciente são dois dos principais determinantes da satisfação do paciente (Otani, Waterman e Dunagan, 2012). O cuidado centrado no paciente gira em torno da competência cultural e da capacidade do médico de ver a pessoa como um todo (Laws & Chilton, 2012). A comunicação médico-paciente é considerada o componente mais importante da experiência de um paciente e desempenha um papel importante na adesão, na literacia em saúde, na autogestão e no acompanhamento (Mikesell, 2013). Para continuar a melhorar a satisfação dos pacientes, é importante que os médicos e os profissionais de saúde continuem a melhorar a sua capacidade de cuidar de uma população de pacientes em constante mudança.

Introdução

O paradigma médico nos Estados Unidos começou a registar grandes mudanças nos últimos 50-60 anos. Historicamente, os médicos do sistema de saúde dos Estados Unidos utilizavam uma abordagem paternalista quando envolviam os seus pacientes, em que a comunicação não era aberta, mútua ou colaborativa (Mor & Einy, 2012). Na década de 1950, Carl Rogers introduziu o conceito de terapia centrada no cliente no mundo da psicologia e, anos mais tarde, Michael Balint começaria a moldar este conceito no modelo de medicina centrado no doente que vemos atualmente. Embora existam muitas definições de cuidados centrados no doente em circulação, a definição mais comummente utilizada indica que os cuidados centrados no doente se centram em seis dimensões: compreender a pessoa na sua totalidade, chegar a um ponto comum com o doente, compreender a experiência da doença, bem como a doença, ser realista, introduzir estratégias de prevenção e promoção da saúde e melhorar a relação médico-doente (Hudon et al., 2011).

Tradicionalmente, a qualidade dos cuidados de saúde nos Estados Unidos tem sido medida através de medidas objectivas, como os resultados em matéria de saúde (Otani, Waterman e Dunagan, 2012). No entanto, nos últimos dez anos, tem havido um interesse crescente em medir a qualidade dos cuidados com base na satisfação do consumidor (paciente) (Carlin, 2012). Tofan, Bodolica e Spraggon (2013) relataram que a compatibilidade entre as preferências do paciente e o estilo do médico, os cuidados centrados no paciente, a qualidade da comunicação médico-paciente e o acordo mútuo sobre o problema de saúde e o tratamento desejado foram alguns dos factores-chave para determinar a satisfação do paciente com o seu médico e os cuidados gerais. A forma como entendemos a satisfação do paciente foi desenvolvida ao longo do tempo e tem sido amplamente atribuída a duas teorias, o modelo de Fishbein e o modelo não-compensatório (Otani, Waterman e Dunagan, 2012).

Através do modelo Fishebin (modelo compensatório), compreendemos que os doentes pesam de forma diferente várias partes importantes da sua experiência de cuidados de saúde. Os factores que têm um peso maior influenciam a sua satisfação mais do que os factores com pesos menores, e as experiências positivas podem compensar as reacções mais fracas. Ao combinarem todas as suas experiências, os doentes acabam por determinar o seu nível global de satisfação. O modelo de Fishbein é mais comummente utilizado para compreender a satisfação dos doentes. Embora semelhante ao modelo de Fishbein, o modelo não compensatório afirma que as experiências positivas nem sempre compensam as mais fracas. Além disso, os pacientes podem ser influenciados por experiências altamente positivas ou altamente negativas e ocorre pouca compensação. Este modelo é utilizado com menos frequência do que o modelo de Fishbein, mas é comummente utilizado como modelo matemático para investigação (Otani, Waterman e Dunagan, 2012).

Com as recentes alterações dos Centros de Serviços Medicare e Medicaid (CMS), a satisfação dos doentes está a tornar-se extremamente importante tanto para os hospitais como para os médicos (Cliff, 2012). Níveis elevados de satisfação dos doentes estão diretamente relacionados com níveis mais elevados de negócio. Os pacientes satisfeitos têm maior probabilidade de regressar para futuras necessidades médicas e muitas organizações de cuidados geridos começaram a utilizar os resultados da satisfação dos pacientes para determinar os bónus dos médicos. Para além disso, os doentes satisfeitos têm menos probabilidades de ir ao médico, o que leva a um aumento dos custos de saúde devido à duplicação de exames. Também é bem conhecido na literatura que os doentes satisfeitos têm mais probabilidades de cumprir os tratamentos e de se sentirem capacitados pelos seus médicos - o que leva a que os doentes sejam mais assertivos. Para que as organizações continuem a sobreviver e a manter a sua vantagem competitiva num sistema de cuidados de saúde em evolução, é importante compreender os factores determinantes da satisfação dos doentes (Otani, Waterman e Dunagan, 2012).

Cuidados centrados no doente

Sabe-se que os cuidados centrados no doente são um fator determinante da satisfação do doente, e os investigadores sugerem que os médicos devem mudar o seu paradigma médico individual, deixando de estar orientados para a química e as moléculas e passando para um paradigma centrado na relação. O desejo de um doente de regressar a um médico pode ser atribuído, em grande medida, ao facto de sentir que se preocupou com ele e que o médico dedicou tempo a ouvi-lo e a explicar-lhe qualquer material que lhe tenha sido apresentado (Mikesell, 2013). Os doentes querem que os médicos se preocupem com os seus resultados para além do curso clínico e que simpatizem com a sua solidão, confusão, pânico e dor (Loxterkamp, 2013). A utilização de uma abordagem centrada no doente garante que este sinta que as suas necessidades e a sua situação são o foco dos cuidados que recebe. Além disso, os cuidados centrados no doente estão relacionados com uma maior capacitação do doente, uma redução da gravidade dos sintomas, dos recursos de cuidados de saúde e dos custos de saúde (Hudon et al., 2011). Num país como os Estados Unidos, onde a demografia dos doentes é diversa e está em constante evolução, a capacidade do médico para aumentar a satisfação dos doentes através de cuidados centrados no doente torna-se mais complexa.

As minorias raciais e étnicas são a parte da população dos Estados Unidos que regista o crescimento mais rápido, prevendo-se que se tornem a maioria da população até 2050 (Laws & Chilton, 2012). No entanto, a maioria dos médicos nos EUA é branca, apesar das constantes mudanças demográficas. A investigação sugere que a maioria dos médicos não está a conseguir apreciar a forma como a cultura influencia a sua relação com os pacientes e que a maioria não possui as competências necessárias para ultrapassar as diferenças de comunicação entre culturas e etnias. Com estes resultados, não é de surpreender que as minorias raciais e étnicas apresentem níveis mais baixos de satisfação devido à diminuição do tempo de consulta, à falta de confiança, à perceção de níveis mais baixos de respeito e a uma comunicação mais pobre quando comparadas com os seus homólogos brancos. Além disso, continuam a verificar-se resultados de saúde mais fracos quando as diferenças entre os doentes e os prestadores de cuidados de saúde não são conciliadas durante as suas interações (Coelho & Galan, 2012).

Outros estudos demonstraram que há melhores resultados em termos de saúde e de satisfação dos doentes quando estes são da mesma raça/etnia que o seu médico (LaVeist & Pierre, 2014). Embora isto possa ser verdade, é ingénuo pensar que os doentes e os médicos de culturas diferentes não terão de interagir numa sociedade em que a diversidade étnica está em constante evolução (Coelho & Galan, 2012). Para combater as disparidades de saúde e a diminuição da satisfação dos doentes de grupos minoritários, os médicos têm de ter em consideração as crenças culturais do doente sobre a causa da doença, o alívio da dor, dizer a verdade, as crenças religiosas, a tomada de decisões e os seus códigos morais. Ao reconhecer os pontos fortes inerentes a todas as culturas e ao desenvolver um objetivo de melhoria dos serviços centrado nos membros dos grupos minoritários visados, um médico consegue atingir um nível mais elevado de competência cultural, o que é vital para criar uma atmosfera centrada no doente e aumentar a satisfação do doente (Laws & Chilton, 2012). Além disso, Michalopoulou et al (2010) sugerem que as fronteiras observadas entre os médicos e os pacientes de diferentes etnias e culturas podem ser ultrapassadas através do estabelecimento de uma relação com um prestador regular com elevados níveis de competência cultural.

À semelhança do que acontece com os grupos minoritários, alguns estudos sugerem que as mulheres têm mais probabilidades de se declararem insatisfeitas com os seus prestadores de cuidados de saúde. Isto deve-se provavelmente ao facto de os médicos do sexo masculino terem mais probabilidades de não perceberem a motivação ou razão subjacente que uma doente do sexo feminino tem quando vai a uma consulta. Curiosamente, os pacientes (tanto homens como mulheres) que consultam uma médica têm normalmente níveis de satisfação mais elevados. Os investigadores acreditam que isto se deve ao facto de as mulheres serem mais propensas a encorajar os seus pacientes a ajudar a tomar decisões sobre os seus cuidados (Murad et al., 2009). A partir destes resultados, é evidente que os médicos, principalmente os do sexo masculino, precisam de garantir que compreendem a pessoa no seu todo, e não apenas os seus sintomas, e de chegar a um ponto comum com o doente. Ao compreenderem a pessoa como um todo e ao chegarem a um ponto comum com o doente, os médicos conseguem desenvolver um ambiente mais centrado no doente e aumentar os seus níveis de satisfação.

Comunicação/Relação médico-doente

A capacidade de um médico diagnosticar com precisão as condições médicas, evitar erros e garantir que os pacientes cumpram os planos de tratamento pode ser atribuída principalmente a uma comunicação eficaz com o paciente (Mor & Einy, 2012). Embora 72% dos americanos prefiram os cuidados de médicos a não médicos (Porter, 2014), o desapontamento de um paciente com os serviços médicos que recebe não está tipicamente ligado às qualificações do profissional, mas à qualidade da comunicação que ocorre entre ele e o profissional (Gáspárik et al., 2012). Os benefícios de uma comunicação eficaz entre médico e paciente estão bem documentados na literatura.

Um investigador indica que boas relações sociais são vitais para o bem-estar de uma pessoa. As relações de apoio têm sido associadas a uma redução da morbilidade e da mortalidade comparável à adoção de uma boa dieta, à prática regular de exercício físico e à cessação de comportamentos aditivos como o tabagismo (Mikesell, 2013). A relação entre um médico e um doente deve ser uma relação social forte e de apoio. A qualidade da comunicação com o prestador de cuidados tem sido relacionada com uma maior probabilidade de os doentes se envolverem em actividades de autocuidado, como a gestão da doença e o rastreio (Gill & Cowdery, 2014). No caso das doenças crónicas, a qualidade da comunicação entre médicos tem sido associada a uma maior adesão e acompanhamento dos doentes (Mikesell, 2013; Mor &

Einy, 2012). Além disso, uma melhor comunicação médico-doente conduz a uma maior literacia em saúde, o que elimina sentimentos de confusão e ansiedade por parte do doente (Chu & Tseng, 2013).

Infelizmente, continuamos a assistir à utilização de maus métodos de comunicação pelos médicos, e os resultados são alarmantes. Um estudo concluiu que, em 336 consultas, o médico passou apenas um minuto e vinte segundos de cada consulta (em média) a discutir informações e a explicar problemas, ou seja, apenas 9% de toda a consulta (Mikesell, 2013). Além disso, outro estudo estima que os médicos fazem aproximadamente 75% das perguntas durante uma consulta e o paciente apenas 25% das perguntas (Gáspárik et al., 2012). Além disso, os elevados níveis de burnout médico levaram os médicos a reduzir o seu investimento em recursos na interação com o doente, a despersonalizar as interações com os doentes, a distanciar-se e a retirar-se das suas funções, a exibir cinismo e a contribuir com recursos emocionais escassos (Anagnostopoulos, 2012). Compreender como a comunicação entre um médico e um doente pode ser melhorada é vital para os resultados dos doentes e para uma maior satisfação dos mesmos.

Quando um médico concorda em atender um paciente, há um contrato implícito entre ele e o paciente (Ahronheim, 2009). Este contrato centra-se no desenvolvimento de uma relação de cura, que envolve três processos-chave: criar uma ligação sem julgamentos, gerir o poder de uma forma que beneficie o doente e demonstrar compromisso com o doente ao longo do tempo. Sabe-se que uma relação de cura entre um doente e um médico cria sentimentos de confiança, esperança e uma sensação de ser conhecido (Scott et al., 2008). Em última análise, os doentes querem que os seus médicos os ouçam ativamente e que olhem para eles quando estão a falar. A maior parte da experiência de cuidados de saúde de um doente é passada com outros membros do pessoal e o seu tempo com um médico é limitado. Por esta razão, é especialmente importante que o doente sinta que está a ser ouvido e que o foco está nele (Loxterkamp, 2013; Mikesell, 2013).

Foi sugerido por Mikesell (2013) que existem quatro tipos de interações entre um médico e o seu doente, e que todas elas desempenham papéis diferentes na satisfação do doente. Os quatro tipos de interações incluem: quando os médicos e os doentes falam apenas sobre a queixa médica, a voz dos doentes sobre a sua situação é bloqueada pelo médico, a sua situação é ignorada pelo médico e ambas as partes falam sobre a sua situação. Quando o doente e o médico têm uma orientação correspondente durante as suas interações, há menos mal-entendidos, maior adesão e maior satisfação tanto para o doente como para o médico. Além disso, recomenda-se que os médicos façam perguntas abertas, uma vez que estas dão aos doentes a oportunidade de participar ativamente na consulta e aumentam a sua satisfação. Os doentes a quem são feitas perguntas abertas demoram, em média, apenas 16 segundos adicionais a responder, e 78% dos doentes num estudo referiram que não tinham preocupações não satisfeitas quando lhes eram feitas perguntas abertas (Mikesell, 2013).

Discussão

A revolução dos cuidados geridos que teve lugar nas décadas de 1980 e 1990, embora bem intencionada, foi prejudicial para a relação médico-doente. O resultado foi o pagamento de honorários mais baixos por consulta aos médicos, o que os obrigou a reduzir o tempo com os doentes e a ver mais doentes durante o dia (Brownlee, 2012). Se acrescentarmos a atual escassez de médicos nos Estados Unidos, os resultados são surpreendentes. Os investigadores estimam que, para que um médico de cuidados primários faça um "bom trabalho", deveria atender 1800 doentes por ano, mas a maioria é atualmente responsável por cerca de 2300 doentes por ano. Para colocar a questão numa melhor perspetiva, para um médico prestar cuidados adequados e recomendados a 2000 doentes por ano, teria de trabalhar 17 horas por dia. No entanto, perguntamo-nos porque é que os médicos limitam o tempo das consultas e interrompem o doente nos 23 segundos seguintes à sua história (Brownlee, 2012). O aumento dos tempos de espera devido ao excesso de agendamento por si só está a levar a uma menor satisfação dos pacientes e a uma menor perceção da qualidade dos cuidados (Bleustein, 2014).

Atualmente, as despesas de saúde nos Estados Unidos estão a aumentar a um ritmo insustentável tendo em conta o nosso PIB. Apesar das quantias exageradas de dinheiro gastas nos cuidados de saúde, continuamos a assistir a grandes disparidades de saúde entre as pessoas de baixo estatuto socioeconómico e as minorias raciais/étnicas (Chien et al., 2014). No entanto, o Affordable Care Act de 2010 vai obrigar a comunidade médica a abordar a forma como os serviços estão a ser atribuídos.

Em resposta ao Affordable Care Act, os Centers for Medicare and Medicaid Services (CMS) desenvolveram um novo programa baseado em valores, no qual os pagamentos aos hospitais levam em consideração os índices de satisfação dos pacientes (Cliff, 2012). Este facto criou um esforço intensificado em toda a comunidade médica para reestruturar os incentivos para os médicos. Tradicionalmente, o pagamento dos médicos tem-se enquadrado numa de duas categorias: os médicos recebem um salário fixo ou são pagos pela sua produtividade. No entanto, os incentivos à produtividade têm vindo a diminuir ao longo do tempo e tem-se registado um aumento acentuado dos incentivos relacionados com a qualidade dos cuidados, a satisfação dos doentes e a utilização de recursos (Chien et al., 2014).

Para avaliar a satisfação dos doentes, a CMS recolhe dados do Hospital Consumer Assessment of Healthcare Providers and Systems (HCAHPS), que foi criado para gerar comparações objectivas e significativas entre hospitais (Cliff, 2012). Esta informação é prontamente disponibilizada ao público, mas a maioria do público não acede a esta informação quando toma decisões sobre qual o hospital/prestador a que deve aceder. Foi demonstrado que tal se deve ao facto de o público não saber que estes serviços estão disponíveis e de o material ser difícil de compreender (Huppertz & Carlson, 2010).

Apesar dos vários benefícios, as alterações nos pagamentos iniciadas pela CMS têm sido muito criticadas. Os que se opõem às alterações argumentam que os doentes que referem níveis elevados de satisfação dos doentes têm 12% mais probabilidades de internamento hospitalar, 9% mais despesas e um risco de mortalidade 26% mais elevado (com base num estudo de coorte prospetivo de 51 946 participantes). Consideram que o incentivo ao pagamento com base em pontuações elevadas nos inquéritos irá encorajar práticas médicas desnecessárias e que a medicina baseada em provas será substituída por uma medicina baseada na satisfação (Zgierska, Rabago e Miller, 2014).

Embora o foco na satisfação do paciente tenha vários críticos, há vários estudos que demonstraram que a mudança é benéfica para os hospitais. Não é segredo que a satisfação do paciente aumenta a lealdade que os pacientes sentem em relação aos hospitais. Esta lealdade acrescida está associada a ganhos de receitas, melhoria da reputação, redução da negligência e maior eficiência. De facto, os hospitais norte-americanos que se encontram entre os 25% de melhores pontuações no HCAHPS são regularmente os mais rentáveis e têm os melhores resultados clínicos (Cliff, 2012).

Conclusão

A partir desta análise, torna-se claro que a satisfação dos doentes é uma parte vital dos cuidados de saúde. Os doentes satisfeitos têm melhores relações com os seus médicos, o que resulta em conformidade, autogestão, maior literacia em matéria de saúde, etc. Os resultados da satisfação dos doentes são um negócio para toda a vida, tanto para os hospitais como para os médicos (Otani, Waterman e Dunagan, 2012). Além disso, com as alterações aos pagamentos dos cuidados de saúde introduzidas pela CMS, é importante que as organizações de cuidados de saúde garantam que os doentes atingem níveis elevados de satisfação. À medida que o paradigma da medicina continua a evoluir, é importante que os dados sobre a satisfação dos doentes continuem a ser recolhidos como uma medida objetiva da qualidade dos cuidados.

Manter a tónica nos cuidados centrados no doente e melhorar a comunicação médico-doente assegurará que os doentes estejam satisfeitos com os cuidados que recebem e ajudará os Estados Unidos a sair de uma fase de despesas elevadas e de maus resultados.

Referências

Ahronheim, J. C. (2009). Serviço dos prestadores de cuidados de saúde numa emergência de saúde pública: The Physician's Duty and the Law (O dever do médico e a lei). *Journal Of Health*

Care Law & Policy, *12*(2), 195-233.

Anagnostopoulos, F., Liolios, E., Persefonis, G., Slater, J., Kafetsios, K., & Niakas, D. (2012). Physician Burnout and Patient Satisfaction with Consultation in Primary Health Care Settings: Evidence of Relationships from a one-with-many Design. *Journal Of Clinical Psychology In Medical Settings*, *19*(4), 401-410. doi:10.1007/s10880-011-9278-8 Bleustein, C., Rothschild, D. B., Valen, A., Valaitis, E., Schweitzer, L., & Jones, R. (2014). Tempos de espera, pontuações de satisfação do paciente e a perceção do cuidado. *American Journal Of Managed Care*, *20*(5), 393-400. Brownlee, S. (2012). The Doctor Will See You--If You're Quick. *Newsweek*, *159*(17/18), 46-50.Carlin, C. S., Christianson, J. B., Keenan, P., & Finch, M. (2012). Doença crónica e satisfação do paciente. *Health Services Research*, *47*(6), 2250-2272. doi:10.1111/j.1475-6773.2012.01412.x

Chien, A. T., Chin, M. H., Alexander, G., Hui, T., & Peek, M. E. (2014). Incentivos financeiros do médico e cuidados para os carentes nos Estados Unidos. *American Journal Of Managed Care*, *20*(2), 121-129.

Chu, C. I., & Tseng, C. C. A. (2013). Uma pesquisa sobre como a empatia percebida pelo paciente afeta a relação entre a alfabetização em saúde e a compreensão das informações por pacientes ortopédicos? *BMC public health*, *13*(1), 155.

Cliff, B. (2012). Excelência na satisfação do paciente dentro de uma cultura centrada no paciente. *Journal Of Healthcare Management*, *57*(3), 157-159.

Coelho, K., & Galan, C. (2012). Competências de Comunicação Não Verbal Transculturais do Médico, Satisfação do Paciente e Resultados de Saúde na Relação Médico-Paciente. *Revista Internacional de Medicina Familiar*, 1-5. doi:10.1155/2012/376907

Gáspárik, A., Ábrám, Z. Z., Lorincz, E., & *Ceana,* D. (2012). Particularidades da comunicação entre o médico e o paciente. Comparação dos Resultados de uma Avaliação da Roménia com Dados Similares do Japão e dos Estados Unidos da América. *Ata Medica Transilvanica*, *17*(3), 163-164.

Gill, P., & Cowdery, J. (2014). Relação entre a Comunicação com os Prestadores de Cuidados de Saúde e a Qualidade Percebida dos Cuidados de Saúde. *International Journal Of Health, Wellness & Society*, *4*(1), 1-11.

Hudon, C., Fortin, M., Haggerty, J. L., Lambert, M., & Poitras, M. (2011). Measuring Patients' Perceptions of Patient-Centered Care: A Systematic Review of Tools for Family Medicine. *Annals Of Family Medicine*, *9*(2), 155-164. doi:10.1370/afm.1226

Huppertz, J. W., & Carlson, J. P. (2010). Consumers' Use of HCAHPS Ratings and Word-of-Mouth in Hospital Choice (Utilização pelos consumidores das classificações HCAHPS e do boca-a-boca na escolha do hospital). *Health services research, 45*(6p1), 1602-1613.

LaVeist, T. A., & Pierre, G. (2014). Integrando os 3Ds - Determinantes Sociais, Disparidades de Saúde e Diversidade da Força de Trabalho de Cuidados de Saúde. *Public health reports (Washington, DC: 1974), 129*, 9-14.Laws, T., & Chilton, J. (2013). Ética, competência cultural e a mudança da face da América. *Pastoral Psychology, 62*(2), 175-188. doi:10.1007/s11089-012-0428-1Loxterkamp D. What Do You Expect From a Doctor? Seis hábitos para encontros mais saudáveis com o paciente. *Annals Of Family Medicine* [serial online].

novembro de 2013;11(6):574-576. Disponível em: Academic Search Complete, Ipswich, MA. Acedido em 2 de julho de 2014.Michalopoulou, G., Falzarano, P., Arkfen, C., & Rosenberg, D. (2010). Implementing Ask Me 3 to Improve African America Patient Satisfaction and Perceptions of Physician Cultural Competency [Implementar o Ask Me 3 para melhorar a satisfação dos pacientes afro-americanos e a perceção da competência cultural dos médicos]. *Journal Of Cultural Diversity, 17*(2), 62-67.Mikesell, L. (2013). Relações medicinais: conversa carinhosa. *Educação Médica, 47*(5), 443-452. doi:10.1111/medu.12104Mor, S., & Einy, O. (2012). Qualidade dos cuidados de saúde e o papel das relações: Bridging the Medico-Legal Divide. *Matriz de Saúde: Journal Of Law-Medicine, 22*(1), 123-138.

Murad, M. H., Gjerde, C. L., Bobula, J., Ostrov, M., & Murad, M. S. (2009). Gender and patient complaints: are they related? *Quality in primary care, 17*(5), 351-357.

Otani, K., Waterman, B., & Dunagan, W. (2012). Satisfação do paciente: How Patient Health Conditions Influence Their Satisfaction (Como as condições de saúde do paciente influenciam sua satisfação). *Journal Of Healthcare Management, 57*(4), 276-292.

Porter, S. (2014). Os americanos querem que os médicos cuidem de seus cuidados de saúde. *Annals Of Family Medicine, 12*(2), 178-179. doi:10.1370/afm.1637 Scott, J. G., Cohen, D., DiCicco-Bloom, B., Miller, W. L., Stange, K. C., & Crabtree, B. F. (2008). Understanding Healing Relationships in Primary Care (Compreender as relações de cura nos cuidados primários). *Annals Of Family Medicine, 6*(4), 315-322. doi:10.1370/afm.860

Tofan, G., Bodolica, V., & Spraggon, M. (2013). Mecanismos de governação na relação médico-doente: uma revisão da literatura e um quadro concetual. *Expectativas de saúde, 16*(1), 14-31. doi:10.1111/j.1369-7625.2012.00807.x

Zgierska, A., Rabago, D., & Miller, M. (2014). Impacto dos índices de satisfação do paciente sobre os médicos e os cuidados clínicos. *Patient Preference & Adherence*, 8437-446. doi:10.2147/PPA.S59077

CAPÍTULO 16

Concussões e seus efeitos na saúde mental e social dos atletas

Resumo

Anualmente, entre 1,6 e 3,8 milhões de pessoas sofrem concussões relacionadas com o desporto, sendo a maioria resultante de desportos de contacto, como o futebol e o hóquei. Para além das complicações físicas do cérebro, as concussões podem causar efeitos a curto prazo de mau humor, perda de memória e perda de funções cognitivas simples. Se não forem tratadas, os efeitos a longo prazo incluem depressão, perda de reflexos e da marcha, bem como muitas doenças neurodegenerativas. As concussões entre os atletas são um problema crescente, uma vez que não só causam danos físicos, como também podem provocar problemas de saúde mental e social que afectam todos os indivíduos de todas as idades. Ao nível dos adolescentes, as concussões podem afetar a capacidade de estabelecer relações com os amigos e a família, ao mesmo tempo que comprometem o seu futuro devido ao seu impacto negativo nos estudos. A nível universitário e profissional, sabe-se também que as concussões têm um impacto negativo no comportamento social dos atletas. Para fazer face a esta crescente preocupação de saúde pública, foram implementadas intervenções a nível local, organizacional e nacional para educar e capacitar tanto os jogadores como os treinadores para jogarem em segurança e serem capazes de detetar os sinais de alerta precoce das concussões. Através destes esforços e de uma sensibilização crescente, as concussões podem ser controladas, o que beneficiará a saúde pública para todos.

Introdução

As concussões são definidas como o "processo fisiopatológico complexo que afecta o cérebro induzido por forças biomecânicas traumáticas". (Marshall, 2012, Bramley, Patrick, Lehman & Silvis, 2012). Esta definição inclui golpes diretos e indirectos que afectam a cabeça, o pescoço e a zona da coluna vertebral. Embora existam muitos contextos e profissões em que podem ocorrer concussões, a área que tem recebido mais atenção por parte dos meios de comunicação social e do público em geral é a do desporto. Especificamente, a maioria das concussões provém de desportos de contacto, como o futebol americano, o hóquei, o râguebi e o lacrosse (McCrory et al., 2013). Uma vez que estes desportos permitem o contacto agressivo, os jogadores correm o risco de sofrer traumatismos cranianos graves e muitas outras lesões na zona. Apesar da inclusão de acolchoamento e vestuário de proteção adequados, o grande volume de controlos corporais, as placagens e a utilização de equipamento, como os sticks, conduziram a uma elevada prevalência de golpes inadvertidos na região craniana (Marshall, 2012).

Embora exista a preocupação com as complicações físicas associadas aos danos, o maior foco passou a ser o estado mental dos atletas que sofreram concussões. Conhecidas como a "epidemia silenciosa", as complicações neurológicas associadas às concussões vão desde deficiências a curto e a longo prazo (Abrams, 2012). As deficiências a curto prazo incluem pequenas dores de cabeça ou mesmo enxaquecas, juntamente com irritabilidade, fadiga e muitos outros distúrbios de humor. Normalmente, uma vez que existe alguma forma de lesão cerebral, as concussões também são conhecidas por causar perda de memória, perda da capacidade de recordação, incapacidade de concentração, incapacidade de mudar de tarefas, bem como outros problemas cognitivos. É importante notar que estes problemas normalmente desaparecem se os indivíduos tomarem os devidos cuidados e descansarem o necessário para que o cérebro recupere; no entanto, se os sintomas não forem tratados ou se os atletas e os treinadores ignorarem os sinais de uma concussão, os atletas colocam-se em risco de contrair a Síndrome do Segundo Impacto (Halstead & Walter, 2010). Esta síndrome é também uma grande preocupação, uma vez que concussões múltiplas subsequentes podem causar défices neurológicos exponencialmente mais negativos.

Mais problemas associados às concussões surgem de concussões múltiplas ao longo do tempo, o que, por sua vez, leva a problemas a longo prazo e a resultados negativos mais graves para a saúde. Alguns destes problemas neurológicos a longo prazo incluem demência, amnésia, confusão, depressão e
outros problemas de humor (De Beaumont et al., 2009). Investigações recentes indicam que as concussões podem levar a um início mais precoce de perturbações mentais como a doença de Alzheimer e a doença de Parkinson (Seifert, 2013). Além disso, tem havido maiores avanços no desenvolvimento médico, a fim de detetar concussões e os seus sintomas subsequentes através de TC, RM, imagens ponderadas por espetroscopia e imagens de difusão (Lippman, 2014); no entanto, mesmo com o recente desenvolvimento de técnicas avançadas de digitalização médica, ainda há demasiadas falhas técnicas envolvidas para detetar conclusivamente concussões (Harrison, 2014).

Os indivíduos mais velhos que sofreram múltiplas concussões ao longo das suas vidas também demonstraram um declínio precoce dos seus sistemas motores. Mesmo 30 anos após a última concussão, muitos atletas eram incapazes de realizar até as tarefas mais simples e pareciam visivelmente mais lentos em todos os seus movimentos e processos de pensamento (De Beaumont et al., 2009). Se estas deficiências não forem abordadas e tratadas corretamente, podem potencialmente levar à morte. Em pesquisas recentes, os cientistas associaram indivíduos que sofreram múltiplas concussões nas suas vidas a um risco mais elevado de sofrerem de encefalopatia traumática crónica (CTE), que é uma doença neurológica degenerativa semelhante à doença de Alzheimer (Halstead & Walter, 2010). Com estes efeitos a curto e a longo prazo, é imperativo que as concussões recebam mais atenção, uma vez que afectam os indivíduos em muitos aspectos das suas vidas.

Concussões e saúde pública

A Organização Mundial de Saúde define saúde como um "estado de completo bem-estar físico, mental e social e não apenas a ausência de doença ou enfermidade" (McCrory, 2013). No que diz respeito às concussões, embora exista a preocupação óbvia com o seu bem-estar físico, é importante notar os efeitos que estas lesões têm nos aspectos mentais e sociais da vida destes atletas. Por conseguinte, é muito importante focar não só a natureza física, mas também os aspectos mentais e sociais a todos os níveis, uma vez que isso implica a saúde dos atletas e de todas as partes interessadas envolvidas (Lippman, 2014).

Estima-se que, em média, ocorram anualmente entre 1,6 e 3,8 milhões de concussões relacionadas com o desporto (Covassin, Elbin & Sarmiento, 2012). Com esta grande prevalência de lesões num ano, é evidente o problema de abordar a questão da concussão. Para além dos atletas, há muitas outras partes interessadas que devem dar o seu contributo e ser responsabilizadas pelos resultados gerais destes atletas. Desde a família, os colegas e os treinadores até à influência global do governo e das organizações, há muitos grupos diferentes que têm impacto nas concussões e na vida dos atletas (Gardner, 2013).

Os adolescentes e as concussões

Apesar de grande parte das atenções se centrarem nas concussões a nível do desporto profissional, a segurança dos atletas entre os adolescentes é uma das principais áreas de preocupação no que respeita à saúde mental do público. Especialmente nos Estados Unidos, os adolescentes representam 70% do total de atletas nos Estados Unidos ("Concussions", 2009). Os jovens são especialmente impressionáveis às concussões, uma vez que os seus cérebros ainda se estão a desenvolver nesta tenra idade (Sanders, 2011). Se sofrerem um golpe na cabeça, os adolescentes demoram muito tempo a recuperar, uma vez que o inchaço cerebral associado às concussões é mais pronunciado numa idade jovem.

As concussões prolongadas também são perigosas para os adolescentes, uma vez que é mais difícil para os profissionais de saúde e treinadores detectarem os sinais e sintomas frequentes associados às concussões (Terl, 2011). Embora os sintomas sejam semelhantes, como o mau humor, a fadiga e, por vezes, a depressão, é difícil para muitas pessoas determinar se estes sintomas estão associados a concussões ou se estão apenas associados às alterações emocionais normais que surgem durante a puberdade. Devido a esta ambiguidade, é importante que pais, treinadores e médicos prestem atenção a este grupo etário (Talavage, Nauman, & Yoruk, 2010). Se passarem despercebidos, estes atletas correm o risco de sofrer uma segunda concussão, de contrair a Síndrome do Segundo Impacto e, possivelmente, de acumular sintomas que os podem afetar mais tarde na vida (Halstead &Walter, 2010).

Para além dos danos neurológicos, as concussões também representam uma ameaça para os adolescentes devido ao seu impacto na saúde social. As competências e as relações estabelecidas durante a adolescência são especialmente importantes, pois é nesta altura que as interações sociais têm maior impacto na vida de um indivíduo. Estas interações envolvem os jovens atletas e as suas relações com os pais, colegas, professores, companheiros de equipa e treinadores (Lincoln et al., 2011). A irritabilidade e o mau humor que os adolescentes podem sentir podem gerar stress, o que, por sua vez, pode distanciá-los da família e dos amigos (Terl, 2011). Além disso, os adolescentes provavelmente não compreendem as mudanças na sua personalidade e é mais improvável que comuniquem o seu estado aos pais ou amigos (Slobounov, Gay, Johnson, & Zhang, 2012). Esta falha no relato também pode ser explicada pelo facto de estes atletas temerem as repercussões de relatar que algo está errado, ou seja, não poderem praticar o seu desporto.

Além disso, sabe-se que as concussões afectam o desempenho escolar dos adolescentes, o que também coloca muito stress no futuro destes atletas. Os adolescentes que jogam num clube ou numa escola secundária têm de lidar não só com a atividade extenuante de praticar os seus desportos, mas também com o trabalho escolar necessário para passar e concluir o ensino secundário (Arbogast et al., 2013). Como afirmado anteriormente, as concussões têm um efeito negativo no desenvolvimento cognitivo. Os indivíduos que sofreram concussões apresentam um défice grave na alternância de tarefas, na gestão do tempo e no raciocínio cognitivo em geral. Embora estes défices tenham impacto nos atletas na sua vida quotidiana, a função cerebral prejudicada pode ser especialmente prejudicial no ambiente escolar, onde se espera uma função cognitiva mais elevada dos alunos (Arbogast et al., 2013).

A pressão e a desvantagem óbvia de completar as tarefas escolares só vêm agravar o stress acrescido da participação em desportos. As deficiências e a lentidão com que muitas vítimas de concussões se deparam acabam por levá-las a faltar à escola e ao desporto, o que aumenta o stress e pode influenciar gravemente o futuro escolar e profissional do estudante. De um modo geral, as concussões podem afetar os adolescentes física, mental, académica e socialmente, o que, por sua vez, pode ter um impacto negativo nas suas vidas, começando numa idade muito jovem.

Efeitos da concussão em atletas universitários e profissionais

Tal como os adolescentes, os adultos correm o risco de sofrer concussões e apresentam os mesmos sintomas que os adolescentes; no entanto, à medida que o nível de competição aumenta nos níveis universitário e profissional, a gravidade de cada concussão sofrida pode agravar-se. Ao contrário dos adolescentes, muitos atletas foram educados e conseguem detetar quando sentem que algo está errado com a sua estabilidade mental. Embora a frequência ainda seja bastante baixa, os atletas a nível colegial e profissional tendem a auto-relatar sintomas semelhantes aos da concussão aos seus treinadores ou formadores, quando comparados com os adolescentes (Krol, Mrazik, Naidu, Brooks & Iverson, 2011).

As concussões sofridas por atletas adultos também representam riscos diferentes nas suas vidas em comparação com as concussões sofridas por adolescentes. Quando os atletas atingem o nível colegial ou profissional, poucos deles consideram a possibilidade de continuar ou avançar na sua educação após o fim da carreira desportiva (Teasdale, Engberg, & Holte, 2012). Em vez disso, os efeitos das concussões tornam-se evidentes quando estes atletas se retiram dos seus desportos e adquirem um novo emprego numa área não desportiva (Mayr et al., 2014). Verificou-se que os indivíduos que sofreram concussões durante o seu tempo no atletismo têm dificuldade em seguir instruções, prestar atenção, recordar informações e organizar tarefas para fazer num dia (Mayr et al., 2014). Outros efeitos a longo prazo têm impacto na saúde ocupacional, uma vez que muitos atletas que sofreram concussões anteriormente mostram sinais de depressão, o que não só os influencia a eles próprios, mas também afecta outros empregados e os clientes. Com base apenas nestes dois factores, muitos ex-atletas não conseguem manter o emprego (Teasdale et al., 2012).

Outra forte correlação que foi encontrada é entre concussões e tendências dos atletas para cometer crimes (Swenson, 2011). Como já foi referido, as concussões alteram o desenvolvimento cognitivo e podem influenciar os processos de pensamento dos indivíduos. Os atletas com concussões também apresentam mais irritabilidade e agressividade, que são traços caraterísticos de indivíduos que optam por cometer crimes. Ao alterarem a saúde mental dos atletas, as concussões têm sido associadas às más decisões e às acções negativas dos atletas. Com base nos desportos, o futebol americano tem a maior prevalência de concussões, bem como a associação mais forte entre crimes cometidos e concussões, como homicídios e abuso de drogas (Swenson, 2011). Em casos muito extremos, vários atletas que sofreram múltiplas concussões suicidaram-se como mecanismo de sobrevivência para lidar com a depressão subsequente a longo prazo (Krol et al., 2011).

Intervenções de saúde pública para as concussões

A um nível intrapessoal, é imperativo começar por educar os próprios atletas sobre a importância da prevenção e deteção adequadas de concussões. Através destas intervenções educativas, os atletas serão ensinados sobre o que são concussões, os sinais e sintomas e os efeitos a longo prazo associados às mesmas (Bramley et al., 2012). Com a educação adequada, os atletas seriam capazes de perceber se os seus colegas de equipa ou eles próprios estão a sentir algum dos sintomas. A educação dos atletas também lhes ensina a importância de se sentarem e descansarem para garantir uma cura adequada, sublinhando a importância da saúde mental a longo prazo.

A segunda maior parte interessada e influência que envolve as concussões entre os atletas é a influência dos treinadores e do pessoal desportivo. Com a sua jurisdição sobre os atletas, grande parte da responsabilidade da deteção de concussões recai consequentemente sobre os ombros dos treinadores. Num estudo recente, descobriu-se que apenas 61% dos treinadores conseguiam identificar os sinais, e menos ainda sabiam como lidar corretamente com atletas com concussão (Covassin et al., 2012). Por este motivo, é imperativo que os treinadores sejam informados e educados sobre a importância de manter afastados os jogadores que sofreram concussões. Ao fornecer aos treinadores as informações corretas, estes poderão detetar corretamente quaisquer sinais precoces de concussões e reagir atempadamente, de modo a garantir que o jogador não sofre mais danos (Hunsucker, Waller, & Carolina, 2013). Os treinadores também devem seguir o protocolo que inclui uma cláusula de "Return to Play", que é um conjunto de testes que um atleta tem de passar antes de voltar à ação (Johnson, 2012).

A nível organizacional e nacional, o Centro de Controlo de Doenças (CDC) e outras organizações já iniciaram o processo de desenvolvimento de intervenções para prevenir concussões e proteger os jogadores dos efeitos secundários negativos de concussões prolongadas (Hunsucker et al., 2013). Em geral, a obrigatoriedade de usar protecções, capacetes e protectores bucais nos desportos de contacto reduziu as lesões. No sistema educativo, foram implementados muitos protocolos e políticas, como a Lei da Segurança e dos Desportos Juvenis e o Immediate Post Concussion Assessment and Cognitive Testing (ImPACT), para proteger os adolescentes e os estudantes-atletas (Mcanany, 2013). A nível organizacional, os treinadores começaram a ensinar aos seus atletas formas de bater corretas e seguras. Durante os jogos, existem sanções, suspensões e, a nível profissional, multas que são aplicadas pela liga àqueles que infringem as regras de contacto. O CDC também liderou a campanha educativa através do seu programa "Heads Up" (Johnson, 2012). Com a criação deste programa, os treinadores de muitos desportos de contacto em todo o país receberam a informação necessária para os informar e capacitar para ajudar na prevenção de concussões.

Discussão

As concussões tornaram-se muito frequentes no desporto, desde o nível adolescente ao nível universitário e profissional. Mesmo com o aumento do número de concussões, há ainda muitos factores de risco e determinantes que afectam e estão associados às concussões. Alguns desses determinantes incluem depressão preexistente, dor crónica, stress pós-traumático, stress, ansiedade, bem como outras afecções mentais (Dean, O'Neill, & Sterr, 2012). A literatura recente pode também relacionar as concussões com predisposições genéticas, referindo que uma apolipoproteína (ApOE4) é uma lipoproteína modificada que constitui um marcador genético para indivíduos mais propensos a sofrer concussões (Seifert, 2013). A nível social, os investigadores indicaram que a falta de educação sobre a segurança das concussões pode estar correlacionada com o estatuto socioeconómico do atleta (Swenson, 2011). Esta correlação também é importante, pois pode explicar o comportamento social de muitos atletas que participam em crimes durante as suas carreiras universitárias e profissionais.

Um dos principais factores que contribuem para a frequência das concussões sofridas no desporto é a violência que é encorajada (Smith et al., 2013). Embora faça parte do jogo, a influência dos adeptos e dos meios de comunicação social faz saber que o contacto é a parte mais agradável do desporto. Este foco na violência e no contacto incute uma natureza agressiva nos jogadores, o que faz com que ocorram mais pancadas violentas. No mesmo sentido, outro componente que causa concussões é a motivação competitiva dos atletas (Swenson, 2011). Através da competição a qualquer nível, os atletas estão a esforçar-se para serem mais fortes e mais rápidos do que a concorrência. Esta motivação competitiva leva os jogadores a esforçarem-se mais e a tornarem-se mais agressivos na sua abordagem ao jogo. Consequentemente, foi levantada a hipótese de que o aumento do atletismo dos atletas, em comparação com os atletas de há 20 anos, também levou a um aumento de lesões, como concussões (Smith et al., 2013).

Uma vez sofrida uma concussão, a maioria dos casos passa despercebida, principalmente devido à subnotificação por parte dos próprios atletas. Uma vez que o desporto é um evento competitivo, existe uma grande pressão sobre os atletas para que se mantenham competitivos e continuem a participar no seu desporto, mesmo que a sua saúde esteja em risco. Ao personificarem a aptidão física máxima, os atletas são mais sensíveis a este estigma, uma vez que a fraqueza ou incapacidade ao seu nível de competição tem um impacto direto na sua capacidade de desempenho (Swenson, 2011). Além disso, com a pressão adicional de não desiludir os seus colegas de equipa, amigos e fãs, muitos atletas têm medo de admitir que há algo de errado com eles. A presença do treinador também afecta a frequência com que os atletas tendem a comunicar concussões. Os jogadores não querem mostrar fraqueza aos seus treinadores, o que, por sua vez, os afastará do desporto. Além disso, os estudantes que aspiram a levar as suas capacidades para o nível profissional não querem mostrar fraqueza, pois pensam que isso irá afetar as suas hipóteses de se tornarem atletas profissionais no seu respetivo desporto.

Outro fator importante que contribui para que os atletas se coloquem em maior risco de sofrerem concussões a nível profissional é o fator do rendimento que está associado ao facto de se ser atleta profissional. A maioria dos atletas profissionais trata o seu desporto como uma ocupação e como parte de um negócio. Com esta mentalidade, os atletas concentram muito do seu tempo nos salários e no rendimento que podem obter anualmente com a prática do seu desporto. Consequentemente, este desejo de continuar a ganhar dinheiro pode influenciar negativamente as decisões dos jogadores de comunicar quaisquer concussões sofridas. Uma vez que o seu trabalho se baseia no desempenho, qualquer tempo que não jogue dá uma imagem negativa do atleta, o que não só afecta o seu jogo atual, como também pode influenciar os montantes dos seus próximos salários quando se trata de renovações de contrato. Tendo isto em conta, estes atletas tendem a arriscar a sua saúde pessoal em troca de ganhos monetários.

Conclusão

A nível local, estatal, organizacional e nacional, é necessário que sejam aplicadas regras e regulamentos unificados que protejam os jogadores desta lesão debilitante. Com o aumento da investigação que examina os efeitos mentais negativos a curto e a longo prazo nos atletas, é imperativo criar intervenções para educar tanto os atletas como o pessoal técnico sobre a importância do controlo das concussões. O impacto das concussões vai muito além da saúde física, afectando o estado de saúde social, ocupacional e mental dos atletas para o resto das suas vidas. Embora as concussões nunca venham a ser completamente eliminadas dos desportos de contacto, uma maior sensibilização para esta doença ajudará a melhorar os resultados de saúde dos atletas e a melhorar o estado da saúde pública em geral.

Referências

Abrams, D. (2012). *Confrontando a crise de concussão nos desportos juvenis: A Central Role for Responsible Local Enforcement of Playing Rules* (*um papel central para a aplicação local responsável das regras de jogo*) (p. 52). Columbia, Missouri.

Arbogast, K. B., McGinley, A. D., Master, C. L., Grady, M. F., Robinson, R. L., & Zonfrillo, M. R. (2013). Repouso cognitivo e recomendações baseadas na escola após concussão pediátrica: a necessidade de ferramentas de apoio aos cuidados primários. *Clinical Pediatrics,* *52*(5),397-402. doi:10.1177/0009922813478160

Bramley, H., Patrick, K., Lehman, E., & Silvis, M. (2012). Jogadores de futebol do ensino médio com educação sobre concussão têm maior probabilidade de notificar seu treinador sobre uma suspeita de concussão. *Clinical Pediatrics, 51*(4), 332-6. doi:10.1177/0009922811425233

Concussões nos desportos e recreação juvenis. (2009). *Parques e Recreação.*

Covassin, T., Elbin, R. J., & Sarmiento, K. (2012). Educar os treinadores sobre concussão nos desportos: avaliação da iniciativa "Heads Up: concussion in youth sports" do CDC. *The Journal of School Health, 82*(5), 233-8. doi:10.1111/j.1746-1561.2012.00692.x

De Beaumont, L., Théoret, H., Mongeon, D., Messier, J., Leclerc, S., Tremblay, S., ... Lassonde, M. (2009). Declínio da função cerebral em atletas reformados saudáveis que sofreram a sua última concussão desportiva no início da idade adulta. *BrainU: A Journal of Neurology, 132*(Pt

3), 695-708. doi:10.1093/brain/awn347

Dean, P. J. a, O'Neill, D., & Sterr, A. (2012). Síndrome pós-concussão: prevalência após lesão cerebral traumática leve em comparação com uma amostra sem lesão na cabeça. *Brain InjuryU:[BI]*,*26*(1),14-26.doi:10.3109/02699052.2011.635354

Gardner, A. (2013). As Questões Clínicas Complexas Envolvidas na Decisão de um Atleta de se Retirar do Desporto de Colisão Devido a Múltiplas Concussões: Um estudo de caso de um atleta profissional. *Fronteiras em Neurologia*, *4* (setembro), 141. doi: 10.3389 / fneur.2013.00141

Halstead, M. E., & Walter, K. D. (2010). Academia Americana de Pediatria. Relatório clínico - concussão relacionada com o desporto em crianças e adolescentes. *Pediatrics*, *126*(3), 597-615. doi:10.1542/peds.2010-2005

Harrison, E. a. (2014). A primeira crise de concussão: ferimentos na cabeça e evidências no início do futebol americano. *Jornal Americano de Saúde Pública*, *104*(5), 822-33. doi:10.2105/AJPH.2013.301840

Hunsucker, J., Waller, J., & Carolina, N. (2013). " When in Doubt , Sit Them Out ": Chapter 173 Effectively Supplements California Concussion Law and Raises Awareness Among Coaches. *McGeorge Law Review*, *85*(2011), 600-607.

Johnson, L. S. M. (2012). As diretrizes de regresso ao jogo não podem resolver o problema das concussões relacionadas com o futebol. *The Journal of School Health*, *82*(4), 180-5. doi:10.1111/j.1746-1561.2011.00684.x

Krol, A. L., Mrazik, M., Naidu, D., Brooks, B. L., & Iverson, G. L. (2011). Avaliação dos sintomas num programa de gestão de concussões: o método influencia o resultado. *Brain InjuryU: [BI]*, *25*(13-14), 1300-5. doi:10.3109/02699052.2011.624571

Lincoln, A. E., Caswell, S. V, Almquist, J. L., Dunn, R. E., Norris, J. B., & Hinton, R. Y. (2011). Tendências na incidência de concussão em desportos do ensino secundário: um estudo prospetivo de 11 anos. *The American Journal of Sports Medicine*, *39*(5), 958-63. doi:10.1177/0363546510392326Lippman, H. (2014). Concussão - Uma crise de saúde pública. *Neurology Reviews*, (maio), 2014-2016.Marshall, C. M. (2012). Concussão relacionada com o desporto: A narrative review of the literature. *The Journal of the Canadian Chiropractic Association*, *56*(4), 299-310. Retrievedfrom http://www.pubmedcentral.nih.gov/articlerender.fcgi?artid=3501917&to ol=pmcentrez&rendertype=abstractMayr, U., LaRoux, C., Rolheiser, T., Osternig, L., Chou, L.-S., & van Donkelaar, P. (2014). Disfunção executiva avaliada com uma tarefa de troca de tarefas após concussão. *PloS One*, *9*(3), e91379. doi:10.1371/journal.pone.0091379Mcanany, F. S. (2013). *Uma avaliação das políticas de concussão baseadas na escola e materiais educacionais no condado de Montgomery, Pensilvânia*. Universidade de Arcadia.

McCrory, P., Meeuwisse, W. H., Aubry, M., Cantu, B., Dvorák, J., Echemendia, R. J., ... Turner, M. (2013). Declaração de consenso sobre concussão no desporto: a 4ª Conferência Internacional sobre Concussão em

Desporto realizado em Zurique, novembro de 2012. *British Journal of Sports Medicine*, *47*(5), 250-8. doi:10.1136/bjsports-2013-092313

McCrory, P., Meeuwisse, W., Johnston, K., Dvorak, J., Aubry, M., Molloy, M., & Cantu, R. (2009). Declaração de consenso sobre concussão no desporto - a Terceira Conferência Internacional sobre Concussão no Desporto realizada em Zurique, novembro de 2008. *The Physician and Sportsmedicine*, *37*(2), 14159. doi:10.3810/psm.2009.06.1721

McElhiney, D., Kang, M., Starkey, C., & Ragan, B. (2014). Melhorando as seções de memória da avaliação padronizada de concussão usando análise de itens. *Medição em Educação Física e Ciência do Exercício*, *18*(2), 123-134. doi:10.1080/1091367X.2013.866558

Sanders, B. (2011). Número de Concussões Juvenis Gerir o Risco. *Segurança Profissional*, (novembro), 25.

Seifert, T. D. (2013). Concussão desportiva e cefaleia pós-traumática associada. *Headache*, *53*(5), 726-36. doi:10.1111/head.12087

Slobounov, S., Gay, M., Johnson, B., & Zhang, K. (2012). Concussão no atletismo: controvérsias clínicas e de pesquisa de imagens cerebrais em andamento. *Brain Imaging and Behavior*, *6*(2), 224-43. doi:10.1007/s11682-012- 9167-2

Smith, A. M., Stuart, M. J., Gaz, D. V, Twardowski, C. P., Stuart, M. B., Margeneau, D., ... Roberts, W. O. (2013). Modificação comportamental para reduzir a concussão em desportos de colisão: hóquei no gelo. *Relatórios actuais de medicina desportiva*, *12*(6), 356-9. doi:10.1249/JSR.0000000000000004

Swenson, L. (2011). *Unnecessary Roughness: Off-field Agression and Crime in College Football [Agressão fora do campo e crime no futebol universitário*]. Universidade de Indiana da Pensilvânia.

Talavage, T. M., Nauman, E. A., & Yoruk, U. (2010). Functionally-Detected Cognitive Impairment in High School Football Players Without Clinically- Diagnosed Concussion Os autores declaram que não têm qualquer interesse financeiro neste estudo ou nos seus resultados. *Journal of Neurotrauma*, (765), 1-46.

Teasdale, T. W., Engberg, A. W., & Holte, L. G. (2012). Concussões duplas e disfunção cognitiva: Um estudo populacional de homens jovens. *Deficiência Cerebral*, *13*(02), 197-202. doi:10.1017/BrImp.2012.17

Terl, B. M. (2011). Concussões nos desportos juvenis. *Kiosk*, (dezembro), 15-18.

CAPÍTULO 17

Examinar a relação entre a obesidade infantil e o ambiente dos desertos alimentares nos Estados Unidos

Resumo

Os ambientes definidos como desertos alimentares são comuns em todos os Estados Unidos, especialmente em áreas de elevada pobreza e de baixo estatuto socioeconómico, e tem sido sugerido pela investigação que os desertos alimentares são um importante fator ambiental associado a um maior risco de obesidade infantil. Esta revisão examina se a proximidade de diferentes estabelecimentos de venda de alimentos a retalho, de acordo com a casa ou escola de uma criança, desempenha um papel no risco de obesidade, bem como se as disparidades associadas aos desertos alimentares, tais como raça, etnia e rendimento, afectam o risco de uma criança se tornar obesa. Os artigos foram recolhidos através das bases de dados ScienceDirect e Google Scholar. Os estudos relativos à proximidade de estabelecimentos alimentares mostram resultados contraditórios, em que, nalguns locais, estar mais perto de um supermercado não teve um efeito significativo na obesidade infantil. No entanto, todos os estudos que examinaram as disparidades relacionadas com os desertos alimentares mostraram que os afro-americanos, os hispânicos e as zonas de desertos alimentares com baixos rendimentos têm taxas mais elevadas de obesidade infantil. É necessário efetuar mais estudos para que a questão dos desertos alimentares seja erradicada e as crianças tenham acesso a opções alimentares saudáveis, independentemente do local onde residem.

Introdução

Em todo o mundo, as tendências da obesidade infantil estão a aumentar, com quase 10% das crianças em idade escolar com excesso de peso (Jennings et al., 2011). Em 2010, o número de crianças com excesso de peso com idade inferior a 5 anos foi estimado em mais de 42 milhões, tornando a obesidade infantil um sério desafio de saúde pública (Organização Mundial de Saúde, 2014). Nos Estados Unidos, a percentagem de crianças obesas com idades compreendidas entre os 6 e os 11 anos aumentou de 7% em 1980 para quase 18% em 2010. Da mesma forma, a percentagem de adolescentes obesos com idades entre os 12 e os 19 anos aumentou de 5% em 1980 para 18% em 2010 (Centers for Disease Control and Prevention, 2014).

A obesidade infantil é uma grande ameaça para a saúde pública. A obesidade não só aumenta os custos dos cuidados de saúde entre as crianças e os adolescentes, como também é um fator de risco independente para resultados adversos em termos de saúde na idade adulta, como as doenças cardiovasculares e a diabetes, o que, por sua vez, aumenta o risco de morbilidade e mortalidade (Raj & Kumar, 2010). Outra preocupação de saúde pública é a insegurança alimentar, que consiste em não ter acesso a alimentos nutricionalmente adequados (Smith & Morton, 2009). Nos Estados Unidos, o USDA estimou que em 2011, 17,9 milhões de famílias estavam em situação de insegurança alimentar, e 10% dessas famílias tinham crianças (Nackers & Appelhans, 2013). A insegurança alimentar está associada à obesidade infantil, e as crianças que crescem em agregados familiares com insegurança alimentar têm dietas pobres, diminuição da saúde e do desenvolvimento cognitivo, problemas emocionais e comportamentais e mais gordura corporal em adultos (Nackers & Appelhans, 2013).

De acordo com o Departamento de Agricultura dos Estados Unidos (n.d.), um deserto alimentar é identificado através de um sector censitário com uma quantidade substancial de residentes que vivem em áreas de baixos rendimentos e têm pouco acesso a uma mercearia ou a um ponto de venda de alimentos saudáveis. Os sectores de recenseamento de desertos alimentares têm uma taxa de pobreza de 20% ou mais, ou um rendimento familiar médio igual ou inferior a 80% do rendimento familiar da zona (Departamento de Agricultura dos Estados Unidos, n.d.). Além disso, uma comunidade de baixo acesso é definida por pelo menos 500 pessoas ou pelo menos 33% da população do sector de recenseamento que vive a mais de uma milha de um supermercado ou mercearia (Departamento de Agricultura dos Estados Unidos, n.d.).

Este artigo tem como objetivo rever a literatura de estudos anteriores e examinar se a proximidade de vários pontos de venda de alimentos a retalho desempenha um papel no risco de obesidade infantil, bem como a forma como certas disparidades associadas aos desertos alimentares podem também afetar o desenvolvimento da obesidade nas crianças.

Proximidade de vários pontos de venda de alimentos a retalho e risco de obesidade

Estudos anteriores implicaram que a privação da vizinhança e a diminuição do acesso a recursos alimentares estão ligadas à obesidade (Larson, Story, & Nelson, 2009). Estas privações de recursos alimentares são também conhecidas como desertos alimentares, onde as comunidades rurais e urbanas economicamente desfavorecidas têm pouco ou nenhum acesso a fontes alimentares saudáveis, acessíveis e culturalmente adequadas (LeDoux & Vojnovic, 2013). Para além do acesso deficiente, os residentes destas comunidades lidam normalmente com preços mais elevados dos alimentos e não têm acesso a outros serviços, como cuidados de saúde, transportes e áreas recreativas (Dutko, Ver Ploeg, & Farrigan, 2012). A noção é que ambientes como estes levam a um aumento das taxas de obesidade atribuíveis à menor qualidade dos alimentos e ao excesso de comida, enquanto a disponibilidade de um supermercado permite hábitos alimentares saudáveis porque há mais produtos alimentares e produtos saudáveis (Shier & Sturm, 2012). No caso de não ser possível obter opções alimentares saudáveis, as pessoas que vivem no deserto alimentar recorrem a lojas de conveniência locais, onde os alimentos são menos nutritivos, mais densos em termos energéticos e mais caros (Larsen & Gilliand, 2009).

Assim, as desigualdades sociais na saúde podem dever-se à indisponibilidade de opções alimentares saudáveis e acessíveis (Jiao et al., 2012).

A proximidade de estabelecimentos alimentares e o índice de massa corporal infantil foram examinados num estudo transversal realizado por Fiechtner et al. (2013). Este estudo utilizou dados de um ensaio aleatório controlado para prevenir a obesidade entre 438 crianças com idades compreendidas entre os 2 e os 6,9 anos. Os estabelecimentos alimentares na zona leste de Massachusetts foram categorizados em lojas de conveniência, padarias, cafés, lojas de doces, restaurantes de serviço completo, grandes supermercados, pequenos supermercados e restaurantes de fast-food e as suas distâncias foram calculadas a partir das moradas das casas e categorizadas como superiores ou iguais a 1 milha, superiores a 1 a 2 milhas ou superiores a duas milhas. Os resultados do estudo descreveram que a distância média entre a residência dos participantes e um grande supermercado era de 1,53 milhas e variava entre 0,20 e 9,25 milhas. Além disso, o IMC foi 1,06 kg/m^2 mais elevado nas crianças que viviam a menos ou igual a uma milha de um grande supermercado do que naquelas que viviam a mais de duas milhas de distância de um grande supermercado (95% CI [.046, 1.65]). No entanto, a proximidade de outros estabelecimentos alimentares não foi correlacionada com o IMC.

Noutro estudo transversal conduzido por Jennings et al. (2011), foram examinados os consumos alimentares de 1669 crianças com idades compreendidas entre os 9 e os 10 anos, em comparação com o ambiente do bairro em redor das casas das crianças, no que diz respeito à disponibilidade de pontos de venda de alimentos. Os pontos de venda de alimentos foram agrupados em supermercados, lojas de fruta e legumes, pontos de venda de fast food, pontos de venda de comida para levar, serviços de entrega de fast food, restaurantes e todos os outros pontos de venda de alimentos e, em seguida, classificados nas categorias de IMC saudável, IMC não saudável e IMC intermédio. Para além disso, o IMC também foi medido nas crianças. Os resultados descreveram que, de todos os participantes, 23% das crianças tinham excesso de peso ou eram obesas. Para além disso, 27% das crianças tinham acesso a opções alimentares saudáveis, 47% tinham acesso a opções alimentares não saudáveis e 57% tinham acesso a opções intermédias. Para além disso, o peso corporal foi 1,3 kg mais baixo (p=0,03, 95% CI [2,45, -0,17]) e o IMC foi 0,5 kg/m^2 mais baixo (p=0,02, 95% CI [-0,94, - .0,07]) nas crianças que tinham acesso a estabelecimentos de alimentos saudáveis em comparação com as que não tinham acesso a estabelecimentos de alimentos saudáveis.

Além disso, um estudo longitudinal realizado por Leung et al. (2011) analisou as raparigas com idades compreendidas entre os 6 e os 7 anos que viviam na Califórnia e a relação entre os ambientes alimentares do seu bairro e o risco de três anos associado ao excesso de peso ou à obesidade. Mais uma vez, os estabelecimentos alimentares foram caracterizados e os IMCs foram medidos nas raparigas durante três anos. O estudo concluiu que os estabelecimentos alimentares do bairro estavam significativamente relacionados com os condados. Por exemplo, em São Francisco, as raparigas tinham mais acesso a estabelecimentos de fast food, mercados de produtos agrícolas e pequenas mercearias. Por outro lado, as raparigas do condado de Marin tinham um acesso mais fácil a supermercados (p=0,0007) e as raparigas do condado de Contra Costa tinham mais acesso a lojas de conveniência. Verificou-se também que as raparigas brancas não hispânicas tinham menos acesso a lojas de conveniência em comparação com as raparigas afro-americanas, latinas ou asiáticas/mistas/outras (p=0,06). Além disso, a disponibilidade de lojas de conveniência foi positivamente associada ao risco de excesso de peso ou obesidade durante o período de tempo (OR=3,38, 95% CI [1,07, 10,68]) e a um aumento do IMC ao longo dos 3 anos (95% CI [0,00, 0,25], p=0,05). Além disso, a existência de um mercado de produtos agrícolas teve efeitos protectores contra a obesidade na população da amostra (OR=0,22, IC 95% [0,05, 1,06]). Este estudo sugere que o ambiente alimentar em que uma criança cresce pode afetar o peso ao longo do tempo.

Disparidades nos desertos alimentares

A maioria dos desertos alimentares está associada a muitas disparidades diferentes em comparação com áreas de maior disponibilidade de alimentos. Conforme descrito pelo Departamento de Agricultura dos Estados Unidos, a inacessibilidade a supermercados e mercearias afecta mais de 29,7 milhões de pessoas e todas estas pessoas vivem em bairros de baixos rendimentos e estão a mais de uma milha de distância de um supermercado (Sohi, Bell, Liu, Battersby, & Liese, 2014). Além disso, a segregação residencial por factores socioeconómicos, como o rendimento, a raça e a etnia, está associada a maus hábitos alimentares, levando a taxas de IMC mais elevadas, especialmente nas crianças (Alviola, Nayga, & Thomsen, 2012). Os investigadores também descobriram que havia mais lojas de conveniência, estabelecimentos de fast food e acesso precário a supermercados perto de escolas secundárias em áreas consideradas de baixo rendimento e compostas principalmente por uma minoria racial/étnica, como afro-americanos ou hispânicos, em relação a um bairro mais afluente e caucasiano (Larson, Story, & Nelson, 2009; Smoyer-Tomic et al., 2008).

Um estudo longitudinal de base nacional realizado por Lee (2012) entre 1998 e 2004 nos Estados Unidos examinou se a diminuição do acesso a opções alimentares saudáveis e a maior disponibilidade de estabelecimentos de alimentos não saudáveis representam um risco para o aumento excessivo de peso nas crianças e se as diferentes disponibilidades alimentares explicam as disparidades associadas à obesidade. Para tal, foram analisados os IMCs de cerca de 20.000 crianças americanas seguidas ao longo do ensino básico e que também estão ligadas a medidas de disponibilidade de alimentos a partir de uma base de dados de estabelecimentos comerciais. Além disso, as crianças em risco, incluindo as pobres e as minorias, foram objeto de uma amostragem excessiva para determinar se existia uma associação entre estas disparidades. Verificou-se que até ao 5th ano, os percentis do IMC aumentaram 4,76 pontos e o aumento foi maior para as crianças pobres, afro-americanas e hispânicas. Além disso, as crianças que viviam em zonas pobres e não brancas estavam expostas a um ambiente com mais estabelecimentos de fast-food e lojas de conveniência. No entanto, as zonas pobres e minoritárias continuavam a ter acesso a mercearias de grande dimensão e a restaurantes de serviço completo.

Outro estudo longitudinal realizado por Sturm e Datar (2005) seguiu uma amostra representativa nacional de crianças do jardim de infância durante quatro anos, recolhendo dados sobre o IMC, bem como dados sobre os preços dos alimentos na área circundante e os vários estabelecimentos alimentares nos códigos postais de casa e da escola da criança. Verificaram que as crianças de raça negra engordavam significativamente mais do que as crianças de raça branca e de outras minorias ($p<0,001$) e que as crianças cujas mães tinham um diploma universitário engordavam menos ($p=0,007$). Embora as alterações num ano, desde o jardim de infância até ao primeiro ano, fossem consistentes com os resultados de 3 anos, eram menos significativas do ponto de vista estatístico porque os tamanhos dos efeitos eram mais pequenos. Além disso, verificou-se que, apesar de famílias com rendimentos e caraterísticas sociodemográficas idênticas viverem em duas cidades diferentes, as crianças das famílias que tinham acesso a frutas e legumes mais baratos, como em Visalia, na Califórnia, ganharam menos 0,28 unidades de IMC do que a média, ao passo que as crianças das famílias que viviam em cidades com preços mais elevados de frutas e legumes, como em Mobile, no Alabama, ganharam mais 0,21 unidades de IMC do que o peso excessivo que as crianças ganham em média.

Por último, numa análise de dados secundários realizada por Newman, Howlett e Burton (2013), foi determinada a relação entre restaurantes de fast food, nível de pobreza, localidade e obesidade infantil. O estudo constatou que, nas comunidades urbanas, a relação entre a densidade de estabelecimentos de fast food e a taxa de obesidade infantil é significativa ($p<0,01$). Além disso, nas zonas pobres, a maior disponibilidade de estabelecimentos de fast food está positivamente associada às taxas de obesidade pré-escolar. A relação entre a disponibilidade de fast food e a pobreza com as taxas de obesidade pré-escolar só é significativa quando a área é considerada como uma comunidade atingida pela pobreza e é altamente urbanizada. Este estudo aponta para o facto de as disparidades socioeconómicas e o ambiente construído desempenharem um papel no risco de obesidade infantil.

Discussão

Os resultados encontrados nos vários estudos relacionados com a obesidade infantil e o IMC são contraditórios. Por exemplo, no primeiro estudo mencionado, que foi conduzido por Fiechtner et al. (2013), não foi possível fazer associações entre uma maior proximidade de um grande mercado de supermercado e menores IMCs e taxas de obesidade entre as crianças. De facto, foi encontrado o oposto, uma vez que os IMCs mais elevados nas crianças estavam associados a uma maior proximidade de grandes supermercados. Por outro lado, outro estudo transversal com métodos semelhantes, mas usando uma população mais velha de crianças, descobriu que os IMCs das crianças eram mais baixos em áreas onde os alimentos saudáveis eram acessíveis em comparação com áreas onde não havia opções de alimentos saudáveis (Jenning et al., 2011). Por último, o único estudo longitudinal que foi realizado utilizou uma amostra de raparigas, e verificou-se uma associação positiva entre o risco de ter excesso de peso ou obesidade durante o período de estudo e ter maior acesso a lojas de conveniência, em comparação com os efeitos protectores medidos na obesidade quando se está mais perto de um supermercado (Leung et al., 2011). Os problemas associados aos estudos transversais são que, embora possam ser feitas associações entre a obesidade infantil e o ambiente alimentar, a causalidade não pode ser determinada, o que pode ser uma possível razão pela qual os resultados dos estudos são contraditórios. Para além disso, os resultados de todos os estudos só podem ser generalizados a populações muito específicas e, consequentemente, não são representativos das crianças que vivem em desertos alimentares em toda a América. Em suma, é necessário realizar mais estudos que possam determinar a causalidade da obesidade e dos ambientes alimentares e que possam ser generalizados a uma população maior de crianças, para obter resultados mais coesos e conclusivos.

As conclusões associadas às disparidades em relação aos desertos alimentares, como o estatuto socioeconómico, a etnia e os níveis de rendimento, foram mais conclusivas. O primeiro estudo conseguiu determinar que o IMC aumentava mais nas crianças afro-americanas, latinas e pobres e que estas crianças estavam expostas a ambientes que poderiam levar a escolhas alimentares pouco saudáveis, como restaurantes de fast food e lojas de conveniência. Para além disso, estes resultados foram consistentes com o segundo estudo longitudinal de Sturm e Datar (2005), que concluiu que as crianças afro-americanas ganharam significativamente mais peso do que as crianças brancas e as crianças de outras minorias. Além disso, este estudo concluiu que as crianças que tinham acesso a frutas e legumes mais baratos apresentavam um IMC mais baixo do que as crianças que viviam em cidades com produtos mais caros. Por fim, os resultados da análise de dados secundários também coincidiram com os de outros estudos, provando que as zonas de pobreza eram mais propensas a um maior número de restaurantes de fast food, o que estava positivamente associado à obesidade em crianças do jardim de infância. Assim, as disparidades associadas aos desertos alimentares podem desempenhar um papel mais importante do que as infra-estruturas do próprio ambiente.

Conclusão

As diferenças encontradas entre bairros no que respeita ao acesso a alimentos saudáveis têm de ser abordadas para que sejam defendidas e estabelecidas políticas de saúde pública adequadas, bem como intervenções para diminuir as desigualdades na saúde, em particular a obesidade infantil (Larson, Story, & Nelson, 2009). Estas desigualdades podem ser reduzidas de muitas formas, tais como encorajar os governos locais e estatais a ajudar a reconstruir infra-estruturas em comunidades consideradas desertos alimentares que sejam mais adequadas para supermercados e mercearias e aumentar os transportes públicos para permitir um maior acesso a supermercados que possam estar mais longe (Walker, Keane, & Burke, 2010). Além disso, com os resultados dos estudos realizados sobre desertos alimentares e obesidade infantil, os membros de uma comunidade podem ser capacitados para exigir opções alimentares mais saudáveis nas suas lojas de conveniência e de esquina locais, no entanto, estas mudanças não podem ser viáveis sem mudanças a vários níveis do sistema (O'Malley, Gustat, Rice, & Johnson, 2013). Uma vez que a maioria dos estudos sobre esta questão tem resultados mistos, é necessário realizar estudos mais conclusivos que determinem que o ambiente alimentar desempenha, de facto, um papel importante na obesidade infantil. Por conseguinte, o argumento para alterar estas disparidades e infra-estruturas é não só mais forte, mas também mais

A criação de ambientes sustentáveis para estilos de vida saudáveis e a eliminação das disparidades associadas ao estatuto socioeconómico são imperativos para combater a epidemia de obesidade infantil nos Estados Unidos. Criar ambientes sustentáveis para estilos de vida saudáveis e eliminar as disparidades associadas ao estatuto socioeconómico é imperativo para combater a epidemia de obesidade infantil nos Estados Unidos.

Referências

Alviola, P. A., Nayga, R. M., Thomsen, M. (2013). Desertos alimentares e obesidade infantil. Perspectivas Económicas Aplicadas e Política, 25, 106-124. doi:10.1093/aepp/pps035

Centros de Controlo e Prevenção de Doenças. (2014, 27 de fevereiro). *Saúde do adolescente e da escola.* Recuperado de http://www.cdc.gov/healthyyouth/obesity/facts.htm

Dutko, P., Ver Ploeg, M., & Farrigan, T. (2012). *Characteristics and influential factors of food deserts,* ERR-140, Departamento de Agricultura dos EUA, Serviço de Investigação Económica. Washington, DC.

Feng, J., Glass, T. A., Curriero, F. C., Stewart, W. F., & Schwartz, B. S. (2009). O ambiente construído e a obesidade: A systematic review of the epidemiologic evidence. *Health & Place,*

16, 175-190. doi: 10.1016/j.healthplace.2009.09.008

Fiechtner, L., Block, J., Duncan, D. T., Gillman, M. W., Gortmaker, S. L., Melly, S. J., ..., Taveras, E. M. (2013). Proximidade de supermercados associada a maior índice de massa corporal entre crianças em idade pré-escolar com sobrepeso e obesas. Medicina Preventiva, 56, 218-221. http://dx.doi.org/10.1016/j.ypmed.2012.11.023

Jennings, A., Welch, A., Jones, A. P., Harrison, F., Bentham, G., van Sluijs, E. M., ., Cassidy, A. (2011). Pontos de venda de alimentos locais, status de peso e associações de ingestão alimentar em crianças de 9 a 10 anos. *Jornal Americano de Medicina Preventiva,40*,405-410. doi:10.1016/j.amepre.2010.12.014

Jiao, J., Moudon, A. V., Ulmer, J., Hurvitz, P. M., & Drewnowski, A. (2012). Como identificar desertos alimentares: Medindo o acesso físico e económico aos supermercados em King County, Washington. *American Journal of Public Health, 102,* e32-e39. doi:10.2105/ AJPH.2012.300675

Krebs, N. F., Himes, J. H., Jacobson, D., Nicklas, T. A., Guilday, P., Styne, D. (2007). Assessment of child and adolescent overweight and obesity (Avaliação do excesso de peso e da obesidade na criança e no adolescente). *Pediatrics, 120,* S193-S228. doi: 10.1542/peds.2007-2329D

Larsen, K., & Gilliland, J. (2009). Um mercado de agricultores num deserto alimentar: Evaluating impacts on the price and availability of healthy food. *Health & Place, 15,* 1158-1162. doi:10.1016/j.healthplace.2009.06.007

Larson, N. I., Story, M. T., & Nelson, M. C. (2009). Ambientes de vizinhança: Disparidades no acesso a alimentos saudáveis nos EUA. *American Journal of Preventive Medicine,36*,74-81. doi:10.1016/j.amepre.2008.09.025

LeDoux, T. F., & Vojnovic, I. (2013). Sair do bairro: The shopping patterns and adaptations of disadvantaged consumers living in the lower eastside neighborhoods of Detroit, Michigan. *Health&Place,19,*1-14.
http://dx.doi.org/10.1016/j.healthplace.2012.09.010

Lee, H. (2012). O papel da disponibilidade local de alimentos na explicação do risco de obesidade entre crianças em idade escolar. *Social Science & Medicine, 74,* 1193-1203. doi: 10.1016/j.socscimed.2011.12.036Leung, C. W., Laraia, B. A., Kelly, M., Nickleach, D., Adler, N. E., Kushi, L. H., & Yen, I. H. (2011). The influence of neighborhood food stores on change in young girls' body mass index. *American Journal of Preventive Medicine, 41,* 43-51. doi: 10.1016/j.amepre.2011.03.013

Nackers, L. M., & Appelhans, B. M. (2013). A insegurança alimentar está ligada a um ambiente alimentar que promove a obesidade em famílias com crianças. *Journal of Nutrition Education and Behavior, 45,* 780-784. http://dx.doi.org/10.1016/j.jneb.2013.08.001

Newman, C. L., Howlett, E., & Burton, S. (2013). Implicações da concentração de restaurantes de fast food para a obesidade infantil em idade pré-escolar. Journal of Business Research, 67,1573-1580. http://dx.doi.org/10.1016/j.jbusres.2013.10.004

O'Malley, K., Gustat, J., Rice, J., Johnson, C. C. (2013). Viabilidade de aumentar o acesso a alimentos saudáveis em lojas de esquina de bairro. doi: 10.1007/s10900-013-9673-1

Raj, M., & Kumar, R. K. (2010). Obesity in children & adolescents (Obesidade em crianças e adolescentes). *Jornal Indiano de Investigação Médica, 132,* 598-607. Journal of Community Health, 38, 741-749.

Shier, V., An, R., & Sturm, R. (2012). Existe uma relação robusta entre o ambiente alimentar do bairro e a obesidade infantil nos EUA? *Public Health, 126,* 723-730. http://dx.doi.org/10.1016/j.puhe.2012.06.009

Smith, C., & Morton, L. W. (2009). Desertos alimentares rurais: Perspectivas dos baixos rendimentos sobre o acesso aos alimentos no Minnesota e no Iowa. Journal of Nutrition Education and Behavior, 41,176-187.doi:10.1016/j.jneb.2008.06.008Smoyer-Tomic, K. E., Spence, J. C., Raine, K. D., Amrhein, C., Cameron, N., Yasenovskiy, V., ..., Healy, J. (2008). The association between neighborhood socioeconomic status and exposure to supermarkets and fast food outlets. *Health & Place, 14,* 740-754. doi:10.1016/j.healthplace.2007.12.001

Sohi, I., Bell, B. A., Liu, J., Battersby, S. E., & Liese, A. D. (2014). Diferenças nas percepções do ambiente alimentar e atributos espaciais das compras de alimentos entre residentes de áreas de baixo e alto acesso a alimentos. *Journal of Nutritional Education and Behavior,* 1-9. http://dx.doi.org/10.1016/j.jneb.2013.12.006Sturm, R., & Datar, A. (2005). Body mass index in elementary school children, metropolitan area food prices and food density. Journal of the Royal Institute of Public Health, 119, 1059-1068. doi: 10.1016/j.puhe.2005.05.007

Departamento de Agricultura dos Estados Unidos, Serviço de Comercialização Agrícola. (n.d.). *Food Deserts (Desertos alimentares).* Recuperado de https://apps.ams.usda.gov/fooddeserts/foodDeserts.aspx

Walker, R. E., Keane, C. R., & Burke, J. G. (2010). Disparidades e acesso a alimentos saudáveis nos Estados Unidos: A review of food desertsliterature . *Health & Place, 16,* 876-884.doi:10.1016/j.healthplace.2010.04.013

Organização Mundial da Saúde. (2014). Excesso de peso e obesidade na infância. Obtido de http://www.who.int/dietphysicalactivity/childhood/en/

CAPÍTULO 18

A importância da garantia de qualidade da carne nos países em desenvolvimento

Resumo

A falta de infra-estruturas de segurança alimentar nos países em desenvolvimento apresenta grandes riscos para a saúde relacionados com as doenças de origem alimentar e a transmissão de doenças que afectam os consumidores, a indústria, as autoridades reguladoras, as agências de saúde pública e os investigadores (Doyle e Erickson, 2006; Sofos, 2008; 2009a,b; Sofos e Geornaras, 2010). A contaminação da carne crua é uma das principais causas de doenças de origem alimentar e de morte nos países em desenvolvimento. (Bhandare, Sherikar, Paturkar, Waskar & Zende, 2007). Muitas vezes, nestes países, os processos que vão desde o crescimento, manutenção, criação e, em muitos casos, abate e venda são da exclusiva responsabilidade dos próprios agricultores produtores de gado; muitas práticas de crescimento e abate baseiam-se em formação e conhecimentos informais, ou na prática em situações de baixo rendimento. Assim, não se baseiam na promoção da saúde pública; para garantir a segurança pública e melhorar a qualidade de vida e a produção de alimentos nessas nações, é imperativo que as agências governamentais e os funcionários da saúde pública forneçam orientação e defendam o conhecimento, a melhoria e a padronização. As estratégias de intervenção recomendadas pela Organização para a Alimentação e a Agricultura (FAO) dos Estados Unidos incluem práticas antes do abate: boas práticas de gestão, tais como a classificação do mercado, alojamento, alimentação e água limpos, controlo de pragas, aditivos alimentares, antibióticos, vacinas e terapia com bacteriófagos, que contribuem grandemente para a saúde geral do animal antes do abate. As práticas pós-abate incluem a aplicação de intervenções físicas antimicrobianas, térmicas e não térmicas, fermentação, secagem, refrigeração ou congelação e embalagem antimicrobiana (FAO) (2014). Para a conservação da carne, são recomendados sistemas de múltiplos obstáculos que alcançam uma ação aditiva ou sinérgica para controlar a contaminação.

Introdução

O grau em que qualquer país é capaz de satisfazer as crescentes exigências globais de produção de carne depende de muitos factores intrincados relacionados com a saúde pública. Embora a quantidade e o preço tenham sido os factores clássicos da produção alimentar, a indústria está cada vez mais centrada na segurança e na qualidade (Blaha, 2000). A segurança dos produtos alimentares de origem animal é uma das principais preocupações dos consumidores, da indústria, das autoridades reguladoras, das agências de saúde pública e dos investigadores (Doyle e Erickson, 2006; Sofos, 2008; 2009a,b; Sofos e Geornaras, 2010). No entanto, muitos países em desenvolvimento não têm as infra-estruturas necessárias para competir com as importações de carne, e muito menos para fornecer a maior parte da carne consumida nos seus próprios países; em 2006, 54% da carne de ovino e caprino consumida nos países da CARICOM era importada (Singh, Seepersad, & Rankine, 2006). Esta falta de infra-estruturas também representa riscos para a saúde relacionados com doenças de origem alimentar e transmissão de doenças. Os agentes patogénicos que mais preocupam a segurança da carne são a *Escherichia coli* O157:H7 e outros serotipos hemorrágicos produtores de shigatoxina, *Salmonella* e *Campylobacter* (Sofos, n.d.). A contaminação da carne crua é uma das principais causas de doenças de origem alimentar e de morte nos países em desenvolvimento. (Bhandare, Sherikar, Paturkar, Waskar & Zende, 2007). De acordo com a Organização das Nações Unidas para a Alimentação e a Agricultura (FAO) (2014), a padronização e as políticas de defesa dos governos locais são cruciais para o desenvolvimento e a manutenção de práticas saudáveis de produção de carne. Nos países desenvolvidos, a padronização das melhores práticas de pré-abate, abate e pós-abate é estabelecida, praticada e está em constante desenvolvimento e aplicação pelas agências governamentais.

Mais uma vez, em circunstâncias ideais, as práticas pré-abate (como a gestão do gado, a nutrição e o controlo de doenças), as práticas de abate e as práticas pós-abate são normalizadas. Os sucessos neste domínio baseiam-se na defesa do governo e no acesso ao conhecimento e a cuidados veterinários adequados. Muitas vezes, nos países em desenvolvimento, os processos que começam com o crescimento, a manutenção, a criação e, em muitos casos, o abate e a venda são da exclusiva responsabilidade dos próprios criadores de gado; muitas práticas de crescimento e abate baseiam-se em formação e conhecimentos informais ou na prática em situações de baixo rendimento. Assim, não se baseiam na promoção da saúde pública; para garantir a segurança pública e melhorar a qualidade de vida e a produção de alimentos nestas nações, os funcionários da saúde pública têm a responsabilidade de fornecer orientação e defender o conhecimento, a melhoria e a normalização. As tarefas de inspeção, higiene e controlo oficial da carne nos matadouros são da maior importância na indústria da carne e estão intimamente relacionadas com as doenças dos animais, o bem-estar dos animais (Ninios, Lundén, Korkeala & Fredriksson-Ahomaa, n.d.) e a saúde pública humana.

Pré-abate

A gestão dos efectivos, a nutrição e o controlo das doenças são imperativos para a melhoria da qualidade da carne nos países em vias de desenvolvimento - o produtor de carne é o principal responsável por este aspeto do controlo das doenças. No entanto, o impacto das doenças varia consoante o continente e o estatuto económico de cada país (Pollock, Welsh & McNair, 2005). É imperativo para a qualidade e quantidade da carne produzida que os animais sejam tratados humanamente durante o crescimento e a colheita (Grandin, 2006); o stress animal pode aumentar a disseminação de agentes patogénicos, levando a uma maior contaminação dos animais e à contaminação cruzada dos produtos alimentares resultantes (Sofos, 2014). A gripe aviária, a gripe suína e a febre aftosa continuam a surgir como grandes epidemias mundiais com o potencial de resultar em grandes perdas económicas que afectam os mercados locais, nacionais ou internacionais e afectam a segurança alimentar e a confiança dos consumidores (Sofos, 2008; 2009a), para não falar dos impactos humanos e animais. Em países onde existe pouco ou nenhum controlo de doenças, pode ocorrer uma prevalência de até 40% de tuberculose bovina no gado abatido em matadouros públicos (Thoen et al. 2006). Na Etiópia, as inspecções de rotina aos matadouros (RA) continuam a desempenhar um papel vital na vigilância nacional para a prevenção de doenças generalizadas e endémicas como a tuberculose bovina (BTB) (Biffa, Bogale & Skjerve, 2010). Um outro estudo sobre a tuberculose bovina nos matadouros etíopes concluiu que a ausência de estratégias de vigilância e controlo da tuberculose, o ecossistema favorável prevalecente da doença e, em especial, a circulação sem restrições dos animais contribuíram para o estabelecimento da endemicidade da doença ao longo do tempo (Demelash et al., 2009). Um estudo sueco concluiu que os suínos confinados individualmente e em grupo apresentam comportamentos alimentares diferentes, o que leva a alterações na qualidade da carcaça (Pauly, Spring, O'doherty, Ampuero Kragten & Bee, 2009) e na saúde geral do animal.

Abate e pós-abate

As condições no abate e pós-abate desempenham o papel mais significativo na contaminação da carne. Muitos factores desempenham um papel na propagação de bactérias infecciosas. Na maioria das vezes, os agentes patogénicos são transferidos do gado para a carne através de contaminação fecal direta e indireta, contaminação cruzada durante a produção e manuseamento e consumo de carne de bovino e produtos à base de carne (Buncic et al., 2014). Outro estudo de 10 matadouros no Brasil encontrou facas, equipamentos de moagem e plataformas (sangria, evisceração e linha de inspeção) como áreas de alta contaminação, com poucas operações adotando a prática de imersão de facas em água quente (Barros, Nero, Monteiro & Beloti, 2007). Um estudo realizado numa fábrica de transformação de carnes vermelhas em Istambul, na Turquia, recolheu amostras de superfícies em contacto com os alimentos em muitos tipos de equipamento (facas, tábuas de corte, pratos e picadores) nas linhas de embalagem e fabrico a retalho; as contagens totais de mesófilos aeróbios registadas estavam muito acima das normas internacionais (Cetin, Kahraman & Buyukunal, 2006). Um estudo de um matadouro médio em Ibadan, na Nigéria, encontrou condições inseguras para a produção de alimentos e observou que os talhantes usavam geralmente as mesmas facas durante todo o dia de trabalho em cada carcaça e lavavam as carcaças numa quantidade limitada de água

(Adetunji & Odetokun, 2011). O Staphylococcus continua a ser o principal agente patogénico em foco no rastreio das carcaças dos matadouros para monitorizar as condições de higiene (Muleta & Ashenafi, 2001). Um estudo realizado na Etiópia em 30 estabelecimentos, incluindo talhos, matadouros e restaurantes, revelou uma elevada prevalência de Staphylococcus em fatias de carne não transformada, indicando principalmente uma contaminação cruzada relacionada com a pele e o vestuário humanos (Tassew, Abdissa, Beyene & Gebre-Selassie, 2010). Outro estudo sobre a contaminação microbiana da carne crua e do seu ambiente em lojas de retalho no Paquistão concluiu que, de 340 amostras, 84% estavam contaminadas com espécies bacterianas, incluindo *Klebsiella, Enterobacter, Staphylococcus aureus* e *Bacillus subtilis.* Das 340 amostras, 208 provinham diretamente da carne à venda na loja e as restantes eram provenientes do ambiente (Hassan, Farooqui, Khan, Khan & Kazmi, 2010).

Uma série de intervenções de controlo tem de ser aplicada em vários pontos da cadeia da carne de bovino de forma coordenada, de modo a alcançar uma redução aceitável e definitiva do risco microbiano para a segurança da carne de bovino (Buncic et al., 2014). A manutenção de registos, a identificação dos animais e a rastreabilidade são desafios para a capacidade dos países em desenvolvimento de promover a segurança alimentar e conseguir tempos de reação adequados em relação a surtos de doenças e recolhas. Para melhorar o abate de animais e a inspeção da carne nas zonas rurais, com enfoque na prevenção e no controlo das doenças, o Nepal recomendou a introdução de um reforço sustentável das capacidades. Isto implicou o estabelecimento e a formação de veterinários, inspectores de carne, talhantes e a construção de instalações de abate adequadas. As recomendações apelavam à adoção de políticas governamentais para normalizar os procedimentos, incluindo os exames ante-mortem, a inspeção da carne e a estampagem da carne. Foi dada mais ênfase à importância do avanço da criação de animais (Joshi, Maharjan, Johansen, Willingham & Sharma, 2003). De acordo com as recomendações da FAO para o melhoramento da produção de carne nos países em desenvolvimento, muitas estratégias pré e pós-abate, boas práticas de gestão como a classificação de mercado, alojamento, alimentação e água limpos, controlo de pragas, aditivos alimentares, antibióticos, vacinas e terapia com bacteriófagos contribuem grandemente para a saúde geral do animal antes do abate. A contaminação da carcaça por agentes patogénicos pode ser melhor conseguida através da utilização de tecnologias de descontaminação da carcaça (Koohmaraie et al., 2005). A lavagem com água seguida de um tratamento antimicrobiano, como o CPC, aplicado como composto antimicrobiano numa cabina de lavagem de peles após o atordoamento e antes da remoção da pele, apresenta resultados promissores (Bosilevac et al., 2004a). As estratégias de intervenção pós-abate incluem a aplicação de intervenções físicas antimicrobianas, térmicas e não térmicas, fermentação, secagem, refrigeração ou congelação e embalagem antimicrobiana (FAO) (2014). Os sistemas de obstáculos múltiplos que alcançam uma ação aditiva ou sinérgica são recomendados para a conservação da carne para controlar a contaminação. A FAO também oferece uma lista de prioridades para orientação no controlo da contaminação dos produtos à base de carne. A prioridade máxima é minimizar os microrganismos que chegam ao abate, reduzir a transferência do exterior (pelagem) para o interior (carcaça) do animal e do ambiente de abate. Minimizar a contaminação que entra em contacto com a carne e inibir, e retardar o crescimento dos microrganismos existentes.

Discussão

Uma vez que se trata de uma revisão literária, é difícil tirar conclusões concretas sobre a concordância ou discordância das fontes procuradas separadamente. A perspetiva internacional contribui para a validade das informações recolhidas
de uma infinidade de diferentes tipos de estudos. Através desta revisão, foi difícil encontrar pontos de vista contraditórios entre profissionais da indústria e académicos relativamente à ameaça de microrganismos chave, doenças zoonóticas e os passos necessários para alcançar melhores práticas de segurança na produção de carne a nível global. A maior barreira à implementação destas práticas em muitos países será a falta de infra-estruturas dentro do governo para implementar tais práticas e dedicar os fundos necessários para garantir o seu sucesso.

Conclusão

É imperativo para a saúde e segurança dos cidadãos dos países em desenvolvimento que, num mercado global em crescimento, sejam tomadas medidas e assumidos compromissos para prevenir as doenças de origem alimentar. O potencial de doença humana e de propagação de doenças, algumas das quais com potencial para afetar gravemente as populações empobrecidas através de uma epidemia, é grande e não pode ser ignorado com o aumento da população mundial. O estado das práticas de criação, abate e pós-abate de animais representa uma ameaça extrema para a saúde humana. O empenhamento dos governos locais e os fundos globais são imperativos para melhorar as condições em todo o mundo. Os programas de divulgação e educação que procuram melhorar as práticas arcaicas são imperativos e eminentes. A estratificação das condições nos países desenvolvidos e subdesenvolvidos tem de ser abordada, não apenas pelos funcionários dos países em desenvolvimento, mas por toda a indústria da segurança alimentar.

Referências

Adetunji, V., & Odetokun, I. (2011). Riscos bacterianos e pontos críticos de controlo no processamento de caprinos num matadouro tropical típico em Ibadan, Nigéria. *International Journal Of Animal And Veterinary Advances*, *3*, 349--354.

Barros, M., Nero, L., Monteiro, A., & Beloti, V. (2007). Identificação dos principais pontos de contaminação por microrganismos indicadores de higiene em frigoríficos de carne bovina. *Ciência e Tecnologia de Alimentos (Campinas)*, *27*(4), 856-862.

Bhandare, S., Sherikar, A., Paturkar, A., Waskar, V., & Zende, R. (2007). A comparison of microbial contamination on sheep/goat carcasses in a modern Indian abattoir and traditional meat shops. *Food Control*, *18*(7), 854--858.

Biffa, D., Bogale, A., & Skjerve, E. (2010). Eficiência diagnóstica do serviço de inspeção de carne de matadouro na Etiópia para detetar carcaças infectadas com Mycobacterium bovis: Implicações para a saúde pública.*BMC Public Health*, *10*(1), 462.

Blaha, T. (2000). A importância da garantia da qualidade e da segurança alimentar nos sistemas modernos de produção alimentar. *Aalt A. Dijkhuizen (Ed.)*, 1.

Bosilevac, J., Aurthur, T., Wheeler, T., Shackelford, S., Rossman, M., & Reagan, J. (2004). A prevalência de Escherichia coli O157 e os níveis de bactérias aeróbias e Entero-bacterceae são reduzidos quando as peles são lavadas e tratadas com cloreto de cetilpiridínio numa unidade comercial de transformação de carne de bovino. Jornal de Proteção Alimentar, (67), 646-650.

Buncic, S., Nychas, G., Lee, M., Koutsoumanis, K., H'ebraud, M., & Desvaux, M. et al. (2014). Controlo de agentes patogénicos microbianos na cadeia da carne de bovino: avanços recentes da investigação. *Meat Science*, *97*(3), 288--297.

Cetin, O., Kahraman, T., & Buyukunal, S. (2006). Avaliação microbiana de superfícies de contacto com alimentos em fábricas de processamento de carne vermelha em Istambul, Turquia. *Animal Science*, *5*, 277-283.

Demelash, B., Inangolet, F., Oloya, J., Asseged, B., Badaso, M., Yilkal, A., & Skjerve, E. (2009). Prevalência da tuberculose bovina em bovinos para abate na Etiópia com base em exames post-mortem. *Tropical Animal Health And Production*, *41*(5), 755--765.

Doyle, M., & Erickson, M. (2006). Questões emergentes de segurança alimentar microbiológica relacionadas com a carne. *Meat Science*, *74*(1), 98--112.

Fao.org,. (2014). 5. Recomendações. Recuperado em 2 de julho de 2014, de http : //www. fao. org/do crep/010/ai410 e/ai410e08. htm

Grandin, T. (2006). Progress and challenges in animal handling and slaughter in the US (Progressos e desafios na manipulação e abate de animais nos EUA). *Applied Animal Behaviour Science*, *100*(1), 129--139.

Hassan, A., Farooqui, A., Khan, A., Khan, A., & Kazmi, S. (2010). Contaminação microbiana da carne crua e do seu ambiente em lojas de retalho em Karachi, Paquistão. *Journal Of Infection In Developing Countries*, *4*(6), 382--388.

Joshi, D., Maharjan, M., Johansen, M., Willingham, A., & Sharma, M. (2003). Improving meat inspection and control in resource-poor communities: the Nepal example (Melhorar a inspeção e o controlo da carne em comunidades com poucos recursos: o exemplo do Nepal). *Ata Tropica*, *87*(1), 119--127.

Koohmaraie, M., Arthur, T., Bosilevac, J., Guerini, M., Shackelford, S., & Wheeler, T. (2005). Intervenções pós-colheita para reduzir/eliminar os agentes patogénicos na carne de bovino. *Meat Science*, *71*(1), 79--91.

Muleta, D., & Ashenafi, J. (2001). Salmonella, Shigella e potencial de crescimento de outros agentes patogénicos de origem alimentar em alimentos vendidos na rua na Etiópia. *Jornal Médico da África Oriental*, *78*(11), 576-580.

Ninios, T., Lunde'n, J., Korkeala, H., & Fredriksson-Ahomaa, M. (n.d.). *Inspeção e controlo da carne no matadouro* (1.ª ed.).

Pauly, C., Spring, P., O'doherty, J., Ampuero Kragten, S., & Bee, G. (2009). Desempenho em termos de crescimento, caraterísticas da carcaça e qualidade da carne de suínos machos castrados cirurgicamente, imunocastrados (Improvactextregistered) e machos inteiros, e de suínos machos inteiros castrados individualmente. *Animal*, *3*(07), 1057--1066.

Pollock, J., Welsh, M., & McNair, J. (2005). Immune responses in bovine tuberculosis: towards new strategies for the diagnosis and control of disease. *Veterinary Immunology And Immunopathology*, *108*(1), 37--43.

Sofos, J., & Geornaras, I. (2010). Overview of current meat hygiene and safety risks and summary of recent studies on biofilms, and control of< i> Escherichia coli</i> O157: H7 in nonintact, and< i> Listeria monocytogenes</i> in ready-to-eat, meat products. *Meat Science*, *86*(1), 2--14.

Sofos, J., & outros, (2009). Preparação de produtos de carne não intactos seguros - uma revisão. *Fleischwirtschaft*, *89*(8), 99--104.

Sofos, J. (2008). Desafios para a segurança da carne no século XXI. *Meat Science*, *78*(1), 3--13.

Sofos, J. (2009). Documento do Centenário da ASAS: Developments and future outlook for postslaughter food safety. *Journal Of Animal Science*, *87*(7), 2448-2457.

Sofos, J. (n.d.). Current Worldwide Microbial Meat Safety Issues and Controls.

Tassew, H., Abdissa, A., Beyene, G., & Gebre-Selassie, S. (2010). Flora microbiana e agentes patogénicos de origem alimentar em carne picada e a sua suscetibilidade a agentes antimicrobianos. *Ethiopian Journal Of Health Sciences*, *20*(3).

CAPÍTULO 19

Esforços de intervenção para a reabilitação de condenados e ex-condenados

Resumo

Os delinquentes e ex-reclusos são uma população marginalizada no que diz respeito à prestação de cuidados adequados para satisfazer as suas necessidades de saúde física, mental e social. Isto resulta em taxas elevadas de reincidência na prisão, uma vez que não está a ser implementada uma reabilitação adequada. A investigação sugere que a implementação de programas de reabilitação, tanto na prisão como após a libertação, conduzirá a melhores resultados em termos de saúde e à reintegração desta população na sociedade em geral. Os benefícios da implementação de intervenções vão para além do delinquente/ex-delinquente. Além disso, os Estados beneficiam de uma menor carga fiscal e de melhores resultados gerais em termos de saúde na comunidade.

Introdução

Pensa-se frequentemente que o sistema prisional está apenas sob a jurisdição do Ministério da Justiça. Por este motivo, a população de delinquentes e ex-reclusos não recebe cuidados adequados e é normalmente marginalizada pela comunidade. É função dos profissionais de saúde pública garantir que todos os membros de uma comunidade recebam cuidados adequados, incluindo quando as pessoas estão encarceradas e após a libertação.

Estima-se que 30 milhões de pessoas tenham passado pelas prisões todos os anos, em resultado da rápida rotação da população. Este aumento da taxa de encarceramento é o resultado de políticas públicas que implementam a punição de populações, incluindo a punição severa de utilizadores de drogas e a desinstitucionalização de doentes mentais (Medicina). A criminalização destas populações tem colocado um peso significativo nas cadeias e prisões (Kinner et al., 2014; Phelps, 2012; Medicine). "De 1992 a 2007, a taxa de encarceramento nos EUA cresceu de 505 por 100.000 para uma estimativa de 756 por 100.00" (Andrews, & Bonta, 2010).

Em vez de proporcionar acomodações estáveis para condições de vida estáveis e saudáveis, muitos reclusos, durante o tempo que passam na prisão, "registam maus resultados relacionados com a saúde, incluindo doenças mal controladas, taxas elevadas de overdoses de drogas com risco de vida, hospitalização evitável e mortalidade" (Phelps, 2012). Estes factores de risco reduzem grandemente o potencial de reabilitação durante o período de encarceramento, bem como após a sua libertação. De acordo com o Princípio 9 dos Princípios das Nações Unidas para o tratamento dos reclusos, "os reclusos devem ter acesso aos serviços de saúde disponíveis no país sem discriminação em razão da sua situação jurídica". Este conceito deve ser aplicado de forma a abranger os aspectos físicos, mentais e sociais da saúde, tal como definidos pela

Organização Mundial de Saúde.

Avaliação dos resultados em matéria de saúde dos delinquentes e ex-reclusos

As pessoas encarceradas correm o risco de ter necessidades de saúde complexas e crónicas, incluindo vírus transmitidos pelo sangue, cuja prevalência é mais elevada do que na população em geral. A prevalência é igualmente elevada para factores como perturbações de stress pós-traumático, perturbações psicóticas e perturbações relacionadas com o consumo de substâncias (Kinner et al., 2014; Phelps, 2012). Estes resultados de saúde reduzidos são o resultado de ambientes prisionais que não são conducentes à manutenção da saúde mental ou física.

A saúde mental e física dos reclusos, que é afetada pelo contexto social e interpessoal da sua experiência de encarceramento, determina os seus resultados após a libertação. O aumento do apoio social e a diminuição da solidão na população prisional resultarão em resultados mais positivos após a libertação (Kao et al., 2014). No entanto, há pouca investigação conduzida sobre como realmente alcançar este resultado mais positivo. Devido a uma história de abuso e exploração por parte da comunidade científica, os reclusos são muitas vezes limitados na sua participação na investigação. Existem ainda mais limitações, uma vez que os delinquentes são considerados uma população vulnerável que enfrenta restrições à sua liberdade e autonomia (Charles, 2014). Por estas razões, os reclusos vêem sistematicamente negado o direito de participar na investigação. Isto resulta numa falta de compreensão no que diz respeito às condições actuais das prisões e à forma como os reclusos interagem com elas e entre si.

A necessidade de mudança

Da investigação realizada, grande parte mostra que o aumento das medidas punitivas não conseguiu reduzir a reincidência criminal e, em vez disso, "conduziu a um sistema correcional em rápido crescimento que sobrecarregou os orçamentos governamentais" (Andrews, & Bonta, 2010). São vários os problemas que resultam da atual instituição correcional. À medida que aumenta de tamanho, os recursos afectados para garantir instalações adequadas não estão disponíveis. Isto resulta na sobrelotação das prisões, na deterioração das condições de vida dos reclusos e na libertação de reclusos nas mesmas comunidades, aumentando os encargos económicos e sociais (Phelps, 2012). Em 2010, 22 Estados não foram capazes de suportar os encargos económicos e satisfazer a necessidade de aumentar o número de estabelecimentos prisionais e tiveram de implementar cortes orçamentais para o ano fiscal (Andrews, & Bonta, 2010). O estado atual do sistema prisional não é apenas financeiramente irresponsável, mas também inadequado para fornecer à população que serve as instalações adequadas para garantir a sua reabilitação na sociedade normal.

O aumento dos esforços para melhorar os serviços de reabilitação foi catalisado pela teoria de uma psicologia da conduta criminal (Ballargeon 2009). Este paradigma de pensamento está centrado na missão de melhorar a eficácia *do tratamento* correcional. As barreiras, tanto no contexto correcional como na comunidade, são comuns aos delinquentes que procuram cuidados. Isto inclui serviços para muitos reclusos que enfrentam limitações na receção de cuidados mentais e físicos adequados. Em muitos casos, esta exposição cria um ambiente prejudicial à reabilitação adequada. Estudos demonstram que "o apoio social ao comportamento e as cognições conducentes ao comportamento criminoso são factores centrais" que requerem reabilitação para uma reintegração adequada.

O sucesso da reabilitação na prisão é medido através das taxas de reincidência. Esta taxa está relacionada com a probabilidade de a população de ex-reclusos libertados regressar ao sistema prisional, uma ocorrência infelizmente comum para muitos. As taxas de reincidência são mais elevadas para os mais jovens, os que têm menos filhos, os que sofreram abuso de substâncias na comunidade para onde regressaram e os que abandonam os programas de reabilitação (Severson 2012). Um estudo realizado por Grella em 2013 mostrou que, apesar das circunstâncias infelizes, existe um vasto leque de factores de proteção que afectam positivamente os resultados de saúde e reabilitação dos reclusos. As intervenções focalizadas mostraram-se significativamente promissoras no que diz respeito à redução das taxas de reincidência entre os reclusos (Tomison, 2011). Explorar e avaliar estas intervenções é fundamental para os profissionais de saúde pública desenvolverem políticas e programas eficazes.

A intervenção educativa como fator de proteção

Quando os delinquentes atualmente encarcerados foram inquiridos, houve várias opiniões sobre os programas educativos oferecidos nos estabelecimentos prisionais e a sua eficácia na obtenção de resultados positivos após a libertação. Os estudos mostram que frequentar aulas na prisão ajuda a população em vários aspectos. Manter-se instruído e frequentar aulas enquanto está na prisão ajudou os participantes a manter relações com a família e os filhos fora da prisão (Bahrke, 2014). Também se nota que ajuda na autoestima, na confiança e noutros factores que conduzem a melhores resultados em termos de saúde mental. Além disso, os guardas prisionais, quando inquiridos, favoreceram um aumento dos programas de educação e vocação e de aconselhamento psicológico (Phelps 2011). Os participantes no inquérito sugeriram que os estabelecimentos prisionais proporcionassem uma educação mais relevante que ajudasse a obter emprego após a libertação. Considera-se que os cursos de comércio e de competências manuais ensinam as competências mais práticas, uma vez que muitos ex-reclusos procuram emprego na construção e noutras formas de trabalho manual (Bahrke, 2014).

Quando se discutiu a prossecução da educação fora do período de cumprimento da pena, a resposta foi muitas vezes diferente. Muitos participantes referiram que o ensino após a libertação não é viável devido a limitações financeiras. Obrigações adicionais, como a família, tornam o emprego após a libertação crucial para os ex-reclusos.

Intervenções para proporcionar emprego após a libertação

Parte da reabilitação consiste em assegurar que um ex-recluso tenha a melhor hipótese de estabelecer um estilo de vida sustentável depois de sair da prisão. No entanto, os ex-reclusos têm muitas vezes dificuldade em arranjar emprego com um registo criminal no seu cadastro. Uma forma de combater esta situação é "implementar disposições legais que visem proteger os ex-reclusos contra a discriminação e ajudá-los a reintegrar-se na vida ativa" (Morgenstern, 2011). A política proposta inclui apelar à "responsabilidade social" dos empregadores e trabalhar em rede com agências que implementarão programas de reentrada. Também é importante concentrar-se no aumento dos programas de qualificação profissional na prisão (Morgenstern, 2011). No entanto, é da responsabilidade dos estabelecimentos prisionais e do sector da saúde pública garantir que os ex-reclusos sejam capazes de se reintegrar na força de trabalho - o que é um aspeto crítico da reabilitação.

Devido à desvantagem inata que esta população enfrenta, é crucial implementar programas que assegurem uma transição adequada para os ex-reclusos. As instalações de cuidados posteriores e a prestação de apoio adequado durante a transição da vida prisional são importantes para reduzir as taxas de reincidência (Grella, 2011; Halfway). O "Projeto de Tratamento e Emprego para Mulheres Delinquentes" foi criado em 1998 na Califórnia com o objetivo de reintegrar com sucesso as mulheres em liberdade condicional. Ao criar redes com agências nas comunidades locais, o Projeto foi capaz de proporcionar emprego às mulheres em liberdade condicional que se reintegravam na sociedade em geral. Ter uma experiência estável e gratificante após a libertação aumenta os resultados positivos em termos de saúde mental para os ex-reclusos e melhora consideravelmente os aspectos da reabilitação (Tomison, 2011). O programa foi reconhecido pelo seu sucesso em colmatar a lacuna entre o tratamento baseado na prisão e os cuidados posteriores baseados na comunidade.

Criar uma intervenção para delinquentes na prisão

A estrutura atual de muitas instituições penitenciárias não é propícia à criação de relações positivas entre os delinquentes e o sistema em que estão presos. O estabelecimento da legitimidade é fundamental para produzir um ambiente prisional estável. Isto "implica um grau de regularidade e um sentimento de confiança entre os envolvidos no ambiente social" (Berenji 2014; Jackson, 2010). Em seguida, deve ser estabelecida uma abordagem sistemática a fim de prosseguir a mudança de uma forma eficaz. A implementação de programas que seguem os constructos do modelo Risco-Necessidade-Responsabilidade, demonstrou reduzir as taxas de reincidência em 35% (Andrews, & Bonta, 2010). O "julgamento clínico estruturado" é conduzido por profissionais qualificados a fim de avaliar os factores específicos a considerar e fazer uma avaliação global do "risco" para o recluso. O princípio da "necessidade" utiliza os resultados da avaliação do risco para determinar os défices criminogénicos e não criminogénicos do participante. Isto inclui factores como a autoestima e a auto-realização do delinquente, bem como atitudes e associações pró-criminosas. O princípio da responsividade incorpora as etapas do modelo relativas ao risco e às necessidades, a fim de determinar a intervenção mais adequada. Esta intervenção é estruturada com base no estabelecimento de uma relação terapêutica com o infrator. O modelo também utiliza intervenções cognitivo-comportamentais que trabalham com os delinquentes de forma individualizada com base na sua motivação, capacidade, personalidade e dados demográficos não modificáveis, tal como avaliados nas etapas anteriores (Andrews, & Bonta, 2010). Este modelo oferece uma alternativa refrescante à natureza desperdiçadora e punitiva das actuais instituições correccionais. Quando a robustez do programa foi medida em comparação com o modelo atual e as alternativas gerais, é evidentemente o mais eficaz no tratamento dos delinquentes.

Na Austrália, o modelo de risco-necessidade-responsividade está a ser utilizado "para determinar como investir níveis significativos de recursos no desenvolvimento e execução de programas de reabilitação de delinquentes, bem como na política associada, formação de pessoal, monitorização e avaliação" (Heseltine, 2010). Os programas foram distinguidos com base no foco no tratamento de: competências cognitivas, abuso de drogas e álcool, gestão da raiva, delinquente violento, violência doméstica e/ou delinquente sexual. Os programas de tratamento eram administrados pela Agência Correcional. O modelo Risco-Necessidade-Responsabilidade foi utilizado para fazer a triagem dos delinquentes para os programas adequados. Isto permitiu tratamentos direcionados relacionados com os factores de risco a que um recluso específico era mais suscetível (Heseltine, 2010). Enquanto os reclusos que seguiram o programa tiveram taxas reduzidas de reincidência 1 ano após a libertação, aqueles que abandonaram o programa tiveram taxas mais elevadas de reincidência (fora da população do caso).

O Projeto Laço Amarelo

O Yellow Ribbon Project foi introduzido em 2004 como um quadro de actividades que reforçava a vontade da comunidade de aceitar e permitir novas vidas bem sucedidas aos ex-reclusos e reduzir as taxas de reincidência. Em 1998, os Serviços Prisionais de Singapura enfrentavam pressões que envolviam a sobrelotação e a escassez de pessoal, à semelhança do que se verifica atualmente, em maior escala, nos Estados Unidos (Helliwell, 2011). Num esforço para reduzir a população prisional, o SPS decidiu colocar uma ênfase explícita no bem-estar dos reclusos, do pessoal e da comunidade através de abordagens intergovernamentais. Isto foi feito através da criação de uma variedade de programas que encorajaram os reclusos, não só a estarem mais envolvidos na prisão, mas também com a comunidade exterior. O programa estabeleceu um processo em que os reclusos estavam mais diretamente envolvidos nas operações da prisão, incluindo o apoio dos seus pares. Isto aumentou as relações entre os reclusos e o pessoal, aumentou a confiança mútua e tornou-se uma parte central do processo de reabilitação (Helliwell, 2011).

O programa também trabalhou para estabelecer melhores resultados para os ex-reclusos, desbloqueando a "segunda prisão", em referência a quando os ex-reclusos regressam a uma sociedade não preparada para as circunstâncias. Tratou-se de uma abordagem multifacetada que envolveu a realização de eventos, concertos de composição de canções, confeção de refeições e outras actividades que ajudaram os ex-reclusos a integrarem-se melhor na população da comunidade (Helliwell, 2011). As redes de cuidados posteriores com a comunidade para garantir o emprego e a cobertura mediática com ênfase nas histórias de sucesso de ex-reclusos reformados foram estratégias inovadoras também utilizadas pelo SPS. As intervenções orientadas para a comunidade mudaram as atitudes do público em relação às prisões e ao trabalho prisional, de tal forma que houve uma representação exaustiva da comunidade que estava disposta a ajudar (Helliwell, 2011).

Em dois anos, as taxas de reincidência nas prisões caíram 44% e a SPS foi eleita um dos dez melhores empregadores em 2007, com uma taxa de satisfação dos funcionários que cresceu 70% (Helliwell, 2011). O respeito dos reclusos pelos agentes aumentou de 58 a 92%. Os resultados desta intervenção demonstraram os resultados positivos para a saúde e para a sociedade alcançados através da quebra dos modelos históricos de identidades opostas entre reclusos e guardas prisionais.

Outras intervenções bem sucedidas

Existe uma variedade versátil de programas que demonstraram reduzir com êxito as taxas de reincidência. Os projectos "Inspiring Change" foram implementados de forma selectiva nos EUA e no Reino Unido. O programa adopta a abordagem única de utilizar a arte que permite aos reclusos "envolverem-se na aprendizagem e melhorarem a sua literacia, afectando a sua reabilitação e desistência do crime" (Sparks, 2012). A participação nas artes cria uma cultura de aprendizagem ativa, desenvolve a autoconfiança e cria confiança e apoio entre os reclusos de uma forma que é construtivamente desafiadora.

A formação baseada na atenção plena também demonstrou ser uma forma de intervenção bem sucedida. As intervenções baseadas na meditação têm resultados positivos para a saúde e ajudam na reabilitação, melhorando o bem-estar psicológico e, em última análise, reduzindo as taxas de reincidência (Himelstein 2011). Uma das razões do sucesso do treino baseado na atenção plena é o facto de permitir ao praticante uma maior capacidade de autogestão. Os participantes de uma intervenção de 10 semanas baseada na atenção plena afirmaram ter melhor autocontrolo e níveis reduzidos de stress (Himelstein, 2012). Os programas baseados na atenção plena são flexíveis e viáveis para populações demograficamente diversas e são especialmente bem-sucedidos no grupo demográfico de delinquentes juvenis (Himelstein, 2012; Wilson 2013).

A realidade virtual para reabilitação é outra intervenção proposta, embora a viabilidade financeira da implementação de um programa deste género seja discutível. A realidade virtual pode ser utilizada em conjunto com abordagens psicoterapêuticas para preparar melhor os participantes para experiências na comunidade exterior (Ticknor, 2011). O tratamento tem-se revelado eficaz para as perturbações mentais e comportamentais, incluindo: ansiedade, controlo da raiva, perturbação da conduta e abuso de substâncias. O tratamento que resulta em resultados positivos em termos de saúde mental terá um impacto significativo na reabilitação do infrator e na sua reintegração na comunidade.

Discussão

Quando um delinquente é condenado a uma pena de prisão, o objetivo principal deve ser a reabilitação. "Há cada vez mais provas de que as sanções e o encarceramento, por si só, não reduzem a probabilidade de reincidência e podem, de facto, aumentar as taxas de reincidência" (Heseltine, 2010). Além disso, existem barreiras práticas, sociais e sistémicas que impedem os ex-reclusos de receberem serviços de reabilitação adequados, mesmo depois de terem sido autorizados a integrar-se na comunidade. Estas barreiras resultam de vários factores, incluindo o abuso de substâncias, os abusos físicos, a atividade criminosa e a associação a comportamentos de risco (Grella, 2011). "A justiça penal e as agências de saúde devem encomendar serviços em conjunto e dedicar mais recursos à análise das necessidades dos delinquentes" (Owers, 2009). Este pensamento dá as boas-vindas ao campo da saúde pública para avaliar e abordar as necessidades daqueles que atualmente estão ou estiveram encarcerados.

A implementação de intervenções para a população prisional, bem como para os ex-reclusos, resulta em taxas reduzidas de reincidência e proporciona uma reabilitação adequada. Assegurar que os ex-reclusos sejam devidamente reintegrados na sociedade é crucial para manter um nível mais elevado de saúde pública geral, em que se verifica uma diminuição do nível de rotação das prisões porque a instituição fornece recursos para um tratamento adequado.

Conclusão

Apesar do início da era punitiva das instituições correccionais, no início da década de 1980 houve uma mudança de paradigma para se concentrar mais na reabilitação dos reclusos, aumentando a participação dos reclusos numa variedade de programas disponíveis (Phelps 2011). Estes esforços de intervenção provaram ser bem sucedidos na diminuição das taxas de reincidência na população encarcerada e na melhoria da reabilitação. Os resultados obtidos são um excelente passo na direção certa, colocando a ênfase na prestação de cuidados para dar aos ex-reclusos uma melhor oportunidade de reintegração na sociedade em geral.

Referências

Andrews, D. a., & Bonta, J. (2010). Reabilitando a política e a prática da justiça criminal. *Psychology, Public Policy, and Law, 16*(1), 39-55. doi:10.1037/a0018362

Bahrke, M. S., & Santos, A. M. (2014). Tempo para aprender: Prisioneiros. *Substance Use & Misuse, 49*(9), 1095-7. doi:10.3109/10826084.2014.916521

Baillargeon, J., Binswanger, I. a, Penn, J. V, Williams, B. a, & Murray, O. J. (2009). Psychiatric disorders and repeat incarcerations: the revolving prison door. *The American Journal of Psychiatry, 166*(1), 103-9. doi:10.1176/appi.ajp.2008.08030416

Berenji, B., Chou, T., & D'Orsogna, M. R. (2014). Reincidência e reabilitação de criminosos: um jogo evolutivo de cenoura e pau. *PloS One, 9*(1), e85531. doi:10.1371/journal.pone.0085531

Charles, A., Rid, A., Davies, H., & Draper, H. (2014). Prisioneiros como participantes em investigação: práticas e atitudes actuais no Reino Unido. *Jornal de Ética Médica*, 1-7. doi:10.1136/medethics-2012-101059

Grella, C. E., Lovinger, K., & Warda, U. S. (2013). Relações entre exposição ao trauma, caraterísticas familiares e PTSD: Um Caso-Controlo

Estudo de Mulheres na Prisão e na População Geral. *Women & Criminal Justice, 23*(1), 63-79. doi:10.1080/08974454.2013.743376

Grella, C., & Rodriguez, L. (2011). Motivação para o tratamento entre mulheres infratoras em tratamento baseado em prisão e resultados longitudinais entre aquelas que participam de cuidados posteriores na comunidade. *J Psychoactive Drugs*, (310), 58-67.

A meio caminho da prisão para a comunidade: Das práticas actuais às melhores práticas. (2013), (abril).

Helliwell, J. F. (2011). Institutions as enablers of wellbeing: The Singapore Prison case study. *Jornal Internacional do Bem-Estar, 1*(2), 255-265. doi:10.5502/ijw.v1i2.7

Heseltine, M. K. (2010). Programas de Reabilitação de Delinquentes Correccionais Baseados em Prisões□ : O Quadro Nacional de 2009 na Austrália, (março).

Himelstein, S., Hastings, a., Shapiro, S., & Heery, M. (2012). Treinamento de atenção plena para autorregulação e estresse com jovens encarcerados: Um estudo piloto. *ProbationJournal,59*(2),151-165.

doi:10.1177/0264550512438256

Himelstein, S. Investigação sobre meditação: The State of the Art in Correctional Settings. International Journal of Offender Therapy and Comparative Criminology, 55, 646-661.

Jackson, J., Tyler, T. R., Bradford, B., & Tom, R. (2010). Legitimidade e justiça processual nas prisões. *Prison Service Journal*.

Kao, J. C., Chuong, A., Reddy, M. K., Gobin, R. L., Zlotnick, C., & Johnson, J. E. (2014). Associações entre trauma passado, apoio social atual e solidão em populações encarceradas. *Saúde e Justiça*, *2*(1), 7. doi:10.1186/2194-7899-2-7

Kinner, S. a, van Dooren, K., Boyle, F. M., Longo, M., & Lennox, N. (2014). Desenvolvimento de uma intervenção para aumentar a utilização dos serviços de saúde em ex-reclusos. *Saúde e Justiça*, *2*(1), 4. doi:10.1186/2194-7899-2-4

Kinner, S. a, & Wang, E. a. (2014). O caso para melhorar a saúde dos ex-presidiários. *American Journal of PublicHealth* , e1-e4. doi:10.2105/AJPH.2014.301883

Manuscrito, A. (2011). NIH Public Access, *364*(22), 2081-2083. doi:10.1056/NEJMp1102385.Medicine

Morgenstern, C. (2011). Reabilitação Judicial na Alemanha - A Utilização de Registos Criminais e a Remoção de Condenações Registadas Christine Morgenstern 1 Ernst Moritz Arndt Universitat Greifswald. *European Journal ofProbation*, *3*(1), 20-35.

Owers, A. (2007). Cuidados de saúde mental eficazes para delinquentes□: a necessidade de uma nova abordagem, (226171).

Phelps, M. (2011). Rehabilitation in the Punitive Era: The Gap between Rhetoric and Reality in U.S. Prison Programs. *J Crim Justice*, *45*(1), 130. doi:10.1111/j.1540-5893.2011.00427.x.Rehabilitation

Phelps, M. (2012). O lugar do castigo: Variação na prestação de serviços ao pessoal dos reclusos através do turno punitivo. *J Crim Justice*, *40*(5), 348357. doi:10.1016/j.jcrimjus.2012.06.012.The

Severson, M. E., Veeh, C., Bruns, K., & Lee, J. (2012). Who Goes Back to Prison; Who Does Not: Uma visão de vários anos dos participantes do programa de reentrada. *Journal of Offender Rehabilitation*, *51*(5), 295-315. doi:10.1080/10509674.2012.677944

Sparks, R, Tett, l, Anderson, K, McNeill, F, Overy, K. (2012). Aprendizagem , reabilitação e as artes nas prisões□ : um estudo de caso escocês. *Edinburgh Research Explorer*, *44*(2).

Ticknor, B. (2011). Realidade virtual e o sistema de justiça criminal: New Possibilites for Research, Training, and Rehabilitation. *Journal of Virtual Worlds Research*, *4*(2).

Tomison, A., Heseltine, K., Sarre, R., & Day, A. (2011). Tendências e questões na Justiça

Criminal. *International Journal of Wellbeing*, (412).

Wilson, H. W., Berent, E., Donenberg, G. R., Emerson, E. M., Rodriguez, E. M., & Sandesara, A. (2013). História do trauma e sintomas de PTSD em delinquentes juvenis em liberdade condicional. *Victims & Offenders, 8*(4), 37-41. doi:10.1080/15564886.2013.835296

CAPÍTULO 20

Iniciativas baseadas no conhecimento: Uma abordagem inovadora para a gestão da doença das células falciformes

Resumo

A doença das células falciformes (DF) é uma doença crónica multifacetada, hereditária e autossómica recessiva que se tornou um problema de saúde pública dispendioso. Esta análise identifica a fisiopatologia, os sintomas, os tratamentos e os mecanismos de diagnóstico desta doença potencialmente fatal. Discute também os antecedentes epidemiológicos da DF, bem como os encargos económicos que representa a nível mundial. Ainda não foi descoberta uma cura única para a doença coronária, mas os conhecimentos podem ser utilizados para gerir as complicações associadas. Uma vez que Granada tem uma das taxas de prevalência mais elevadas do mundo para a doença falciforme, é necessário adotar iniciativas para aumentar o conhecimento e a sensibilização, promovendo simultaneamente a utilização de métodos de rastreio pré-natal e medidas de profilaxia primária.

Introdução

A doença falciforme é uma categoria de doenças hereditárias dos glóbulos vermelhos do sangue que se caracterizam por causar crises vaso-oclusivas e anemia hemolítica crónica, embora com um grande grau de variabilidade entre os indivíduos com doença falciforme (Ifeanyi, Stanley, & Nwakaego, 2014). A doença das células falciformes (DF) é uma das doenças mendelianas mais comuns encontradas em todo o mundo, especialmente em países endémicos para a malária. Embora exista uma grande variabilidade entre indivíduos com células falciformes, esta doença é causada por uma mutação num único gene.

O primeiro caso de doença falciforme ligado a eritrócitos anormais foi diagnosticado num estudante de medicina dentária granadino em 1910 (Herrick, 2000). Herrick foi o primeiro cientista a relatar a forma dos glóbulos vermelhos e chamou-lhe *um achado de sangue invulgar* e uma *poiquilocitose anormal.*

Desde então, foram feitos grandes progressos na compreensão biofísica e genética da doença; no entanto, a investigação sobre o tratamento clínico da doença continua a ser básica. Atualmente, existem medicamentos para o tratamento, mas ainda não foi descoberta uma cura.

Tipos de doenças falciformes

Existem vários tipos de doenças falciformes, dependendo do gene que o paciente herdou (CDC, 2014). As três formas mais comuns incluem HbSS, HbSC e HbS beta talassemia. A HbSS, comumente chamada de anemia falciforme, é a forma mais grave da doença. Como a anemia falciforme é uma doença autossómica recessiva, requer a herança de dois genes das células falciformes. Uma forma mais branda de anemia falciforme é a HbSC, em que o paciente herda um gene falciforme e um gene de hemoglobina anormal. A talassemia beta HbS ocorre quando o paciente herda um gene falciforme e um gene da talassemia beta. Três formas raras de doença falciforme incluem, HbSD, HbSE e HbSO, onde o paciente herda um gene falciforme e outro tipo de gene de hemoglobina anormal (Edwards, Griffith, Bunch & Cooper, 2014).

Fisiopatologia

A doença falciforme é causada por uma mutação num único gene, especificamente uma mudança do aminoácido carregado negativamente, o ácido glutâmico, para o aminoácido hidrofóbico, a valina (Manwani & Frenette, 2013). Esta mutação perturba a subunidade B-globina da hemoglobina, o que pode levar à deformação dos glóbulos vermelhos (RBC) durante um estado de stress ou de pouco oxigénio. Durante esse período, os glóbulos vermelhos passam de uma forma de disco redondo e côncavo para uma forma de foice, em crescente. A alteração conformacional faz com que as hemácias falciformes morram mais cedo do que as normais, resultando em escassez de hemácias, o que geralmente leva ao diagnóstico de anemia. Além disso, as células falciformes têm maior probabilidade de interagir com a membrana endotelial, o que pode aumentar a produção de radicais livres de oxigénio e de factores de transcrição, responsáveis pelo aumento da coagulação e da vaso-oclusão. Por último, este processo provoca a ocorrência de inflamação, o que provoca um aumento de neutrófilos no endotélio. Estes eventos podem causar a obstrução do fluxo sanguíneo levando a lesões nos tecidos e órgãos devido ao aumento da isquémia (Apanah & Rizzolo, 2013).

Epidemiologia

A doença falciforme afecta milhões de pessoas em todo o mundo, especialmente em África, na América do Sul, nas Caraíbas, na América Central, na Arábia Saudita, na Índia e nos países mediterrânicos (CDC, 2014). Nos Estados Unidos, a prevalência da doença falciforme afecta cerca de 100.000 indivíduos, enquanto em Granada, 1 em cada 10 granadinos é portador do traço falciforme. No entanto, em África e em algumas zonas do Médio Oriente, a prevalência do traço falciforme pode atingir 30% da população.

A prevalência de doenças falciformes e do traço falciforme também é proeminente nos restantes países das Caraíbas. Por exemplo, aproximadamente 10% dos indivíduos que vivem na Jamaica têm o traço falciforme, enquanto Barbados tem apenas 7% e Santa Lúcia tem 14% da população vivendo com o traço (Sickle-Cell Trust Jamaica, 2009).

De acordo com Makani et al. (2011), as taxas de mortalidade nos Estados Unidos por SCD caíram de 3 para 0,13 por 100 pessoas-ano de observação (PYO) com a utilização de intervenções. No entanto, em África, estas intervenções não foram utilizadas; por conseguinte, calcula-se que 70% destas mortes atribuíveis à doença das células falciformes são evitáveis. À semelhança de África, os países das Caraíbas, como Granada, também necessitam destas intervenções.

De acordo com o CDC (2014), os doentes com anemia falciforme têm uma esperança de vida 20-30 anos inferior à esperança média de vida dos indivíduos que vivem nessa área. O fardo global previsto das doenças falciformes foi calculado entre 2010 e 2050, e o estudo mostrou que o número de recém-nascidos aumentará de 305.800 em 2010 para 404.200 em 2050 (Piel, Hay, Gupta, Weatherall & Williams, 2013). Também foi proposto que a utilização de intervenções e estratégias de prevenção prolongaria a vida de cerca de 5.302.900 recém-nascidos até 2050.

Custos económicos

O custo económico da doença falciforme é desconhecido em Granada; no entanto, o custo que a doença falciforme tem na economia pode ser calculado nos Estados Unidos e os valores elevados permitem justificar por que razão deve ser considerada uma preocupação de saúde pública. De acordo com Ashley-Kock, Yang e Olney (2010), a doença falciforme custou aos Estados Unidos 475 milhões de dólares entre 1989 e 1993 devido às 75.000 visitas hospitalares que ocorreram. Outro estudo realizado no programa Medicaid da Flórida durante 2001-2005 concluiu que o custo médio mensal por paciente era de 1.389 dólares (Kauf, Coates, Huazhi, Patel & Hartzema, 2009). Cerca de 80,5% destes custos foram direcionados para a hospitalização dos doentes, enquanto 51,8% destes custos foram para os doentes com doença falciforme. Também se registou um aumento dos custos associado à idade. Estes estudos sublinharam a importância de conceber intervenções, como o rastreio, a educação e a profilaxia, destinadas a diminuir as complicações da doença falciforme, a fim de reduzir o internamento destes doentes e diminuir os encargos económicos que podem ter para o governo.

Sintomas

Um dos principais sintomas e queixas frequentes dos indivíduos que vivem com a doença falciforme é a dor. Estudos realizados nos Estados Unidos observaram que mais de metade dos doentes com células falciformes tem um a dois episódios de dor aguda da doença falciforme (SCDAPE) por ano, e cerca de 1% dos doentes tem mais de 10 episódios por ano (Wang, Wilkie & Molokie, 2010). Estes episódios de dor levam geralmente à hospitalização devido à vaso-oclusão da medula óssea que está a causar isquemia nos órgãos. A dor localiza-se geralmente na coluna lombar, nas costelas, no fémur, no esterno ou no abdómen (Schnog, Duits, Muskiet, Cate, Rojer & Branjes, 2009).

Foi demonstrado que a dor decorrente da doença falciforme contribui para uma diminuição da qualidade de vida e pode levar a condições como a depressão. Um estudo (Sogutlu, Levenson, Clish, Rosef & Smith, 2011) discutiu os sintomas somáticos e a sua relação com a dor, a depressão, a ansiedade e a qualidade de vida em doentes com células falciformes, utilizando um questionário de saúde do doente e um inquérito HRQOL. Sabe-se que os sintomas somáticos são um tipo de dor que está normalmente presente nos doentes com células falciformes. O estudo concluiu que 18,3% dos doentes com células falciformes apresentavam sintomas somáticos elevados, e 60% destes doentes tinham ansiedade, enquanto 37,5% deles tinham depressão. Além disso, todos os componentes do inquérito sobre a qualidade de vida mostraram estar estatisticamente correlacionados de forma negativa com o nível de sintomas somáticos do doente. Um estudo semelhante realizado por Dampier et al. (2011), utilizou um inquérito de qualidade de vida relacionada com a saúde (HRQOL) para avaliar a qualidade de vida dos doentes com células falciformes dos Centros Integrais de Células Falciformes (CSCC). O estudo concluiu que os tratamentos para a depressão e a dor contínua obtiveram os melhores resultados na escala HRQOL, especificamente os antidepressivos foram capazes de diminuir as escalas de qualidade de vida dependentes da saúde emocional, mental, dor e funcionamento social.

Juntamente com os sintomas viscerais e somáticos que têm sido identificados de forma mais aprofundada, os estudos têm começado a colocar a hipótese de que os doentes com células falciformes também podem estar a sofrer uma grande quantidade de dor neuropática. A dor neuropática é definida como *dor persistente resultante de danos no sistema nervoso periférico ou central* (Wang, Wilkie & Molokie, 2010). Utilizando um Questionário de Dor McGill, o estudo concluiu que a dor da SCD pode ser mais grave do que a dor do parto e a dor do cancro. Além disso, mostrou que 90% dos participantes escolheram descrições de dor neuropática para caraterizar a dor que sentiram durante os seus episódios.

Foi demonstrado que o tempo frio causa dor neuropática, uma vez que os investigadores colocaram a hipótese de que pode causar danos nos tecidos nervosos e vasculares (Molokie, Wang & Wilkie, 2011). O estudo também conseguiu concluir que, com a idade, a incidência de episódios de dor que exigiam que fossem levados para a clínica aumentou de 9,5 eventos por 100 pessoas por ano na idade de 6-12 meses para 40 eventos por 100 pessoas na idade de 610 anos. Para além disso, a dor durava mais tempo nos doentes mais velhos. Em conclusão, o estudo afirma que o tempo frio provoca um aumento da dor neuropática devido ao aumento da alodinia e da hiperalgesia térmicas.

No entanto, nesta altura, a dor das células falciformes é mal compreendida, especialmente em países subdesenvolvidos e em desenvolvimento como Granada; por isso, há poucos tratamentos eficazes disponíveis.

Rastreio e gravidez

De acordo com o Centro de Controlo e Prevenção de Doenças (2014), a maioria dos doentes com células falciformes começa a apresentar sintomas e complicações entre os 5 meses e um ano de idade porque, durante a gravidez, o feto protege os seus glóbulos vermelhos com a hemoglobina fetal.

Durante a gravidez, as doentes com células falciformes podem sentir dores acrescidas e as suas doenças pré-existentes, como as lesões renais, podem agravar-se (Children's Hospital, 2014). Por isso, têm de prestar mais atenção à sua saúde. Além disso, os doentes que têm o traço da doença falciforme também precisam de estar cientes de que a doença pode estar a afetar a sua saúde durante a gravidez, fazendo com que tenham anemia por deficiência de ferro e sejam incapazes de fornecer ao feto a quantidade necessária de sangue. As complicações para o feto podem resultar num crescimento deficiente, num aborto espontâneo ou mesmo na morte do recém-nascido. Além disso, podem aumentar as probabilidades de desenvolver infecções nos pulmões e no trato urinário, aumentando também o risco de insuficiência cardíaca.

Por isso, é vital que todas as mães sejam rastreadas para o traço falciforme antes da gravidez com um simples exame de sangue, e seus fetos durante o segundo trimestre. Quatro métodos comuns de triagem para bebês incluem ultrassom, teste sem estresse, perfil biofísico e estudo de fluxo Doppler. Além disso, os cuidados pré-natais são vitais para as mães com o traço e com a doença falciforme, o que inclui a manutenção de uma dieta saudável, suplementos de ácido fólico e vitaminas pré-natais (Longmuir & Pavord, 2013).

Tratamentos Métodos

Para além da grande quantidade de dor causada pela doença falciforme, há uma variedade de complicações e consequências a longo prazo que também podem surgir desta doença. No entanto, uma vez que não existem atualmente curas amplamente disponíveis, existem estratégias controláveis que podem ser utilizadas para tratar ou prevenir estas complicações (CDC, 2014). Algumas destas complicações incluem: síndrome mão-pé, anemia, infecções, acidente vascular cerebral, síndrome torácica aguda, sequestro esplénico, perda de visão, úlceras nas pernas, acidente vascular cerebral, priapismo, cálculos biliares e embolia pulmonar. As opções de tratamento essenciais que devem ser utilizadas por todos os doentes incluem medicamentos para as dores, beber muitos líquidos, evitar grandes altitudes, evitar áreas com pouco oxigénio e manter uma temperatura corporal normal.

Uma vez que os doentes com SCD são altamente susceptíveis a infecções e a taxas de mortalidade precoce, alguns dos métodos mais eficazes têm sido a utilização de rastreios a recém-nascidos, penicilina e vacinas contra influenzas e pneumonias. Um estudo da Coorte de Recém-Nascidos de Dallas utilizou esses métodos e formulou a hipótese de que isso ajudaria 95% dos recém-nascidos com células falciformes a sobreviver nos primeiros dez anos de vida (Quinn, Rogers, McCavit & Buchanan, 2010). A hidroxiureia também tem sido utilizada para diminuir as síndromes torácicas agudas e a dor, enquanto a terapia de transfusão de sangue e um Doppler transcraniano têm sido utilizados para diminuir a morte prematura devido a acidentes vasculares cerebrais (Kassim & DeBaun, 2014). O transplante alogénico de células estaminais hematopoiéticas ou a terapia genética é atualmente a única cura que pode potencialmente melhorar a eritropoiese, no entanto, ainda está a ser estudada.

Os doentes com doença falciforme podem ser susceptíveis a deficiências de multinutrientes; por isso, tornou-se um mecanismo de tratamento vital. Um dos principais suplementos tomados é o ácido fólico, porque promove a eritropoiese e os antimicrobianos profilácticos. Um estudo recente realizado por Okpala et al. (2013) sugeriu que o tiocianato de potássio e os ácidos gordos ómega 3 poderiam ser tomados em conjunto com o ácido fólico para prevenir o aparecimento de crises. Outro estudo semelhante concluiu que o zinco pode ajudar a diminuir a alteração das infecções, ao mesmo tempo que melhora o crescimento (Dekker, Fijnvandraat, Brabin & Hensbroek). Também mencionaram a importância da utilização de ácidos gordos ómega 3 para prevenir o aparecimento de crises.

Conhecimentos e intervenções

O conhecimento é um componente fundamental no controlo da doença falciforme, e estudos recentes mostraram que os doentes e os profissionais de saúde podem não ter as competências necessárias que poderiam ajudar ao bem-estar do doente. Por isso, as intervenções tornaram-se globalmente direcionadas para melhorar o conhecimento sobre a doença falciforme.

Os estudos demonstraram que o aumento dos conhecimentos sobre a DF aumentou a confiança dos doentes na obtenção e utilização dos cuidados de saúde, para além de melhorar as suas crenças no sucesso dos vários métodos de tratamento (Asnani, Quimby, Bennett & Francis, 2014). Os doentes também mostraram sinais de uma maior autogestão das suas doenças, uma diminuição dos seus níveis de stress e ansiedade e um aumento do seu funcionamento psicológico, social e cognitivo. Além disso, os pais que foram educados sobre a DF mostraram-se mais atentos ao regime de tratamento e à condição dos seus filhos.

De acordo com um estudo transversal efectuado em Bardoli Taluka por Gamit et al. (2014), 90% dos doentes não sabiam a causa da sua doença e apenas 18% dos doentes tinham recebido aconselhamento sobre a DF. Por último, apenas 16% tinham conhecimento dos sintomas associados. Assim, concluíram que havia necessidade de intervenções destinadas a melhorar os conhecimentos sobre a DF nesta área endémica.

Foi realizado um estudo transversal para avaliar o conhecimento de médicos e enfermeiros numa cidade urbana de Minas Gerais, Brasil (Gomes, Vieira, Reis, Barbosa & Caldeira, 2011). Em particular, o inquérito foi dividido em três secções e foram determinadas as médias das pontuações: epidemiologia (5,7/8), manifestações clínicas (8,6/13) e gestão (17/26). O estudo concluiu que há necessidade de melhorar a formação dos profissionais dos cuidados de saúde primários no domínio da doença falciforme nesta área.

Foi realizado um estudo comunitário entre mulheres afro-americanas no Missouri para verificar se a iniciativa de 1972 para o rastreio genético do traço falciforme e as intervenções comunitárias para aumentar a educação tinham sido bem sucedidas (Boyd, Watkins, Price, Flemming & DeBaun, 2010). O inquérito telefónico transversal revelou que apenas 9,3% dos participantes tinham conhecimentos sobre a forma como a doença era herdada, enquanto 11% sabiam realmente se tinham o traço falciforme, apesar de ser prevalente na sua área. Foram também avaliados os mecanismos gerais de controlo da doença, bem como os antecedentes epidemiológicos da SCD. No geral, o estudo concluiu que os participantes não estavam muito bem informados sobre a doença e que devem ser adoptadas novas intervenções para aumentar a sensibilização.

No entanto, foi realizado um estudo semelhante no Bahrein, na Arábia Saudita, que também tem uma elevada prevalência de doentes com células falciformes, a fim de avaliar se era necessário adotar uma campanha de sensibilização ou uma estratégia de intervenção alternativa à que já existe (Al Arrayed & Al Hajeri, 2010). O estudo concluiu que 84% dos participantes sabiam que a SCD é hereditária, enquanto 72% sabiam que a SCD podia saltar gerações e tinham conhecimento da presença de um traço de SCD. Cerca de 80% dos participantes afirmaram que a doença pode ter um impacto negativo no desempenho escolar de uma criança, enquanto dois terços foram capazes de nomear diferentes tipos de alimentos que podem desencadear uma crise. O estudo também teve uma taxa de resposta de 100% e uma grande amostra de 2000 participantes. No final do estudo, os investigadores concluíram que os participantes da comunidade tinham um bom nível de conhecimento sobre as doenças falciformes e observaram que o estudo provou que os programas de rastreio eram eficazes para aumentar a consciencialização nesta comunidade.

De um modo geral, estes estudos indicam que não só é essencial ter iniciativas de sensibilização para melhorar o bem-estar dos doentes com DF, como também deve ser efectuada investigação para avaliar o sucesso destes programas.

Discussão

Granada tem uma alta prevalência e taxa de mortalidade para a doença falciforme, especialmente em suas áreas empobrecidas, onde os pacientes não conseguem receber o apoio e a atenção médica de que necessitam. Os doentes com anemia falciforme estão constantemente a ser hospitalizados, uma vez que muitos não têm conhecimentos básicos que possam ser utilizados para gerir as complicações associadas à sua doença.

Em setembro de 2006, a Sickle Cell Association in Grenada (SCAG) foi criada para aumentar a sensibilização do público para a doença das células falciformes, juntamente com a educação, o aconselhamento e o bem-estar das famílias afectadas por esta doença. Nos últimos 8 anos, desenvolveram um registo de doentes com células falciformes em Granada, a fim de lhes proporcionar uma equipa de apoio moral e físico. Também desenvolveram métodos para fornecer aos doentes com células falciformes medicamentos subsidiados quando as suas famílias não os podem comprar. Por último, encorajam a população granadina a fazer o rastreio da doença falciforme, a fim de identificar os portadores do gene e fornecer-lhes informação e aconselhamento.

Embora a Associação de Células Falciformes de Granada tenha aumentado consideravelmente o conhecimento sobre a doença falciforme no seu registo de doentes a nível organizacional, é necessário adotar abordagens comunitárias e políticas para educar todos os granadinos sobre a importância dos exames pré-natais, medidas profiláticas e conhecimentos básicos sobre os componentes genéticos, epidemiológicos e de cuidados de saúde desta doença potencialmente fatal. Também é necessário utilizar métodos de investigação para avaliar a competência e a sustentabilidade destes programas de intervenção, a fim de garantir que estas iniciativas estão a melhorar a morbilidade e a mortalidade dos doentes com células falciformes, reduzindo simultaneamente os seus encargos financeiros.

Conclusão

A doença das células falciformes tornou-se um problema de saúde mundial que afecta milhões de pessoas a nível físico, mental e financeiro. O conhecimento passou a ser visto como a ferramenta mais poderosa para tratar e gerir a doença falciforme. Uma vez que um em cada dez granadinos é portador de um traço de células falciformes, as intervenções precisam de ser implementadas em vários níveis do modelo de abordagem ecológica para promover a consciencialização, a fim de diminuir as taxas de mortalidade e melhorar a qualidade de vida dos doentes com células falciformes.

Referências

Al Arrayed, S., & Al Hajeri, A. (2010). Public awareness of sickle cell disease in Bahrain. *Annals of Saudi medicine*, *30*(4), 284.

Apanah, S., & Rizzolo, D. (2013). Doença falciforme: Adoção de uma abordagem multidisciplinar. *Journal of the American Academy of Physician Assistants*, *26*(8), 28-33.

Ashley-Koch, A., Yang, Q., & Olney, R. S. (2000). Sickle hemoglobin (Hb S) allele and sickle cell disease: a HuGE review. *American Journal of Epidemiology*, *151*(9), 839-845.

Asnani, M. R., Quimby, K. R., Bennett, N. R., & Francis, D. K. (2014). Intervenções para pacientes e cuidadores para melhorar o conhecimento da doença falciforme e o reconhecimento de suas complicações relacionadas. A Biblioteca Cochrane.

Boyd, J. H., Watkins, A. R., Price, C. L., Fleming, F., & DeBaun, M. R. (2005). Inadequate community knowledge about sickle cell disease among African-American women. *Journal of the National Medical Association*, *97*(1), 62.

Centros de Controlo e Prevenção de Doenças. (2010). Doença das células falciformes. Recuperado de http://www.cdc.gov/ncbddd/sicklecell/index.html

Dampier, C., LeBeau, P., Rhee, S., Lieff, S., Kesler, K., Ballas, S., ... & Wang, W. (2011). Qualidade de vida relacionada à saúde em adultos com doença falciforme (SCD): Um relatório do consórcio abrangente de ensaios clínicos de centros de células falciformes. *American journal of hematology*, *86*(2), 203205.

Dekker, L. H., Fijnvandraat, K., Brabin, B. J., & van Hensbroek, M. B. (2012). Micronutrientes e doença falciforme, efeitos no crescimento, infeção e crise vaso-oclusiva: Uma revisão sistemática. *Pediatric blood & cancer*, *59*(2), 211-215.

Edwards, R. L., Griffiths, P., Bunch, J., & Cooper, H. J. (2014). Heterozigotos compostos e beta-talassemia: Espectrometria de massa top-down para deteção de hemoglobinopatias. *Proteómica*, *14*(10), 1232-1238.

Gamit, C., Kantharia, S. L., Gamit, S., Patni, M., Parmar, G., & Kaptan, K. (2014). Estudo de conhecimento, atitude e prática sobre anemia falciforme em pacientes com status positivo de células falciformes em Bardoli taluka. *Revista Internacional de Ciências Médicas e Saúde Pública*, *3*(3), 365368.

Gomes, L. M., Vieira, M. M., Reis, T. C., Barbosa, T. L., & Caldeira, A. P. (2011). Conhecimento dos profissionais do programa de saúde da família no Brasil sobre a doença falciforme: um estudo descritivo e transversal. *BMC family practice*, *12*(1), 89.

Herrick, J. B. (2000). Peculiares glóbulos vermelhos alongados e em forma de foice num caso de anemia grave. *Hematologia: Landmark Papers of the Twentieth Century*, 48.

Ifeanyi, O. E., Stanley, M. C., & Nwakaego, O. B. (2014). Análise comparativa de alguns parâmetros hematológicos em pacientes com células falciformes em estado estável e de crise na michael okpara University of agriculture,

Umudike, estado de Abia, Nigéria. *Int. J. Curr. Microbiol. App. Sci*, *3*(3), 1046-1050.

Kassim, A. A., & DeBaun, M. R. (2014). O caso a favor e contra o início da terapia com hidroxiureia, terapia de transfusão de sangue ou transplante de células estaminais hematopoiéticas em crianças assintomáticas com doença falciforme. *Opinião de especialistas em farmacoterapia*, *15*(3), 325-336.

Kauf, T. L., Coates, T. D., Huazhi, L., Mody - Patel, N., & Hartzema, A. G. (2009). The cost of health care for children and adults with sickle cell disease. *American journal of hematology*, *84*(6), 323-327.

Longmuir, K., & Pavord, S. (2013). Hematologia da gravidez. *Medicina*, *41*(4), 248-251.

Makani, J., Cox, S. E., Soka, D., Komba, A. N., Oruo, J., Mwamtemi, H., ... & Newton, C. R. (2011). Mortalidade na anemia falciforme em África: um estudo de coorte prospetivo na Tanzânia. *PLoS One*, *6*(2), e14699.

Molokie, R. E., Wang, Z. J., & Wilkie, D. J. (2011). Presença de dor neuropática como mecanismo subjacente à dor associada ao frio em pacientes com doença falciforme. *Medical hypotheses*, *77*(4), 491-493.

Okpala, I., Ezenwosu, O., Ikefuna, A., Duru, A., Chukwu, B., Madu, A., ... & Ololo, U. (2013). Adição de terapia multimodal ao tratamento padrão da doença falciforme em estado estacionário. *ISRN hematologia*, *2013*.

Piel, F. B., Hay, S. I., Gupta, S., Weatherall, D. J., & Williams, T. N. (2013). Global burden of sickle cell anaemia in children under five, 2010-2050: modelling based on demographics, excess mortality, and interventions. *PLoS medicine*, *10*(7), e1001484.

Quinn, C. T., Rogers, Z. R., McCavit, T. L., & Buchanan, G. R. (2010). Melhoria da sobrevivência de crianças e adolescentes com doença falciforme. *Blood*, *115*(17), 3447-3452.

Schnog, J. B., Duits, A. J., Muskiet, F. A., Ten Cate, H., Rojer, R. A., & Brandjes, D. P. (2009). Sickle cell disease; a general overview. *Neth J Med*, *62*(10), 364-74.

Doença falciforme e gravidez. (2014) *Children's Hospital of The Filhas do Rei* . http://www.chkd.org/healthlibrary/content.aspx?pageid=p02499

Sogutlu, A., Levenson, J. L., McClish, D. K., Rosef, S. D., & Smith, W. R. (2011). O peso dos sintomas somáticos em adultos com doença falciforme prevê a dor, a depressão, a ansiedade, a utilização dos cuidados de saúde e a qualidade de vida: The PiSCES project. *Psychosomatics*, *52*(3), 272-279.

Wang, Z. J., Wilkie, D. J., & Molokie, R. (2010). Mecanismos neurobiológicos da dor na doença falciforme. *Livro do Programa de Educação da ASH*, *2010*(1), 403-408.3

What is sickle cell disease?(2009) Sickle Cell Trust Jamaica. Obtido de http://www.sicklecelltrustjamaica.com/pages/faq.php

CAPÍTULO 21

Cancro da bexiga devido a exposições tóxicas ambientais e profissionais

Resumo

O cancro da bexiga ceifa dezenas de milhares de vidas todos os anos nos Estados Unidos e mantém-se no topo da lista de causas de mortalidade há décadas, especialmente entre os homens. As últimas revisões disponíveis sobre a investigação dos riscos ambientais e profissionais para o desenvolvimento do cancro da bexiga não combinam ambos os aspectos da possível exposição e a literatura que cobrem está desactualizada. O objetivo desta revisão é investigar a investigação mais atual sobre o risco ocupacional e ambiental do cancro da bexiga e do cancro da bexiga comum, através da realização de uma meta-análise sistemática selectiva utilizando dados publicados após 2009.

Introdução

Quando se pesquisam as doenças de morbilidade e mortalidade dignas de nota no mundo ocidental, o cancro da bexiga urinária permanece no topo da lista. Foram realizados muitos estudos epidemiológicos e publicados artigos de revisão sobre o cancro da bexiga, muitos dos quais tentaram explicar como e porque é que o cancro da bexiga é tão prevalente. Devido à sua elevada taxa de prevalência a nível mundial, continua a dedicar-se muito tempo, dinheiro e investigação à prevenção, ao diagnóstico e ao tratamento do cancro da bexiga. Muitas vidas foram recompensadas por este esforço global de investigação, uma vez que algumas das mais recentes análises epidemiológicas revelaram que as taxas de mortalidade por cancro da bexiga são estáveis ou estão em declínio gradual. Embora estas sejam notícias promissoras, o cancro da bexiga continua a ser a quinta neoplasia maligna mais comum nos EUA (Kaplan, Litman & Chamie, 2014). Os dados económicos sobre o cancro da bexiga foram publicados recentemente e este cancro ocupa um lugar na lista dos cancros mais dispendiosos de tratar por doente, o que se deve sobretudo à sua elevada taxa de recorrência (Svatek et at., 2014). Entre os cancros mais comuns no mundo, o cancro da bexiga ocupa a 7.ª posição[th] para os homens e a 17.[ath] para as mulheres, sendo a prevalência do cancro da bexiga mais baixa nos países asiáticos e mais elevada nos países ocidentais (Kakehi et at., 2010; Burger et al., 2013). De acordo com Chu, Wang e Zhang (2013), a incidência de cancro da bexiga nos homens é quatro vezes superior à das mulheres, o que, segundo Kiriluk et al. (2012), pode dever-se à interação entre a genética e as exposições, que modifica essencialmente o risco de desenvolver cancro da bexiga. A exposição ambiental crónica a substâncias cancerígenas, como o fumo do cigarro e o arsénio na água potável, tem sido inegavelmente associada ao desenvolvimento do cancro da bexiga. Outras substâncias cancerígenas associadas a doenças malignas da bexiga incluem as aminas aromáticas e os hidrocarbonetos aromáticos policíclicos (HAP), só para citar alguns (Jarvis et al., 2014). Estes produtos químicos aromáticos são normalmente produzidos como subproduto da produção de coisas como tintas para o cabelo e plásticos, o que os torna um risco profissional para os trabalhadores destas e de outras indústrias semelhantes. Este documento resume as exposições tóxicas ambientais e profissionais associadas ao desenvolvimento de cancro da bexiga de alto risco, incluindo uma discussão sobre alguns dos aspectos de saúde pública relacionados com o cancro da bexiga e as medidas de prevenção nutricional, com base na literatura publicada nos últimos 5 anos.

Riscos profissionais para o cancro da bexiga

Uma das funções mais importantes da saúde pública é garantir que as medidas de segurança adequadas sejam suficientemente rigorosas nas fábricas e indústrias de produção e fabrico. Melhorar as condições de trabalho nestes domínios tem sido uma tarefa interminável e continuará a sê-lo à medida que cada vez mais países começam a evoluir de um estado de terceiro mundo para nações industrializadas do primeiro mundo. Infelizmente, porém, as exposições humanas a substâncias tóxicas e cancerígenas continuam a ocorrer, apesar das diretrizes de segurança no trabalho disponíveis para cada indústria.

Uma simples pesquisa na Internet sobre o cancro da bexiga dir-lhe-á que trabalhar na indústria química, especialmente na que fabricava plásticos e borracha há 20 anos, o teria exposto a arilaminas cancerígenas como os corantes de anilina, a 2-naftilamina, o 4-aminofenil, a xenilamina, a benzidina e a O-toludina, todos eles agentes conhecidos como causadores de cancro da bexiga (Murata & Kaw Anishi, 2011). Existe uma tendência quando se trata de profissões atualmente listadas como estando associadas ao desenvolvimento de cancro da bexiga, e esta tendência deve-se frequentemente ao facto de estas profissões exporem os trabalhadores a PAH. As indústrias de trabalho de risco podem ser encontradas em sites de segurança ocupacional controlados pelo governo (por exemplo, www.OSHA.gov), bem como em sites de saúde pública (por exemplo, www.CDC.gov) e em vários sites de organizações de investigação do cancro (por exemplo, www.cancerresearchUK.org). Estas profissões de risco para o cancro da bexiga podem envolver o manuseamento direto, ou qualquer substância feita a partir de carbono ou petróleo bruto (Dominguez-Rosado & Pichtel, 2013). Outras profissões que expõem a hidrocarbonetos incluem as indústrias de combustão e de fundição, juntamente com a produção e o fabrico de alumínio, corantes, tintas, corantes, bem como as profissões da indústria da borracha e os trabalhadores envolvidos na extração e na utilização industrial de combustíveis fósseis (Ferris, Garcia, Berbel & Ortega, 2013). Outros ofícios profissionais habitualmente associados ao cancro da bexiga incluem motoristas de autocarros e táxis, fundidores de metais, montadores e operadores de máquinas, trabalhadores do couro, ferreiros, mecânicos, mineiros, pintores e cabeleireiros.

De acordo com Harling et al. (2010), a profissão de cabeleireiro exercida durante mais de 10 anos antes de 1990 colocou os trabalhadores num risco significativamente elevado de desenvolverem cancro da bexiga devido às aminas aromáticas (por exemplo, 4-aminobifenilo, bensidina, 2-naftilamina e 4-cloro-o-toludina) presentes nas tintas para cabelo. Os valores do rácio de risco resumido resultantes da meta-análise de 42 estudos de alta e média qualidade que cumpriram os critérios de inclusão foram 1,30 (IC 95% 1,15 a 1,48) para os cabeleireiros expostos a aminas aromáticas em tintas para cabelo há menos de 10 anos e 1,70 (IC 95% 1,01 a 2,88) para os expostos há mais de 10 anos (Harling et al., 2010). Embora as aminas aromáticas tenham sido proibidas de serem utilizadas em tintas para cabelo humano desde a década de 1990, estudos detectaram aminas aromáticas em produtos de consumo e profissionais de tintas para cabelo actuais, o que Johansson et al. (2014) atribuíram a impurezas de fabrico. A utilização de tintas capilares oxidativas e de tatuagens negras temporárias está agora a ser objeto do mesmo debate sobre a carcinogenicidade devido à capacidade da pele para absorver estes produtos químicos de substituição e produzir subprodutos metabólicos (Hansen et al., 2010; Otberg et al., 2012).

Um estudo realizado por Colt et al. (2010) através de um questionário específico para cada profissão no Maine, New Hampshire e Vermont revelou que os operadores de máquinas de metais e plásticos, bem como os metalúrgicos de precisão, do sexo masculino, apresentavam o risco mais elevado de cancro da bexiga, com uma tendência notável de risco associado à duração do emprego. Seguiram-se os operadores de máquinas têxteis, os mecânicos/reparadores, os mecânicos de automóveis, os canalizadores, os analistas de sistemas informáticos, os funcionários de informação e os trabalhadores da indústria paisagística (Colt et at., 2010). Curiosamente, as mulheres que trabalham em profissões de serviços, serviços de saúde, serviços de limpeza e construção, profissões relacionadas com a gestão, fabrico de componentes electrónicos e fabrico de equipamento de transporte tiveram um aumento significativo semelhante do risco de cancro da bexiga (Colt et al., 2010). Estas profissões de risco exercidas por homens e mulheres são mais do que provavelmente atribuíveis à amina aromática e/ou à exposição a PAH (Colt et al., 2010; Pesch et al., 2013; Tibaldi, ten Berge & Drolet, 2014).

Dados de Pesch et al. (2013) concluíram que uma pessoa considerada um acetilador lento para a sua enzima, a N-acetiltransferase 2 (NAT2), não modificava o seu risco de desenvolver cancro da bexiga. Esta foi uma descoberta importante, uma vez que a finalidade da NAT2 é bem compreendida nos seres humanos como sendo uma isozima com uma finalidade bifuncional, na medida em que ativa e desactiva arilaminas, fármacos de hidrazina e agentes cancerígenos (Kakehi et al., 2010; Pesch et al., 2013; NCBI, 2014). De acordo com o sítio Web do Centro

Nacional de Informação Biotecnológica, os polimorfismos nos genes que codificam a enzima NAT2 estão associados a uma maior incidência de cancro e de toxicidade de medicamentos (Kakehi et al., 2010; Pesch et al., 2013; NCBI, 2014).

Riscos ambientais para o cancro da bexiga

Para efeitos da presente análise, os riscos ambientais para o cancro da bexiga podem ser tudo o que uma pessoa consome ou a que expõe o seu corpo por escolha pessoal ou por falta de escolha. As escolhas pessoais de risco incluem a adoção de estilos de vida como fumar cigarros, consumir drogas recreativas ilegais, tomar medicamentos sem supervisão médica, fazer regularmente uma dieta pobre que envolva grandes quantidades de carne vermelha de baixa qualidade, participar em comportamentos sexuais de risco e optar por pintar o cabelo pelo menos uma vez por mês (Ferrucci et al., 2010; Gube et al., 2011). Os riscos ambientais não relacionados com a escolha seriam, por exemplo, ter demasiado arsénico na água da torneira ou viver numa área geográfica que expõe cronicamente a pessoa a uma má qualidade do ar.

A escolha de estilo de vida pessoal mais amplamente publicada é a de fumar cigarros. De acordo com Talhout et at. (2014), apenas 98 dos 5300 componentes diferentes do fumo do cigarro foram estabelecidos pelas autoridades responsáveis pela avaliação dos riscos em termos de valores de risco por inalação para o ser humano. Destes valores de risco por inalação publicados, 60 têm um parâmetro identificado de cancro, sendo os restantes 48 parâmetros não cancerígenos (Talhout et al., 2014).

Jiang et al. (2012) realizaram um estudo de coorte de base populacional em Los Angeles, CA, que envolveu 1.586 doentes com cancro da bexiga. Os produtos químicos presentes no fumo do cigarro aumentaram o risco de um tumor da bexiga mais invasivo para as mulheres em comparação com os homens, mas não houve diferença de género no que diz respeito à associação entre o desenvolvimento de cancros da bexiga superficiais de grau inferior e o tabagismo (Jiang et al., 2012; Besaratinia & Tommasi, 2013). Este efeito de género misto foi enfraquecido entre os grandes consumidores de AINE que também fumam (Jiang et al., 2012). Além disso, existem também alguns dados publicados que indicam um risco semelhante de tumores malignos da bexiga devido ao consumo de charuto, cachimbo, cachimbo de água egípcio e tabaco sem combustão (Letasiová et al., 2012).

Outro estudo que se centrou no cancro da bexiga e no fumo do cigarro investigou a importante enzima metabólica quinina oxidoredutase (NQO1), que normalmente funciona para metabolizar alguns carcinogéneos do cigarro (Huang et al., 2014). O seu estudo, que utilizou 159 doentes com cancro da bexiga e 150 doentes sem cancro, concluiu que existe um aumento significativo do risco de cancro da bexiga em doentes com 2 genótipos específicos da NQO1 e um polimorfismo específico da óxido nítrico sintase induzível (iNOS) (Huang et al., 2014).

Em 2013, foi realizado um estudo em Espanha sobre os trihalometanos domésticos (THM), que representam um risco de cancro da bexiga para os seres humanos. O estudo analisou 4 formas de THM, incluindo clorofórmio, bromodiclorometano, dibromoclorometano e bromofórmio, todas elas associadas a um risco acrescido de cancro da bexiga. O estudo investigou as médias de THM ao longo da vida no agregado familiar de 686 casos de cancro da bexiga incidentes e 750 controlos hospitalares correspondentes e encontrou uma tendência inesperada de aumento da dose-resposta para alguns THM e não para outros, que atribuiu a um modelo de estimativa da dose-resposta de THM pouco sólido (Salas et al., 2013).

Um estudo analisou os riscos associados ao cancro da bexiga e concluiu que, em comparação com os não fumadores, os fumadores têm um risco 2 a 5 vezes maior de desenvolver doenças malignas da bexiga, sendo este risco diretamente proporcional à quantidade e à duração do vício (Ferris et al., 2013). Para além destes riscos alarmantes, os fumadores que também estavam expostos de forma crónica a água potável contaminada com arsénico e subprodutos da cloração do crómio só pioraram a sua situação (Ferris et al., 2013).

O arsénio foi encontrado na água potável em todas as nações desenvolvidas, e exposições superiores a 300 microgramas por litro geralmente colocam a pessoa em maior risco de desenvolvimento de cancro ao longo do tempo (Tsuji, Alexander, Perez & Mink, 2014). Níveis mais baixos, inferiores a 200 microgramas por litro, de exposição crónica ao arsénico na água potável colocam a pessoa numa situação de maior ou menor risco de cancro comum causado pela exposição ao arsénico, especialmente para aqueles que nunca fumaram (Tsuji, Alexander, Perez & Mink, 2014; Nuckols et al., 2011). No entanto, esta conclusão só pode ser dita em conjunto com uma declaração que sugere a necessidade de mais dados, utilizando melhores análises do arsénio, e do cancro da bexiga e do estatuto de fumador, a fim de extrapolar completamente os dados sobre o cancro da bexiga no que se refere ao arsénio e ao consumo de cigarros (Letasiova, 2012; Tsuji, Alexander, Perez & Mink, 2014).

Um estudo de caso-controlo de base populacional investigou os sobreviventes de 832 casos de cancro da bexiga em New Hampshire, e a exposição a águas subterrâneas contendo arsénico foi investigada utilizando recortes das unhas dos pés dos participantes no estudo. Embora o arsénico tenha sido amplamente publicado como agente causador de cancro da bexiga, este estudo evidenciou uma tendência sem atingir significância estatística, sugerindo que pode haver uma relação entre a exposição ao arsénico nas águas subterrâneas e a sobrevivência ao cancro da bexiga, se for investigada mais aprofundadamente (Kwong et al., 2010).

No entanto, dois grandes estudos de coorte que investigaram a associação entre um fármaco hipoglicemiante útil na terapia farmacêutica e a sua relação com o desenvolvimento do cancro da bexiga (Barbalat, Dombrovskiy & Weiss, 2012) revelaram-se estatisticamente significativos.

Este medicamento, denominado Pioglitazona, é um agonista do recetor ativado por proliferador de peroxissoma (PPAR) (Hillaire-Buys, Faillie & Montastruc, 2011). Os estudos sobre a pioglitazona indicam que esta produziu 14 casos de cancro da bexiga e apenas cinco casos num grupo de placebo. Esta informação forneceu à Food and Drug Administration (FDA) dos EUA informação aparente suficiente que a levou a alertar o público em 2011, utilizando a base de dados do Sistema de Notificação de Acontecimentos Adversos da FDA (Piccinni, Motola, Marchesini & Poluzzi, (2011).

Discussão e conclusão

Há uma necessidade óbvia de mais informação e investigação sobre os restantes componentes do fumo do cigarro, especialmente porque coloca a pessoa num risco significativamente mais elevado de cancro da bexiga. Os urologistas devem começar a prestar especial atenção aos seus doentes do sexo masculino porque, globalmente, é mais comum encontrar um homem que fuma do que uma mulher, e os homens que fumam contribuem com cerca de metade de todos os casos de cancro da bexiga (Skeldon & Goldenberg, 2014).

O cancro da bexiga tem uma taxa de incidência três vezes superior nos homens do que nas mulheres, pelo que os médicos de cuidados primários e os urologistas devem trabalhar em conjunto para promover a cessação dos hábitos tabágicos dos seus doentes. Os cuidados especiais devem ser direcionados para os doentes que fumam e apresentam sintomas mais precoces do que o normal de disfunção sexual, infertilidade, dor pélvica ou vasectomia (Pavnello et al., 2010; Skeldon & Goldenberg, 2014).

Do ponto de vista da saúde pública, Jacobs et al. (2012) discutiram as barreiras desproporcionadas que, infelizmente, se têm revelado capazes de atrasar a receção dos cuidados adequados para o diagnóstico e tratamento atempados do cancro da bexiga. Estas barreiras incluem os indivíduos de comunidades socioeconómicas mais baixas e demonstraram ter um efeito negativo nos que não têm seguro, nos grupos raciais e étnicos minoritários e em qualquer outra população vulnerável (Jacobs et al., 2012; Yee et al., 2011). Foram comunicadas disparidades étnicas e raciais na sobrevivência ao cancro da bexiga numa coorte que incluía 163 973 doentes brancos, 7731 negros, 7364 hispânicos e 5934 asiáticos/ilhas do Pacífico. Verificou-se que, entre os doentes que se apresentaram na clínica com uma doença em estádio mais avançado, os negros estavam consistentemente em pior situação do que as outras raças, sendo que a taxa de sobrevivência específica da doença aos 5 anos era superior a 82% para os brancos, superior a 81% para os habitantes das ilhas da Ásia/Pacífico, 80% para os hispânicos e, em comparação com os brancos, os negros estavam 12% abaixo (Yee et al., 2011).

As populações mais vulneráveis muitas vezes não têm acesso a transportes e, por vezes, devido ao seu baixo estatuto socioeconómico, vivem em zonas desfavorecidas que podem não ter acesso adequado a alimentos saudáveis. Isto é importante porque, de acordo com Volanis e colegas (2010), os nitratos dietéticos, frequentemente presentes em carnes vermelhas curadas e com gorduras saturadas, foram recentemente incluídos na lista das principais causas de cancro da bexiga, a seguir ao tabagismo, a profissões específicas nas indústrias químicas e ao arsénico. É interessante notar que foi comunicado um risco acrescido de cancro da bexiga para os consumidores intensivos de café, especificamente os que bebem mais de 5 chávenas por dia (Pavanello et al., 2010).

Foi observada uma menor possibilidade de cancro da bexiga nos indivíduos que consomem vegetais de folha larga, com uma tendência significativa observada em menos de um mês para aqueles que consomem estes tipos de vegetais mais de 3 vezes por semana (P = 0,008) (Pavanello et al., 2010). Foram descritos estudos semelhantes sobre a ingestão de vegetais crucíferos. De acordo com um estudo, uma dieta rica em isotiocianatos provenientes principalmente de vegetais crucíferos tem um efeito antiproliferativo considerável no cancro da bexiga (Tang et al., 2010).

Referências

Barbalat, Y., Dombrovskiy, V. Y., & Weiss, R. E. (2012). Associação entre pioglitazona e cancro da bexiga urotelial. *Urology*. 80(1), 1-4. Besaratinia, A., & Tommasi, S. (2013). Genotoxicidade das aminas aromáticas derivadas do fumo do tabaco e cancro da bexiga: estado atual do conhecimento e direcções de investigação futuras. *Revista FASEB: publicação oficial da Federação das Sociedades Americanas de Biologia Experimental*, *27*(6), 2090100. Retrieved from http://www.ncbi.nlm.nih.gov/pubmed/23449930 Burger M, Catto JW, Dalbagni G, Grossman HB, Herr H, Karakiewicz P, Kassouf W, Kiemeney LA, La Vecchia C, Shariat S, L. Y. (2013). Epidemiologia e factores de risco do cancro urotelial da bexiga. *Eur Urol*, *63*(2), 234-41.

Chu, H., Wang, M., & Zhang, Z. (2013). Epidemiologia do cancro da bexiga e suscetibilidade genética. *Journal of biomedical research*, *27*(3), 170-8. Colt, J. S., Karagas, M. R., Schwenn, M., Baris, D., Johnson, A., Stewart, P., Verrill, C., et al. (2011). Ocupação e cancro da bexiga num estudo de caso-controlo de base populacional no Norte de Nova Inglaterra. *Occup EnvironMed*, *68*(4), 239-249. Obtido de http://www.ncbi.nlm.nih.gov/pubmed/20864470

Dominguez-Rosado, E., & Pichtel, J. (2013). Caracterização química de óleo de motor fresco, usado e desgastado através de técnicas GC/MS, NMR e FTIR. *Actas da Academia de Ciências de Indiana* 112(2), 10916.

Ferrís, J., Garcia, J., Berbel, O., & Ortega, J. A. (2013). Fatores de risco constitucionais e ocupacionais associados ao cancro da bexiga. *Actas urologicas españolas*, *37*(8),513-22.

Recuperado de http://www.sciencedirect.com/science/article/pii/S021048061300003X Ferrís, J., Berbel, O., Alonso-López, J., Garcia, J., & Ortega, J. A. (2013). Fatores de risco ambientais não ocupacionais associados ao cancro da bexiga. *Actas urologicas españolas*, *37*(9), 579-86. Retrieved from http://www.sciencedirect.com/science/article/pii/S0210480613000600

Ferrucci, L. M., Sinha, R., Ward, M. H., Graubard, B. I., Hollenbeck, A. R., Kilfoy, B. A., Schatzkin, A., et al. (2010). Meat and components of meat and the risk of bladder cancer in the NIH-AARP diet and health study. *Cancer, 116*(18), 4345- 4353.

Gube, M., Heinrich, K., Dewes, P., Brand, P., Kraus, T., & Schettgen, T. (2011). Exposição interna de cabeleireiros a tintas de cabelo permanentes: Um estudo de biomonitorização utilizando diaminas aromáticas urinárias como biomarcadores de exposição. *Arquivos Internacionais de Saúde Ocupacional e Ambiental*, *84*(3), 287-292.

Hansen, H. S., Johansen, J. D., Thyssen, J. P., Linneberg, A., & Sted, H. (2010). Uso pessoal de tintas de cabelo e tatuagens pretas temporárias em cabeleireiros de Copenhaga. *Annals of Occupational Hygiene*, *54*(4), 453458.

Harling, M., Schablon, A., Schedlbauer, G., Dulon, M., & Nienhaus, A. (2010). Cancro da bexiga entre os cabeleireiros: uma meta-análise. *Medicina do trabalho e do ambiente*, *67*(5), 351-358.

Hillaire-Buys, D., Faillie, J., Montastruc, J. (2011). Pioglitazona e cancro da bexiga. *The lancet.* 378(9802), 1543-1544.

Huang, Z. M., Chen, H. A., Chiang, Y. T., Shen, C. H., Tung, M. C., & Juang, G. D. (2014). Associação de polimorfismos em iNOS e NQO1 com risco de câncer de bexiga em fumantes de cigarros. *Jornal da Associação Médica Chinesa*, *77*(2), 83-88.

Jacobs, B. L., Montgomery, J. S., Zhang, Y., Skolarus, T. A., Weizer, A. Z., & Hollenbeck, B. K. (2012). Disparidades no cancro da bexiga. *Oncologia urológica: Seminários e Investigações Originais*.

Jarvis, I. W. H., Dreij, K., Mattsson, A., Jernström, B., & Stenius, U. (2014). Interações entre hidrocarbonetos aromáticos policíclicos em misturas complexas e implicações para a avaliação do risco de cancro. *Toxicologia*, 1-13. Elsevier Ireland Ltd. Recuperado de http://www.ncbi.nlm.nih.gov/pubmed/24713297

Jiang, X., Castelao, J. E., Yuan, J. M., Stern, M. C., Conti, D. V., Cortessis, V. K., Pike, M. C., et al. (2012). Consumo de cigarros e subtipos de cancro da bexiga. *International Journal of Cancer*, *130*(4), 896901.

Johansson, G., Jonsson, B., Axmon, A., et al., (2014). Exposição de cabeleireiros à orto- e meta-toluidina em tinturas de cabelo. *Medicina do Trabalho e do Ambiente*. DOI:10.1136/oemed-

2013-101960

Kakehi, Y., Hirao, Y., Kim, W.-J., Ozono, S., Masumori, N., Miyanaga, N., Nasu, Y., et. al. (2010). Relatório do Grupo de Trabalho sobre o Cancro da Bexiga. *JJCO,* *40*(Supplement1), i57-64. Obtido de http://www.ncbi.nlm.nih.gov/pubmed/20870921

Kaplan, A. L., Litwin, M. S., & Chamie, K. (2014). O futuro dos cuidados com o cancro da bexiga nos EUA. *Revisões da natureza. Urologia*, *11*(1), 59-62. Nature Publishing Group. Recuperado de http://www.ncbi.nlm.nih. gov/pubmed/23979659

Kiriluk, K. J., Prasad, S. M., Patel, A. R., Steinberg, G. D., & Smith, N. D. (2012). Risco de cancro da bexiga devido a exposições ocupacionais e ambientais. *Urologic oncology*, *30*(2), 199-211. Elsevier Inc.

Kwong, R. C., Karagas, M. R., Kelsey, K. T., Mason, R. A., Tanyos, S. A., Schned, A. R., Marsit, C. J., et al. (2010). A exposição ao arsénico prevê a sobrevivência ao cancro da bexiga numa população dos EUA. *Jornal Mundial de Urologia*, *28*(4), 487-492.

Letasiová, S., Medve'ová, A., Sovcíková, A., Dusinská, M., Volkovová, K., Mosoiu, C., Bartonová, A. (2012). Cancro da bexiga, uma revisão dos factores de risco ambientais. Saúde ambiental: uma fonte científica de acesso global. 11(1), S11.

Murata, M., & Kaw Anishi, S. (2011). Mecanismos de danos oxidativos no ADN induzidos por arilaminas carcinogénicas. *Frontiers in bioscience: a journal and virtual library*, *16*, 1132-1143.

Centro Nacional de Informação Biotecnológica. (2014). N-acetiltransferase 2 (arilamina N-acetiltransferase). Recuperado de www.ncbi.nlm.nih.gov

Nuckols, J. R., Freeman, L. E. B., Lubin, J. H., Airola, M. S., Baris, D., Ayotte, J. D., Taylor, A., et al. (2011). Estimating water supply arsenic levels in the new England bladder cancer study (Estimativa dos níveis de arsénio no abastecimento de água no estudo do cancro da bexiga da Nova Inglaterra). *Environmental health perspectives*, *119*(9), 1279- 1285.

Otberg, N., Patzelt, A., Lademann, J., Richter, H., Darvin, M., Schanzer, S., Thiede, G., Hauser, M. (2012). Investigações in vivo sobre a penetração de vários óleos e sua influência na barreira cutânea. *Investigação e tecnologia da pele: Official Journal of International Society For Bioengineering And The Skin (ISBS) [E] International Society For Digital Imaging Of Skin (ISDIS) [E] International Society For Skin Imaging (ISSI), 18(3),* 364-369.

Pavanello, S., Mastrangelo, G., Placidi, D., Campagna, M., Pulliero, A., Carta, A., Arici, C., et al. (2010). Polimorfismos do CYP1A2, efeitos ocupacionais e exposições ambientais e risco de cancro da bexiga. *Jornal Europeu de Epidemiologia*, *25*(7), 491-500.

Pesch, B., Gawrych, K., Rabstein, S., Weiss, T., Casjens, S., Rihs, H.-P., Ding, H., et al. (2013). Fenótipo da N-acetiltransferase 2, ocupação e risco de cancro da bexiga: resultados da coorte EPIC. *Cancer epidemiology, biomarkers & prevention: a publication of the American Association for Cancer Research, cosponsored by the American Society of Preventive Oncology*, *22*(11), 2055-65. Retirado de http://www.ncbi.nlm.nih.gov/pubmed/24092628

Piccinni, C., Motola, D., Marchesini, G., Poluzzi, E. (2011). Avaliação da associação entre o uso de pioglitazona e o cancro da bexiga através da notificação de eventos adversos a medicamentos. *Diabetes Care*. 34, 1369-1371.

Salas, L. A., Cantor, K. P., Tardon, A., Serra, C., Carrato, A., Garcia-Closas, R., Rothman, N., et al. (2013). Abordagens biológicas e estatísticas para modelar a exposição a trihalometanos específicos e o risco de cancro da bexiga. *American Journalof Epidemiology*, *178*(4), 652 660.

Skeldon, S. C., & Larry Goldenberg, S. (2014). Cancro da bexiga: Um portal para a saúde dos homens. *Urologic oncology*, 1-5. Recuperado de http://www.ncbi.nlm.nih. gov/pubmed/24745663

Svatek, R. S., Hollenbeck, B. K., Holming, S., Lee, R., Kim, S., Stenzl, A., & Lotan, Y. (2014). A economia do cancro da bexiga: Costs and Considerations of Caring for This Disease. *European Urology*.

Talhout, R., Schulz, T., Florek, E., Van Benthem, J., Wester, P., & Opperhuizen, A. (2011). Hazardous compounds in tobacco smoke (Compostos perigosos no fumo do tabaco). *Revista internacional de investigação ambiental e saúde pública*, *8*(2), 613-628.

Tang, L., Zirpoli, G. R., Guru, K., Moysich, K. B., Zhang, Y., Ambrosone, C. B., & McCann, S. E. (2010). A ingestão de vegetais crucíferos modifica a sobrevivência do cancro da bexiga. *Cancer epidemiology, biomarkers & prevention: a publication of the American Association for Cancer Research, co-patrocinada pela American Society of Preventive Oncology*, *19*(7), 1806-1811.

Tibaldi, R., ten Berge, W., & Drolet, D. (2014). Absorção dérmica de produtos químicos: estimativa por IH SkinPerm. *Jornal de Higiene Ocupacional e Ambiental*, *11*(1), 19-31.

Volanis, D., Kadiyska, T., Galanis, A., Delakas, D., Logotheti, S., Zoupourlis, V. (2010). Os factores ambientais e a suscetibilidade genética promovem o cancro da bexiga urinária. *Toxicology Letters*.

Elsevier Ireland Ltd (P.O. Box 85, Limerick, Irlanda). Obtido em http://ovidsp.ovid.com/ovidweb.cgi?T=JS&PAGE=reference&D=emed9 &NEWS

=N&AN=2010110381

Yee, D. S., Ishill, N. M., Lowrance, W. T., Herr, H. W., & Elkin, E. B. (2011). Ethnic differences in bladder cancer survival (Diferenças étnicas na sobrevivência do cancro da bexiga). *Urology*, *78*(3), 544-549.

CAPÍTULO 22

Informar os profissionais de saúde sobre as disparidades de saúde vividas pela comunidade lésbica, gay, bissexual e transgénero (LGBT)

Resumo

Os membros da comunidade lésbica, gay, bissexual e transgénero (LGBT) sofrem de disparidades de saúde relacionadas com várias doenças. O objetivo da revisão é informar os profissionais de saúde e o público em geral sobre as disparidades específicas dos cuidados de saúde sofridas pelas pessoas LGBT. A revisão concluiu que os homens homossexuais e bissexuais têm uma probabilidade significativamente maior de serem diagnosticados com VIH, gonorreia, clamídia, sífilis, cancro anal, distúrbios da imagem corporal e alimentares, depressão e ansiedade, em comparação com os seus homólogos heterossexuais. Os homens homossexuais e bissexuais têm também uma probabilidade significativamente maior de fumar tabaco e marijuana e de declarar o consumo de drogas. As mulheres lésbicas e bissexuais têm uma probabilidade significativamente maior de serem diagnosticadas com cancro da mama, cancro do colo do útero e ansiedade generalizada e têm mais probabilidades de ter excesso de peso e obesidade do que a população em geral. Os indivíduos transgénero do sexo masculino para o sexo feminino têm uma probabilidade significativamente maior de serem diagnosticados com VIH e cancros do seu sexo natal. São sugeridas recomendações e intervenções específicas para reduzir as disparidades de saúde sentidas pela comunidade LGBT.

Introdução

Cerca de 9 milhões de pessoas nos Estados Unidos identificam-se como fazendo parte da comunidade lésbica, gay, bissexual e transgénero (LGBT), o que representa cerca de 3,8% da população dos EUA (Gates, 2011). Embora não existam doenças específicas da comunidade LGBT, esta sofre de disparidades de saúde relacionadas com várias doenças, incluindo o vírus da imunodeficiência humana (VIH), doenças sexualmente transmissíveis (DST), cancro, doenças mentais e abuso de substâncias. Pensa-se que estas disparidades resultam do aumento das barreiras estruturais e pessoais ao acesso aos serviços de saúde. As barreiras estruturais incluem ambientes de cuidados de saúde discriminatórios, políticas que negam a cobertura de cuidados de saúde a parceiros do mesmo sexo, conhecimentos deficientes dos médicos sobre questões de saúde específicas das pessoas LGBT e uma falta de competência cultural na força de trabalho dos cuidados de saúde (IOM, 2011). Além disso, existem barreiras pessoais, incluindo a experiência de fazer parte de uma comunidade minoritária marginalizada e estigmatizada (IOM, 2011). Coletivamente, estas barreiras impedem e desencorajam muitos indivíduos LGBT de revelarem confortavelmente a sua orientação sexual aos profissionais de saúde, o que pode ter um impacto negativo na qualidade dos cuidados e nos resultados de saúde (Eliason, & Hughes, 2004).

É importante que os médicos e outros profissionais de saúde estejam cientes das disparidades específicas em matéria de cuidados de saúde vividas pela comunidade LGBT, porque é provável que venham a encontrar e a prestar cuidados a indivíduos LGBT na prática. Num estudo recente sobre médicos na Califórnia, 18% referiram sentir-se pouco à vontade para prestar cuidados a membros da comunidade LGBT (Smith, & Mathews, 2007). Além disso, o estudante médio da faculdade de medicina nos Estados Unidos passa apenas cinco horas durante toda a sua formação médica a aprender sobre as necessidades específicas de cuidados de saúde dos membros da comunidade LGBT (Obedin-Maliver et al., 2011). Estas estatísticas realçam a necessidade de formação de médicos e profissionais de saúde sobre as necessidades de saúde e as disparidades vividas pela comunidade LGBT. Por conseguinte, o objetivo da presente análise é discutir as disparidades específicas em matéria de cuidados de saúde sofridas por gays, lésbicas, bissexuais e transexuais no que respeita ao VIH e às DST, ao cancro e a outras doenças médicas, e às doenças mentais, incluindo a toxicodependência.

Análise das disparidades em matéria de saúde na comunidade LGBT Vírus da Imunodeficiência Humana (VIH)

O VIH afecta de forma desproporcionada certos grupos da comunidade LGBT, especificamente os homens gays e bissexuais e os indivíduos transgénero de homem para mulher. Embora os homens gays e bissexuais representem apenas 2% da população dos Estados Unidos, são responsáveis por cerca de metade dos 56 000 novos casos de VIH nos Estados Unidos todos os anos (Healthy People, 2014). Os jovens negros correm um risco especialmente elevado; a incidência do VIH neste grupo racial aumentou 50% nos EUA entre 2006 e 2009 (Prejean et al., 2011). A prevalência do VIH é especialmente elevada em certas comunidades homossexuais; em homens negros, latinos e brancos que vivem em áreas urbanas dos EUA, estima-se que a prevalência seja de 28%, 18% e 16%, respetivamente (CDC, 2010a). De facto, a prevalência do VIH em algumas cidades urbanas dos EUA excede a de muitos países da África subsariana, uma região geralmente considerada como a que tem o maior fardo de VIH/SIDA do mundo (Ard, & Makadon, 2012).

A investigação sugere que a elevada incidência do VIH em homens homossexuais e bissexuais pode dever-se ao facto de os indivíduos não conhecerem o seu estado serológico e propagarem a doença sem o saberem. Numa amostra de 573 homens homossexuais e bissexuais, MacKellar et al. (2005) descobriram que 77% dos homens que testaram positivo para o VIH não sabiam que eram seropositivos (MacKellar et al., 2005). O aumento da incidência da infeção pelo VIH em homens homossexuais e bissexuais também pode ser atribuído a práticas sexuais pouco seguras e a múltiplos parceiros, uma vez que os jovens homossexuais que referiram 4 ou mais parceiros sexuais nos seis meses anteriores tinham 2,84 IC 95% [1,72, 4,69] vezes mais probabilidades de contrair o VIH do que os que tinham um ou nenhum parceiro sexual (Koblin, et al., 2006). Além disso, o abuso de drogas e de álcool por homens homossexuais antes da atividade sexual foi associado a um aumento de 1,58 IC 95% [1,09, 2,29] do risco de contrair o VIH (Koblin, et al., 2006).

Relativamente aos indivíduos transgénero, numa análise sistemática de 29 estudos que avaliaram a prevalência do VIH em indivíduos transgénero, os investigadores estimaram que a prevalência do VIH em indivíduos transgénero do sexo masculino para o sexo feminino era de 27,7%; a prevalência do VIH em indivíduos transgénero do sexo feminino para o sexo masculino é desconhecida (Herbst et al., 2008). Além disso, os investigadores observaram que os factores de risco para a transmissão do VIH na população transgénero incluem relações sexuais desprotegidas, múltiplos parceiros, ocupação como trabalhador do sexo e consumo de drogas e álcool antes das relações sexuais. Pouco se sabe sobre a prevalência do VIH em lésbicas e mulheres bissexuais, embora alguns estudos sugiram que a prevalência do VIH em mulheres bissexuais é superior à das mulheres exclusivamente heterossexuais e lésbicas (Solarz, 1999).

Doenças sexualmente transmissíveis (DST)

Para além do VIH, os membros da comunidade LGBT são desproporcionadamente afectados por outras DST. Isto constitui uma preocupação de saúde pública porque os indivíduos com

DST têm 2,5 vezes mais probabilidades de contrair o VIH do que os indivíduos sem DST (CDC, 2010b). A análise de dados recolhidos pelo CDC em 42 estabelecimentos de saúde localizados em 12 cidades dos EUA revelou que a prevalência média de gonorreia e clamídia em homens homossexuais é de 14,9% e 11,2%, respetivamente (Ard, & Makadon, 2012). Num estudo sobre homens homossexuais e bissexuais que recebem cuidados numa grande clínica da área de Boston, a prevalência de gonorreia, clamídia e sífilis foi de 8,3%, 2,2% e 4,3%, respetivamente (Mimiaga, et al., 2008). A sífilis é uma preocupação crescente em termos de saúde pública entre os homens homossexuais e bissexuais; em 2008, estes representavam 63% de todos os novos casos registados (CDC, 2010a).

Existem poucos dados sobre a prevalência de DST em mulheres lésbicas e bissexuais. No entanto, Stevens e Hall (2001) referem que, numa amostra de 1200 lésbicas, 56% declararam ter praticado sexo oral, anal e vaginal sem proteção; os investigadores sugeriram que estes comportamentos sexuais de alto risco podem colocar as lésbicas em maior risco de contrair DST.

Cancro e outras condições médicas

Existem disparidades no que diz respeito à prevalência de determinados cancros na comunidade LGBT. Por exemplo, os homens homossexuais seronegativos têm 20 vezes mais probabilidades de serem diagnosticados com cancro anal e os homens homossexuais seropositivos têm 40 vezes mais probabilidades de serem diagnosticados com cancro anal (National LGBT Cancer Network, 2013). O risco de cancro anal é significativamente maior em homens gays que praticam sexo anal recetivo (Mayer et al., 2008) porque o papilomavírus humano, um fator de risco para o cancro anal, está associado ao sexo anal recetivo (Mayer et al., 2008).

Além disso, as lésbicas e as mulheres bissexuais têm taxas mais elevadas de cancro da mama e do colo do útero em comparação com a população em geral (Institute of Medicine, 2011). Num estudo com 324 mulheres lésbicas, os investigadores descobriram que estas tinham uma probabilidade significativamente maior de desenvolver cancro da mama, tanto a 5 anos (p=<.0001) como ao longo da vida (p=.001), quando comparadas com as suas irmãs heterossexuais (Dibble, Roberts, & Nussey, 2004). Embora a razão exacta para este facto seja desconhecida, a investigação sugere que as lésbicas e as mulheres bissexuais acedem a serviços de saúde, incluindo serviços de rastreio do cancro, como mamografias e testes de Papanicolau, com menos frequência do que as suas homólogas heterossexuais (Buchmueller, & Carpenter, 2010; Boehmer, Miao, Linkletter, & Clark, 2012). Outra hipótese é que as hormonas produzidas durante a gravidez podem ter um efeito protetor contra os cancros da mama, do ovário e do colo do útero, e a maioria das mulheres lésbicas não tem filhos (Dibble et al., 2004). Embora a investigação sobre as disparidades em matéria de cancro associadas a indivíduos transgénero seja limitada, alguns estudos sustentam que a cirurgia de mudança de sexo coloca os indivíduos transgénero num risco acrescido de cancro do seu sexo de origem (Mayer et al., 2008).

Existem disparidades em relação a várias outras doenças e condições médicas para certos grupos da comunidade LGBT. Os homens homossexuais sofrem de distúrbios da imagem corporal e alimentares a uma taxa significativamente mais elevada do que os seus homólogos heterossexuais (NEDA, 2014). Numa amostra de 122 homens na Califórnia, os investigadores descobriram que, mesmo depois de controlarem a depressão, a ansiedade e a autoestima, os homens homossexuais apresentavam sintomas significativamente mais elevados de anorexia (p = 0,01), bulimia (p = < 0,001) e desinteresse pelo corpo (p = < 0,001) em comparação com os homens heterossexuais (Russell, & Keel, 2002). Feldman, & Meyer (2007) avaliaram os comportamentos de anorexia, bulimia e compulsão alimentar numa amostra de 524 pessoas LGBT na cidade de Nova Iorque e concluíram que os homens homossexuais e bissexuais tinham 6,1 vezes mais probabilidades de sofrer de uma perturbação alimentar em algum momento da sua vida do que os homens heterossexuais (Feldman, & Meyer 2007). A diferença na prevalência de perturbações alimentares entre lésbicas e mulheres heterossexuais não foi significativa. A análise de um subgrupo de homens homossexuais que relataram sentir-se ligados à comunidade gay, teve uma prevalência significativamente menor de perturbações alimentares em comparação com os homens homossexuais que não relataram sentir-se ligados à comunidade; os investigadores sugeriram que a ligação social pode servir como um efeito protetor contra as perturbações alimentares em homens homossexuais (Feldman, & Meyer 2007).

Além disso, existem disparidades entre lésbicas e mulheres heterossexuais no que respeita à obesidade. Boehmer, Bowen e Bauer (2007) utilizaram dados do Inquérito Nacional à Família de 2002 e concluíram que as lésbicas e as mulheres bissexuais tinham 2,25 IC 95% [1,22, 4,16] vezes mais probabilidades de ter excesso de peso e 2,25 IC 95% [1,12, 4,53] vezes mais probabilidades de serem obesas, em comparação com as suas homólogas heterossexuais. Case et al. (2004) obtiveram resultados semelhantes numa amostra nacionalmente representativa de 90 823 mulheres; as lésbicas tinham 2,9 IC 95% [2,1, 3,9] vezes mais probabilidades de serem obesas e 1,9 IC 95% [1,5, 2,3] vezes mais probabilidades de terem excesso de peso, em comparação com as mulheres heterossexuais. Os resultados deste estudo são uma preocupação de saúde pública porque a obesidade é um fator de risco para inúmeras doenças, incluindo doenças cardiovasculares, cancro, diabetes tipo 2 e apneia do sono, entre outras (National Institutes of Health, 2012).

Doença mental e toxicodependência

A comunidade LGBT tem uma maior prevalência de doenças mentais e de abuso de substâncias em comparação com a comunidade não LGBT. Relativamente às doenças mentais, os homens homossexuais têm uma prevalência mais elevada de depressão clínica, ansiedade e perturbação bipolar do que a população em geral (CDC, 2010a). Os estudos sugerem que os homens homossexuais têm 3,0 IC 95% [1,71, 7,43] vezes mais probabilidades de serem diagnosticados com depressão clínica e 4,7 IC 95% [2,00, 12,99] vezes mais probabilidades de sofrerem ataques de pânico quando comparados com homens heterossexuais. (Cochran, Sullivan, & Mays, 2003).

As lésbicas e as mulheres bissexuais têm 3,88 vezes mais probabilidades de sofrer de perturbação de ansiedade generalizada do que as suas homólogas heterossexuais (Cochran, et al., 2003).

O aumento da prevalência do abuso de substâncias entre os membros da população LGBT constitui uma preocupação de saúde pública, porque o consumo de drogas, especificamente o consumo de álcool e de estimulantes, está associado a um aumento da taxa de comportamentos sexuais de alto risco e de transmissão de doenças na comunidade LGBT (Mayer et al., 2008). Numa análise sistemática de 42 estudos que avaliaram o consumo de tabaco entre 1987 e 2007, Lee, Griffin e Melvin (2009) concluíram que os homens gays e bissexuais têm uma probabilidade significativamente maior de fumar tabaco em comparação com os seus homólogos heterossexuais (com IC de 95% variando entre 2,0 e 2,5); as lésbicas e as mulheres bissexuais também têm uma probabilidade significativamente maior de fumar tabaco em comparação com os membros da comunidade não LGBT (com IC de 95% variando entre 1,5 e 2,0). No que respeita ao consumo de marijuana, verificou-se uma tendência para os homens homossexuais fumarem mais marijuana do que os seus homólogos heterossexuais; no entanto, os resultados não foram significativos (Trocki, Drabble, & Midanik, 2009). Quando comparadas com os seus homólogos heterossexuais, as lésbicas tinham 5,33 vezes mais probabilidades de fumar marijuana do que as mulheres que não se identificavam como lésbicas - IC 95% [2,45, 11,6, $p = < 0,001$] (Trocki et al., 2009). When compared to their heterosexual counterparts, gay men and lesbians are 2.8 and 3.3 95% CIs [1.1, 7.1], [1.2, 8.7], respectively times more likely to be diagnosed with a marijuana dependence syndrome (Cochran, Ackerman, Mays, & Ross, 2004).

Para além da marijuana, os homens homossexuais têm também uma probabilidade significativamente maior de declarar o consumo de cocaína (OR = 2,5, IC 95% = 1,4, 4,4) e heroína (OR = 2,4, IC 95% = 0,8, 7,3) em comparação com os seus homólogos heterossexuais, enquanto as lésbicas têm maior probabilidade de declarar o consumo de analgésicos (OR = 6,4, IC 95%

= 1,6, 26; Cochran et al., 2004). Embora os estudos que avaliam a relação entre orientação sexual e abuso de álcool tenham sido sujeitos a limitações metodológicas (Amadio, 2006), algumas pesquisas sugerem que lésbicas e mulheres bissexuais são mais propensas do que suas contrapartes heterossexuais a relatar comportamentos de alto risco de consumo de álcool (Wilsnack et al., 2007; Conron, Mimiaga, & Landers, 2010) e abuso de álcool (Drabble, Midanik, & Trocki, 2005).

Discussão

A presente análise salienta a necessidade de intervenções especificamente dirigidas aos membros da comunidade LGBT para reduzir as actuais disparidades de saúde relacionadas com o VIH e as DST, o cancro, as doenças mentais e a toxicodependência. Dado que os homens homossexuais e bissexuais e os indivíduos transexuais masculinos têm uma maior incidência e prevalência do VIH e de outras DST (CDC, 2010a), devem ser implementadas intervenções para promover a utilização de preservativos, aumentar as competências de comunicação interpessoal e diminuir o número de parceiros sexuais nestes grupos, uma vez que estas intervenções são eficazes para reduzir a incidência do VIH e das DST (Johnson, Scott-Sheldon, Huedo-Medina, & Carey, 2011). Além disso, uma vez que as minorias raciais e étnicas da comunidade LGBT correm o maior risco de contrair o VIH e as DST, estas subpopulações devem ser especificamente visadas. Embora as provas sugiram que as lésbicas se envolvem em comportamentos sexuais de alto risco, a investigação futura deve centrar-se na incidência e prevalência do VIH e das DST em lésbicas e mulheres bissexuais (Stevens, & Hall, 2001).

Além disso, uma vez que a comunidade LGBT enfrenta disparidades no que respeita aos cancros anal, da mama e do colo do útero, bem como a doenças evitáveis como a obesidade, devem ser tomadas intervenções para promover o rastreio do cancro e os cuidados preventivos. As intervenções destinadas a reduzir a disparidade do cancro anal nos homens homossexuais devem centrar-se na promoção da vacina quadrivalente contra o HPV (qHPV), pois a vacinação reduz o risco de cancro anal nos homens homossexuais (Palefsky et al., 2011). As sessões educativas em grupo sobre o rastreio do cancro da mama e o aconselhamento individualizado para o rastreio do cancro do colo do útero e dos ovários demonstraram ser eficazes para aumentar os comportamentos de rastreio entre as mulheres (Sabatino et al., 2012).

No que diz respeito às doenças mentais, a análise atual concluiu que os homens homossexuais e bissexuais correm um risco significativamente maior de sofrer de depressão clínica, ansiedade geral e perturbação bipolar (CDC, 2010a), bem como de ataques de pânico (Cochran et al., 2003), quando comparados com os seus homólogos heterossexuais. A análise atual também sugere que as lésbicas e as mulheres bissexuais têm uma probabilidade significativamente maior de sofrer de doenças mentais, especificamente de perturbação de ansiedade generalizada, em comparação com a população em geral (Cochran, et al., 2003). A hipótese é que o aumento da taxa de doenças mentais entre a comunidade LGBT, especialmente depressão e distúrbios de ansiedade, é atribuível ao que Hatzenbuehler (2009) chama de "stress minoritário". Esta é a ideia de que fazer parte de uma população estigmatizada e marginalizada está associado a um aumento do afeto negativo e tem consequências prejudiciais para a saúde (Hatzenbuehler, 2009). Assim, as intervenções devem centrar-se no combate aos estereótipos e no aumento da consciencialização cultural da comunidade LGBT.

A presente análise também realça as disparidades sentidas pela comunidade LGBT no que respeita ao abuso de substâncias. Os homens homossexuais e bissexuais têm uma probabilidade significativamente maior de fumar tabaco (Lee et al., 2009) e marijuana (Trocki et al., 2009), e de declarar o consumo de cocaína e heroína (Cochran et al., 2004) em comparação com a população em geral. As mulheres lésbicas têm também uma probabilidade significativamente maior de fumar tabaco e marijuana
(Trocki et al., 2009). As intervenções devem ser direcionadas para a modificação das atitudes da comunidade LGBT em relação ao tabagismo; a investigação sugere que a intenção de deixar de fumar entre indivíduos LGBT está mais fortemente associada a atitudes positivas e a níveis elevados de auto-eficácia para deixar de fumar.

Conclusão

A comunidade de lésbicas, gays, bissexuais e transgéneros (LGBT) sofre de disparidades de saúde relativamente a várias doenças, incluindo o VIH, a gonorreia, a clamídia, a sífilis, bem como os cancros anal, do colo do útero e dos ovários. Além disso, a comunidade LBGT tem uma maior prevalência de doenças mentais, nomeadamente depressão e ansiedade, e de abuso de substâncias, incluindo o consumo de tabaco e de marijuana. Estas disparidades no domínio da saúde resultam, em grande medida, de barreiras estruturais e pessoais enfrentadas pelos indivíduos LGBT, que os afastam e desencorajam de aceder aos serviços de saúde. É importante que os médicos sejam culturalmente competentes e estejam conscientes das necessidades específicas de cuidados de saúde da comunidade LGBT, uma vez que é provável que encontrem e prestem cuidados a estes indivíduos ao longo das suas carreiras. Para além de eliminar as barreiras aos cuidados de saúde, a investigação futura deve centrar-se na eficácia das intervenções dirigidas às pessoas LGBT para promover comportamentos saudáveis e no desenvolvimento de orientações clínicas abrangentes que abordem a prestação de cuidados aos membros da comunidade LGBT.

Referências

Amadio, D. M. (2006). Internalized heterosexism, alcohol use, and alcohol-related problems among lesbians and gay men. *Addictive Behaviors*, *31*(7), 1153-1162. doi:10.1016/j.addbeh.2005.08.013

Ard, K. L., & Makadon, H. J. (2012). Melhorar os cuidados de saúde das pessoas lésbicas, gays, bissexuais e transgénero (LGBT): Compreender e eliminar as disparidades no domínio da saúde. Retirado de http://www.lgbthealtheducation.org/wp-content/uploads/12-054_LGBTHealtharticle_v3_07-09-12.pdf

Buchmueller, T., Carpenter, C. S. (2010). Disparities in health insurance coverage, access, and outcomes for individuals in same-sex versus different-sex relationships, 2000-2007 [Disparidades na cobertura, acesso e resultados de seguros de saúde para indivíduos em relações do mesmo sexo versus relações de sexo diferente]. *American Journal of Public* Health, 100(3), 489-495. doi: 10.2105/AJPH.2009.160804

Boehmer, U., Bowen, D. J., & Bauer, G. R. (2007). Overweight and obesity in sexual-minority women: evidence from population-based data. *American Journal of Public Health*, *97*(6), 1134. doi: 10.2105/AJPH.2006.088419

Boehmer, U., Miao, X., Linkletter, C., & Clark, M. A. (2012). Comportamentos de saúde do adulto ao longo da vida por orientação sexual. *American Journal of Public* Health, 102(2), 292-300. doi: 10.2105/AJPH.2011.300334

Burkhalter, J. E., Warren, B., Shuk, E., primavera, L., & Ostroff, J. S. (2009). Intenção de deixar de fumar entre fumadores lésbicas, gays, bissexuais e transgéneros. *Nicotine & Tobacco Research*, ntp140. doi: 10.1093/ntr/ntp140

Case, P., Bryn-Austin, S., Hunter, D. J., Manson, J. E., Malspeis, S., Willett, W. C., & Spiegelman, D. (2004). Sexual orientation, health risk factors, and physical functioning in the Nurses' Health Study II (Orientação sexual, factores de risco para a saúde e funcionamento físico no Estudo de Saúde das Enfermeiras II). *Journal of Women's Health*, *13*(9), 1033-1047. doi:10.1089/jwh.2004.13.1033

Centros de Controlo de Doenças (CDC). (2010a). Gay and bisexual men's health (Saúde dos homens gays e bissexuais). Retirado de http://www.cdc.gov/msmhealth/mental- health.htm

Centros de Controlo de Doenças (CDC). (2010b). Factos sobre DSTs - HIV/AIDs & DSTs. Retrieved from http://www.cdc.gov/std/hiv/stdfact-std-hiv.htm Cochran, S. D., Sullivan, J. G., & Mays, V. M. (2003). Prevalence of mental disorders, psychological distress, and mental health services use among lesbian, gay, and bisexual adults in the United States [Prevalência de perturbações mentais, sofrimento psicológico e utilização de serviços de saúde mental entre lésbicas, gays e bissexuais adultos nos Estados Unidos]. *Journal of Consulting and Clinical Psychology*, *71*(1), 53. doi: 10.10 7/0022- 006X.71.1.53

Cochran, S. D., Ackerman, D., Mays, V. M., & Ross, M. W. (2004). Prevalence of non - medical drug use and dependence among homosexually active men and women in the US population. *Addiction*, *99*(8), 989-998. doi:10.1111/j.1360-0443.2004.00759.x

Conron, K. J., Mimiaga, M. J., & Landers, S. J. (2010). A populationbased study of sexual orientation identity and gender differences in adult health (Um estudo populacional da identidade de orientação sexual e diferenças de género na saúde dos adultos). *American Journal of Public Health*, *100*(10), 1953-1960. doi: 10.2105/AJPH

Dibble, S. L., Roberts, S. A., & Nussey, B. (2004). Comparing breast cancer risk between lesbians and their heterosexual sisters (Comparação do risco de cancro da mama entre lésbicas e as suas irmãs heterossexuais). *Women's Health Issues*, *14*(2), 60-68. doi: 10.1089/jwh.2008.1094

Drabble, L. A., Midanik, L. T., & Trocki, K. (2005). Reports of alcohol consumption and alcohol-related problems among homosexual, bisexual and heterosexual respondents: results from the 2000 National Inquérito sobre o álcool. *Jornal de Estudos sobre o Álcool, 66*(1), 111-120.

Eliason, M. J., & Hughes, T. (2004). Atitudes do conselheiro de tratamento sobre clientes lésbicas, gays, bissexuais e transgéneros: Urban vs. rural settings. *Substance Use & Misuse*, *39*(4), 625- 644. doi:10.1081/JA-120030063

Feldman, M. B., & Meyer, I. H. (2007). Eating disorders in diverse lesbian, gay, and bisexual populations (Distúrbios alimentares em diversas populações de lésbicas, gays e bissexuais). *International Journal of Eating Disorders*, *40*(3), 218-226. doi: 10.1002/eat.20360

Gates, G. J. (2011). How many people are lesbian, gay, bisexual and transgender? Obtido em http://williamsinstitute.law.ucla.edu/wp- content/uploads/Gates-How-Many-People-LGBT-Apr-2011.pdf

Hatzenbuehler, M. L. (2009). Como é que o estigma das minorias sexuais "entra na pele"? Uma estrutura de mediação psicológica. *Psychological Bulletin*, *135*(5), 707. doi: 10.1037/a0016441

Health People (2014). VIH - Pessoas saudáveis. Obtido em http://www.healthypeople.gov/2020/topicsobjectives2020/overview.aspx? topicid=22

Herbst, J. H., Jacobs, E. D., Finlayson, T. J., McKleroy, V. S., Neumann, M. S., & Crepaz, N. (2008). Estimar a prevalência do VIH e os comportamentos de risco das pessoas transgénero nos Estados Unidos: A systematic review. *AIDS and Behavior*, *12*(1), 1-17. doi: 10.1007/s10461-007- 9299-3

Instituto de Medicina. (2011). *The Health of Lesbian, Gay, Bisexual, and Transgender People:Building a Foundation for Better Understanding [A saúde das pessoas lésbicas, gays, bissexuais e transgénero: construir uma base para uma melhor compreensão*]. Washington, DC: The National Academies Press.

Johnson, B. T., Scott-Sheldon, L. A., Huedo-Medina, T. B., & Carey, M. P. (2011). Intervenções para reduzir o risco sexual para o vírus da imunodeficiência humana em adolescentes: uma meta-análise de ensaios ,
1985-2008. *Archives of pediatrics & adolescent medicine, 165*(1), 77-84.

Koblin, B. A., Husnik, M. J., Colfax, G., Huang, Y., Madison, M., Mayer, K., ... & Buchbinder, S. (2006). Risk factors for HIV infection among men who have sex with men. *AIDS, 20*(5),731-739. doi: 10.1097/01.aids.0000304697.39637.4c

Lee, J. G., Griffin, G. K., & Melvin, C. L. (2009). Consumo de tabaco entre minorias sexuais, EUA, 1987-2007 (maio): A Systematic Review. *Tobacco Control, 18*, 275-282. doi:10.1136/tc.2008.028241

MacKellar, D. A., Valleroy, L. A., Secura, G. M., Behel, S., Bingham, T., Celentano, D. D., ... & Young Men's Survey Study Group. (2005). Infeção pelo HIV não reconhecida, comportamentos de risco e percepções de risco entre homens jovens que fazem sexo com homens: oportunidades para avançar na prevenção do HIV na terceira década do HIV/SIDA. *Journal of Acquiredlmmune Deficiency Syndromes, 38*(5), 603-614.

Mayer, K. H., Bradford, J. B., Makadon, H. J., Stall, R., Goldhammer, H., & Landers, S. (2008). Sexual and gender minority health: what we know and what needs to be done. *American Journal of Public Health, 98*(6), 989. doi: 10.2105/AJPH.2007.127811

Associação Nacional de Distúrbios Alimentares. (2014). Transtornos alimentares em populações LGBT. Recuperado de https://www.nationaleatingdisorders.org/eating-disorders-lgbt- populations

Institutos Nacionais de Saúde. (2012). Quais são os riscos para a saúde do excesso de peso e da obesidade? Obtido de http://www.nhlbi.nih.gov/health/health-topics/topics/obe/risks.html Rede Nacional de Cancro LGBT (2013). Cancro anal, VIH e homens gays/bissexuais. Recuperado de http://cancer network.org/cancer_information/gay_men_and_cancer/anal_cancer_hiv_ and_gay_men.p hp

Mimiaga, M. J., Helms, D. J., Reisner, S. L., Grasso, C., Bertrand, T., Mosure, D. J., ... & Mayer, K. H. (2009). Positividade da infeção por gonococos, clamídia e sífilis entre os HSH que frequentam um grande centro de cuidados primários
clínica, Boston, 2003 a 2004. *Sexually Transmitted Diseases, 36*(8), 507-511. doi: 10.1097/OLQ.0b013e3181a2ad98

Obedin-Maliver, J., Goldsmith, E. S., Stewart, L., White, W., Tran, E., Brenman, S., ... & Lunn, M. R. (2011). Lesbian, gay, bisexual, and transgender-related content in undergraduate medical education. *Journal of the American Medical Association*, *306*(9), 971-977. doi: 10.1001/jama.2011.1255

Palefsky, J. M., Giuliano, A. R., Goldstone, S., Moreira Jr, E. D., Aranda, C., Jessen, H., ... & Garner, E. I. (2011). Vacina contra o HPV contra a infeção anal pelo HPV e a intraepitelialneoplasia anal . *NewEngland Journal of Medicine*, 365(17), 1576-1585. doi: 10.1056/ NEJMoa1010971

Prejean, J., Song, R., Hernandez, A., Ziebell, R., Green, T., Walker, F., ... & Grupo de Vigilância da Incidência do VIH. (2011). Estimativa da incidência do VIH nos Estados Unidos, 2006-2009. *PLOS one*, *6*(8), e17502. doi: 10.1371/journal.pone.0017502

Russell, C. J., & Keel, P. K. (2002). A homossexualidade como fator de risco específico para as perturbações alimentares nos homens. *International Journal of Eating Disorders*, *31*(3), 300-306. doi: 10.1002/eat.10036

Sabatino, S. A., Lawrence, B., Elder, R., Mercer, S. L., Wilson, K. M., DeVinney, B., ... & Glanz, K. (2012). Eficácia das intervenções para aumentar o rastreio dos cancros da mama, do colo do útero e colorrectal: nove revisões sistemáticas actualizadas para o guia dos serviços preventivos comunitários. *Revista americana de medicina preventiva*, *43*(1), 97-118. doi:10.1016/j.amepre.2012.04.009

Smith, D. M., & Mathews, W. C. (2007). Atitudes dos médicos em relação à homossexualidade e ao VIH: inquérito de uma Sociedade Médica da Califórnia revisitada (PATHH-II). *Journal of Homosexuality*, *52*(3-4), 1-9. doi:10.1300/J082v52n03_01

Solarz, A. L. (Ed.). (1999). *Lesbian Health: Current Assessment and Diretions for the Future*. National Academies Press.

Stevens, P. E., & Hall, J. M. (2001). Sexualidade e sexo seguro: The issues for lesbians and bisexual women. *Journal of Obstetric, Gynecologic, & Neonatal Nursing*, *30*(4), 439-447. doi: 10.1111/j.1552- 6909.2001.tb01563.x

Trocki, K. F., Drabble, L. A., & Midanik, L. T. (2009). Tobacco, marijuana, and sensation seeking: comparisons across gay, lesbian, bisexual, and heterosexual groups. *Psychology of Addictive Behaviors*, *23*(4), 620. doi: 10.1037/a0017334

Wilsnack, S. C., Hughes, T. L., Johnson, T. P., Bostwick, W. B., Szalacha, L. A., Benson, P., ... & Kinnison, K. E. (2007). Beber e problemas relacionados com o consumo de álcool entre mulheres heterossexuais e de minorias sexuais. *Jornal de Estudos sobre Álcool e Drogas*, *69*(1), 129.

CAPÍTULO 23

Uma visão geral do retrovírus invisível: Vírus linfotrópico de células T humanas-1

Resumo

O Vírus Linfotrópico de Células T Humanas-1 é um vírus único que, ao contrário de outros, utiliza a expansão clonal para transcrever o seu material genético para a célula hospedeira. Este vírus é invisível para o sistema imunitário, pelo que a infeção dos linfócitos T permanece assintomática e é difícil de diagnosticar. Assim, os indivíduos que são portadores do HTLV-1 são susceptíveis de disseminar involuntariamente o vírus através de vários modos de transmissão, tais como a amamentação, práticas sexuais não seguras e transfusões de sangue. O objetivo desta revisão é lançar luz sobre um subtipo do Vírus Linfotrópico de Células T Humanas, o HTLV-1, bem como identificar as doenças associadas, as regiões endémicas e as intervenções propostas que devem ser implementadas nos países afectados pela doença.

Introdução

O Vírus Linfotrófico de Células T Humanas é um retrovírus que infecta as células dos linfócitos T humanos. Um linfócito T, de acordo com o National Institiute of Allergy and Infectious Diseases (2008), regula a resposta imunitária ou ataca diretamente a célula estranha. Num estudo realizado por Ganor e Levite (2014), estas células T tentam disseminar todas as células cancerosas e infectadas. Existem vários subtipos do vírus linfotrópico de células T humanas; estes incluem o HTLV-1, o HTLV-2, o HTLV-3 e o HTLV-4. Estes quatro subtipos, embora semelhantes no tipo de infeção, são diferentes no modo de transmissão, na distribuição geográfica e nas doenças associadas. O único subtipo que tem sido considerado endémico em muitas áreas do mundo é o HTLV-1.

O primeiro retrovírus que foi descoberto e estudado foi o HTLV-1; os estudos começaram na década de 1980 (Boxus, & Willems, 2009). O vírus pertence ao género *dos deltaretovírus* (Gessain, & Mahieux, 2011). Este vírus fascinante tem a capacidade de se infiltrar e infetar os linfócitos T do hospedeiro. Quando o Vírus Linfotrópico de Células T Humanas invade os glóbulos brancos de um ser humano, compromete o sistema imunitário de uma pessoa, o que leva a consequências magnânimas. Esta invasão só pode ser efectuada através da transcriptase reversa porque o genótipo do vírus é constituído por ARN. É este processo que permite ao retrovírus incorporar o seu material genético no genoma do hospedeiro.

O HTLV-1 incorpora os seus genes no ADN do hospedeiro. Segundo Pessoa et al. (2014), o vírus carrega como material genético dois RNA de fita simples que são transcritos em DNA de fita dupla para integrar seu material genético na célula hospedeira. A estirpe HTLV-1 é diferente porque este retrovírus obtém a sua estabilidade de forma diferente dos outros retrovírus, uma ideia que foi discutida por Gessain e Cassar (2012). A amplificação do HTLV-

1 é conseguida através da expansão clonal em vez da transcrição reversa padrão que normalmente ocorre num vírus. Para que o vírus se converta em um provírus, ele precisa ser codificado pelos genes específicos; esses genes são *gag, pro, pol* e *env* (Aida, Murakami, Takahashi e Takeshima, 2013). As proteases, o envelope viral, bem como a transcriptase reversa, são todos constituídos por este material genómico. Para além dos genes estruturais do vírus, o HTLV-1 possui genes não estruturais, ou seja, p12, p30, p13, bem como *Tax1* e *Rex* (Higuchi e Fujii, 2009). Embora todos estes genes contribuam para as caraterísticas únicas apresentadas, *o Tax1* desempenha um papel significativo na transformação destes vírus em células T para que ocorra a transformação em células T infectadas. Além disso, pensa-se que *Tax1* participa no desenvolvimento de

Doenças associadas ao HTLV-1. Para além da genética, as proteínas também desempenham um papel fundamental na especificidade do HTLV-1. As proteínas GLUT 1, transportador de glicose, neuropilina-1 e proteoglicanos de sulfato de heparano são vitais para a entrada do HTLV-1 na célula do hospedeiro (Hoshino, 2012).

Modos de transmissão

A propagação do HTLV-1 é relativamente diferente da de outros retrovírus, incluindo os outros subtipos de HTLV. Verificou-se que o Vírus Linfotrópico de Células T Humanas-1 pode ser transmitido por três vias diferentes: amamentação, transfusões de sangue, bem como práticas sexuais não seguras (Gillet et al., 2011). A transmissão através da amamentação de um bebé, a transmissão vertical, leva a que a criança seja suscetível ao HTLV-1. Deduziu-se que a transmissão de mãe para filho do Vírus Linfotrópico de Células T Humanas-1 ocorreria porque este vírus é capaz de atravessar o revestimento epitelial dos tecidos e, por conseguinte, o vírus pode transmitir-se e infetar as células T da criança (Martin-Latil et al., 2011). Práticas sexuais não seguras também podem levar à transmissão do HTLV-1 entre parceiros; a troca de fluidos corporais, mais especificamente, de homens para mulheres, pode fornecer um meio de transmissão para o vírus HTLV-1 (Yoshimitsu, White, & Arima, 2014). O sangue infetado é um modo de transmissão horizontal; o sangue infetado de soropositivos para o HTLV-1 seria fornecido por doações de sangue.

Teste de seropositividade

Um indivíduo que tenha sido infetado pelo Vírus Linfotrópico de Células T Humanas-1 não apresenta quaisquer sinais ou sintomas de infeção; cerca de 90% dos indivíduos infectados pelo HTLV-1 permanecem *portadores assintomáticos* durante toda a sua vida (Goncalves et al., 2010). Consequentemente, é bastante difícil determinar se um indivíduo é HTLV-1 positivo à primeira vista. Por esse motivo, a forma mais eficaz e exacta de diagnosticar um indivíduo com este retrovírus é a utilização de análises ao sangue. As análises ao sangue são capazes de detetar a presença de anticorpos contra o HTLV-1 na corrente sanguínea de um indivíduo. A determinação da seropositividade do HTLV-1 pode ser efectuada através de ensaios de imunoabsorção enzimática; esta técnica molecular detecta complexos antigénio/anticorpo com a utilização de complexos marcados específicos da enzima (Rissin et al., 2010). Para determinar se o sangue está infetado com o Vírus Linfotrópico de Células T Humanas-1, a imunofluorescência da placa de microtitulação estaria presente, provando assim a seropositividade da amostra (Chang et al., 2014)

Assim que o vírus é transmitido ao novo hospedeiro, o vírus HTLV-1 tem a capacidade de infetar outras células T através do contacto célula a célula, também conhecido como *sinapse virológica* (Nejmeddine, Clerc, Taylor, & Bangham, 2011). O vírus é capaz de escapar ao sistema imunitário do hospedeiro e entra num novo hospedeiro. Ocorre a clonagem do vírus e esta proliferação é a forma como as células T são infectadas e reduzem a sua capacidade de realizar as tarefas normais de um linfócito T (Barbeau et al., 2014)

Doenças associadas

Os portadores de HTLV-1 podem ter a infeção para progredir para uma série de doenças (Boxus, & Willems, 2009); tais doenças associadas incluem doenças neurológicas, mais especificamente, distúrbios cognitivos, polineuorpathy, esclerose lateral amiotrófica (Tanajura et al., 2012) Uma doença em particular, que é conhecida por ser bastante agressiva é a leucemia/linfoma de células T agudas. Em 2008, a Organização Mundial de Saúde reclassificou *as neoplasias hemato-linfóides*, o que deu origem à correlação entre a leucemia/linfoma de células T agudas e o vírus linfotrópico de células T humanas-1 (Ahmed, Murthy, Mohan, & Rajapa, 2012). Para além do HTLV-1 encontrado no soro plasmático, observa-se que os doentes com LTA também contêm o provírus do HTLV-1 incorporado nos *linfócitos T activados CD4+ CD25+/-* (Bazarbachi, Suarez, Fields, & Olivier Hermine, 2011). Existem vários subtipos de leucemia/linfoma agudo de células T; estes subtipos incluem os subtipos agudo, linfoma, latente e crónico. A LTA leucémica e aguda é conhecida por ser um subtipo agressivo e pode provocar um grande número de infecções bacterianas. Os doentes com leucemia/linfoma de células T aguda latente apresentam doenças respiratórias e epidérmicas, enquanto os doentes com LTA crónica tendem a apresentar níveis baixos de albumina e concentrações elevadas de ureia. Ao contrário do HTLV-1, um doente com ATLL apresenta sintomas como hepatoesplenomegalia, lesões cutâneas, contagem elevada de glóbulos brancos, bem como infiltrados gastrointestinais, cutâneos e pulmonares (Jabbour et al., 2011).

Outra doença associada é a mielopatia associada ao HTLV-1/paraparesia espástica tropical (HAM/TSP). Esta doença é prejudicial para o sistema nervoso central; há uma libertação de citocinas em resposta à invasão de CD4+, CD8+, bem como dos linfócitos T infectados (Olindo et al., 2011). O HTLV-1 pode evoluir para HAM/TSP se a carga proviral das células mononucleares do sangue periférico for *cinco vezes* superior à dos doentes que não apresentam quaisquer sintomas. Devido à neurodegeneração do sistema nervoso central, surge uma infinidade de sintomas; tais sintomas incluem dores lombares e nas pernas, incontinência urinária e intestinal, bem como enfraquecimento das pernas (Anderson, & Martin, 2014). Ao comparar a HAM/TSP com as pessoas que ainda não apresentam sintomas, verificou-se que a HAM/TSP é mais elevada nas pessoas de ascendência africana entre as duas categorias (45% contra 39%) e as pessoas de ascendência europeia têm uma percentagem mais elevada de sintomas assintomáticos (50%) em comparação com a mielopatia associada ao HTLV-1/paraparesia espástica tropical (43%) (Olavarria et al., 2014).

Epidemiologia

Há cerca de vinte anos, deduziu-se que existiam cerca de 15 milhões de portadores de HTLV-1 em todo o mundo; estudos recentes demonstraram que o número de indivíduos infectados com HTLV-1 diminuiu para cerca de 5-10 milhões de indivíduos (Gessain, & Cassar, 2012). Tem-se teorizado que determinadas localizações geográficas, bem como um estatuto socioeconómico específico, podem levar a uma maior concentração de indivíduos infectados em comparação com outros (Pinto et al., 2012). Estas áreas endémicas incluem o Japão, o Irão, o Brasil, as Caraíbas e a região da África Central como um todo. Concluiu-se também que existia uma correlação positiva entre a prevalência do HTLV-1 nestas zonas altamente endémicas e a idade (Gessain, & Cassar, 2012).

Nos países onde o HTLV-1 é endémico, a taxa de prevalência é calculada através de doações de sangue por via intravenosa; se for detectada a prevalência do Vírus Linfotrópico de Células T Humanas-1 numa determinada área, é feita uma comparação com os anos anteriores, o que determinaria as tendências do vírus. Estas experiências foram realizadas em países como o Brasil e a África Central; a seropositividade ao HTLV-1 sensibilizaria para a gravidade da questão, tanto a nível federal como individual.

No Brasil, estima-se que cerca de 2,5 milhões de indivíduos sejam portadores do HTLV-1 (Galvao-Castro, Boa-Sorte, Kruschewsky, Grassi, & Galvao-Castro, 2012). Deduziu-se também que na cidade de Salvador, a taxa de prevalência foi de cerca de 1,74%; esse percentual pode ser equiparado a cerca de 40.000 moradores dessa cidade foram infectados pelo HTLV-1. A prevalência em Salvador é pertinente, pois enfatiza que a doença é endêmica no Brasil.

A seropositividade ao HTLV-1 encontra-se não só em países específicos, mas também em regiões específicas. Foi analisado que a região da África Central é uma área endémica para o Vírus Linfotrópico de Células T Humanas-1. Para determinar a prevalência, foi utilizada a técnica de Western blot para decifrar a prevalência nesta zona intertropical (Flippone et al.,

2012). A prevalência do HTLV-1 para esta região foi determinada em 0,66%; uma percentagem tão baixa prova, assim, que esta região deve estar ciente do vírus, das doenças associadas, bem como determinar intervenções para combater o problema.

O aumento da experimentação do HTLV-1 prova que certas zonas endémicas estão a tentar determinar a prevalência desta infeção para encontrar uma solução; alguns países das Caraíbas também estão a seguir estes passos. Na Jamaica, foi realizado um estudo de coorte para determinar se o HTLV-1 estava a infetar crianças através da transmissão vertical. Além disso, quando se deduziu que o aleitamento materno conduziu a crianças infectadas pelo HTLV-1, pode deduzir-se que o vírus no seu conjunto está presente no país e a aumentar a sua prevalência (Umeki, Hisada, Maloney, Hanchard, & Okayama, 2009).

Discussão

Foram realizados estudos em alguns países das Caraíbas, como a Jamaica, que revelaram uma prevalência do HTLV-1. Por conseguinte, os restantes países das Caraíbas, como Granada, devem investir tempo em métodos de investigação para determinar as suas taxas de prevalência, a fim de determinar a forma como irão enfrentar esta doença potencialmente fatal. Uma vez que não foram efectuados estudos em Granada sobre o Vírus Linfotrópico de Células T Humanas-1, a urgência de aprender sobre este vírus e deduzir se é um perigo para a comunidade não é evidente. Para compreender o vírus e determinar a prevalência do HTLV-1, é necessário efetuar estudos transversais. Uma vez que o método mais eficaz para determinar a infeção pelo HTLV-1 é através do plasma, é necessário obter e analisar o sangue dos participantes. O país de Granada pode utilizar as dádivas de sangue que estão disponíveis no Grenada General Hospital, enquanto se aguarda a aprovação do Institutional Review Board. Depois de o sangue ter sido testado para o HTLV-1, é possível determinar a prevalência e, por conseguinte, utilizar intervenções em diferentes sectores do modelo socioecológico.

Com todos os estudos e provas apresentados, pode deduzir-se que, atualmente, o HTLV-1 não pode ser completamente erradicado. Por conseguinte, a redução das taxas de transmissão poderá ser a única forma de impedir a propagação das células infectadas. Se Granada parecer ser endémica para o HTLV-1, seria vital aumentar a sensibilização através da educação. Informar os membros da comunidade sobre práticas sexuais seguras, bem como sobre o próprio vírus, pode ajudar não só os que estão infectados mas também os que estão em risco.

Conclusão

O HTLV-1 é um retrovírus que tem sido estudado há mais de 30 anos, mas as suas caraterísticas únicas, bem como a sua caraterística assintomática, não promovem a erradicação. Embora existam perguntas sem resposta sobre o Vírus Linfotrópico de Células T Humanas-1, o que é certo é que alguns países vêem este vírus como uma ameaça. Como resultado, esses países estão a tentar ativamente encontrar uma forma de reduzir a prevalência e a incidência do HTLV-1. Em conclusão, é vital que os países, especialmente aqueles que são considerados parte de uma região endémica, realizem estudos para determinar as taxas de prevalência, de modo a atribuir tempo, finanças e recursos em conformidade.

Referências

Ahmed, F., Murthy, S. S., Mohan, M. K., & Rajappa, S. J. (2012). Linfoma / leucemia de células T adultas associadas ao HTLV 1, um conto clínico-patológico e imunofenotípico de três casos de região não endêmica do sul da Índia. *Indian Journal of Pathology and Microbiology*, *55* (1), 92.

Aida Y, Murakami H, Takahashi M, Takeshima SN: Mecanismos de patogénese induzidos pelo vírus da leucemia bovina como modelo para o vírus da leucemia de células T humanas. Front Microbiol 2013, 4:328.

Anderson, R., & Martin, F. (2014). Introdução ao HAM/TSP: revisão sistemática dos ensaios clínicos do HAM/TSP. *Retrovirologia*, *11* (Suppl 1), O26.

Bazarbachi, A., Suarez, F., Fields, P., & Hermine, O. (2011). How I treat adult T-cell leukemia/lymphoma. *Blood*, *118*(7), 1736-1745.

Barbeau, B., Hiscott, J., Bazarbachi, A., Carvalho, E., Jones, K., Martin, F., ... & Watanabe, T. (2014). Destaques da Conferência da 16ª Conferência Internacional de Retrovirologia Humana: HTLV e Retrovírus Relacionados, 26-30 de junho de 2013, Montreal, Canadá. *Retrovirologia*, *11* (1), 19.

Boxus, M., & Willems, L. (2009). Mecanismos de persistência e transformação do HTLV-1. *British journal of cancer*, *101*(9), 1497-1501.

Chang, Y. B., Kaidarova, Z., Hindes, D., Bravo, M., Kiely, N., Kamel, H., ... & Murphy, E. L. (2014). Soroprevalência e determinantes demográficos das infecções pelo vírus linfotrópico T humano tipo 1 e 2 entre doadores de sangue pela primeira vez - Estados Unidos, 20002009. *Jornal de Doenças Infecciosas*, *209*(4), 523-531.

Filippone, C., Bassot, S., Betsem, E., Tortevoye, P., Guillotte, M., Mercereau-Puijalon, O., ... & Gessain, A. (2012). Um novo e frequente padrão de Western blot indeterminado do vírus da leucemia de células T humanas: determinantes epidemiológicos e resultados de PCR em habitantes da África Central. *Journal of clinical microbiology*, *50*(5), 16631672.

Galvao-Castro, A. V., Boa-Sorte, N., Kruschewsky, R. A., Grassi, M. F. R., & Galvao-Castro, B. (2012). Impacto da depressão na qualidade de vida em pessoas que vivem com o vírus linfotrópico de células T humanas tipo 1 (HTLV-1) em Salvador, Brasil. *Pesquisa em Qualidade de Vida*, *21* (9), 1545-1550.

Ganor, Y., & Levite, M. (2014). O neurotransmissor glutamato e células T humanas: receptores de glutamato e efeitos diretos e potentes induzidos por glutamato em células T humanas normais, leucemia humana cancerosa e células T de linfoma e células T humanas autoimunes. *Journal of Neural Transmission*, 1-24.

Gessain, A., & Cassar, O. (2012, 15 de novembro). Aspectos epidemiológicos e distribuição mundial da infeção pelo HTLV-1. *Fronteiras em Microbiologia.* Recuperado em 1 de junho de 2014 de http://europepmc.org/articles/PMC3498738

Gessain, A., & Mahieux, R. (2012). Paraparesia espástica tropical e mielopatia associada ao HTLV-1: aspectos clínicos, epidemiológicos, virológicos e terapêuticos. *Revue neurologique, 168*(3), 257-269.

Gillet, N. A., Malani, N., Melamed, A., Gormley, N., Carter, R., Bentley, D., ... & Bangham, C. R. (2011). O ambiente genómico do hospedeiro do provírus determina a abundância de clones de células T infectadas com HTLV-1. *Blood, 117* (11), 3113-3122.

Gonçalves, D. U., Proietti, F. A., Ribas, J. G. R., Araújo, M. G., Pinheiro, S. R., Guedes, A. C., & Carneiro-Proietti, A. B. F. (2010). Epidemiologia, tratamento e prevenção das doenças associadas ao vírus da leucemia de células T humanas tipo 1. *Clinical microbiology reviews, 23*(3), 577-589.

Higuchi, M., & Fujii, M. (2009). As funções distintas de HTLV-1 Tax1 e HTLV-2 Tax2 contribuem com papéis-chave para a patogénese viral. *Retrovirologia, 6*(117), 1742-46.

Hoshino, H. (2012). Factores celulares envolvidos na entrada e patogenicidade do HTLV-1.*Frontiers in microbiology, 3.*

Jabbour, M. et al. (2011, 28 de fevereiro). SCT hematopoiético para leucemia / linfoma de células T do adulto: Uma revisão. *Transplante de medula óssea.* Recuperado em 1 de junho de 2014 de http://www.nature.com/bmt/journal/v46/n8/full/bmt201127a.html

Martin-Latil, S., Gnadig, N., Mallet, A., Prevost, M. C., Desdouits, M., Schwartz, O., ... & Ceccaldi, P. E. (2011). Transmissão de HTLV-1 de mãe para filho: estudo in vitro da passagem de HTLV-1 através de uma barreira epitelial humana apertada. *Retrovirologia, 8* (Suplemento 1), A194.

Instituto Nacional de Alergia e Doenças Infecciosas. Células T do sistema imunitário. *Institutos Nacionais de Saúde.* Recuperado em 3 de julho de 2014 de http://www.niaid.nih.gov/topics/immunesystem/immunecells/pages /tcells.aspx

Nejmeddine, M., Clerc, I., Taylor, G. P., & Bangham, C. R. (2011). Exclusão de microfilamentos de actina da zona de contacto célula-célula no linfócito T infetado com HTLV-1 durante o estabelecimento de uma sinapse virológica funcional. *Retrovirologia, 8* (Suplemento 1), A199.

Olavarria, V. N., dos Santos, E. J. M., dos Santos, S. E. B., Grassi, F., Kruchewesky, R., Pôrto, L. C. D. M. S., ... & Galvao-Castro, B. (2014). A ancestralidade africana e europeia e o polimorfismo do HLA classe I desempenham um papel importante no controle da carga proviral do HTLV-1 em coortes miscigenadas de Salvador, Brasil? *Retrovirologia, 11* (Suppl 1), P76.

Olindo, S., Belrose, G., Gillet, N., Rodriguez, S., Boxus, M., Verlaeten, O., ... & Willems, L. (2011). Segurança do tratamento a longo prazo de doentes com HAM/TSP com ácido valpróico. *Blood, 118*(24), 6306-6309.

Pessôa, R., Watanabe, J. T., Nukui, Y., Pereira, J., Kasseb, J., de Oliveira, A. C. P., ... & Sanabani, S. S. (2014). Caracterização Molecular do Vírus Linfotrópico de Células T Humanas Tipo 1 Genomas Completos e Parciais pela Tecnologia de Sequenciamento Massivamente Paralelo da Illumina. *PloS one, 9*(3), e93374.

Pinto, M. T., Rodrigues, E. S., Malta, T. M., AzEVEDO, R., Takayanagui, O. M., Valente, V. B., ... & Kashima, S. (2012). Soroprevalência do HTLV-1/2 e taxa de coinfecção em doadores de sangue brasileiros de primeira vez: um acompanhamento de 11 anos.*Revista do Instituto de Medicina Tropical de São Paulo, 54*(3), 123-130.

Rissin, D. M., Kan, C. W., Campbell, T. G., Howes, S. C., Fournier, D. R., Song, L., ... & Duffy, D. C. (2010). O ensaio de imunoabsorção enzimática de molécula única detecta proteínas séricas em concentrações subfemtomolares. *Nature Biotechnology, 28*(6), 595599.

Tanajura, D., Santos, A., Castro, N., Siqueira, I., Carvalho, E., Glesby, M. (2012 abril 16). Sintomas e sinais neurológicos em doentes com HTLV-1 com síndrome da bexiga hiperactiva. *Arq Neuropsiquiatr.*
RetrievedJune1,2014fromhttp://www.ncbi.nlm.nih.gov/pmc/articles/PMC3627489/

Umeki, K., Hisada, M., Maloney, E. M., Hanchard, B., & Okayama, A. (2009). Cargas pró-virais e expansão clonal de células infectadas com HTLV-1 após transmissão vertical: um acompanhamento de 10 anos de crianças na Jamaica. *Intervirology, 52*(3), 115-122.

Yoshimitsu, M., White, Y., & Arima, N. (2014). Prevenção da infeção pelo vírus linfotrópico de células T humanas tipo 1 e leucemia / linfoma de células T em adultos. Em *Vírus e cancro humano* (pp. 211-225). Springer Berlin Heidelberg.

CAPÍTULO 24

Doenças causadas por protozoários: Uma revisão das tripanossomíases e das intervenções de saúde pública associadas

Resumo

As doenças tropicais negligenciadas (DTN) representam uma grave ameaça para a saúde de milhões de pessoas que vivem nos países em desenvolvimento (OMS, 2010). As tripanossomíases africana e americana são DTN, que passaram largamente despercebidas às organizações de saúde pública durante centenas de anos (Biolo, 2010; Brun, 2010). Com as recentes mudanças de paradigma, as doenças negligenciadas, como estas tripanossomíases, ganharam maior atenção a nível mundial (OMS, 2010). No entanto, subsistem várias questões quanto ao estado atual das medidas de diagnóstico, programas de tratamento e estratégias preventivas comunitárias atualmente em vigor para reduzir o peso destas doenças nas populações afectadas (Biolo, 2010; Brun, 2010). O objetivo desta revisão é obter informações sobre a eficácia das actuais intervenções de saúde pública relativas às tripanossomíases e as suas limitações.

Introdução

Nos últimos anos, com a publicação do primeiro relatório da OMS (2010) sobre as doenças tropicais negligenciadas (DTN), estes problemas de saúde passaram a estar na linha da frente das campanhas de saúde pública. As DTN há muito que escapam à ação das organizações de saúde pública e têm vários factores em comum. Afectam e têm o maior impacto na vida dos indivíduos, das famílias e das comunidades dos países em desenvolvimento (OMS, 2010). Através dos seus impactos, as DTN sobrecarregam grandemente estas entidades, afectando negativamente a sua qualidade de vida e produtividade (OMS, 2010). Consequentemente, as DTN constituem um obstáculo ao desenvolvimento socioeconómico a todos os níveis mencionados (OMS, 2010). Além disso, há muito tempo que as organizações de saúde assumiram que as pessoas em risco de DTN tinham baixos níveis de morbilidade e mortalidade, crenças que só recentemente foram refutadas (OMS, 2010). Ironicamente, as DTN têm o potencial de serem controladas e prevenidas, ou mesmo erradicadas, através da utilização de soluções eficazes centradas no tratamento, gestão de casos, controlo de vectores e integração da saúde pública veterinária nas campanhas de saúde (OMS, 2010).

As tripanossomíases africana e americana são DTNs que afectam milhões de pessoas em todo o mundo (CDC, 2012; CDC, 2013; OMS, 2010). São doenças evitáveis que têm afetado as comunidades pobres e rurais, com um impacto negativo na morbilidade e mortalidade da população há centenas de anos (Biolo, 2010; Brun, 2010). No entanto, ambas as doenças permaneceram fora da vista das organizações de saúde pública até recentemente (OMS, 2010). Os tratamentos para estas doenças tripanossómicas são antigos e têm efeitos adversos graves, e só recentemente se reforçaram as estratégias de prevenção a nível comunitário para reduzir o peso destas doenças (Biolo, 2010; Brun, 2010). É necessária uma revisão das actuais estratégias de diagnóstico, tratamento e prevenção para avaliar plenamente o estado da resposta da saúde pública a estas doenças há muito negligenciadas.

Tripanossomíase africana

Informações gerais

A tripanossomíase africana, conhecida como "doença do sono africana", representa uma séria ameaça para a saúde de milhões de pessoas que vivem em zonas pobres e remotas da África Subsariana, sendo responsável pela perda de 1 673 000 anos de vida ajustados por incapacidade (DALY) (OMS, 2010). No século passado, as comunidades africanas sofreram três grandes epidemias de tripanossomíase, resultando na morte estimada de mais de 800.000 pessoas (Steverding, 2008). Como resultado, as nações africanas afectadas implementaram medidas de vigilância e controlo (Barrett, 2006). No entanto, a doença reapareceu na década de 1990, com 40 000 casos registados, mas cerca de 300 000 não diagnosticados (OMS, 2014A). No início da década de 2000, os esforços renovados de controlo permitiram uma diminuição dos casos de tripanossomíase africana de 36.585 para 11.382, uma redução de 69% (Simarro, 2008). No entanto, esses resultados devem ser vistos com cautela, uma vez que a maioria dos casos continua a não ser notificada, e as estimativas de 2006 situaram o número real de novos casos entre 50 000 e 70 000 (OMS, 2010).

O agente causal da tripanossomíase africana é o protozoário *Trypanosoma brucei*, do qual existem duas subespécies, *Trypanosoma brucei gambiense* e *Trypanosoma brucei rhodesiense* (CDC, 2012). *O Trypanosoma brucei gambiense* é endémico da África Ocidental e *o Trypanosoma brucei rhodesiense* é endémico da África Oriental (Brun, 2010). O ciclo de vida do *Trypanosoma brucei* inclui a mosca tsé-tsé como vetor primário. Durante uma refeição de sangue, uma mosca tsé-tsé infetada injectará o protozoário no hospedeiro (Holmes, 2013). Os parasitas entram na corrente sanguínea, obtendo acesso a várias áreas do corpo do hospedeiro e replicando-se (Brun, 2010). A mosca tsé-tsé fica infetada ao tomar uma refeição de sangue de um hospedeiro infetado (CDC, 2012).

A infeção por *Trypanosoma brucei* segue duas fases clínicas. Na primeira fase, o protozoário pode ser encontrado a circular na corrente sanguínea e na linfa (Migchelsen, 2011). Na segunda fase clínica, o parasita atravessa a barreira hemato-encefálica, invadindo o sistema nervoso central (SNC) (Brun, 2010). Os sintomas clínicos diferem consoante a subespécie de *Trypanosoma brucei* com que uma pessoa foi infetada. A infeção com *Trypanosoma brucei gambiense* segue uma progressão lenta, com apenas sintomas ligeiros no início, como febres, dores de cabeça, dores musculares e articulares e mal-estar (CDC, 2012). Os sintomas da infeção do SNC não ocorrem até um a dois anos após a infeção inicial (OMS, 2014A). Os sintomas da fase dois podem incluir alterações de personalidade, sonolência diurna, perturbações do sono noturno e confusão progressiva (CDC, 2012). A morte ocorre frequentemente em três anos (Brun, 2010). Por outro lado, a infeção pelo *Trypanosoma brucei rhodesiense* progride rapidamente (Holmes, 2013). A febre, a dor de cabeça, as dores musculares e articulares e o aumento dos gânglios linfáticos ocorrem uma a duas semanas após a infeção (CDC, 2012). Algumas semanas após a infeção, o parasita entra no SNC, causando deterioração mental, e a morte ocorre dentro de alguns meses (CDC, 2012).

Diagnóstico

O diagnóstico da infeção por *Trypanosoma brucei gambiense* requer uma abordagem em três fases que consiste no rastreio, na confirmação do diagnóstico e no estadiamento (Brun, 2010). O principal teste de rastreio da infeção por *Trypanosoma brucei gambiense* é o teste de aglutinação em cartão para a tipanossomíase (CATT), que detecta anticorpos específicos *do Trypanosoma brucei gambiense* no sangue (Holmes, 2013; Migchelsen, 2011). Este teste de rastreio é eficiente, exigindo apenas sangue de uma picada no dedo, o que permite rastrear um grande número de indivíduos em zonas endémicas (Brun, 2010). No entanto, o CATT tem as suas limitações. Os doentes com tripanossomíase africana correm o risco de serem diagnosticados erradamente com outras infecções devido à reatividade cruzada entre anticorpos (Migchelsen, 2011). Além disso, o CATT não pode ser utilizado para diagnosticar a tripanossomíase africana devido à infeção por *Trypanosoma brucei rhodesiense* porque não possui os anticorpos necessários para a deteção (Migchelsen, 2011). As abordagens de rastreio alternativas incluem a utilização de ensaios imunofluorescentes. (Brun, 2010). No entanto, estes ainda não foram aprovados para utilização clínica e a sua utilização está limitada a países não endémicos (Wastling, 2011). Além disso, não existe um teste "padrão-ouro", pelo que é difícil determinar a validade destes métodos de rastreio (Wastling, 2011). Após o rastreio, a confirmação parasitológica é obtida através do exame microscópico do sangue e da linfa (Chappuis, 2005). O último passo no diagnóstico é o estadiamento, que requer líquido cefalorraquidiano (LCR) obtido por punção lombar (Kennedy, 2008). O diagnóstico da tripanossomíase africana na fase dois ocorre quando há mais de cinco glóbulos brancos por microlitro no LCR, que é o critério de estadiamento mais utilizado (Kennedy, 2008).

Tratamento

Uma vez obtido o diagnóstico, podem ser utilizados medicamentos para o tratamento, consoante o tipo e a fase da doença. Num primeiro estádio da infeção *por Trypanosoma brucei gambiense*, pode ser administrada pentamidina, e num primeiro estádio da infeção por *Trypanosoma brucei rhodesiense*, pode ser administrada suramina (OMS, 2010). Ambos os medicamentos têm efeitos secundários adversos, incluindo diarreia, náuseas, nefrotoxicidade e neuropatia (Brun, 2010). Durante a segunda fase, o melarsoprol pode ser utilizado como tratamento para ambas as formas de tripanossomíase africana, e é relativamente barato e fácil de administrar, o que o torna amplamente utilizado em países com poucos recursos (Baker, 2013). No entanto, o melarsoprol tem reacções adversas que podem ser graves e até mesmo fatais (Brun, 2010). Além disso, este medicamento tem registado um aumento das taxas de insucesso devido ao aparecimento de estirpes de *Trypanosoma brucei* resistentes aos medicamentos (Priotto, 2009). A tripanossomíase africana é a elfornitina, que demonstrou ser mais eficaz e mais bem tolerada do que o melarsoprol (Priotto, 2009). A elfornitina tem várias limitações na sua utilização. Em primeiro lugar, é apenas um tratamento eficaz para a infeção por *Trypanosoma brucei gambiense* (Brun, 2010). Em segundo lugar, a administração de elfornitina é dispendiosa e a sua administração torna-se um fardo logístico em países com poucos recursos, tornando a sua utilização insustentável (Baker, 2013; Priotto, 2009). No entanto, desenvolvimentos recentes podem ser motivo de otimismo. Os ensaios clínicos com um tratamento combinado de elfornitina-nifurtinox demonstraram reduzir a toxicidade global da terapia medicamentosa, mantendo ao mesmo tempo uma boa eficácia (Priotto, 2009). Este tratamento combinado é eficaz contra ambos os tipos de tripanossomíase africana e é muito mais fácil de administrar, exigindo muito menos recursos (Priotto, 2009).

Prevenção comunitária

O diagnóstico da tripanossomíase africana tem limitações em termos de validade dos testes de diagnóstico, e os medicamentos utilizados para tratar esta doença têm efeitos adversos graves (Baker, 2013; Migchelsen, 2011). Além disso, não existe uma vacina para prevenir a tripanossomíase africana (Baker, 2013). Assim, a melhor medida preventiva é o controlo do vetor desta doença, a mosca tsé-tsé (Brun, 2010). Existem duas estratégias de controlo da mosca tsé-tsé, a erradicação e a supressão (Solano, 2010). As estratégias de erradicação visam criar zonas livres de moscas tsé-tsé, enquanto as estratégias de supressão visam reduzir as densidades de moscas tsé-tsé até que o risco de transmissão se torne minúsculo (Solano, 2010). Foram aplicados vários métodos inovadores para atingir os objectivos destas estratégias. Por exemplo, algumas comunidades africanas construíram armadilhas que imitam os animais hospedeiros da mosca tsé-tsé, cobrindo-as com tecido azul, uma cor atractiva para as moscas tsé-tsé, e pulverizando as armadilhas com atractivos químicos, como o odor de boi, para atrair mais moscas (Vale, 2012). Outros dois métodos recorrem ao uso de insecticidas para levar a cabo as estratégias de controlo da mosca tsé-tsé. Num método, são colocadas redes mosquiteiras cobertas com piretróides, um tipo de inseticida, à volta do gado e das pocilgas (Bouyer, 2011). Outro método requer a aplicação restrita de insecticidas aos animais domésticos através de pedilúvios (Bouyer, 2011). Estas estratégias têm um duplo efeito sobre as moscas tsé-tsé e os tripanossomas. Impedem que as moscas tsé-tsé se alimentem de sangue de animais domésticos e infectem esses animais no processo (Bouyer, 2011). Ao mesmo tempo, a diminuição do reservatório de tripanossomas dos animais domésticos minimiza o risco de infeção dos seres humanos que vivem em estreita proximidade com estes animais (Van den Bossche, 2010). No entanto, mesmo com a disponibilidade destes métodos eficientes de controlo da tsé-tsé, muitos deles não são amplamente utilizados pelas comunidades (Bouyer, 2011). Assim, a deteção ativa de casos e o tratamento tornaram-se as medidas de controlo de tripanossomas mais importantes atualmente (OMS, 2010). As pessoas infectadas podem ser assintomáticas durante longos períodos, mas actuarão sempre como reservatório de *Trypanosoma brucei*, pondo em perigo as pessoas que as rodeiam (Brun, 2010).

Tripanossomíase americana

Informações gerais

A tripanossomíase americana, vulgarmente conhecida como "doença de Chagas", é outra doença tripanossómica potencialmente fatal, com cerca de 8 milhões de pessoas infectadas em todo o mundo, a maioria na América Latina pobre e rural (Rassi, 2010; OMS, 2014B). Em 2004, a OMS (2010) estimava que a doença de Chagas era responsável pela perda de 430.000 DALYs. Para além do fardo que esta doença representa para a saúde das comunidades, existe também um fardo económico (OMS, 2010). Estima-se que se percam 1,2 mil milhões de dólares por ano em consequência da doença de Chagas e que se percam 725 000 dias de trabalho por ano devido a morte prematura (OMS, 2010). Assim, um ciclo de problemas de saúde e de pobreza é desencadeado em muitas áreas endémicas da doença (Biolo, 2010).

Na década de 1980, entre 16 e 18 milhões de pessoas na América Latina estavam infectadas e 100 milhões estavam em risco de contrair a doença de Chagas (Biolo, 2010). Foram implementadas estratégias de controlo bem sucedidas nas regiões afectadas e a incidência da doença foi reduzida de 700 000 casos por ano em 1990 para 41 200 casos por ano em 2000, uma redução de 65% (Biolo, 2010; Rassi, 2010). As mortes anuais atribuídas à doença de Chagas também foram reduzidas de 50.000 para 12.500 (Rassi, 2010). No entanto, as tendências epidemiológicas da doença mudaram. Inicialmente, era uma doença de áreas pobres e rurais, mas tem vindo a espalhar-se cada vez mais para áreas mais metropolitanas através da migração urbana (Schmunis, 2007). Além disso, a doença de Chagas também começou a aparecer em várias regiões não endémicas, como os EUA e a Europa, através de indivíduos infectados que saem de países endémicos (Gascon, 2010; Schmunis, 2010). Assim, a doença de Chagas está a tornar-se, de forma alarmante, um problema de saúde global (Hotez, 2012).

O agente causal da doença de Chagas é o protozoário *Trypanosoma cruzi*, que é transmitido pelo inseto triatomíneo, também conhecido como "inseto do beijo" (CDC, 2013). Estes insectos escondem-se nas paredes e nas fendas das casas durante o dia, saindo à noite para se alimentarem de sangue, tendendo a alimentar-se do rosto das pessoas (Moncayo, 2009). Um triatomíneo infetado liberta tripanossomas nas suas fezes após uma refeição de sangue (CDC, 2013). Estes parasitas entram na ferida, criando uma infeção antes de entrar na circulação, infectando uma variedade de tecidos, principalmente o coração (CDC, 2013). O perigo da doença de Chagas reside no facto de a exposição direta ao inseto triatomíneo não ser o único método de infeção. A infeção também pode ocorrer através de transfusões de sangue, transplante de órgãos, consumo de alimentos não cozinhados contaminados com fezes do vetor e transmissão de mãe para filho (CDC, 2013; Pereira, 2009). Além disso, *o Trypanosoma cruzi* é extremamente adaptável, sendo transmissível a mais de 150 espécies de animais domésticos e silvestres (Rassi, 2010; Roque, 2013). Assim, viver em estreita proximidade com animais domésticos infectados pode aumentar o risco de infeção, uma vez que os animais infectados actuam como reservatórios da doença (Pineda, 2010).

A infeção pelo *Trypanosoma cruzi* tem duas fases clínicas: uma fase aguda e uma fase crónica (Moncayo, 2009). A fase aguda ocorre durante as primeiras semanas ou meses após a infeção e passa geralmente despercebida devido à ausência ou presença de sintomas inespecíficos, como febre, fadiga, dores no corpo, dores de cabeça, perda de apetite, diarreia e vómitos (CDC, 2013). O único sinal que é específico da fase aguda é o sinal de Romaña, que inclui inchaço das pálpebras no lado da face onde o parasita entrou (Biolo, 2010). Segue-se a fase crónica, durante a qual a infeção pode permanecer adormecida durante muitos anos ou mesmo para toda a vida (CDC, 2013). No entanto, em até 30% das pessoas, desenvolver-se-ão complicações cardíacas, que podem incluir um coração dilatado, um ritmo cardíaco alterado e insuficiência cardíaca (OMS, 2010).

Diagnóstico

Na fase aguda, o diagnóstico é efectuado através do exame microscópico e da observação de parasitas em esfregaços de sangue (CDC, 2013). O diagnóstico durante a fase crónica é mais difícil devido ao baixo número de parasitas circulantes no sangue (Biolo, 2010). Assim, os métodos de diagnóstico nesta fase baseiam-se na deteção de anticorpos através de ensaios de imunofluorescência, cuja implementação é muito mais dispendiosa (Biolo, 2010; Cooley, 2008). Além disso, os resultados falsos negativos e falsos positivos são uma grande preocupação com o ELISA, e nem todas as estirpes *de Trypanosoma cruzi* estão associadas a parasitemia observável (Perez, 2014). Além disso, não existe um teste de diagnóstico "padrão-ouro" (Tarleton, 2007).

Tratamento

Em casos de diagnóstico de fase aguda, a terapia com medicamentos antiparasitários pode ser efectuada com nifurtinox ou benznidazol (OMS, 2010). Dos dois, o benznidazol é o único que está disponível comercialmente (Biolo, 2010). Os seus efeitos são bastante benéficos, na medida em que tem efeitos antiparasitários claros e demonstrou retardar a progressão da cardiomiopatia em indivíduos infectados (Perez, 2014; OMS, 2010). No entanto, existem várias limitações a este tratamento. Foi demonstrado que, à medida que a idade de um doente aumenta, a eficácia do benznidazol diminui, ocorrendo efeitos adversos em 30% a 50% dos indivíduos (Yun, 2009). Para além disso, o benznidazol e o nifurtinox requerem tratamentos prolongados e a sua administração é dispendiosa (Perez, 2014).

Atualmente, o tratamento da fase crónica da infeção limita-se ao tratamento dos sintomas. Por exemplo, em doentes com cardiomiopatia, são implementadas estratégias terapêuticas tradicionais, como a administração de inibidores da ECA e de β-bloqueadores (Biolo, 2010). Para além disso, podem ser utilizados fármacos como a digoxina para melhorar os sintomas cardíacos, e os seus muitos efeitos positivos tornam a sua utilização universal (Biolo, 2010). Nos casos mais graves de insuficiência cardíaca, pode ser necessário um transplante cardíaco, mas nem sempre é possível (Biolo, 2010).

Prevenção comunitária

Devido às actuais limitações no diagnóstico e tratamento da doença de Chagas, as comunidades começaram a concentrar-se em medidas preventivas como solução para esta doença. A prevenção comunitária da doença de Chagas adopta uma abordagem a três níveis (Rassi, 2008). No nível primário, a tónica é colocada na utilização de insecticidas como controlo do vetor, em métodos mais rigorosos de rastreio dos bancos de sangue, no rastreio dos dadores de órgãos e na melhoria das habitações para evitar a infestação de triatomíneos (Rassi, 2008). Se houver uma falha no nível primário, devem ser aplicadas estratégias de prevenção de nível secundário, como a deteção ativa de casos e o tratamento, para evitar que a doença entre na sua fase crónica (Rassi, 2008). Se as medidas secundárias falharem, então devem ser instituídas medidas terciárias, que incluem tratamentos com o objetivo de melhorar a qualidade de vida de um indivíduo infetado (Rassi, 2008). Dos três níveis de prevenção, a prevenção primária tem-se revelado a mais bem sucedida e a mais eficiente (OMS, 2010).

Discussão

O estado das tripanossomíases africanas e americanas no que diz respeito às intervenções de saúde pública está a melhorar. Na última década, as comunidades começaram a implementar estratégias de prevenção da doença com maior determinação, causando reduções na morbilidade e mortalidade relacionadas com as tripanossomíases (Biolo, 2010; Bouyer, 2010; Brun, 2010; Rassi, 2008; Solano, 2010). Além disso, estas medidas preventivas tornaram-se mais inovadoras, aumentando a sua eficácia e eficiência em muitos aspectos (Bouyer, 2010). No entanto, ainda hoje existem sérias limitações na prevenção das doenças tripanossómicas nas comunidades. Vários dos critérios de diagnóstico atualmente em uso são difíceis de administrar em ambientes rurais, demasiado caros e nem sempre válidos ou fiáveis (Biolo, 2010; Brun, 2010). A falta de um teste "padrão-ouro" torna precária a utilização dos instrumentos de diagnóstico actuais (Tarleton, 2007). Além disso, o desenvolvimento de novas terapias medicamentosas tem sido lento, sendo os medicamentos perigosos a única grande fonte de tratamento disponível (OMS, 2010). Muitos dos medicamentos em uso são limitados pelo seu custo monetário, pela dificuldade logística de administração e pela capacidade de tratar as formas crónicas das doenças (Brun, 2010). Além disso, o aparecimento de estirpes de tripanossomas resistentes aos medicamentos limita a eficácia do tratamento medicamentoso (Priotto, 2009). Por último, apesar de as actividades de prevenção da doença se terem tornado mais bem sucedidas, a propagação de doenças tripanossómicas a áreas não endémicas funciona como um indicador das deficiências das actuais estratégias de prevenção (Hotez, 2012).

Conclusão

As limitações das actuais medidas de diagnóstico, tratamento e prevenção oferecem oportunidades de melhoria e de definição de novos objectivos. Num futuro próximo, devem ser desenvolvidas medidas de diagnóstico e tratamento mais exactas, adequadas e rentáveis para reduzir ainda mais o peso das doenças tripanossómicas. Além disso, as comunidades têm de ser mais informadas sobre estas doenças, para que as medidas preventivas se tornem mais eficazes e generalizadas. Além disso, com o aparecimento de doenças tripanossómicas em países não endémicos, os métodos de rastreio devem ser alargados a estas áreas afectadas. Se for possível registar progressos em todas estas categorias, haverá grandes ganhos na redução destas doenças.

Referências

Baker, N., De Koning, H. P., Maser, P., & Horn, D. (2013). Resistência a medicamentos na tripanossomíase africana: a história do melarsoprol e da pentamidina. *Tendências em Parasitologia*, *29*(3), 110-118. doi:10.1016/j.pt.2012.12.005

Barrett, M. P. (2006). The rise and fall of sleeping sickness (A ascensão e queda da doença do sono). *Lancet*, *367*(9520), 1377-1378. doi:10.1016/S0140-6736(06)68591-7

Biolo, A., Ribeiro, A. L., & Clausell, N. (2010). Chagas Cardiomiopatia?Em que ponto estamos ao fim de cem anos? *Progress in CardiovascularDiseases*, *52*(4), 300-316.

doi:10.1016/j.pcad.2009.11.008

Bouyer, F., Hamadou, S., Adakal, H., Lancelot, R., Stachurski, F., Belem, A., & Bouyer, J. (2011). Aplicação restrita de insecticidas: uma técnica promissora de controlo da tsé-tsé, mas o que pensam os agricultores? *PLOS Neglected Tropical Diseases*, *5*(8). doi:10.1371/journal.pntd.0001276

Brun, R., Blum, J., Chappuis, F., & Burri, C. (2010). Tripanossomíase humana africana. *Lancet*, *375*(9709), 148-159. doi:10.1016/S0140- 6736(09)60829-1

Centros de Controlo e Prevenção de Doenças. (2012, agosto). *CDC - Tripanossomíase Africana.* Recuperado em 1 de julho de 2014, de http://www.cdc.gov/parasites/sleepingsickness/

Centros de Controlo e Prevenção de Doenças. (2013, julho). *CDC - Doença de Chagas.*Retrieved July 2, 2014,fromhttp://www.cdc.gov/parasites/chagas/

Chappuis, F., Loutan, L., Simarro, P., Lejon, V., & Buscher, P. (2005). Options for ?eld diagnosis of human African trypanosomiasis. *Clinical MicrobiologyReviews*,*18*,133-146. doi:10.1128/CMR.18.1.133-146.2005

Cooley, G., Etheridge, R. D., Boehlke, C., Bundy, B., Weatherly, D. B., Minning, T., . . . Tarleton, R. L. (2008). Seleção de alto rendimento de serodiagnósticos eficazes para a infeção por Trypanosoma cruzi. *PLOS Neglected Tropical Diseases*, *2*(10), e316. doi:10.1371/journal.pntd.0000316.t001

Gascon, J., Bern, C., & Pinazo, M. (2010). Doença de Chagas em Espanha, Estados Unidos e outros países não endémicos. *Ata Tropica*, *115*, 22-27. doi:10.1016/j.actatropica.2009.07.019

Holmes, P. (2013). Tripanossomas transmitidos por tsé-tsé ? A sua biologia, impacto da doença e controlo. *Journal of Invertebrate Pathology*, *112*(1), 11-14. doi:10.1016/j.jip.2012.07.014

Hotez, P. J., Dumonteil, E., Woc-Colburn, L., Serpa, J. A., Bezek, S., Edwards, M. S., . . . Bottazzi, M. E. (2012). Doença de Chagas: ??The new HIV/ AIDS of the Americas? *PLOS Neglected Tropical Diseases*, *6*(5). doi:10.1371/journal.pntd.0001498

Kennedy, P. G. (2008). Diagnosticar a tripanossomíase do sistema nervoso central: duas fases ou não? *Transacções da Sociedade Real de Medicina Tropical e Higiene*, *102*(4), 306-307. doi:10.1016/j.trstmh.2007.11.011

Migchelsen, S. J., Buscher, P., Hoepelman, A., Schallig, H., & Adams, E. R. (2011). Tripanossomíase humana africana: uma revisão de casos não endémicos nos últimos 20 anos. *International Journal of Infectious Diseases*, *15*(8), 517-524. doi:10.1016/j.ijid.2011.03.018

Moncayo, _., & Silveira, A. C. (2009). Tendências epidemiológicas atuais da doença de Chagas na América Latina e desafios futuros em epidemiologia, vigilância e políticas de saúde. *Memorias Do Instituto Oswaldo Cruz, 104*, 17-30. doi:10.1590/S0074-02762009000900005

Pereira, K. S., Schmidt, F. L., Guaraldo, A. M., Franco, R. M., Dias, V. L., & Passos, L. A. (2009). A doença de Chagas como uma doença de origem alimentar. *Journal of Food Protection, 72*, 441-446.

Perez, C. J., Lymbery, A. J., & Thompson, R. A. (2014). Doença de Chagas: o desafio do poliparasitismo? *Tendências em Parasitologia, 30*(4), 176-182. doi:10.1016/j.pt.2014.01.008

Pineda, V., Saldana, A., Monfante, I., Santamaria, A., Gottdenker, N. L., Yabsley, M. J., . . . Calzada, J. E. (2010). Prevalência de infecções por tripanossomas em cães de regiões endémicas da doença de Chagas no Panamá, América Central. *VeterinaryParasitology, 178*, 360-363. doi:10.1016/j.vetpar.2010.12.043

Priotto, G., Kasparian, S., Mutombo, W., Ngouama, D., Ghorashian, S., Arnold, U., . . . Kande, V. (2009). Terapia combinada de nifurtimox-e? ornitina para a segunda fase da tripanossomíase africana por Trypanosoma brucei gambiense: um ensaio multicêntrico, aleatório, de fase III, de não inferioridade. *Lancet, 374*, 56-64. doi:10.1016/S0140- 6736(09)61117-X

Rassi Jr, A., Rassi, A., & Marin-Neto, J. A. (2010). Doença de Chagas. *Lancet, 375*, 1388-1402. doi:10.1016/S0140-6736(10)60061-X

Rassi, A., Dias, J. C., & Marin-Neto, J. A. (2008). Desafios e oportunidades para a prevenção primária, secundária e terciária da doença de Chagas. *Heart, 95*, 524-534. doi:10.1136/hrt.2008.159624

Roque, A. R., Xavier, S. C., Gerhardt, M., Silva, M. F., Lima, V. S., D'Andrea, P. S., & Jansen, A. M. (2013). Trypanosoma cruzi entre mamíferos silvestres e domésticos em diferentes áreas do município de Abaetetuba (Estado do Pará, Brasil), uma área endêmica de transmissão da doença de Chagas. *Veterinary Parasitology, 193*, 71-77. doi:10.1016/j.vetpar.2012.11.028

Schmunis, G. A., & Yadon, Z. E. (2010). Doença de Chagas: Um problema de saúde latino-americano tornando-se um problema de saúde mundial. *Ata Tropica, 115*, 14-21. doi:10.1016/j.actatropica.2009.11.003

Schmunis, G. A. (2007). Epidemiologia da doença de Chagas em países não endémicos: o papel da migração internacional. *Memorias Do Instituto Oswaldo Cruz, 102*, 75-85. doi:10.1590/S0074-02762007005000093

Simarro, P. P., Jannin, J., & Cattand, P. (2008). Eliminação da tripanossomíase humana africana: Where Do We Stand and What Comes Next? *PLOS Medicine, 5*(2), 174-180. doi:10.1371/journal.pmed.0050055

Solano, P., Ravel, S., & De Meeus, T. (2010). Como pode a genética das populações de tsé-tsé contribuir para o controlo da tripanossomíase africana? *Tendências em Parasitologia, 26*(5), 255-263. doi:10.1016/j.pt.2010.02.006

Steverding, D. (2008). A história da tripanossomíase africana. *Parasitas e Vectores, 1*(3). doi:10.1186/1756-3305-1-3

Tarleton, R. L., Reithinger, R., Urbina, J. A., Kitron, U., & G_rtler, R. E. (2007). Os desafios da doença de Chagas? Perspetiva sombria ou vislumbre de esperança? *PLOSMedicine,4*(12),1852-1857. doi:10.1371/journal.pmed.0040332.sd001

Vale, G. A., Hall, D. R., Chamisa, A., & Torr, S. J. (2012). Rumo a um sistema de alerta precoce para a doença do sono da Rodésia em áreas de savana: armadilhas semelhantes às do homem para as moscas tsé-tsé. *PLOS Neglected Tropical Diseases, 6*(12). doi:10.1371/journal.pntd.0001978

Van den Bossche, P., De La Rocque, S., Hendrickx, G., & Bouyer, J. (2010). Um ambiente em mudança e a epidemiologia da tripanossomíase animal transmitida por tsé-tsé. *Trends in Parasitology, 26*(5), 236-243. doi:10.1016/j.pt.2010.02.010

Wastling, S. L., & Welburn, S. C. (2011). Diagnóstico da doença do sono humana: sentido e sensibilidade. *Tendências em Parasitologia, 27*(9), 394402. doi:10.1016/j.pt.2011.04.005

Organização Mundial da Saúde. (2010). *Primeiro relatório da OMS sobre doenças tropicais negligenciadas: Trabalhar para superar o impacto global das doenças tropicais negligenciadas*. Genebra: Organização Mundial de Saúde.

Organização Mundial da Saúde. (2014, março). *Doença de Chagas (tripanossomíase americana)*. Recuperado em 2 de julho de 2014, de http://www.who.int/mediacentre/factsheets/fs340/en/

Organização Mundial da Saúde. (2014, março). *Tripanossomíase, humana africana (doença do sono).* Retrieved July 1, 2014, from http://www.who.int/mediacentre/factsheets/fs259/en/

Yun, O., Lima, M. A., Ellman, T., Chambi, W., Castillo, S., Flevaud, L., . . . Palma, P. P. (2009). Viabilidade, segurança dos medicamentos e eficácia dos programas de tratamento etiológico da doença de Chagas nas Honduras, Guatemala e Bolívia: 10 anos de experiência da M_decins Sans Fronti_res. *PLOS Neglected Tropical Diseases, 3*, e488. doi:10.1371/journal.pntd.0000488.t003

CAPÍTULO 25

A esquistossomose, a relação com a pobreza e possíveis soluções

Resumo

A esquistossomose representa um fardo global significativo de anos de vida perdidos ajustados à incapacidade e está associada a muitas co-morbilidades (Hotez & Fenwick, 2009). As co-morbilidades associadas à esquistossomose, bem como as infecções crónicas devidas à esquistossomose, podem reduzir o nível de produtividade das pessoas afectadas e, por conseguinte, a infeção por esquistossomose está associada à pobreza (King, 2010). O tratamento com praziquanol é o principal método curativo, mas as infecções por esquistossomose estão intrinsecamente ligadas a factores ambientais e as alterações estruturais podem erradicar a infeção por esquistossomose a longo prazo (Wang et al., 2009). O financiamento destes projectos é uma questão permanente e estão em curso ensaios de vacinas (Hotez et al., 2010). Chegou a altura de acabar com as infecções por esquistossomose, uma vez que estas reduzirão as co-morbilidades e poderão melhorar o potencial das pessoas para saírem da armadilha da pobreza (King, 2009).

Introdução

A saúde pública tem feito progressos para reduzir o peso da doença a nível mundial, mas há ainda muito trabalho a fazer. A esquistossomose deve estar no topo da lista de prioridades das doenças tropicais negligenciadas, depois da malária, devido às suas elevadas taxas de morbilidade, impactos económicos e comorbilidades (Fenwick et al., 2009). A esquistossomose é prevalente em África, no Médio Oriente, na América do Sul e na Ásia, com mais de 90% dos casos na África Subsariana (Gray, Ross, Li, & McManus, 2011; Strothard, Chitsulo, Kristensen, & Utzinger, 2009; Hotez, & Fenwick, 2009). As três principais espécies de Schistosomiasis são S. haematobium, S. mansoni e S. japonicum (Rollinson et al., 2013).

A esquistossomose afecta frequentemente as pessoas numa idade jovem e estas permanecem cronicamente infectadas ao longo da vida sem tratamento (Mbazi et al., 2011). A maioria das infecções por esquistossomose em pessoas que vivem em regiões onde é endémica ocorre durante a adolescência, entre os 10 e os 20 anos de idade, embora haja cada vez mais provas de infecções em bebés e crianças em idade pré-escolar (Mbabazi et al., 2011; Ekpo et al., 2012). A esquistossomose é transmitida pela água ou pelo solo e as helmintíases transmitidas pelo solo têm efeitos graves nas crianças em idade pré-escolar e escolar (Tchuente, 2011)

A esquistossomose está intrinsecamente ligada à pobreza, uma vez que a sua transmissão é acelerada quando as pessoas não têm acesso a água potável e a um melhor saneamento ((Utzinger, N'Goran, Caffrey, & Kesier, 2011). Enquanto profissionais de saúde pública, devemos preocupar-nos com o facto de a esquistossomose se estar a propagar a áreas não endémicas e devemos defender a prevenção de casos e o tratamento das pessoas afectadas, porque "a estreita ligação com a pobreza, o isolamento geográfico, o peso global subestimado, a estigmatização, estigmatização, falta de voz política das pessoas afectadas e a já referida ausência de um mecanismo de financiamento global estabelecido são alguns dos factores que explicam a negligência geral da esquistossomose e das DTN [doenças tropicais negligenciadas] em geral" (Utzinger, N'Goran, Caffrey, & Kesier, 2011).

Esquistossomose

A esquistossomose é uma das doenças mais prevalentes no mundo, com mais de 207 milhões de pessoas afectadas e um número anual de mortes de cerca de 300 000 (Hotez, & Fenwick, 2009). Além disso, estima-se que a esquistossomose contribua com 70 milhões de anos de vida ajustados por incapacidade (DALY) perdidos anualmente (Hotez, & Fenwick, 2009). Tendo isto em conta, é compreensível que a esquistossomose seja considerada uma das mais importantes doenças de origem hídrica e que esteja frequentemente associada a zonas com más condições de saneamento (CDC, 2012; Hotez, & Fenwick, 2009; King, 2009; Utzinger et al., 2009). A transmissão da esquistossomose e as infecções humanas subsequentes são geograficamente específicas, uma vez que o "parasita passa por várias fases de desenvolvimento que têm de ocorrer em água doce, incluindo um período de crescimento em determinadas espécies de caracóis hospedeiros intermédios" (Figura 1) (King, 2009, p. 106). A esquistossomose pode causar patologias do fígado, da bexiga e dos rins, bem como "morbilidades crónicas associadas a um crescimento e desenvolvimento infantis prejudicados, inflamação crónica, anemia e outras deficiências nutricionais". (Hotez, & Fenwick, 2009, p. e485; Burke et al., 2009; Rollinson, 2009; Andrade, 2009). Estas condições crónicas tornam muitas vezes ainda mais difícil para uma pessoa com Esquistossomose trabalhar e desempenhar funções diárias (King, 2010).

Esquistossomose e pobreza

A comunidade internacional tem-se tornado cada vez mais consciente da associação entre as infecções parasitárias e a pobreza (King, 2010). As infecções parasitárias crónicas podem prejudicar os sistemas imunitários dos indivíduos e podem prejudicar as vacinas infantis (King, 2010). As co-morbilidades associadas à Schistosomíase têm o potencial de impedir que as pessoas saiam da armadilha da pobreza (Figura 2) (Sachs, 2005 citado em King, 2010). As morbilidades crónicas associadas à Schistomíase e a outras infecções parasitárias por helmintas e protozoários incluem a desnutrição, o crescimento retardado, a anemia e a redução do desempenho escolar (King, 2010). A esquistossomose tem impacto em muitos sistemas do corpo e resulta em inflamação crónica que afecta diariamente o desempenho das pessoas infectadas (King, 2009). Neste contexto, o peso global da doença associada a parasitas como a esquistossomose, que pode manter as pessoas no ciclo da pobreza, é mais facilmente compreendido (King, 2010).

A ligação entre a esquistossomose e o VIH é forte (Stoever, Molyneux, Hotez, & Fenwick, 2009). Além disso, pode colocar as pessoas em risco de contrair infecções virais e bacterianas a que, de outra forma, não seriam susceptíveis, e pode aumentar o risco de transmissão do VIH de mãe para filho (King, 2010). A esquistossomose também está ligada à contração do VIH/SIDA nas mulheres, uma vez que a S. Haematobium aumenta o risco de contração (Hotez & Fenwick, 2009). "A infeção com o verme parasita Schistosoma haematobium, que vive nos vasos sanguíneos à volta da bexiga e cujos ovos afectam os sistemas urinário e genital [está ligada à transmissão do VIH]. Até 75% das mulheres infectadas com esquistossomose urinária desenvolvem lesões frequentemente irreversíveis na vulva, vagina, colo do útero e útero, criando um ponto de entrada duradouro para o VIH; correspondentemente, a investigação no Zimbabué mostrou que as mulheres com esquistossomose urinária tinham um risco três vezes maior de ter VIH" (Stoever, Molyneux, Hotez, & Fenwick, 2009, p. 2025). O VIH/SIDA e a schistosimaisis haematobium foram identificados como uma co-endemia e a quimioterapia com praxiqantel pode ser adicionada ao regime de prevenção do VIH já em vigor na África subsariana (Stoever et al., 2009). Como se observa na figura 2, as co-morbilidades e os tratamentos associados ao VIH podem influenciar significativamente a situação de pobreza e as oportunidades de sair da pobreza uma vez na armadilha (King, 2010).

Tratamento

O tratamento das pessoas com esquistossomose foi descrito como "um dos primeiros grandes fracassos da "década da saúde global" que começou em 2000 (Hotez., & Fenwick, 2009, p. e485). Isto porque o fardo da doença é equivalente aos fardos do VIH/SIDA e da malária e o tratamento da esquistossomose custa menos de 50 cêntimos por pessoa, incluindo o parto, e menos de 5% dos casos de esquistossomose estão atualmente a receber tratamento (Hotez., & Fenwick, 2009). O principal tratamento para a esquistossomose é o praziquantel (PZQ) na África Subsariana (Doenhoff, et al., 2009). O tratamento atual com uma dose de praziquantel pode ser melhorado se for administrada uma segunda dose 2 a 8 semanas após a dose inicial; isto pode melhorar as taxas de cura e também pode reduzir a gravidade da infeção nas pessoas que não são completamente curadas (King et al., 2011). Foram efectuados diferentes estudos sobre a eficácia dos testes de diagnóstico, bem como das vacinas, com diferentes graus de sucesso. Os testes de diagnóstico para a esquistossomose urinária foram experimentados com resultados limitados e é necessário efetuar estudos futuros para criar testes de diagnóstico eficazes e baratos (Stothard et al., 2009). Embora o tratamento seja eficaz na eliminação, os problemas subjacentes de acesso a água potável e saneamento tornam possíveis infecções recorrentes e, por isso, muitas pessoas argumentam a favor de vacinas ou modificações ambientais para reduzir as taxas de transmissão e infeção (Drigues et al., 2010).

Financiamento

A nível mundial, foram criados muitos programas para prevenir algumas das principais causas de morte a nível global, incluindo o VIH/SIDA, a tuberculose e a malária. No entanto, as doenças tropicais negligenciadas, incluindo a esquistossomose, têm tido dificuldade em lançar campanhas e subsequente financiamento (Hotez, & Fenwick, 2009).

Recentemente, foram empreendidas iniciativas para melhorar o acesso ao tratamento das pessoas com esquistossomose (Hotez, & Fenwick, 2009). A Fundação Bill & Melinda Gates criou a Iniciativa de Controlo da Esquistossomose (SCI) em 2002 para "'promover um maior acesso ao praziquantel nas áreas de risco da África subsariana'" (Fenwick, et al., 2009 citado em Hotez, & Fenwick, 2009, p. e485). Esta iniciativa colaborou com departamentos de saúde de seis países e, graças a estes esforços, 30 milhões de crianças em idade escolar foram tratadas com praziquantel ao longo de três anos, de 2005 a 2007 (Hotez, & Fenwick, 2009). A SCI forneceu a maior parte da cobertura de praziquantel em África e empresas farmacêuticas como a MedPharm também doaram comprimidos (Hotez, & Fenwick, 2009). Com isto em mente, o apoio financeiro à esquistossomose deve ser aumentado para alargar a cobertura a toda a população em risco (Hotez, & Fenwick, 2009).

Muitos grupos como a Agência dos Estados Unidos para o Desenvolvimento Internacional (USAID), o Departamento Britânico para o Desenvolvimento Internacional (DFID) e a Merck KgaA comprometeram-se a trabalhar com a Organização Mundial de Saúde (OMS) para disponibilizar o tratamento a cerca de 400 milhões de pessoas (Hotez, & Fenwick, 2009). Hotez & Fenwich sugerem "que os custos dos comprimidos do medicamento devem ser acompanhados de um orçamento de cerca de 25 cêntimos para a distribuição, incluindo a sensibilização, a formação e a monitorização e avaliação", pelo que se sugere uma recomendação de 200 milhões de dólares para o praziquantel e a sua distribuição (2009, p. e485).

Métodos potenciais para eliminar

O método atual para a esperançosa redução da morbilidade associada à esquistossomose consiste em programas baseados na quimioterapia (Gray et al., 2010). As vacinas para as infecções causadas por parasitas, incluindo o Schistosoma mansoni e os esquistossomas intestinais, poderiam reduzir as incapacidades associadas às infecções por helmintas (Hotez, et al., 2010). Embora estas duas metodologias para reduzir a prevalência da esquistossomose devam continuar, estão a ser sugeridas novas abordagens multifacetadas, que teriam efeitos mais sustentáveis do que as terapias baseadas em medicamentos (Gray et al., 2010). Wang et al. adoptaram abordagens integradas na sua estratégia para reduzir a população de ovos de Schistosoma no ambiente, melhorando a educação, o acesso a água potável e saneamento e ajustando a criação de búfalos de água, para além da terapia medicamentosa (2009). As alterações ambientais e a gestão da água e do saneamento são as soluções a longo prazo que têm de ser adicionadas aos regimes de tratamento medicamentoso em áreas com esquistossomose endémica.

Discussão

Os tratamentos com vacinas e praziquantel devem ser continuados (Hotez et al., 2010). No entanto, para melhorar a sustentabilidade da prevenção e do tratamento da esquistossomose, devem ser abordadas as alterações ambientais e a melhoria do saneamento e da qualidade da água (Wang et al., 2009). As doenças relacionadas com a água que estão intrinsecamente ligadas à pobreza e à incapacidade de aceder à água e ao saneamento devem ser tratadas a este nível, uma vez que é aqui que reside a raiz do problema. Além disso, com a propagação da esquistossomose a regiões não endémicas, apesar do tratamento atual, a verdadeira profilaxia da esquistossomose e de outras doenças transmitidas pela água é a melhoria da qualidade da água e do saneamento (Drigues et al., 2010).

Conclusão

Devem ser adoptadas mudanças estruturais para reduzir o peso da doença associada à Schistosomíase. As taxas de morbilidade e mortalidade da esquistossomose, só por si, deveriam fazer desta a próxima grande doença de saúde global a ser reduzida (Hotez., & Fenwick, 2009). O financiamento da esquistossomose deve ser incorporado em projectos que já combatem o VIH/SIDA, uma vez que a relação de co-morbilidade é forte. Ao financiar campanhas para reduzir a esquistossomose, o mundo desenvolvido está a ajudar os empobrecidos a melhorar o seu capital humano, o que poderá ajudá-los a sair da armadilha da pobreza no futuro (King, 2009).

Referências

Andrade, Z. (2009). Esquistossomose e fibrose hepática. *Parasita Immunology*,31(11),656-663. DOI: 10.1111/j.1365-3024.2009.01157.x

Burke, M., Jones, M., Gobert, G., Li, Y., Ellis, M., McManus, D. (2009). Imunopatogénese da esquistossomose humana. *Parasita Immunology,* 31(4),163-176. doi: 10.1111/j.1365-3024.2009.01098.x

Centros de Controlo e Prevenção de Doenças (CDC). (2012). Parasitas Esquistossomose. Recuperado de: http://www.cdc.gov/parasites/schistosomiasis/epi.html

Doenhoff, M., Hagan, P., Cioli, D., Southgate, V., Pica-Mattocia, L., Botros, S., Coles, G., Tchuem, T., Mbaye, A., Engels, D. (2009). Praziquantel: a sua utilização no controlo da esquistossomose na África subsaariana e as necessidades actuais de investigação. *Parasitologia,* 136 (13), 1825-1835.Obtido em: http://eprints.gla.ac.uk/7547/1/7547.pdf

Driguez, P., Doolan, D., Loukas, A., Felgner, P., McManus, D. (2010).Schistosomiasis vaccine discovery using immunomics. *Parasitas e Vectores*, 3 (4). doi:10.1186/1756-3305-3-4

Ekpo, U., Oluwole, A., Abe, E., Etta, H., Olamiju, F., Mafiana, C. (2012). Esquistossomose em bebés e crianças em idade pré-escolar na África subsaariana: implicações para o controlo. *Parasitologia*, 139 (07), 835-841.

Fenwick, A., Webster, J., Bosque-Oliva, E., Blair, L., Fleming, F., Zhang, Y., Garba, A., Sothard, J., Gabrielli, A., Clements, A., Kabatereine, N., Toure, S., Dembele, R., Nyandindi, U., Mwansa, J., Koukounari, A. (2009). A Iniciativa de Controlo da Esquistossomose (SCI): Fundamentação, desenvolvimento e implementação de 2002-2008. *Parasitology,* 136 (13), 1719-1730. doi: http://dx.doi.org/10.1017/S0031182009990400

Gray, D., McManus, D., Li, Y., Williams, G., Bergquist, R., Ross, A. (2010).
Eliminação da esquistossomose: as lições do passado orientam o futuro. *Infectious Diseases,*10(10),733-736. doi: 10.1016/S1473-3099(10)70099-2

Gray, D., Ross, A., Li, Y., McManus, D. (2011). Diagnóstico e tratamento da esquistossomose. *BMJ,* 342. doi: 10.1136/bmj.d2651

Hotez, P., Bethony, J., Diemert, D., Pearson, M., Loukas, A. (2010). Desenvolvimento de accines para combater a infeção por ancilóstomos e a esquistossomose intestinal. *Nature Reviews Microbiology,* 8,814-826.doi:10.1038/nrmicro2438

Hotez, P., Fenwick, A. (2009) Schistosomiasis in Africa: Uma tragédia emergente na nossa nova década de saúde global. *PLOS| Doenças Tropicais Negligenciadas.* DOI: 10.1371/journal.pntd.0000485

King, C. (2009). Rumo à eliminação da esquistossomose. *N Engl J Med*, 360
(2), 106-109. Doi: Obtido em: 10.1056/NEJMp0808041

King, C. (2010). Parasitas e pobreza: The case of schistosomiasis. *Ata Trop,* 113(2), 95-104. doi: 10.1016/j.actatropica.2009.11.012

King, C., Olbrych, S., Soon, M., Singer, M., Carter, J., Colley, D. (2011). Utilidade da dosagem repetida de praziquantel no tratamento da esquistossomose em comunidades de alto risco em África: Uma revisão sistemática. *PLOS| Doenças Tropicais Negligenciadas,* 5 (9), p. e1321. doi:10.1371/journal.pntd.0001321Mbabazi, S., Andan, O., Fitzgerald, D., Chitsulo, S., Engels, D., Downs, J. (2011). Examinar a relação entre a esquistossomose urogenital e a infeção pelo VIH.*PLOS|NeglectedTropicalDiseases*,5(12),e1396.doi:10.1371/journal.pntd.0001396

Rollins, D. (2009). A wake up call for urinary Schistosomiasis: reconciling research effort with public health importance. *Parasitologia,* 136 (12), 1593-1610. Doi: http://dx.doi.org/10.1017/S0031182009990552

Rollins, D., Knopp, S., Levitz, S., Stothard, J., Tchuente, L., Garba, A., Mohammed, K., Schur, N., Person, B., Colley, D., Utzinger, J. (2013). Tempo para definir a agenda para a eliminação da esquistossomose. *Ata Tropica,* 128 (2), 423-440. DOI: 10.1016/j.actatropica.2012.04.013

Sachs J. The End of Poverty (O Fim da Pobreza). Penguin Press; Nova Iorque: 2005.

Stothard, J., Chitsulo, L., Kristensen, T., Utzinger, J. (2009). Controlo da esquistossomose na África subsaariana: progressos alcançados, novas oportunidades e desafios remanescentes. *Parasitology*, 136 (13),1665-1675. doi: http://dx.doi.org/10.1017/S0031182009991272

Stothard, J., Sousa-Figueiredo, J., Standley, C., Van Dam, G., Knopp, S., Utzinger, J., Ameri, H., Khamis, A., Khamis, I., Deelder, A., Mohammed, K., Rollinson, D. (2009). Uma avaliação do teste de tira de urina-CCA e do SEA-ELISA de sangue por picada de figo para deteção da esquistossomose urinária em crianças em idade escolar em Zanzibar. *Ata Tropica,* 111 (1), 6470. DOI: 10.1016/j.actatropica.2009.02.009

Stoever, K., Molyneux, D., Hotez, P., Fenwick, A. (2009). VIH/SIDA, esquistossomose e raparigas. *The Lancet*, 373 (9680), 2025-2026. doi:10.1016/S0140-6736(09)61111-9

Tchuente, L. (2011) Controlo das helmintas transmitidas pelo solo na África Subsariana: Diagnóstico, preocupações com a eficácia dos medicamentos e desafios. *Ata Tropica,*120(1), s4-s11. DOI: 10.1016/j.actatropica.2010.07.001

Utzinger, J., Raso, G., Brooker, S., Svigny, D., Tanner, M., Ornbjerg, N., Singer, B., N'Goran, K. (2009). Schistosomiasis and neglected tropical diseases: towards integrated and sustainable control and a word of caution. *Parasitology*, 136 (13), 1859-1874.doi:10.1017/S0031182009991600

Utzinger, J., N'Goran, E., Caffrey, C., Keiser, J. (2011) From innovation to aplicação: Contexto sócio-ecológico, diagnóstico, medicamentos e controlo integrado da esquistossomose. *Ata Tropica, 120 (1), s121-s137. Doi:* 10.1016/j.actatropica.2010.08.020

Wang, L., Guo, J., Wu, X., Chen, H., Wang, T., Xhu, S., Zhang, Z., Steinmann, P., Yang, G., Wang, S., Wu, Z., Wang, L., Hao, Y., Bergquist, R., Utzinger, J., Zhou, X. (2009). A nova estratégia da China para bloquear a transmissão do Schistosoma japonicum: experiências e impacto para além da esquistossomose. *Medicina Tropical e Saúde Internacional,* 14 (12), 1475-1483. Doi: 10.1111/j.1365-3156.2009.02403.x

CAPÍTULO 26

O impacto do antraz utilizado como arma biológica e o efeito dos sistemas de resposta ao bioterrorismo

Resumo:

A utilização do antrax como arma biológica é uma ameaça séria que os Estados Unidos já experimentaram em setembro de 2001. Embora a segurança tenha aumentado, existem planos de resposta mínimos para descobrir e lidar com a utilização do antraz como arma biológica. Este documento procura abordar o que é o Bacillus anthracis e as suas muitas formas de afetar os seres humanos, os animais e a agricultura. As suas propriedades únicas traduzem-se na sua capacidade de entrar num país sem ser detectado e ser utilizado como arma química. Ao abordar os métodos prováveis de entrada nos Estados Unidos e as possíveis reacções a um grande surto, é evidente que se trata de uma questão significativa que suscita grande preocupação na população em geral. A promoção de métodos que previnam ou protejam contra actos de bioterrorismo é essencial para a segurança interna e para a prevenção do carbúnculo como arma biológica.

Introdução:

O carbúnculo é uma infeção potencialmente fatal causada pela bactéria Bacillus anthracis e tem um grande significado histórico, uma vez que contribuiu para muitas inovações médicas importantes. No último século, os agentes biológicos tornaram-se disponíveis devido aos avanços da biotecnologia. O antraz tem sido observado ao longo da história como uma arma biológica relevante e é suscetível de se tornar uma forma mais convencional de batalha devido à sua maior potência do que as armas convencionais ou mesmo químicas (Riedel, 2004). Os perigos associados à sua utilização como arma biológica têm-se reforçado à medida que a tecnologia continua a desenvolver-se. Durante a Primeira Guerra Mundial, os alemães utilizaram o carbúnculo como arma, contaminando o gado como forma de afetar indiretamente os seus inimigos, um método de ataque que não era típico de uma batalha. Acredita-se que a primeira exposição completa do carbúnculo como arma biológica foi quando os japoneses ocuparam a China de 1932 a 1945 (History of Disease, 2008). Pensa-se que os japoneses infectaram intencionalmente os prisioneiros, provocando a morte de 10.000 pessoas devido à exposição à bactéria do carbúnculo. Durante a guerra do Golfo de 1991, o maior receio era que o Iraque tentasse utilizar os esporos de carbúnculo disponíveis para produzir armas biológicas. Embora não tenha havido produção de um agente biológico para ser utilizado num ataque, esta foi a fase inicial de potenciais armas bioterroristas utilizadas como parte da guerra moderna.

Desde a sua descoberta por Robert Koch, o carbúnculo tem sido uma doença de grande importância. Koch, um pioneiro científico responsável por avanços na bacteriologia, foi o primeiro a identificar a bactéria Bacillus anthracis. Observou-se que a infeção por esta bactéria "resultava em crostas negras e furúnculos na pele" (History of Disease, 2008). Acredita-se que o carbúnculo seja a primeira doença de origem microbiana, descoberta por Robert Koch. Em 1877, Robert Koch cultivou a bactéria numa cultura e identificou como ela formava endosporos (History of Disease, 2008). O Bacillus anthracis é uma bactéria grande, gram-positiva, em forma de bastonete, que pode desenvolver-se em condições anaeróbias ou aeróbias (Centers for Disease Control and Prevention, 2014). O que é interessante sobre esta bactéria em particular é o facto de não ser o resultado de uma mutação bacteriana, mas sim de poder ter existido muito antes da sua descoberta na década de 1870. Livros de medicina que remontam aos primeiros impérios egípcios relataram doenças desconhecidas, mas que se enquadram na descrição do que veio a ser conhecido como uma infeção por Bacillus anthracis (Turnbull, n.d.). thO Bacillus anthracis tem sido observado nos Estados Unidos desde o início do século XX (Turnbull, n.d.). No início dos anos 1900, acreditava-se que havia uma média de 200 casos de carbúnculo cutâneo por ano, em comparação com os 9 números médios anuais de casos no final do século 20th . Nos Estados Unidos, a fonte de preocupação é a possibilidade de surtos devido ao solo alcalino, onde o bacillus anthracis se desenvolve. Ao longo da história, um número incomensurável de pessoas lutou contra a infeção por carbúnculo, através de várias formas de surtos.

Bacillus Antracis, o que é?

O carbúnculo é uma exotoxina segregada por estirpes infecciosas da bactéria Bacillus anthracis. Esta bactéria aeróbica em forma de bastonete é um bacilo formador de endosporos, que pode sobreviver num ambiente húmido específico. O desenvolvimento de esporos de B. anthracis é mais provável em lodos alcalinos com pH superior a 6,0. A sobrevivência dos esporos num ambiente pode durar décadas, uma vez que muitos deles se encontram escondidos no solo. O carbúnculo é contraído através da ingestão destes esporos. As taxas de mortalidade associadas à exposição à bactéria variam consoante o modo de exposição. A B. anthracis pode infetar os seres humanos de três formas. A forma mais comum é através de infeção cutânea, responsável por aproximadamente 95% de todos os casos. Outro método de transmissão é através da ingestão de carne mal cozinhada ou contaminada, levando à infeção gastrointestinal por B. anthracis. O terceiro modo de transmissão da doença é através da inalação, que é a mais fatal das três formas de exposição ao carbúnculo. A exposição ao carbúnculo cutâneo é <20%, enquanto a taxa de mortalidade associada ao carbúnculo gastrointestinal pode variar entre 25%-75%. A forma mais fatal da bactéria é o antraz por inalação, que tem uma taxa de mortalidade de >80% (U.S. Food and Drug

Administration, 2014). Se administrado precocemente após a exposição, o tratamento com antibióticos pode ser eficaz.

O organismo do carbúnculo é capaz de crescer em dois ambientes diversos, nos quais é capaz de sobreviver e desenvolver-se, o que inclui o solo e os mamíferos (Wilson, 2013). É importante compreender também a patogenia do carbúnculo e como ela afecta a capacidade da bactéria de infetar mamíferos ou animais. Para que o carbúnculo seja capaz de infetar o seu hospedeiro, é necessário que haja uma cápsula de ácido poli-D-glutâmico, bem como 3 variáveis proteicas. As três variáveis proteicas incluem o fator de edema (EF), o fator letal (LF) e o antigénio protetor (PA) (Wilson, 2013). Os dois factores, por si só, não serão prejudiciais e necessitam do antigénio protetor para adquirirem toxicidade. Para ser infetado com carbúnculo, estes três factores devem estar presentes para que as toxinas tenham um local de ligação, activando os efeitos do carbúnculo.

O carbúnculo pode ser transmitido dos animais para os seres humanos, o que o classifica como uma doença zoonótica. É classificada como uma doença zoonótica grave que afecta a maioria dos mamíferos e várias espécies de aves (Center for Food Security and Public Health, 2011). Em zonas de chuva intensa alternada com um clima seco, é provável que a concentração de esporos aumente e que ocorra um possível surto entre os animais que possam estar a comer nessa zona. Os indivíduos que estão expostos a produtos animais através da sua ocupação são considerados uma população em risco de infeção por carbúnculo. Os trabalhadores podem ser expostos ao carbúnculo através da inalação de esporos durante o seu dia de trabalho, se estiverem num ambiente de trabalho específico, como fábricas e trabalhos agrícolas. Uma vez que o carbúnculo é uma doença bacteriana de origem zoonótica, é mais fácil dirigir a atenção para a criação de um método de vigilância para controlar ou acompanhar a doença e a sua propagação pelos profissionais de saúde. O carbúnculo é considerado a primeira doença de origem microbiana, descoberta por Robert Koch.

A resposta imunitária do corpo humano ao perigoso bacilo do carbúnculo começa quando a primeira célula é atacada. A bactéria do carbúnculo ataca os macrófagos e depois segrega toxinas no seu interior, o que paralisa a função das células levando à morte celular (LaFee, 2011). Devido à potência desta doença, num curto período de tempo, esta doença bacteriana pode levar o sistema imunitário do corpo a deixar de responder como normalmente faria. A B. anthracis utiliza dois receptores, o TEM8 e o CMG2, para prejudicar a função dos macrófagos, o que dá à bactéria mais tempo para se replicar e, eventualmente, ser demasiado para o sistema imunitário responder depois de ter sido paralisado pela doença (National Institute of Allergy and Infectious Disease, 2010). Isto apoia a ideia de produzir medicamentos ou vacinas que impeçam ou sirvam de bloqueio à ligação da bactéria aos receptores. Este seria um ponto de intervenção provável para criar um tratamento bem sucedido e impedir que a bactéria seja tão eficaz como é. Um estudo realizado em ratos provou que a ausência dos receptores CMG2 se traduziria numa resistência total do rato à infeção pelo Bacillus anthracis (National Institute of Allergy and Infectious Disease, 2010).

Perigos associados ao carbúnculo

As preocupações associadas à bactéria bacillus anthracis prendem-se com a forma como esta pode ser utilizada como agente de um ataque biológico em actos de terrorismo. O bioterrorismo é a libertação intencional de bactérias, germes ou vírus que podem causar a doença ou a morte de pessoas ou animais (Centers for Disease Control and Prevention, 2013). O antraz é um dos agentes mais prováveis de serem utilizados porque os esporos são produzidos na natureza e podem ser cultivados em laboratório e os esporos também sobrevivem durante muito tempo no ambiente. A conveniência de usar o antraz é o que o torna uma arma biológica tão boa. Os esporos podem ser transformados em pó ou ser intergrados numa fonte de alimento ou água, tornando-os praticamente impossíveis de detetar (Centers for Disease Control and Prevention, 2013). Em 2001, o antrax sintetizado em pó foi enviado por correio e resultou na infeção de 22 americanos (Fox, 2001). Foram recebidas quatro cartas identificadas com destinatários específicos, incluindo Tom Brokow, da NBC, The New York Post e dois senadores. Acredita-se que as origens destas cartas sejam de uma estação postal em Trenton, NJ (History of Disease, 2008). Este ataque biológico identificou a rapidez com que o carbúnculo se pode propagar como arma biológica se for produzido desta forma específica. Este ataque causou a morte de 5 pessoas em todo o país. Após a conclusão da investigação, foi efectuada uma limpeza para remover quaisquer vestígios de carbúnculo que pudessem ter permanecido, cuja limpeza o Federal Bureau of Investigation estima ter custado mil milhões de dólares (Fox, 2001). Alguns esporos podem ter conseguido escapar dos envelopes em que foram entregues, o que poderia ter sido capaz de contaminar o equipamento e os trabalhadores dos correios. Um antibiótico que foi administrado a muitas pessoas após o envio de correio com antraz em 2001 foi a ciprofloxacina (DeSalvo & Block, 2002). A muitos foi receitado este antibiótico por um período de 60 dias.

Vacinação

Foi desenvolvida uma vacina para prevenir o carbúnculo, mas é difícil de obter, uma vez que a sua disponibilidade é limitada ao público em geral (Centers for Disease Control and Prevention, 2014). A vacina que foi sintetizada protege contra o carbúnculo que pode ser contraído nas formas inalatória e cutânea. De acordo com a Food and Drug Administration, a vacina não contém qualquer bactéria do carbúnculo e não irá infetar as pessoas com estas bactérias. A vacina contra o carbúnculo é obrigatória para muitas pessoas que prestam serviço militar nos EUA (Anthrax Vaccine Side Effects, 2007). A administração desta vacina é uma rotina de 5 injecções ao longo de um período de 18 meses (Centers for Disease Control and Prevention, 2014). Entre o pessoal militar, existe o receio de que a vacinação possa ser pior do que a ameaça da própria doença (Dougherty, 2008). A crença entre os comandantes militares é que, uma vez que a América tem uma vacina contra o antraz, essa pode ser uma arma biológica a menos contra a qual as Forças Armadas dos Estados Unidos podem ser protegidas no caso de serem libertadas durante uma guerra. Embora se afirme que é segura, há muitas pessoas que estão incapacitadas ou sofrem com esta vacina que lhes foi pedida como parte do seu serviço militar.

Discussão

Os efeitos dos acontecimentos ocorridos em 11 de setembro de 2001 aumentaram a sensibilização para a segurança interna e para o pessoal militar. Foram criados planos de prevenção e proteção que são implementados através de um esforço de colaboração entre o pessoal de segurança e os funcionários do Centro de Controlo de Doenças. Uma gestão organizada dos recursos permite a resposta dos socorristas, das forças da ordem e dos bombeiros. Existe um departamento do Centro de Operações de Emergência no CDC que funciona 24 horas por dia e está pronto a responder a um problema de saúde pública (Centers for Disease Control and Prevention, 2013). A preocupação que permanece é que o público em geral não está preparado para lidar com uma possível ameaça ou ataque biológico. O governo criou estações de quarentena localizadas em aeroportos ou em locais próximos, que contam com funcionários da saúde preparados para responder à prevenção da entrada de uma doença infecciosa nos Estados Unidos (Gillis, 2005). As estações de quarentena são uma excelente fonte de preparação contra um ataque bioterrorista, mas, devido à sua pequena dimensão, não poderão satisfazer as necessidades de resposta a uma grande população afetada.

Os progressos registados no domínio da segurança interna foram consideráveis, tendo em conta o rigor da proteção dos passageiros que embarcam em aviões ou a proteção contra determinados danos que possam tentar entrar no país. O rastreio e a segurança tornaram-se mais rigorosos, utilizando novas caraterísticas tecnológicas para proteger contra a entrada de armas no país, mas são limitados na forma como podem visar muitas armas bioquímicas. Os Serviços Aduaneiros dos Estados Unidos criaram a Iniciativa de Segurança Contida (CSI), que aborda a preocupação de segurança na proteção contra terroristas que entregam armas por via marítima (U.S. Customs and Border Protection, n.d.). Este serviço tem equipas estacionadas, que procuram investigar possíveis pistas relacionadas com uma ameaça terrorista com carga que está a ser enviada para os Estados Unidos (U.S. Customs and Border Protection, n.d.). Embora serviços como estes sejam postos em prática para proteger os americanos de qualquer forma de armas biológicas que possam ser trazidas para o país, o sistema continua a ser bastante vulnerável. As estatísticas mostram que menos de 1 por cento dos cerca de 14 milhões de caixas de carga que são transportadas para os Estados Unidos por via marítima são objeto de um controlo no estrangeiro antes de chegarem aos portos americanos (Kean & Park, 2010). Em preparação para uma resposta de emergência, existem estações de saúde prontas a responder se um surto ou um produto químico biológico, como o antraz, fosse libertado perto de um porto. Com a falta de informação suficiente para que o público em geral compreenda melhor como se proteger de armas biológicas como o antraz, o governo está limitado na gestão de muitos destes ataques. Uma forma de antrax de grau biológico que possa ser usada como arma pode ser sintetizada e libertada, causando muitos danos a uma grande população, independentemente das equipas de defesa e resposta disponíveis. A prevenção contra um ataque biológico de carbúnculo só pode ser totalmente resolvida através de um programa de vacinação. Idealmente, o método mais viável para responder a um ataque de antraz seria através do fornecimento de alguma forma de resistência para a população em geral, a fim de evitar o contacto entre indivíduos e a bactéria para causar danos. A preocupação com o fornecimento de uma vacina é que muitas pessoas podem não ser imunizadas e é provável que um surto ocorra num momento aleatório. Afetar muitas pessoas num período de tempo rápido é o medo que surge com a guerra biológica. Formas de vacinação através de um método mais natural ou a utilização de um spray em grandes áreas, proporcionando uma forma de limpeza para uma possível contaminação por antraz, seria uma forma eficaz de proteção. Outra forma de prevenção pode ser através de uma fonte de alimento ou bebida injectada que irá fornecer a função de uma vacina contra um surto que possa ocorrer. As pessoas podem ter esse alimento pronto para se prepararem para um surto. Estas ideias para proteger uma grande população podem parecer extremas, mas podem ser rentáveis e atingir uma grande população num curto período de tempo, como é necessário durante um surto de uma arma biológica como o antrax.

Um método que precisa de ser abordado com mais pormenor é a segurança nos aeroportos para verificar se o antraz é trazido para os Estados Unidos. Ao promover um ambiente saudável no aeroporto, ensinando as pessoas a lavar as mãos com a maior frequência possível e evitando o contacto desnecessário com objectos no aeroporto, é menos provável que as pessoas sejam contaminadas por germes, bactérias ou vírus. As armas biológicas são uma entidade diferente, na medida em que não podem ser detectadas tão facilmente ou impedidas de serem ingeridas como o antraz, que causa danos por inalação. Um sistema capaz de detetar o antraz no aeroporto seria altamente eficaz para impedir a sua entrada no país, bem como para impedir que as pessoas que se encontram no aeroporto ou que viajam no avião sejam afectadas. Outra área de preocupação é a segurança na fronteira. É muito mais fácil entrar nos Estados Unidos a partir da fronteira com o México do que através de um aeroporto. Ao abordar as preocupações nas fronteiras, pode haver um controlo das drogas, das armas e, mais importante, das armas bioquímicas como o antraz. Ao abordar as questões relativas à forma como o antraz pode ser trazido para a América ou produzido na América, será possível controlar melhor esse fenómeno. A preparação deve ser reforçada através da adoção de uma estratégia pronta para responder a um surto de antraz.

Conclusão

A utilização do carbúnculo como arma biológica não só é possível, como já aconteceu em menor escala, como se verificou em setembro de 2001. A preparação para responder num cenário de distribuição em massa desta arma biológica tem de ser promovida e posta em prática. Existem atualmente muitas falhas num sistema de deteção que não oferece segurança suficiente contra surtos de Anthrax. A fim de melhor garantir a segurança e a proteção de pessoas inocentes, é essencial que sejam realizados mais estudos para produzir melhores sistemas de resposta e proteção contra uma possível guerra biológica envolvendo o Anthrax.

Referências

Um livro eletrónico com coautoria de estudantes da Academia de Matemática e Ciências de Massachusetts na WPI. (2008). *The History of Disease (A História das Doenças*). Recuperado em 20 de junho de 2014, de http://www.scientiareview.org/pdfs/21.pdf

Os efeitos secundários da vacina contra o antraz incapacitam muitos veteranos militares, mas há muito pouca ajuda disponível. (2007, 30 de outubro). Recuperado em 26 de junho de 2014, de http://www.whale.to/vaccine/anthrax_vaccine_side_effects.html

British Broadcasting Corporation. (2001, 10 de outubro). *BBC News | SAÚDE | Anthrax como arma biológica.* Recuperado em 23 de junho de 2014, de http://news.bbc.co.uk/2/hi/health/1590859.stm

Centro de Segurança Alimentar e Saúde Pública. (2011). Recuperado em 23 de junho de 2014, de http://www.cfsph.iastate.edu/DiseaseInfo/notes/Anthrax.pdf

Centros de Controlo e Prevenção de Doenças. (2013, 5 de novembro). *Uma história de Anthrax | Anthrax | CDC.* Recuperado em 1 de julho de 2014, de http://www.cdc.gov/anthrax/history/index.html

Centros de Controlo e Prevenção de Doenças. (2014, 2 de julho). *Anthrax | CDC.* Obtido em 2 de julho de 2014, em http://www.cdc.gov/anthrax/

Centros de Controlo e Prevenção de Doenças. (2014, janeiro 17). *Prevenção Anthrax | CDC.* Recuperado em 26 de junho de 2014, de http://www.cdc.gov/anthrax/medicalcare/prevention/antibiotics.html

Centros de Controlo e Prevenção de Doenças. (2013, 29 de agosto). *O que o CDC Está a fazer para se preparar | Anthrax | CDC.* Recuperado em 23 de junho de 2014, de http://www.cdc.gov/anthrax/bioterrorism/cdc-action.html

Centros de Controlo e Prevenção de Doenças. (2013, 29 de agosto). *Bioterrorismo | Anthrax |CDC.*Retrieved June 23, 2014, fromhttp://www.cdc.gov/anthrax/bioterrorism/

DeSalvo, K. B., & Block, J. P. (2002). *Medscape: Medscape Access.* Obtido em 26 de junho de 2014, dehttp://www.medscape.com/viewarticle/423236_2

Dougherty, J. E. (2008, 2 de janeiro). *Preocupação com a vacina contra o antraz aumenta: militares e activistas vêem os perigos.* Recuperado em 26 de junho de 2014, de http://articles.mercola.com/sites/articles/archive/2008/01/02/concern-grows- over-anthrax-vaccine.aspxEnciclopédia Britânica. (2013, 10 de novembro). *antraz (doença) :: Antraz como arma biológica - Enciclopédia Britânica.* Recuperado em 23 de junho de 2014, de http://www.britannica.com/EBchecked/topic/27475/anthrax/253243/Anthrax -como-uma-arma-biológicaCentro Europeu de Prevenção e Controlo das Doenças. (2013, 18 de março). *Anthrax.* Retrieved June 23, 2014, from http://www.ecdc.europa.eu/en/healthtopics/anthrax/pages/index.aspx

Fox, M. (2001, 1 de setembro). *Após 11 de setembro, ataques com antraz pareciam naturais demais - NationalJournal.com.* Recuperado em 23 de junho de 204, de http://www.nationaljournal.com/911-anniversary/after-9-11-anthrax-attacks- seemed-too-natural-20110901

Guerra germinativa / Armas biológicas. (n.d.). *7.1 Armas biológicas de guerra germinativa.* Recuperado em 26 de junho de 2014, de http://www.uic.edu/classes/osci/osci590/7_1Germ%20Warfare%20Biologic al%20Weapons.htm

Gillis, J. (2005, 28 de agosto). *Os EUA vão triplicar as estações de quarentena nos aeroportos.* Recuperado em 1 de julho de 2014, de http://www.washingtonpost.com/wp-dyn/content/article/2005/08/27/AR2005082700958.html

Inglesby, T. Y., Henderson, D. A., Bartlett, J. G., Eitzen, E., Hauer, J., & McDade, J. (1999, 12 de maio). *Anthrax as a biological weapon: medical and public heal... [JAMA. 1999] - PubMed - NCBI.* Recuperado em 1 de julho de 2014, de http://www.ncbi.nlm.nih.gov/pubmed/10328075

Inglesby, T. V., Henderson, D. A., Bartlett, J. G., & Ascher, M. S. (1999, 12 de maio).*Anthrax as a Biological weapon.* Recuperado em 23 de junho de 2014, de http://anthrax.mil/documents/library/Inglesby%201999%20JAMA%20p.%2 01735.pdf

Escola de Saúde Pública Johns Hopkins Bloomberg. (2001). *Anthrax - Biological Weapons - Tips - Programas de preparação para a saúde pública da Johns Hopkins - Escola de Saúde Pública Johns Hopkins Bloomberg.* Recuperado em 23 de julho de 2014, de http://www.jhsph.edu/research/centers-and- institutes/johns-hopkins-center-for-public-health-preparedness/tips/topics/Biologic_Weapons/anthrax2.html

Revista de Farmácia e Ciências Bioalimentares. (2010, 2 de setembro). *Agentes de guerra biológica.* Recuperado em 26 de junho de 2014, de http://www.ncbi.nlm.nih.gov/pmc/articles/PMC3148622/

Keane, A. G., & Park, K. (2010, 4 de novembro). *A ameaça terrorista nos contentores de carga - Businessweek.* Recuperado em 1 de julho de 2014, de http://www.businessweek.com/magazine/content/10_46/b4203028783796.ht m

LaFee, S. (2011, 16 de junho). *Como o sistema imunológico luta contra as infecções por antraz* . Recuperado em 26 de junho de 2014, de http://ucsdnews.ucsd.edu/archive/newsrel/health/2011_06nizet_anthrax.asp Pezim, M. E. (s.d.). *O antraz como arma biológica - Infeção - C-Saúde.* Recuperado em 23 de junho de 2014, de http://chealth.canoe.ca/channel_section_details.asp?text_id=1484&channel_i d=1020&relation_id=71020

Pile, J. C., Malone, J. D., & Eitzen, E. M. (1998, 9 de março). *Anthrax como um potencial agente de guerra biológica.* Recuperado em 25 de junho de 2014, de http://www.anthrax.osd.mil/documents/library/AMAreview.pdf

Riedel, S. (2004). *Guerra biológica e bioterrorismo: uma revisão histórica.* Retrieved July 1,2014,fromhttp://www.ncbi.nlm.nih.gov/pmc/articles/PMC1200679/

Shwartz, M. (2001, 11 de janeiro). *Biological Warfare Emerges as 21st-CenturyThreat.*RetrievedJune26,2014,from 2.news.stanford.edu/news/2001/january17/bioterror-117.html

Sternbach, G. (2003, 24 de maio). *A história do antraz. [J Emerg Med. 2003] - PubMed - NCBI.* Recuperado em 23 de junho de 2014, dehttp://www.ncbi.nlm.nih.gov/pubmed/12745053

Tasota, F. J., Henker, R. A., & Hoffman, L. A. (2012, outubro). *Anthrax como arma biológica: uma doença antiga que representa uma nova ameaça.* Recuperado em 23 de junho de 2014, de http://ccn.aacnjournals.org/content/22/5/21.full

Thiel, T. (n.d.). *Anthrax: Um agente de guerra biológica.* Recuperado em 23 de junho de 2014, de http://www.umsl.edu/~microbes/pdf/anthrax.pdf

Turnbull, P. (n.d.). *Bacillus - Microbiologia Médica - Estante de livros do NCBI.* Obtido em 20 de junho de 2014, de http://www.ncbi.nlm.nih.gov/books/NBK7699/

Alfândega e Proteção das Fronteiras dos EUA. (n.d.). *CSI: Iniciativa de Segurança de Contentores.* Recuperado em 1 de julho de 2014, de www.cbp.gov/border-security/ports-entry/cargo-security/csi/csi-brief

Administração de Alimentos e Medicamentos dos EUA. (2012, 3 de fevereiro). *Anthrax*. Obtido em 28 de junho de 2014, de http://www.fda.gov/biologicsbloodvaccines/vaccines/ucm061751.htm

Weapons of Mass Distruction (Armas de destruição maciça). (n.d.). *Anthrax-Biological Weapons*.
Obtido em 23 de junho de 2014, de http://www.globalsecurity.org/wmd/intro/bio_anthrax.htm

Wilson, K. H. (2013, 6 de junho). *Microbiologia, patogénese e epidemiologia do antraz*. Recuperado em 26 de junho de 2014, dehttp://www.uptodate.com/contents/microbiology-pathogenesis-and- epidemiology-of-anthrax

Woods, M. (2010, 31 de janeiro). *A história da guerra germinativa - muito longa, muito mortal*. Recuperado em 23 de junho de 2014, de http://www.rense.com/general 16/thehistoryofgerm.htm

Woodall, J. () Task Force Scorpio: Civilian Relief after Biological Attack, Disponível em: http://www.fas.org/bwc/papers/scorpro.htm (Acedido em: 30 de junho de 2013).

CAPÍTULO 27

O papel do cancro da pele nos Estados Unidos e como a saúde pública pode fazer a diferença

Resumo

Os cancros da pele são o cancro mais comum. A maioria é detectada precocemente e os doentes afectados conseguem evitar complicações graves da doença. No entanto, o cancro da pele não pode ser evitado e os tratamentos são tóxicos para o organismo. As políticas de saúde pública são absolutamente necessárias para prevenir e diminuir a incidência crescente do cancro da pele, que é causado principalmente pela exposição aos raios UV. A utilização de protectores solares e de vestuário, bem como os exames dermatológicos, devem ser utilizados para diminuir a incidência do carcinoma basocelular, do carcinoma espinocelular e do melanoma maligno.

Introdução

O cancro é um problema de saúde muito importante que muitos têm abordado; o problema é que cada caso e cada tumor têm a sua própria morfologia e fisiologia especiais, pelo que não existe uma solução geral. Felizmente, de acordo com os dados distribuídos pela American Cancer Society, a tendência para o número total de mortes por cancro está a diminuir (Siegel, Naishadham e Jemal, 2013). Infelizmente, o número de procedimentos para os cancros da pele tem vindo a aumentar gradualmente ao longo dos anos (Rogers et al., 2010).

O cancro da pele é o tipo de cancro mais comum nos Estados Unidos; existem muitos aspectos diferentes do cancro da pele, como o tipo, o estádio, a prevalência, os factores de risco, etc. O estadiamento geral do cancro gira em torno do tumor primário, da disseminação dos gânglios linfáticos e do desenvolvimento de metástases (cancer.org, melanoma staging 2014). Existem três tipos de cancro de pele que são mais comuns. Os três tipos de cancro da pele são o carcinoma espinocelular, o carcinoma basocelular e o melanoma maligno. O melanoma é o mais agressivo mas o menos prevalente na população dos Estados Unidos. A natureza da agressividade quando se fala de cancros tem a ver com a eficácia dos tratamentos na diminuição ou erradicação do cancro, bem como com a sua capacidade de metastizar para outras partes do corpo.

A maioria dos cancros da pele pode ser atribuída a níveis elevados de radiação UV e à capacidade do doente para lidar com a exposição. A cor da pele pode fazer a diferença na suscetibilidade aos cancros da pele, mas não é o único fator determinante. A predisposição genética e a capacidade imunitária são tão importantes como a exposição solar no desenvolvimento dos cancros da pele. A parte mais importante do tratamento de qualquer tipo de cancro da pele é a deteção precoce. O melanoma em casos adultos é normalmente fácil de reconhecer ao microscópio, uma vez que se assemelha a "ninhos" estereotipados de melanócitos com uma forma estranha e hiperplásica. O cancro da pele, como praticamente todos os outros tipos de cancro, pode ser estadiado com base no fenótipo histológico da lesão primária, no envolvimento dos gânglios linfáticos e nas metástases. O estadiamento do melanoma maligno é muito complicado e pode ser consultado no Anexo A. O carcinoma basocelular e o carcinoma espinocelular seguem as diretrizes habituais de estadiamento e nenhum deles tem tendência para metastizar, pelo que não é necessário um estadiamento especializado das lesões.

Para determinar o estadiamento de qualquer tipo de cancro da pele, é necessário efetuar uma biópsia que será avaliada por um patologista. Os tipos de biópsia mais comuns são a biópsia de raspagem, a biópsia por punção, a biópsia excisional, a biópsia incisional e a biópsia local ampla. Todas são formas aceitáveis de avaliar o estádio, juntamente com as biópsias de gânglios linfáticos sentinela e o rastreio de metástases.

O tipo mais comum de cancro da pele é o carcinoma basocelular, que é uma metástase das células que se encontram no estrato basal, a camada epidérmica mais profunda, e quase nunca se propaga (skincancer.org Basal Cell carcinoma, 2014). Apesar de o carcinoma basocelular (CBC) quase nunca se propagar, pode tornar-se desfigurante se lhe for permitido crescer. Num estudo realizado em 2014 por Karagas, et al., foi demonstrado que o carcinoma basocelular pediátrico de início precoce está associado ao bronzeamento em recintos fechados e à exposição solar. A incidência anual aproximada nos EUA é de 2,8 milhões de casos por ano (skincancer.org Basal Cell carcinoma, 2014).

O segundo cancro de pele mais prevalente é o carcinoma espinocelular (CEC); caracteriza-se por queratinócitos hiperactivos nas camadas superiores da epiderme. Tem maior probabilidade de metastizar para outros sistemas e órgãos do corpo do que o CBC. A maioria das áreas da pele afectadas apresenta danos causados pelo sol, como rugas ou perda de elasticidade (skincancer.org, SCC, 2014). Todos os anos são diagnosticados cerca de 700 000 casos nos Estados Unidos, com um número de mortes de 2 500. Para um cancro que pode ser prevenido através da proteção solar, o número de mortes tem de ser reduzido. A maioria dos carcinomas espinocelulares assemelha-se a queratose actínica, e os doentes com muitas manchas na pele, como pintas ou "manchas solares", correm um risco muito maior de desenvolver CEC (Ratushny et al., 2012).

O melanoma é o terceiro cancro de pele mais comum e o mais grave. O melanoma é especialmente propenso a metástases e é praticamente impossível de tratar, exceto através de tratamentos de radiação nocivos ou de cirurgia invasiva. Há uma série de factores determinantes para o melanoma maligno, sendo a exposição excessiva aos raios UV a mais significativa, mas seguida de perto pelo historial familiar e pelo número elevado de nevos benignos, uma quantidade elevada de pintas, que demonstrou aumentar o risco de melanoma (Walls et al.,

2013). De acordo com a American Cancer Society, a prevalência de melanoma maligno nos Estados Unidos a partir de 1 de janeiro de 2014 é a seguinte: 516.570 homens (8%) e 528.860 mulheres (7%) com melanoma (Cancer.org, Cancer Prevalence, 2014).

O melanoma tem vários subtipos que ajudam a determinar a natureza agressiva do tumor. O subtipo mais difícil de prever é o tumor espitzóide, que se encontra tanto em adultos como em crianças, mas é muito mais grave na população pediátrica. Os nevos Spitz podem ser os mais difíceis de distinguir do melanoma maligno, especialmente em crianças, por razões de desenvolvimento (Kim et al., 2012). A qualidade indistinguível destes tumores pode levar a diagnósticos incorrectos e ao desenvolvimento de metástases, uma vez que o tratamento precoce pode, por vezes, ser ignorado. (Kim et al., 2012).

Os tratamentos para estes três tipos de cancro não são assim tão diferentes uns dos outros. O CEC e o CBC são tratados eficazmente com o procedimento MOHs, um procedimento cirúrgico excisional efectuado para lesões da cabeça e do pescoço (Allen et al., 2014). Uma vez que o CEC e o CBC ocorrem mais frequentemente na região da cabeça e do pescoço, a MOH é o procedimento cirúrgico mais comum utilizado para tratar estes cancros.

O tratamento do melanoma é um pouco diferente, uma vez que ocorre mais frequentemente nas costas e nas extremidades. Quando uma lesão suspeita de melanoma é encontrada num doente, a melhor prática é uma excisão local ampla com margens de 2 cm (Ross e Gershenwald, 2011). Quando a excisão local ampla (WLE) é efectuada, é também realizada uma biopsia do gânglio linfático sentinela para avaliar a gravidade do caso (Saranga-Perry et al., 2014). A cirurgia é a melhor opção para as lesões que são detectadas precocemente. As opções de tratamento para os doentes em fase tardia podem envolver radiação, ressecção radical e quimioterapia.

A quimioterapia para o melanoma tem um efeito modesto nos doentes, o que significa que não existe um regime de tratamento significativo que funcione para os tumores melanóticos (Luke e Schwartz, 2013). Estão a ser feitos progressos no sector da quimioterapia com a utilização da terapia celular adoptada juntamente com a interleucina-2 (Hong et al., 2010). Há uma série de medicamentos diferentes que os oncologistas clínicos podem experimentar, mas, normalmente, os doentes acabam por ter de receber tratamento de radiação para os tumores. Este é o único tratamento para o melanoma que tem um impacto efetivo no melanoma e conduz a uma menor taxa de recorrência (Khan et al., 2011).

A quimioterapia para o CEC e o CBC é geralmente mais eficaz na fase neoadjuvante. O ensaio em referência utilizou uma combinação de cisplatina/5-fluorouracilo para o tratamento dos doentes (Ando et al., 2012). Os problemas com os tratamentos de quimioterapia são os efeitos secundários horrendos, tais como danos nas células saudáveis, náuseas e vómitos, diminuição do número de células sanguíneas e de plaquetas (Florea e Büsselberg, 2011). Isto pode deixar os doentes expostos a infecções nosocomiais do hospital, entre outras infecções bacterianas/virais/parasitárias mais comuns.

Todos os tratamentos indicados para estes cancros da pele podem ser acompanhados de complicações muito graves. As complicações cirúrgicas podem manifestar-se de muitas formas diferentes, sendo a infeção a mais comum. Os doentes cirúrgicos têm de mudar regularmente os pensos para evitar infecções e as ligaduras têm de ser esterilizadas. A quimioterapia esgota o sistema imunitário, deixando o doente exposto à tendência crescente de infecções nosocomiais como MRSA e VRSA (Mera et al., 2011). A radioterapia também provoca muitos efeitos secundários. Estes são mais

Os efeitos secundários são generalizados e podem ser traumáticos para o doente. Estes efeitos secundários incluem queda de cabelo, alterações cutâneas, fadiga, diarreia e muitos outros que giram em torno do local a ser irradiado (Holden, n.d.).

Discussão

Os profissionais de saúde pública têm de tomar uma posição para evitar que os cidadãos americanos contraiam cancro da pele. Embora a mortalidade por cancro da pele não seja elevada, as complicações causadas pelos tratamentos enumerados podem provocar, direta ou indiretamente, a mortalidade. Os efeitos secundários diminuirão, pelo menos, a qualidade e o valor da vida do doente.

A Austrália é um excelente exemplo de um país cujos responsáveis políticos levam a sério a ameaça do cancro da pele. O país criou uma proibição imposta pelo governo a todas as camas de bronzeamento comerciais no país (Sinclair et al., 2014). O governo australiano também está a implementar a defesa ativa de organizações de combate ao cancro, programas académicos e activistas comunitários de base, a fim de divulgar os perigos da exposição excessiva aos raios UV (Sinclair et al., 2014). O programa académico criado na Austrália chama-se 'SunSmart' e está presente na maioria das escolas, se não em todas, e sublinha a importância de usar chapéus e vestuário de proteção ao sol (Turner et al., 2014).

A Alemanha também está a tentar encontrar formas de reduzir os casos de cancro da pele. Os responsáveis políticos alemães desenvolveram um programa de rastreio sistemático para consultas dermatológicas, a fim de detetar precocemente o cancro da pele. 5 anos após a avaliação do programa de rastreio sistemático, verificou-se que a mortalidade devida ao melanoma tinha diminuído consideravelmente (Breitbart et al., 2012).

Os Estados Unidos estão apenas a começar a criar medidas de saúde pública eficazes em resposta à epidemia global de cancro da pele. A US Preventive Task Force foi criada em 2003 e fez as suas recomendações mais recentes para a prevenção do cancro da pele em 2012. A recomendação era aconselhar as crianças dos 5 aos 24 anos sobre os perigos da exposição solar

(Moyer, 2012).

Isto é útil, mas o grupo de trabalho não apresentou qualquer currículo aprofundado ou ideias para a sua implementação. O facto de existir um grupo de trabalho é um passo na direção certa, mas se for ineficaz é apenas mais um sorvedouro de recursos sob a forma de um comité governamental. Num artigo publicado pela Associação Americana para a Investigação do Cancro, os investigadores afirmam que parte da razão pela qual os cidadãos dos Estados Unidos não estão a responder à epidemia de cancro da pele de forma protetora se deve a uma série de questões. Estas questões são: a ambiguidade sobre a eficácia das diferentes técnicas de proteção solar e os decisores políticos que tentam mudar os comportamentos sem abordar o contexto ambiental a que um indivíduo está exposto (Lazovich, Choi & Vogel, 2012).

Conclusão

Os Estados Unidos precisam de ajustar a mentalidade dos decisores políticos no que diz respeito à prevenção e à informação sobre o cancro da pele. O melanoma, o carcinoma basocelular e o carcinoma espinocelular representam um problema significativo para os Estados Unidos e a ameaça tem de ser avaliada a todos os níveis da sociedade.

A nível intrapessoal, é importante que o indivíduo saiba qual é o seu tipo de pele e faça consultas regulares de rastreio dermatológico para avaliar quaisquer lesões que possam surgir. Devido ao risco criado pela exposição solar na infância, é essencial educar os pais da criança sobre os perigos associados à exposição solar. A nível da comunidade, é necessário abordar as pressões sociais, ou seja, o bronzeamento artificial, o uso de mais roupa na praia/no exterior e a utilização de protetor solar. As crianças e os pais têm de compreender que, para as pessoas de pele clara, estas medidas são essenciais e que não devem ser tratadas de forma diferente por esse facto. Em seguida, a nível organizacional/político/mediático, os decisores políticos têm de identificar os factores ambientais que podem influenciar a mudança de comportamento, bem como utilizar os meios de comunicação social, incluindo as redes sociais, para incentivar a proteção solar da população adolescente. Há também a possibilidade de criar um programa académico semelhante ao da Austrália, que seja estruturado e eficaz nas escolas públicas.

Referências

Allen, K., Cappel, M., Killian, J., & Brewer, J. (2014). Carcinoma basoescamoso e carcinoma basocelular metatípico: uma revisão do tratamento com cirurgia micrográfica de Mohs. *International Journal Of Dermatology*, n/a-n/a. doi:10.1111/ijd.12587

Ando, N., Kato, H., Igaki, H., Shinoda, M., Ozawa, S., & Shimizu, H. et al. (2012). Um ensaio randomizado comparando quimioterapia adjuvante pós-operatória com cisplatina e 5-fluorouracil versus quimioterapia pré-operatória para carcinoma de células escamosas avançado localizado do esôfago torácico (JCOG9907). *Annals Of Surgical Oncology*, *19*(1), 68-74.

doi:10.1245/s10434-011-2049-9

Breitbart, E., Waldmann, A., Nolte, S., Capellaro, M., Greinert, R., Volkmer, B., & Katalinic, A. (2012). Rastreio sistemático do cancro da pele no Norte da Alemanha. *Jornal da Academia Americana Of Dermatology*, *66*(2), 201-211. doi:10.1016/j.jaad.2010.11.016

Cancer.org,. (2014). Prevalência do cancro: Quantas pessoas têm cancro? Recuperado em 3 de julho de 2014, de http://www.cancer.org/cancer/cancerbasics/cancer-prevalence

Cancer.org,. (2014). Como é que o cancro da pele melanoma é estadiado? Obtido em 3 de julho de 2014, de http://www.cancer.org/cancer/skincancer- melanoma/detailedguide/melanoma-skin-cancer-staging

Florea, A., & Büsselberg, D. (2011). Cisplatina como um medicamento antitumoral: Mecanismos celulares de atividade, resistência a medicamentos e efeitos colaterais induzidos. *Cancros*, *3*(1), 1351-1371. doi:10.3390/cancros3011351

Holden, L. (n.d.). Gestão de Enfermagem da Mucosite Oral.

Hong, J., Rosenberg, S., Dudley, M., Yang, J., White, D., Butman, J., & Sherry, R. (2010). Tratamento bem-sucedido de metástases cerebrais de melanoma com terapia celular adotiva. *Clinical Cancer Research*, *16*(19), 4892-4898. doi:10.1158/1078-0432.ccr-10-1507

Karagas, M., Zens, M., Li, Z., Stukel, T., Perry, A., & Gilbert-Diamond, D. et al. (2014). Carcinoma basocelular de início precoce e bronzeamento artificial: Um estudo de base populacional. *PEDIATRICS*, *134*(1), e4-e12. doi:10.1542/peds.2013-3559

Khan, N., Khan, M., Almasan, A., Singh, A., & Macklis, R. (2011). O papel evolutivo da radioterapia no tratamento do melanoma maligno. *International Journal Of Radiation Oncology*Biology*Physics*, *80*(3), 645-654. doi:10.1016/j.ijrobp.2010.12.071

Kim, J., Choi, J., Ahn, H., Kye, Y., & Seo, S. (2012). Um caso de melanoma espitzóide com metástase de linfonodo em uma criança. *Jornal da Ciência Médica Coreana*, *27*(4), 454-457. doi:10.3346/jkms.2012.27.4.454

Lazovich, D., Choi, K., & Vogel, R. (2012). Hora de levar a sério a prevenção do cancro da pele. *Cancer Epidemiology Biomarkers & Prevention*, *21*(11), 1893-1901. doi:10.1158/1055-9965.epi-12-0327

Luke, J., & Schwartz, G. (2013). Quimioterapia no tratamento do melanoma maligno cutâneo avançado. *Clínicas em Dermatologia*, *31* (3), 290-297. doi: 10.1016 / j.clindermatol.2012.08.016

Mera, R., Suaya, J., Amrine-Madsen, H., Hogea, C., Miller, L., & Lu, E. et al. (2011). Papel crescente do Staphylococcus aureus e das infecções por Staphylococcus aureus resistentes à meticilina adquiridas na comunidade nos Estados Unidos: A 10-Year Trend of Replacement and Expansion [Uma tendência de substituição e expansão de 10 anos]. *Microbial DrugResistance*, *17*(2), 321-328. doi:10.1089/mdr.2010.0193

Moyer, V. (2012). Aconselhamento comportamental para prevenir o cancro da pele: Declaração de Recomendação da Força-Tarefa de Serviços Preventivos dos EUA. *Annals Of Internal Medicine*, *157*(1), 59. doi:10.7326/0003-4819-157-1- 201207030-00442

Ratushny, V., Gober, M., Hick, R., Ridky, T., & Seykora, J. (2012). Do queratinócito ao câncer: a patogênese e a modelagem do carcinoma espinocelular cutâneo. *Jornal de Investigação Clínica*, *122*(2), 464-472. doi:10.1172/jci57415

Rogers, H., Weinstock, M., Harris, A., Hinckley, M., Feldman, S., Fleischer, A., & Coldiron, B. (2010). Estimativa de incidência de cancro de pele não melanoma nos Estados Unidos, 2006. *Arch Dermatol*, *146*(3). doi:10.1001/archdermatol.2010.19

Ross, M., & Gershenwald, J. (2011). Tratamento baseado em evidências do melanoma em estágio inicial. *Journal Of Surgical Oncology*, *104*(4), 341-353. doi:10.1002/jso.21962

Saranga-Perry, V., Ambe, C., Zager, J., & Kudchadkar, R. (2014). Desenvolvimentos recentes no tratamento médico e cirúrgico do melanoma. *CA: Um Jornal de Câncer para Clínicos*, *64*(3), 171-185. doi:10.3322/caac.21224

Siegel, R., Naishadham, D., & Jemal, A. (2013). Estatísticas do cancro, 2013. *CA: Um Jornal de Cancro para Clínicos*, *63*(1), 11-30. doi:10.3322/caac.21166

Sinclair, C., Makin, J., Tang, A., Brozek, I., & Rock, V. (2014). O papel da defesa da saúde pública na obtenção de uma proibição direta de camas de bronzeamento comercial na Austrália. *Am J Public Health*, *104*(2), e7-e9. doi:10.2105/ajph.2013.301703

Skincancer.org,. (2014). Carcinoma basocelular (CBC) - SkinCancer.org. Recuperado em 3 de julho de 2014, de http://www.skincancer.org/skin-cancer- information/basal-cell-carcinoma

Skincancer.org,. (2014). Carcinoma de células escamosas (SCC) - SkinCancer.org. Recuperado em 3 de julho de 2014, de http://www.skincancer.org/skin-cancer-information/squamous-cell-carcinoma

Turner, D., Harrison, S., Buettner, P., & Nowak, M. (2014). School sunprotection policies--does being SunSmart make a difference? *Investigação em Educação para a Saúde*, *29*(3), 367-377. doi:10.1093/her/cyu010

Walls, A., Han, J., Li, T., & Qureshi, A. (2013). Fatores de risco do hospedeiro, índice ultravioleta de residência e melanoma maligno incidente in situ entre mulheres e homens dos

EUA. *American Journal Of Epidemiology*, *177*(9), 997-1005. doi:10.1093/aje/kws335

Apêndice A

http://emedicine.medscape.com/article/2007147-overview

TO Sem evidência de tumor primário

TisMelanoma in situ

T1Melanoma $\leq$ 1,0 mm de espessura

T1a: Sem ulceração e mitoses < 1/mm^2

T1b: Com ulceração ou mitoses $\geq$ 1/mm^2

Melanomas T2 com 1,01-2,0 mm de espessura

T2a: Sem ulceração

T2b: Com ulceração

Melanomas T3 2,01-4,0 mm de espessura

T3a: Sem ulceração

T3b: Com ulceração

T4 Melanomas > 4,0 mm de espessura

T4a: Sem ulceração

T4b: Com ulceração

Gânglios linfáticos regionais (N)

NX Doentes em que os gânglios regionais não podem ser avaliados (ou seja, previamente removidos por outra razão)

N0 Não foram detectadas metástases regionais

N1- Metástases regionais com base no número de nódulos metastáticos e

3 presença ou ausência de metástases intralinfáticas (em trânsito ou metástases satélite)

N1 1 gânglio linfático

N1a: Micrometástases

N1b: Macrometástases

N2 2 ou 3 gânglios linfáticos

N2a: Micrometástases

N2b: Macrometástases

N2c: Metabolismo(s)/satélite(s) em trânsito sem gânglios linfáticos metastáticos

N3 $\geq$ 4 gânglios linfáticos metastáticos, ou gânglios linfáticos emaranhados, ou met(s)/satélite(s) em trânsito com gânglio(s) linfático(s) metastático(s)

Metástases à distância (M)

M0 Sem evidência detetável de metástases à distância

M1a Metástases para a pele, subcutâneo ou gânglios linfáticos distantes, nível sérico normal de lactato desidrogenase (LDH)

M1b Metástases pulmonares, nível normal de LDH

M1c Metástases para todos os outros locais viscerais ou metástases à distância para qualquer local combinadas com um nível sérico elevado de LDH

CAPÍTULO 28

Os benefícios e os efeitos nocivos do consumo de café

Resumo

O café é a bebida mais consumida em todo o mundo. Os efeitos do café na saúde têm sido objeto de controvérsia durante anos. Este documento discute as conclusões de artigos recentes sobre os benefícios e os efeitos nocivos do consumo de café. Artigos revisados por pares publicados entre 2009 e 2014 são examinados; os benefícios e riscos associados ao consumo de café são avaliados e resumidos.

O consumo de café é inversamente proporcional ao risco de desenvolver diabetes, doença hepática, cancro endométrico, cancro colorrectal, doença cardíaca, doença arterial coronária, acidente vascular cerebral, doença de Alzheimer e doença de Parkinson. Além disso, o café tem actividades antimicrobianas que protegem o organismo de diferentes bactérias patogénicas. No entanto, existem também efeitos nocivos associados ao consumo excessivo de café, como o aumento do risco de cancro da bexiga, cancros relacionados com o sistema endócrino e aumento dos níveis séricos de lípidos. Além disso, o consumo de café por uma mulher grávida tem efeitos nocivos para o feto. O consumo de café durante o primeiro trimestre tem sido associado a uma redução excessiva do crescimento esquelético do feto, a abortos tardios, a nados-mortos e a alterações do comportamento da criança. De um modo geral, estudos recentes parecem apoiar os benefícios do consumo de café, desde que seja feito com moderação. No entanto, é aconselhável que as mulheres grávidas evitem totalmente o consumo de café.

Introdução

O café é a segunda bebida mais consumida no mundo depois da água (Butt e Sultan, 2011). O seu comércio é estimado em mais de 10 mil milhões de dólares americanos e é consumido por milhões de pessoas todos os dias (Butt e Sultan, 2011; Esquivel e Jiménez 2012). É desejado pelo seu efeito estimulante e refrescante (George et al., 2008). O café pertence à tribo Coffea, à família Rubiaceae e à subfamília Cinchonoidea. É composto por compostos químicos complexos, que são responsáveis por uma série de bioactividades como a atividade antioxidante, a atividade anticarcinogénica e a atividade antimutagénica (George et al., 2008). Os compostos mais comuns do café, como a cafeína e o ácido clorogénico, têm sido muito estudados em termos dos seus riscos e benefícios para a saúde (Butt e Sultan, 2011).

O café e os seus principais compostos têm sido objeto de um estudo rigoroso; no entanto, a questão de saber se o café é benéfico ou prejudicial para a saúde continua a ser controversa. A maior parte da literatura publicada nos últimos 5 anos discute mais os benefícios do café do que os seus malefícios. Os benefícios do café incluem o seu fator de proteção contra a diabetes, o cancro, a doença de Alzheimer e a doença de Parkinson. Por outro lado, tem sido associado ao aumento dos níveis séricos de lípidos e apresenta efeitos nocivos durante a gravidez. Para além disso, a propriedade viciante da cafeína e a fadiga muscular que acompanha a sua retirada podem ser consideradas os seus efeitos nocivos (Butt e Sultan, 2011).

Este documento de análise avalia e resume os efeitos do consumo de café na saúde. O objetivo deste documento é informar as pessoas sobre os diferentes benefícios para a saúde, os efeitos nocivos e as controvérsias associadas ao consumo de café.

Metodologia

Foi efectuada uma estratégia de pesquisa utilizando o Google Scholar, NCBI- PubMed e MEDLINE; foram avaliadas as principais literaturas revistas por pares e as revisões de meta-análises. Os critérios de inclusão dos artigos incluíram os publicados em inglês entre 2009 e 2014, e os que abordavam os seguintes termos e frases-chave: "factores de risco do café", "benefícios do café", "efeitos do café na saúde", "café e gravidez", e "efeitos da cafeína na saúde". O processo de revisão começou com a avaliação dos títulos e foram selecionados os artigos mais relevantes (N=50). Os resumos dos artigos selecionados foram revistos em profundidade e os artigos irrelevantes foram eliminados. Foi realizada uma revisão do texto integral das publicações selecionadas (N=36) e a informação foi categorizada em secções com base no seu conteúdo. Estes conteúdos são: o efeito do consumo de café na diabetes, o café e as doenças do fígado, o consumo de café e o cancro, o efeito do café nas doenças cardiovasculares e no AVC, o café como antibiótico e probiótico, o efeito do café na doença de Alzheimer e na doença de Parkinson e o consumo de café durante a gravidez. Os conteúdos resultantes são discutidos a seguir.

Resultados e discussão

O efeito do consumo de café na diabetes

O consumo de café reduz os riscos de diabetes. Uma revisão sistémica com meta-análise conduzida por Huxley et al. (2009) relata a associação entre diabetes e consumo de café a partir de 18 estudos com informações sobre 457.922 participantes. Após o ajuste para fatores de confusão, indicou-se uma relação inversa entre o consumo de café e o risco de diabetes, em que houve uma redução de 7% no excesso de risco de diabetes com cada xícara adicional de café consumida (RR=0,93; 95% CI: 0,91,0,95). Os resultados também foram consistentes com o café descafeinado (Huxley et al., 2009). Ding et al. (2014) também encontraram resultados semelhantes, que indicavam que tanto o café com cafeína como o descafeinado tinham resultados semelhantes na redução do risco de diabetes. Além disso, num estudo de caso-controlo aninhado num estudo prospetivo sobre a saúde das mulheres realizado por Goto et al. (2011), as mulheres na pós-menopausa com diabetes de tipo 2 recentemente diagnosticada (N=359) foram emparelhadas com participantes de controlo (N=359) em termos de idade, raça,

duração do acompanhamento e hora da colheita de sangue. Foram seguidas durante 10 anos, e foi indicada uma associação positiva entre o café com cafeína e a globulina de ligação à hormona sexual (SHBG) (níveis médios geométricos de SHBG ajustados por multivariáveis para mulheres que consomem ≥4 chávenas/dia de café com cafeína = 26,6 nmol/l em comparação com as que não bebem = 23,0nmol/l valor de p =0,001) (Goto et al., 2011). Além disso, o OR multivariado ajustado (odds ratio) de diabetes tipo 2 para consumidores de café (≥4 xícaras / dia) foi de 0,47 a 95% CI = 0,23,0,94, p = 0,047 em comparação com não bebedores de café. Isso indica que a relação inversa entre o consumo de café e a redução do risco de diabetes tipo 2 pode ser devida à SHBG para mulheres na pós-menopausa (Goto et al., 2011).
Urzúa et al. (2012) estudaram o efeito da cafeína na glicémia e na tolerância à glicose em ratos Wistar machos saudáveis e diabéticos, nos quais receberam diferentes doses de cafeína por dia (60 dias para ratos saudáveis e 45 dias para ratos diabéticos). A cafeína não teve qualquer efeito nos ratos saudáveis, mas nos ratos diabéticos os níveis de glucose no sangue diminuíram e a tolerância à glucose melhorou com o aumento da dose de cafeína (Urzúa et al., 2012).
Num estudo de coorte prospetivo, mulheres francesas com idades compreendidas entre os 41 e os 72 anos, sem diabetes no início do estudo (N=69 532), foram seguidas durante 11 anos, tendo-se verificado uma relação inversa entre o consumo de café ao almoço e o risco de diabetes (Sartorelli et al., 2010). Outros estudos também registaram resultados semelhantes (Kotyczka et al., 2011; Oba et al., 2010; Floegel et al., 2012 & Maheshwari et al., 2012). Embora o principal composto responsável por esta relação ainda seja desconhecido, suspeita-se que o ácido clorogénico presente no café seja o principal responsável (Maheshwari et al., 2012). O ácido clorogénico é um polifenol contido nos grãos de café verde e tem sido associado à prevenção da estenose hepática induzida pela dieta e à resistência à insulina através da redução da produção de glicose hepática (HGP) (Lecoultre et al, 2014).

Café e doença hepática

O consumo de café tem sido apontado como tendo uma relação inversa com a cirrose hepática (Muriel & Arauz, 2010). A cirrose hepática e as lesões hepáticas são passos patogénicos para a hepatocarcinogénese, e esta relação inversa com o consumo de café leva a uma redução do risco de cancro hepático. Alguns ingredientes presentes no café (kahweol, diterpenos e cafestol) actuam como bloqueadores de enzimas que participam na desintoxicação de carcinogéneos, induzem a enzima glutationa-S- transferase e inibem a N-acetiltransferase resultando na alteração do metabolismo xenotóxico (Muriel & Arauz, 2010). No estudo de Modi et al. (2010), 177 pacientes (99 homens) submetidos a biópsia hepática foram questionados sobre a ingestão de cafeína em três momentos durante um período de seis meses e o efeito da cafeína em pacientes com cirrose/fibrose hepática leve e avançada foi avaliado. Os resultados indicaram que ≥2,25 chávenas de café/dia estavam associadas a uma redução da fibrose hepática (OR=0,33; IC: 0,14,0,80; P = 0,015) na cirrose/fibrose hepática ligeira. Além disso, quando a idade, o sexo, a raça, o IMC, a ingestão de álcool e a doença hepática foram controlados, a associação continuou a ser significativa (OR=0,25; 95% CI: 0,09,0,67; P = 0,006) (Modi et al., 2010).

O consumo de café e o cancro

Uma revisão meta-analítica da associação entre o consumo de café e o risco de cancro do endométrio em 6.628 pacientes de 16 estudos (10 estudos de caso-controlo e 6 estudos de coorte) indicou uma relação inversa. Ambos os tipos de desenhos de estudo indicaram que o aumento do consumo de café está associado a uma redução do risco de cancro do endométrio RR=0,69; IC 95%: 0,55-0,87 para estudos de caso-controlo e RR=0,70; IC 95%: 0,610,80 para estudos de coorte (Je & Giovannucci, 2012). Arab (2010) também refere que o café tem uma associação protetora com os cancros hepatocelular e do endométrio.

Outra meta-análise de estudos de caso-controlo que incluíram 14 846 casos de doentes com cancro colorrectal, do cólon ou do reto (24 estudos) examinou a associação entre o consumo de café e o cancro colorrectal (Galeone et al., 2010). Depois de controlar os factores de confusão e a área geográfica, os resultados indicam que o consumo moderado de café reduz o risco de cancro colorrectal. Consumidores moderados versus não consumidores: OR = 0,83 (IC 95% 0,73-0,95) para o cancro colorrectal, 0,93 (IC 95% 0,81-1,07) para o cancro do cólon e 0,98 (IC 95% 0,85-1,13) para o cancro rectal (Galeone et al., 2010).

O consumo de café também tem um fator de proteção contra o cancro da próstata. Numa análise prospetiva de 47 911 homens a quem foi perguntado sobre o seu consumo de café de quatro em quatro anos durante 20 anos (1986-2006), o consumo de café teve uma relação inversa com o risco de cancro da próstata letal após o controlo de factores de confusão como o tabagismo e a obesidade (Wilson et al., 2011). Contudo, Wilson et al (2011) indicam que esta relação se baseia nos ingredientes do café que não contêm cafeína.

Por outro lado, o risco de cancro da bexiga nos homens aumenta com um maior consumo de café (Arab, 2010). Além disso, o consumo de café está associado a um aumento do risco de cancros relacionados com o sistema endócrino (Allred et al., 2009). Este risco deve-se à trigonelina (Trig) (um composto relacionado com a niacina presente no café). A trigonellina ativa os receptores de estrogénio (ER), induz a expressão excessiva de genes alvo do ER e estimula o crescimento de células de cancro da mama humano dependentes de estrogénio (MCF-7) (Allred et al., 2009).

Efeito do café nas doenças cardiovasculares e no AVC

Os ácidos clorogénicos presentes no café têm um "efeito anti-hipertensão" e podem reduzir o risco de doenças cardíacas (Zhao et al., 2012; Maheshwari et al., 2012). Uma meta-análise de estudos de coorte prospectivos, que incluiu 15.599 casos de 21 estudos, avaliou a associação entre o consumo de café e a doença coronária (CHD) (Wu et al., 2009). O RR foi agrupado usando o método baseado na variância, e uma quantidade moderada de café (3-4 chávenas por dia) foi associada a um risco reduzido de CHD nas mulheres (RR= 0,82; 95% CI: 0,73,0,92; p<0,001) num seguimento de 10 anos (Wu et al., 2009). Além disso, o consumo reduzido ou nulo de café está associado a um maior risco de AVC (Larsson, Virtamo, & Wolk, 2011).

Num estudo de coorte prospetivo, 34.670 mulheres sem doença cardiovascular na linha de base foram acompanhadas durante 10,4 anos na Suécia. Os riscos relativos multivariáveis de AVC total em associação com o consumo de café foram RR=1 para o consumo de <1 chávena/dia; RR=0,78; IC 95%: 0,66,0,91 para o consumo de 1 a 2 chávenas/dia, RR= 0,75; IC 95%: 0,64, 0,88 para o consumo de 3 a 4 chávenas/dia, e RR=0,77; IC 95%: 0,63,0,92 para o consumo de ≥5 chávenas/dia com P=0,02 (Larsson et al., 2011). Além disso, um consumo moderado de café está associado a um risco reduzido de doença arterial coronária (Di Castelnuovo et al., 2012). No entanto, Celik, Iyisoy e Amasyali (2010) afirmam que um maior consumo de cafeína por pessoas com um metabolismo mais lento e que bebem mais de duas chávenas de café por dia correm um maior risco de doença arterial coronária.

Por outro lado, o consumo de café aumenta os níveis de lípidos séricos no organismo (Cai et al., 2012). Numa meta-análise de ensaios de controlo aleatórios, o efeito do café nos lípidos séricos foi avaliado em 1017 indivíduos de 12 estudos. O consumo de café foi associado a um aumento de 8,1 mg/dl no colesterol total (CT) (IC 95%: 1,4, 9,5; P=0,009), a um aumento de 5,4 mg/dl no colesterol de lipoproteínas de baixa densidade (LDL-C) (IC 95%: 1,4, 9,5; P=0,009) e a um aumento de 12,6 mg/dl nos triglicéridos (TG) (IC 95%: 3,5, 12,6; P=0,007) (Cai et al, 2012). Este aumento dos níveis séricos de lípidos pode conduzir a doenças cardiovasculares e complicações relacionadas. Além disso, num estudo realizado por Buscemi et al, (2010), o café com cafeína tende a ter uma maior capacidade antioxidante, o que aumenta a dilatação mediada pelo fluxo (FMD) da artéria braquial, que tem um efeito agudo na função endotelial de pessoas saudáveis.

O café como antibiótico e probiótico

O café contém compostos que têm actividades antimicrobianas (Singh Arora, Jeet Kaur & Kaur, 2009). Num estudo que examinou o efeito do café em seis estirpes de bactérias patogénicas humanas, o café inibiu o crescimento bacteriano mesmo após a adição de leite e açúcar (Singh et al., 2009). Além disso, o café está associado à redução da probabilidade de transporte nasal de Staphylococcus aureus resistente à meticilina (MRSA) (Matheson et al., 2011). As pessoas que relataram consumir café tiveram uma redução de cerca de metade no risco de transporte nasal de MRSA em comparação com indivíduos que não consumiam café (OR= 0,47; IC95%: 0,24,0,93) (Matheson et al., 2011). Ao mesmo tempo, o café tem a capacidade de atuar como um probiótico. Num estudo realizado por Jaquet et al., (2009), foi pedido a 16 adultos saudáveis que consumissem 3 chávenas/dia de café durante três semanas, e as suas amostras fecais foram testadas para grupos bacterianos específicos. Em três semanas, a população e as actividades metabólicas de Bifidobacterium spp. aumentaram (p=0,02). Sabe-se que a Bifidobacterium spp. tem efeitos benéficos no corpo humano (Jaquet et al., 2009).

Efeito do café na doença de Alzheimer e de Parkinson

O consumo de café reduz o risco de contrair a doença de Alzheimer, porque os antioxidantes presentes no café reduzem as espécies reactivas de oxigénio que estão envolvidas na patogénese da doença de Alzheimer (Kotyczka et al., 2011). O café torrado escuro, rico em iões N-metilpiridínio e com menor teor de ácidos clorogénicos, é mais eficaz na melhoria do estado antioxidante dos eritrócitos do que o café torrado claro, com menor teor de iões N-metilpiridínio e maior teor de ácidos clorogénicos (Kotyczka et al., 2011). Cao et al. (2011), também indicam que o consumo de café com o envelhecimento reduz o risco da doença de Alzheimer. Ao mesmo tempo, existe uma associação inversa entre o consumo de café e o risco de doença de Parkinson (Hamza et al., 2011).

Consumo de café durante a gravidez

As mulheres grávidas são consideradas um grupo de risco da população e é necessário prestar-lhes especial atenção (Kuczkowski, 2009). O consumo de café por uma mulher grávida pode afetar negativamente o crescimento esquelético do feto (Bakker et al., 2010). O consumo de café durante a gravidez está associado a um menor comprimento da coroa e da alcatra no primeiro trimestre, ao comprimento do fémur no segundo e terceiro trimestres e ao comprimento à nascença (Bakker et al., 2010). Além disso, se a mãe consumir mais de seis chávenas de café por dia, existe um risco elevado de nascimento de bebés pequenos para a idade gestacional (Bakker et al., 2010).

Embora as provas que sustentam esta afirmação sejam limitadas, alguns estudos demonstraram que o aumento da ingestão de cafeína por uma mulher grávida pode alterar o comportamento e o controlo respiratório da descendência (Aden, 2011). Ao mesmo tempo, o aumento da ingestão de bebidas de café com cafeína (média=145 mg/dia) durante o primeiro trimestre está altamente associado ao risco de aborto tardio e nado-morto. Esta descoberta foi significativa com um valor de p=0,004 após o ajuste para factores de confusão como o estatuto de fumador (Greenwood et al., 2010).

Por outro lado, as metilxantinas, compostos encontrados no café, mostraram um efeito protetor positivo na hipóxia/isquemia de recém-nascidos. Além disso, "um efeito positivo a longo prazo sobre a função pulmonar e o desenvolvimento do SNC foi encontrado em bebés humanos prematuros tratados com altas doses de cafeína para apneias" (Aden, 2011).

Além disso, o consumo de café por uma mãe grávida está inversamente associado ao desenvolvimento de autoimunidade avançada das células β na descendência (Virtanen et al., 2011). Num estudo de coorte prospetivo finlandês, foram estudados/acompanhados bebés com suscetibilidade à diabetes tipo 1 conferida pelo antigénio leucocitário humano (HLA)-DQB1 e as respectivas mães (N=4297) durante cerca de 4,4 anos. Num intervalo de 3-12 meses, os anticorpos associados à diabetes tipo 1 foram medidos a partir da amostra de sangue das crianças; e as mães preencheram um questionário de frequência alimentar. Depois de ajustado o grupo de risco genético e a diabetes familiar, o consumo materno de café foi inversamente associado ao desenvolvimento de autoimunidade avançada das células β nas crianças. O nível de significância manteve-se constante em p=0,04, mesmo após o controlo de factores de confusão como factores sociodemográficos, perinatais e outros factores dietéticos (Virtanen et al., 2011).

Conclusão

De acordo com a maioria dos estudos acima referidos, o consumo de café traz mais benefícios do que malefícios. O café tem um fator de proteção contra a diabetes, a doença hepática, o cancro endométrico, o cancro colorrectal, a doença cardíaca, a doença arterial coronária, o acidente vascular cerebral, a doença de Alzheimer e a doença de Parkinson. Tem também actividades antimicrobianas e probióticas que são benéficas para o organismo. No entanto, o consumo de café também tem os seus malefícios, como o aumento do risco de cancro da bexiga, cancros relacionados com o sistema endócrino e aumento dos níveis séricos de lípidos. A chave para equilibrar os benefícios do café e reduzir os seus malefícios é beber café com moderação. A maioria dos estudos indicou que os maiores benefícios do café estão no seu consumo em quantidades moderadas. Embora tenham sido dadas diferentes medidas para a quantidade moderada, aproximadamente duas chávenas por dia parece ser a medida mais comum e razoável.

No caso da gravidez e do consumo de café, as probabilidades são maiores no sentido de evitar o consumo de café durante a gravidez. O consumo de café está associado à redução do crescimento esquelético do feto, a abortos espontâneos, a nados-mortos e a alterações do comportamento da criança. Embora existam estudos favoráveis ao consumo de café durante a gravidez, é necessário efetuar estudos mais rigorosos antes de considerar o café como uma bebida segura durante a gravidez. Por conseguinte, até que novos estudos demonstrem o contrário, é mais aconselhável que as mulheres grávidas evitem o consumo de café.

Referências

Adén, U. (2011). Methylxanthines during pregnancy and early postnatal life. *Handbook of ExperimentalPharmacology* , (200), 373-89. doi:10.1007/978-3-642-13443-2 14

Allred, K. F., Yackley, K. M., Vanamala, J., & Allred, C. D. (2009). Trigonelline é um novo fitoestrogénio nos grãos de café. *The Journal of Nutrition, 139*(10), 1833-8. doi:10.3945/jn.109.108001

Arab, L. (2010). Evidências epidemiológicas sobre o café e o cancro. *Nutrition and Cancer, 62*(3), 271-83. doi:10.1080/01635580903407122

Bakker, R., Steegers, E. A. P., Obradov, A., Raat, H., Hofman, A., & Jaddoe, V. W. V. (2010). Ingestão materna de cafeína do café e do chá, crescimento fetal e riscos de resultados adversos no nascimento: o Estudo Generation R. *The American Journal of Clinical Nutrition, 91*(6), 1691-8. doi:10.3945/ajcn.2009.28792

Buscemi, S., Batsis, J. A., Arcoleo, G., & Verga, S. (2010). Café e função endotelial: uma batalha entre cafeína e antioxidantes? *Jornal Europeu de Nutrição Clínica, 64*(10), 1242-3. doi:10.1038/ejcn.2010.137

Butt, M. S., & Sultan, M. T. (2011). Café e seu consumo: benefícios e riscos. *Critical Reviews in Food Science and Nutrition, 51*(4), 363-73. doi:10.1080/10408390903586412

Cai, L., Ma, D., Zhang, Y., Liu, Z., & Wang, P. (2012). O efeito do consumo de café nos lípidos séricos: uma meta-análise de ensaios aleatórios controlados. *Jornal Europeu de Nutrição Clínica, 66*(8), 872-7. doi:10.1038/ejcn.2012.68

Cao, C., Wang, L., Lin, X., Mamcarz, M., Zhang, C., Bai, G., ... Arendash, G. (2011). A cafeína sinergiza com outro componente do café para aumentar o GCSF plasmático: ligação a benefícios cognitivos em ratos de Alzheimer. *Journal of Alzheimer's DiseaseU: JAD, 25*(2), 323-35. doi:10.3233/JAD-2011-110110

Celik, T., Iyisoy, A., & Amasyali, B. (2010). The effects of coffee intake on coronary heart disease: ongoing controversy. *International Journal of Cardiology, 144*(1), 118. doi:10.1016/j.ijcard.2008.12.112

Di Castelnuovo, A., di Giuseppe, R., Iacoviello, L., & de Gaetano, G. (2012). Consumo de cacau, chá e café e risco de doença cardiovascular. *European Journal of InternalMedicine* , *23*(1), 15-25. doi:10.1016/j.ejim.2011.07.014

Ding, M., Bhupathiraju, S. N., Chen, M., van Dam, R. M., & Hu, F. B. (2014). Consumo de café com cafeína e descafeinado e risco de diabetes tipo 2: uma revisão sistemática e uma meta-análise de dose-resposta. *Diabetes Care*, *37*(2), 569-86. doi:10.2337/dc13-1203

Esquivel, P., & Jiménez, V. M. (2012). Propriedades funcionais do café e subprodutos do café. *Food Research International*, *46*(2), 488-495. doi:10.1016/j.foodres.2011.05.028

Floegel, A., Pischon, T., Bergmann, M. M., Teucher, B., Kaaks, R., & Boeing, H. (2012). Consumo de café e risco de doença crónica no estudo European Prospective Investigation into Cancer and Nutrition (EPIC) - Alemanha. *The American Journal of Clinical Nutrition*, *95*(4), 9018. doi:10.3945/ajcn.111.023648

Galeone, C., Turati, F., La Vecchia, C., & Tavani, A. (2010). Consumo de café e risco de cancro colorrectal: uma meta-análise de estudos de caso-controlo. *Cancer Causes & ControlU : CCC*, *21*(11), 1949-59. doi:10.1007/s10552-010-9623-5

George, S. E., Ramalakshmi, K., & Mohan Rao, L. J. (2008). Uma perceção dos benefícios do café para a saúde. *Critical Reviews in Food Science and Nutrition*, *48*(5), 464-86. doi:10.1080/10408390701522445

Goto, A., Song, Y., Chen, B. H., Manson, J. E., Buring, J. E., & Liu, S. (2011). Consumo de café e cafeína em relação à globulina de ligação às hormonas sexuais e risco de diabetes tipo 2 em mulheres na pós-menopausa. *Diabetes*, *60*(1), 269-75. doi:10.2337/db10-1193

Greenwood, D. C., Alwan, N., Boylan, S., Cade, J. E., Charvill, J., Chipps, K. C., ... Wild, C. P. (2010). Caffeine intake during pregnancy, late miscarriage and stillbirth. *European Journal of Epidemiology*, *25*(4), 275-80. doi:10.1007/s10654-010-9443-7

Hamza, T. H., Chen, H., Hill-Burns, E. M., Rhodes, S. L., Montimurro, J., Kay, D. M., . Payami, H. (2011). O estudo genético-ambiental que abrange todo o genoma identifica o gene do recetor de glutamato GRIN2A como um gene modificador da doença de Parkinson através da interação com o café. *PLoS Genetics*, *7*(8), e1002237. doi:10.1371/journal.pgen.1002237

Huxley, R., Man, C., Lee, Y., Barzi, F., & Timmermeister, L. (2009). Coffee, Decaffeinated Coffee, and Tea Consumption in Relation to Incident Type 2 Diabetes Mellitus, *169*(22), 2053-2063.

Jaquet, M., Rochat, I., Moulin, J., Cavin, C., & Bibiloni, R. (2009). Impact of coffee consumption on the gut microbiota: a human volunteer study. *International Journal of Food Microbiology*, *130*(2), 117-21. doi:10.1016/j.ijfoodmicro.2009.01.011

Je, Y., & Giovannucci, E. (2012). Consumo de café e risco de cancro do endométrio: resultados de uma grande meta-análise actualizada. *Jornal Internacional do Cancro. Jornal Internacional do Cancro*, *131*(7), 1700-10. doi:10.1002/ijc.27408

Kotyczka, C., Boettler, U., Lang, R., Stiebitz, H., Bytof, G., Lantz, I., . Somoza, V. (2011). O café torrado escuro é mais eficaz do que o café torrado claro na redução do peso corporal e na restauração das concentrações de vitamina E e glutatião nos glóbulos vermelhos em voluntários saudáveis. *Molecular Nutrition & Food Research*, *55*(10), 1582-6. doi:10.1002/mnfr.201100248

Larsson, S. C., Virtamo, J., & Wolk, A. (2011). Consumo de café e risco de acidente vascular cerebral em mulheres. *Stroke; a Journal of Cerebral Circulation*, *42*(4), 908-12. doi:10.1161/STROKEAHA.110.603787

Lecoultre, V., Carrel, G., Egli, L., Binnert, C., Boss, A., MacMillan, E. L., ... Tappy, L. (2014). O consumo de café atenua a resistência à insulina hepática induzida por frutose a curto prazo em homens saudáveis. *The American Journal of Clinical Nutrition*, *99*(2), 268-75. doi:10.3945/ajcn.113.069526

Maheshwari, R., Rani, B., Vikram, S. S., & Parihar, S. (2010). The Quiescent Benefits and Drawbacks of Coffee Intake. *J. Biol. Chem. Research*, *27*(1).

Matheson, E. M., Mainous, A. G., Everett, C. J., & King, D. E. (2011). Consumo de chá e café e transporte nasal de MRSA. *Annals of Family Medicine*, *9*(4), 299-304. doi:10.1370/afm.1262

Modi, A. A., Feld, J. J., Park, Y., Kleiner, D. E., Everhart, J. E., Liang, T. J., & Hoofnagle, J. H. (2010). O aumento do consumo de cafeína está associado à redução da fibrose hepática. *Hepatology (Baltimore, Md.)*, *51*(1), 2019. doi:10.1002/hep.23279

Muriel, P., & Arauz, J. (2010). Café e doenças hepáticas. *Fitoterapia*, *81*(5), 297-305. doi:10.1016/j.fitote.2009.10.003

Oba, S., Nagata, C., Nakamura, K., Fujii, K., Kawachi, T., Takatsuka, N., & Shimizu, H. (2010). Consumo de café, chá verde, chá oolong, chá preto, snacks de chocolate e o teor de cafeína em relação ao risco de diabetes em homens e mulheres japoneses. *The British Journal of Nutrition*, *103*(3), 453-9. doi:10.1017/S0007114509991966

Sartorelli, D. S., Fagherazzi, G., Balkau, B., Touillaud, M. S., Boutron-Rouult, M.-C., de Lauzon-Guillain, B., & Clavel-Chapelon, F. (2010). Efeitos diferenciais do café no risco de diabetes tipo 2 de acordo com o consumo de refeições numa coorte francesa de mulheres: o estudo de coorte E3N/EPIC. *The American Journal of Clinical Nutrition, 91* (4), 1002-12. doi:10.3945/ajcn.2009.28741

Singh Arora, D., Jeet Kaur, G., & Kaur, H. (2009). Atividade antibacteriana do chá e do café: Os seus extractos e preparações. *International Journal ofFood Properties*, *12*(2), 286-294. doi:10.1080/10942910701675928

Urzúa, Z., Trujillo, X., Huerta, M., Trujillo-Hernández, B., Ríos-Silva, M., Onetti, C., ... Sánchez-Pastor, E. (2012). Efeitos da administração crónica de cafeína nos níveis de glicose no sangue e na tolerância à glicose em ratos saudáveis e diabéticos. *The Journal ofInternational Medical Research*, *40*(6), 2220-30. Retrievedfrom http://www.ncbi.nlm.nih.gov/pubmed/23321179

Virtanen, S. M., Uusitalo, L., Kenward, M. G., Nevalainen, J., Uusitalo, U., Kronberg-Kippila, C., . Knip, M. (2011). Consumo de alimentos maternos durante a gravidez e risco de autoimunidade avançada das células β na prole. *Pediatric Diabetes*, *12*(2), 95-9. doi:10.1111/j.1399- 5448.2010.00668.x

Wilson, K. M., Kasperzyk, J. L., Rider, J. R., Kenfield, S., van Dam, R. M., Stampfer, M. J., . Mucci, L. A. (2011). Consumo de café e risco de cancro da próstata e progressão no Estudo de Acompanhamento de Profissionais de Saúde. *Journal of the National Cancer Institute*, *103*(11), 876-84. doi:10.1093/jnci/djr151

Wu, J., Ho, S. C., Zhou, C., Ling, W., Chen, W., Wang, C., & Chen, Y. (2009). Coffee consumption and risk of coronary heart diseases: a metaanalysis of 21 prospective cohort studies. *International Journal of Cardiology*, *137*(3), 216-25. doi:10.1016/j.ijcard.2008.06.051

Zhao, Y., Wang, J., Ballevre, O., Luo, H., & Zhang, W. (2012). Efeitos anti-hipertensivos e mecanismos dos ácidos clorogénicos.

Hypertension Research : Jornal Oficial da Sociedade Japonesa de Hypertension, *35*(4), 370-4. doi:10.1038/hr.2011.195

CAPÍTULO 29

VIH: Caminho para a erradicação: estará a humanidade no caminho certo?

Resumo

Desde a sua descoberta em 1981, os cientistas, os responsáveis pela saúde pública, os meios de comunicação social e a humanidade em geral têm procurado a bala mágica que erradicará o Vírus da Imunodeficiência Humana (VIH). Este vírus tem atraído campanhas, movimentos, atenção e ação política a nível mundial, bem como milhões de fundos, na esperança de controlar e reduzir a sua prevalência nos seres humanos. No entanto, será que a humanidade está mais perto de eliminar este vírus do planeta Terra do que estava quando foi descoberto? Apesar de terem sido desenvolvidos medicamentos revolucionários e de os exames se terem tornado económicos e facilmente disponíveis, a esperança de eliminar este vírus choca com as práticas sexuais inseguras, a discrepância social e a continuação de indivíduos não diagnosticados. Agora, mais de trinta anos após a sua descoberta inicial, será que a humanidade está pronta para impulsionar um movimento sério no sentido de banir a principal causa infecciosa de morte da sua lista de preocupações? Com uma nova perspetiva e abordagem desta doença, parece estar a aproximar-se um futuro positivo.

Introdução

O mundo não estava preparado para o VIH. A humanidade estava no auge da vacinação e dos antibióticos, e uma falsa sensação de invencibilidade estava nas mãos de todos aqueles que confiavam na ciência para vencer as doenças infecciosas. Mesmo após o seu período inicial de identificação em 1981, parecia que os avanços estavam a ocorrer em tempo recorde; com a descoberta do VIH num doente com SIDA em 1983, o estabelecimento de uma relação causal entre o VIH e a SIDA em 1984 e a disponibilidade comercial do teste do VIH em 1985 (CDC Global HIV/AIDS Milestones, 2014). No entanto, o VIH não seria subjugado pela ciência. O VIH é diferente; infecta os jovens, os velhos, os ricos, os fortes e os fracos, os que têm poder político e os que tentam curá-lo. Pode ficar adormecido durante anos e pode ser transmitido para o resto da vida. Pode ficar adormecido durante anos e manifestar-se no genoma das próprias células que ataca. Ao contrário de outras grandes epidemias que afectaram a humanidade, a epidemiologia do VIH não apresenta um aumento rápido de infecções em que se possa observar um pico óbvio, nem um declínio rápido na sociedade. Embora o VIH em si não mate, se não for tratado, conduz à síndrome da imunodeficiência adquirida (SIDA). Sem tratamento, a SIDA é 100% fatal. De acordo com a Organização Mundial de Saúde (OMS), calcula-se que, desde a sua descoberta inicial no início da década de 1980, a SIDA tenha ceifado a vida a mais de 36 milhões de pessoas em todo o mundo. Atualmente, em todo o mundo, acredita-se que cerca de 35,3 milhões de pessoas são seropositivas (Departamento de VIH/SIDA da OMS, 2014). Através de uma mudança de mentalidade e de abordagem, bem como de esforços de colaboração a nível internacional e nacional, com a reafectação de fundos por parte dos principais contribuintes organizacionais, a prevalência do VIH/SIDA pode, em última análise, chegar a zero nos próximos 30 anos.

Tratamentos passados e actuais, intervenções e sucesso

O tratamento antirretroviral e a intervenção contra o VIH começaram pouco depois da realização da primeira conferência internacional sobre a SIDA, em 1985 (Internal AIDS Society, 2014). Foi através dos esforços combinados do sector privado e da investigação financiada com fundos públicos que a azidotimidina (AZT) foi produzida. No entanto, apesar do sucesso inicial do AZT, surgiram efeitos secundários de resistência e limitações. Foi só em 1996, com o tratamento combinado e o desenvolvimento da terapia antirretroviral (TARV), que o VIH deixou de ser uma sentença de morte (Kallings,
2008). Desde que o AZT foi introduzido pela primeira vez, tem havido uma melhoria efectiva no tratamento antiviral para aumentar a saúde e a sobrevivência dos indivíduos infectados. Em 2009, existiam nada menos que vinte e cinco tratamentos anti-VIH que tinham sido formalmente aprovados para utilização no tratamento da SIDA. São seis as categorias em que se enquadram estes compostos: inibidores nucleósidos da transcriptase reversa, inibidores não nucleósidos da transcriptase reversa, inibidores da protease, inibidores da entrada celular, inibidores dos co-receptores e inibidores da integrase. (Andrade, Freitas, & Oliveira, 2011)

Embora se deva continuar a apoiar a investigação de medicamentos e a produtividade, o obstáculo à erradicação resulta de um acesso mundial desproporcionado à TAR, de uma distribuição desigual do financiamento dos medicamentos e de um aumento do número de pessoas que necessitam de tratamento. No final de 2009, o fornecimento de terapia antirretroviral aos países de baixo e médio rendimento aumentou 13 vezes nos últimos seis anos, mas não é suficiente. Isto significa que apenas 5,3 milhões de indivíduos dos 35,3 milhões de infectados (cerca de 15%) estão atualmente a receber algum tipo de medicação (OMS, 2010). O custo dos medicamentos diminuiu 95% nos países em desenvolvimento (Kallings, 2008), mas um estudo realizado em 2010 examinou as relações entre as tendências do mercado e as diretrizes da OMS sobre o VIH/SIDA, concluindo que os novos mercados de medicamentos anti-retrovirais têm sido mais lentos a evoluir, o que diminui a eficiência global. Assim, é necessário que as políticas internacionais tenham em conta os impactos a curto e longo prazo da dinâmica do mercado (Barnighousen, Diedrichsen, Hochstadt, Kyle, Moon, & et.al 2010). A OMS recomenda agora que todos os adultos e adolescentes comecem a terapia antirretroviral assim que a sua contagem de CD4 for igual ou inferior a 350 células/mm^3 , independentemente de o indivíduo estar ou não a apresentar quaisquer sintomas (OMS, 2010)

Da mesma forma, uma análise da acessibilidade ao TARV desde 2000 reconhece que ocorreu um movimento importante quando a produção de genéricos do TARV se tornou globalmente disponível. O estudo identifica três ocorrências principais que levam à discrepância na acessibilidade: um aumento do número de indivíduos que necessitam de TAR, quer genéricos mais antigos quer mais recentes para aqueles que desenvolveram resistência, políticas que permitem a importação de medicamentos genéricos estão a diminuir, e o financiamento para medicamentos está a ficar aquém. (Berger, Calmy, Hoen & Moon 2011). Estes resultados apoiam a noção de que o financiamento e a política internacional são essenciais para diminuir a epidemia de VIH.

Movimento para a mudança

O número de mortes em 2011, de acordo com o Programa Conjunto das Nações Unidas sobre o VIH e a SIDA, foi de 1,6 milhões de indivíduos, o que representa uma diminuição de 0,2 milhões em relação a 2010 e de 0,7 milhões em relação a 2005 (Programa Conjunto das Nações Unidas, 2014). Com base nesta informação, registou-se uma diminuição da mortalidade de 0,12 a 0,2 milhões de indivíduos em seis anos, o que pode ser considerado um processo lento em direção à infeção 0. O movimento para a erradicação deve abordar estes factores através do ajustamento das suas prioridades monetárias. Anualmente, são canalizados milhões de fundos para a educação, a prevenção e o tratamento. O VIH também prejudica a economia nacional (TheGlobal Fund 2014) & (Pepfar, 2014). Um estudo realizado na Ásia, através de um modelo representativo de uma década, demonstrou que o VIH/SIDA tem um impacto negativo no Produto Interno Bruto (PIB) per capita de um país, o que conduz a um fardo económico para a sociedade e a uma redução do capital humano do país (Roy, 2014). Por conseguinte, é imperativo que as agências e organizações governamentais tenham acesso à forma como estes fundos estão a contribuir para diminuir o fardo do VIH/SIDA. Foi apenas recentemente que o governo dos Estados Unidos analisou a fundo a distribuição de recursos e decidiu redirecionar o seu foco para um novo plano de eliminação. A 13 de julho de 2010, pela primeira vez, o governo dos Estados Unidos definiu uma estratégia tangível com diretrizes e objectivos específicos a atingir até 2015 para ajudar a aliviar a sua população do VIH (Departamento de Saúde dos Estados Unidos, 2014).

Apercebendo-se de que a promoção do uso de preservativos e a defesa da abstinência entre os jovens e da fidelidade nas relações entre os adultos, apesar de rentáveis, pouco fizeram para diminuir drasticamente a prevalência da doença, o governo dos Estados Unidos alterou a sua linha de ação em relação ao VIH. Proclamou que um dos seus objectivos nacionais é promover e alcançar uma geração livre de SIDA (Lawn 2012). Nos primeiros esforços para uma nova era do VIH, o Centro de Controlo e Prevenção de Doenças (CDC) ajustou uma nova estratégia melhorada de diagnóstico do VIH. Esta intervenção substituiu o anterior algoritmo de teste por um diagnóstico mais específico e refinado. (Parker, Sullivan, & Styer, 2011) A partir de 2012, o CDC reformulou as suas estratégias e irá abordar o VIH através de intervenção biomédica, tratamento para prevenção e uma abordagem social mais estrutural e comportamental (Conly, Hasen, Ryan, & Stanton, 2012). Para apoiar a intervenção biomédica do CDC, os estudos sugerem que todos os indivíduos devem ser testados pelo menos uma vez na vida, sendo que aqueles que são sexualmente activos ou que se envolvem em comportamentos de maior risco devem ser testados com maior frequência (Paltiel, & Walensky, 2012). Ao alargar o rastreio do VIH, facilitará a identificação de indivíduos anteriormente não diagnosticados. Estes indivíduos podem beneficiar de intervenções como o aconselhamento comportamental e a terapia antirretroviral (Moyer, 2013). Deve ser implementada uma abordagem social em que seja ensinada uma compreensão mais profunda do VIH/SIDA, em correspondência com o rastreio. A investigação mostra que uma compreensão profunda do VIH/SIDA conduz à auto-eficácia em relação a medidas preventivas (Bogale, Gerbi, Habtemariam, Nganwa, Robnett 2012).

Países semelhantes em todo o mundo deram passos em frente no sentido de uma mudança fundamental. Mais de dois terços dos países da América Latina, da África Subsariana e das Caraíbas puseram em prática políticas que apoiam o teste e o aconselhamento iniciados pelo prestador (OMS, 2010).

É importante que as partes interessadas que pretendem fazer uma mudança num país compreendam que as culturas podem desempenhar um papel importante na forma como o VIH é encarado. Ao relacionar e moldar os sistemas a estas culturas, pode ocorrer uma intervenção preventiva mais bem sucedida. Isto verificou-se no estado de Karnataka, no sul da Índia, onde os programas preventivos giravam em torno das trabalhadoras do sexo. Através da capacitação das trabalhadoras do sexo, foi possível abordar factores estruturais mais amplos de estigma, discriminação e assédio que, de outra forma, não tinham sido denunciados (Beattie, Banchard, Gurnani, Isac, Maddur, et al., 2011).

Estudos que podem alterar futuras intervenções a nível mundial

Neste momento, o mundo tem uma decisão crucial a tomar. Irá continuar a colocar os seus esforços em tratamentos médicos e na prevenção que demonstraram ter um sucesso limitado ao longo do tempo ou irá o mundo arriscar e optar por investir fortemente a curto prazo para obter maiores ganhos (Lawn, 2012). As intervenções a curto prazo centrar-se-ão em resultados práticos e mensuráveis que demonstraram ter resultados numa escala mais pequena e que podem ser facilmente transferidos para uma política local, estatal ou nacional. A ênfase é colocada nos objectivos das principais organizações e governos. Por exemplo, a ONUSIDA tem como alvo os consumidores de drogas (Relatório Mundial sobre Drogas da ONUSIDA, 2014), países como a Índia e a China demonstraram que os programas nacionais de troca de seringas conduzem a uma deposição mais segura das agulhas, bem como a uma redução da partilha de seringas através do aparecimento repetitivo dos mesmos indivíduos e, em última análise, a uma redução global da carga sobre o sistema económico. (Armstrong, George, Goswami, Mahanta, Mathew,& et.al., 2014) & (Hu, Sun, & Xue, 2014). No entanto, foi demonstrado que, alterando a forma como os toxicodependentes ingerem os opiáceos, e não apenas um programa de troca de agulhas (trocando o uso de agulhas pelo fumo ou a inalação da droga), existe um grande potencial para reduzir a transmissão do VIH relacionada com as seringas. Um estudo realizado em cinco cidades alemãs, incluindo 165 inquiridos, demonstrou que 82,5% preferiam fumar as folhas dadas pelos investigadores do estudo a injectarem-se. No mesmo estudo, quando foi feito um inquérito aos participantes, 35% indicaram a redução da infeção pelo VIH como um fator importante para optarem por fumar (Schaffer & Stover, 2014). Os países que dispõem de um programa nacional de troca de seringas poderiam considerar a possibilidade de o converter num programa para fumadores e inaladores, a fim de erradicar o uso de seringas.

Correspondendo a um investimento direto a curto prazo, os funcionários públicos financiam acções de promoção junto do público, nomeadamente a circuncisão masculina, que demonstrou ter propriedades de redução do VIH. De acordo com a OMS, os homens circuncidados reduziram as suas hipóteses em 60%. No entanto, não há promoção suficiente para este procedimento. Estima-se que apenas 30% dos homens em todo o mundo são circuncidados (OMS & UNAIDS 2007).

Discussão

A análise da literatura leva a compreender que a questão em causa é complexa e está integrada em vários domínios de estudo, desde o desenvolvimento farmacêutico à dinâmica económica. Os estudos demonstram que o VIH deve ser alvo de várias novas intervenções,

Os funcionários governamentais, os decisores políticos e as empresas de financiamento global têm de passar de tentativas passivas de intervenção para políticas tangíveis e invasivas. Ideias como a criação de melhores medicamentos não demonstraram ser o verdadeiro problema para diminuir o número de indivíduos com VIH. Diz-se que os medicamentos e a intervenção passiva, como a promoção da utilização de preservativos e da abstinência sexual, conduzem a menos 0,12 a 0,2 milhões de mortes por ano, um número que não sofreu alterações drásticas nos últimos 6 anos. No entanto, uma vez que não existe uma medida tangível para a promoção ou publicidade do sexo protegido, não se pode atribuir uma relação direta com a diminuição da mortalidade, devendo apenas ser atribuída à utilização de medicamentos. No entanto, é evidente que a medicação não está a ser distribuída à maioria da população e que a atual promoção de medidas preventivas não está a ser feita. Se o dinheiro e as políticas demoram a chegar para os medicamentos genéricos, então uma abordagem alternativa para uma melhor taxa deve centrar-se na compreensão cultural, que tem demonstrado um melhor desempenho dos programas de prevenção do VIH. Alguns destes movimentos incluem programas de troca direta de seringas por programas de inalação, bem como o aumento da circuncisão a nível mundial.

Conclusão

É evidente que tem de haver uma mudança para se conseguir a erradicação total do VIH. Atualmente, através da revisão da literatura, a diminuição da transmissão do VIH assenta numa combinação de abordagens que ainda têm de ser investigadas mais aprofundadamente. Os estudos que estão a ser realizados não estão a ser levados por diante à escala nacional. A mera concentração no tratamento truncará os fundos numa linha temporal lenta e progressiva, cujos resultados não mostraram uma progressão drástica no sentido da erradicação nos últimos 30 anos. No entanto, existe uma necessidade premente de encontrar uma cura e uma vacina para o VIH. Até que isso aconteça, a erradicação deve depender dos decisores políticos, que devem centrar-se em resultados específicos e mensuráveis através de programas de sensibilização da sociedade.

Referências:

Andrade C., Freitas L., & Oliveira V., (2011) Vinte e seis anos de ciência do HIV: uma visão geral do metabolismo de drogas anti-HIV. *Revista Brasileira de Ciências Farmacêuticas 42(2), 209-230*

Armstrong G., George B., GoswamiP., Mahanta J., Mathew S., Medhi G., Paranjape R., Setia M., SinghR ,Ramakrshnan L., & Thongamba G., (2014) Uma avaliação de uma intervenção de prevenção do VIH entre as Pessoas que Injectam Drogas nos estados de Manipu e Nagaland, Índia. *O Jornal Internacional sobre Política de Drogas*

BarnighousenT., Diedrichsen E., Hochstadt J, Kyle M., Moon S., SoucyL., & Waning B., (2010) Intervir nos mercados mundiais para melhorar o acesso ao tratamento do VIH/SIDA: uma análise das políticas internacionais e da dinâmica dos mercados mundiais de medicamentos anti-retrovirais. *Saúde Global 6:9*

Beattie T., Bhattacharjee P., Blanchard J., Gurnani V., Isac S, Maddur S., Mohan H., Moses S., Ramesh, Team C., Washington R., (2011). Uma intervenção estrutural integrada para reduzir a vulnerabilidade ao VIH e às infecções sexualmente transmissíveis entre as trabalhadoras do sexo no estado de Karnatak, no sul da Índia. *Saúde Pública* 11:75

Berger J., Calmy A., Hoen E., & Moon S., (2011). Conduzindo uma década de mudança: VIH/SIDA, patentes e acesso a medicamentos para todos. *Journal of the International AIDS*

Society [fonte eletrónica]

Bogale A., Gerbi G, Habtemariam T., Nganwa D., Robnett V., Tameru B., (2012) A associação entre inter-relações e

Ligações entre os conhecimentos sobre o VIH/SIDA e os comportamentos de risco com ele relacionados em pessoas que vivem com o VIH/SIDA *Journal of AIDS and clinical research* 3(7) 1-7

Centro de Controlo e Prevenção de Doenças (2014) CDC Global HIV/AIDS Milestones: A caminho de uma geração livre da SIDA Recebido em 1 de julho de 2014, de http://www.cdc.gov/globalaids/global-hiv-aids-at-cdc/aids-free- generation.html

Conly S., Hasen, N., Ryan, C., & Stanton, D. (2012) Prevention of sexually transmitted HIV infections through the President's Emergency Plan for AIDS Relief: a history of achievements and lessons learned. *Journal of Acquired Immune Deficiency syndromes* , *(60)*, 70-77.

Hu Y., Sun J., & Xue H., (2014) Economic evaluation of needle and syringe exchange in two provinces of Southwest China) *[Artigo em caracteres chineses]*

International AIDS Society (2014) Previous Conferences Retrieved on June29 , 2014from

,

http://www.iasociety.org/Default.aspx?pageId=79

Programa Conjunto das Nações Unidas sobre VIH/SIDA (2014) Core Epidemiology Obtido em 1 de julho de 2014 de http://www.unaids.org/en/dataanalysis/knowyourepidemic/epidemi ologypublications/

Kallings L., (2008) The first postmodern pandemic: 25 years of HIV/AIDS (A primeira pandemia pós-moderna: 25 anos de VIH/SIDA). *Jornal de Medicina Interna* 262: 218-243

Lawn, S. (2012). Getting to zero': are there grounds for optimism in the global fight against HIV? *Indian Journal of Medical Research*, 136, 895-898.

Moyer, V. (2013) Grupo de Trabalho dos Serviços Preventivos dos EUA. Rastreio do VIH: Declaração de recomendação da Força-Tarefa de Serviços Preventivos dos EUA. . *Annals of Internal Medicine*, *159*, 586-589.

Paltiel, A., & Walensky, R. (2012) Teste de VIH em casa: Good News but Not a Game Changer. *Annals of Internal Medicine* , *151*, 744-746.

Parker, M., Sullivan, T., & Styer, L. (2011) Evaluation of an alternative supplemental testing strategy for HIV diagnosis by retrospective analysis of clinical HIV testing data. *Journal of Clinical Virology* , *52*, 35-40.

Pepfar (2014) O plano de emergência dos presidentes dos Estados Unidos para o alívio da SIDA: Financiamento e resultados. Obtido em 27 de junho de 2014 em http://www.pepfar.gov/funding/index.htm

Roy S. (2014) The effects of HIV/AIDS on economic growths and human capitals: a panel study evidence from Asian countries

Schaffer D., Stover H., (2014) SMOKE IT! Promover a mudança do padrão de consumo de opiáceos - da injeção para a inalação. *Revista de redução de danos* 11(1)18

TheGlobalFund (2014) Funding and Spending Retrieved on July form http://www.the globalfund.org/en/ about/fundingspending/

Departamento de Saúde dos Estados Unidos (2014) National HIV/AIDS Strategy: Overview Retrieved on July 1, 2014, from http://aids.gov/federal- resources/national-hiv-aids-strategy/overview/

UNAIDS (2014) Relatório Mundial sobre Drogas 2014 Recuperado em 16 de junho de 2014, de http://www.unaids.org/en/targetsandcommitments/preventinghivam ongddrugusers/

Departamento de VIH/SIDA da Organização Mundial de Saúde na Assembleia Mundial de Saúde (2014). Recuperado em 30 de maio de 2014, de file://localhost/from http/::www.who.int:hiv:en:

Organização Mundial da Saúde (2010) Scaling up priority HIV/AIDS interventions in the health sector. *Relatório de Progresso da OMS 2010*

Organização Mundial de Saúde (2007) A OMS e a ONUSIDA anunciam as recomendações da consulta de peritos sobre a circuncisão masculina para a prevenção do VIH. Obtido em 30 de maio de 2014, http/ ::www.who.int:mediac entre:news:releases:2007:pr10:en:

CAPÍTULO 30

Aquisição de produtos farmacêuticos nas Caraíbas Orientais

Resumo

O aprovisionamento é a compra e a aquisição de bens. A aquisição de produtos farmacêuticos é utilizada em todo o mundo com o objetivo de reduzir os custos e, na sua maioria, aumentar o acesso a diferentes medicamentos. A Organização dos Estados das Caraíbas Orientais, um grupo de pequenos Estados insulares em desenvolvimento, utiliza a aquisição de produtos farmacêuticos reunindo recursos para reduzir os custos e aumentar a eficiência. Este processo de aquisição utiliza várias etapas, incluindo o planeamento, a previsão, o concurso para aquisição, a gestão de contratos e o controlo de qualidade. O presente documento analisa cada uma dessas etapas do processo de aquisição nas Caraíbas Orientais e identifica os pontos fortes e fracos do sistema global. Dois casos especiais, as vacinas e os medicamentos para o VIH/SIDA, são considerados separadamente, uma vez que representam uma parte única do sistema de aquisições das Caraíbas Orientais. A análise também apresenta uma breve discussão sobre a forma como outros países fora das Caraíbas Orientais utilizam a aquisição de produtos farmacêuticos.

Introdução

A Organização Mundial de Saúde (OMS) define a aquisição de produtos farmacêuticos como "a aquisição de bens, instalações e/ou equipamentos, bens, obras ou serviços através de compra, aluguer, locação financeira, aluguer ou troca..." (Siislaiiiable Procurement Practice Group, 2014, pg 24). Em 1976, os Estados do Golfo Pérsico instituíram o primeiro grande sistema de aquisição de produtos farmacêuticos a nível internacional. O Serviço de Medicamentos das Caraíbas Orientais (ECDS), mais tarde alterado para Serviço de Aquisições Farmacêuticas (PPS), foi criado em 1986 e iniciou o seu primeiro ciclo de aquisições em 1987-1988 (Huff-Rousselle & Burnett, 1996). O financiamento inicial do projeto veio da Agência dos Estados Unidos para o Desenvolvimento Internacional (USAID). Nas Caraíbas Orientais, o processo de aquisição é utilizado para comprar medicamentos, vacinas e dispositivos médicos para vários pequenos Estados insulares. Este processo complicado inclui os principais desafios técnicos de elaboração de uma lista de necessidades, negociação de propostas e preços contratuais, e gestão da entrega, distribuição e qualidade (Ombaka, 2009).

O recurso à aquisição permite, no caso dos pequenos países em desenvolvimento, negociar e reunir os produtos farmacêuticos necessários com o objetivo final de conter os custos (Huff-Rousselle & Burnett, 1996). A ideia é que um maior volume de compras pode conduzir a preços globalmente mais baixos para os países (Raja, Mellon & Sarley, 2006). No entanto, a aquisição tem as suas fraquezas e tem causado grandes problemas na prestação de cuidados de saúde. Esta análise fornecerá um contexto histórico da utilização da contratação pública especificamente nas Caraíbas, tentará compreender o processo de contratação pública e a sua gestão e apresentará os êxitos e as possíveis melhorias do sistema de contratação pública das Caraíbas Orientais. O documento começará por analisar as etapas da contratação pública, com as suas vantagens e desvantagens, discutirá casos especiais de contratação pública, incluindo o VIH/SIDA e as vacinas, e analisará depois os modelos de contratação pública noutros países. A OMS, juntamente com a UNICEF e o Banco Mundial, emitiram princípios operacionais para uma boa aquisição de produtos farmacêuticos que incluem quatro objectivos estratégicos: gestão eficiente e transparente, seleção e quantificação de medicamentos, financiamento e concorrência, e seleção de fornecedores e garantia de qualidade (Hodgkin, Carandang, Fresie & Hogerzeil, 1988). Juntamente com estes princípios, várias organizações forneceram o enquadramento necessário para um programa de aquisições bem sucedido. Comum a todos estes quadros é um processo que começa com o planeamento e termina com a monitorização da qualidade dos produtos farmacêuticos distribuídos (ver figura em anexo) (Rao, Mellon & Sarley, 2006). Cada passo ao longo desta figura será considerado e discutido.

Planeamento das aquisições

O planeamento das aquisições é essencial para qualquer programa bem sucedido e estabelece as bases das quais depende o resto do processo. O processo de planeamento é constituído por várias etapas principais, incluindo a seleção de medicamentos para o formulário e a atualização da lista do formulário para refletir as necessidades dos países no âmbito do PPS. A principal etapa deste processo é a previsão da necessidade dos diferentes medicamentos necessários, o que exige uma grande quantidade de informação, incluindo dados demográficos, cobertura-alvo e histórico de utilização dos produtos (PATH, 2009). As Caraíbas Orientais têm-se debatido com a previsão devido à incapacidade dos países para realizar esta previsão e responder em tempo útil (Burnett, 2009). No entanto, a oportunidade de efetuar previsões permitiu melhorar o acesso a medicamentos essenciais, uma vez que os países podem decidir individualmente o que é necessário e não ficar limitados a uma determinada lista de opções (Menoza, 2010). Como parte deste planeamento, a política interna dos próprios países tem frequentemente impacto nesta etapa. A vontade política, sem dúvida o maior sucesso do PPS, também pode impedir a prestação de cuidados de saúde, manipulando o processo de aquisição para obstruir os cuidados. A gestão da dor nas Caraíbas foi anteriormente analisada e a incapacidade dos governos para se adaptarem aos novos conhecimentos restringiu a aquisição de opiáceos (Macpherson & Aarons, 2009). Apesar do planeamento contínuo, pelo menos no caso do cancro, os países de baixo e médio rendimento, como as Caraíbas, têm uma seleção subóptima de medicamentos (Bazargani et al., 2014).

Aquisição Gestão de concursos e contratos

As etapas seguintes do processo de aquisição de documentos de concurso, a gestão do processo de concurso e a gestão do contrato (Rao, Mellon, & Sarley, 2006) constituem a gestão dos concursos e a aquisição de produtos farmacêuticos. As Caraíbas Orientais são consideradas um monopsónio, um comprador para muitos vendedores, combinando as necessidades farmacêuticas de vários países num único comprador, em vez de os países negociarem individualmente (Burnett, 2009). Essencial para este processo é uma concorrência aberta internacional ou regional que evita cartéis e força o processo a permanecer transparente (Sustainable Procurement Practice Group, 2014). Para melhor permitir esta concorrência aberta, em abril de 2012, a OECO convidou a apresentação de propostas para um sistema de concurso eletrónico que poderia ajudar na aquisição de produtos farmacêuticos numa plataforma mais tecnológica (Organização dos Estados das Caraíbas Orientais, 2012a). Espera-se também que este sistema eletrónico ajude a organizar as necessidades financeiras e a monitorizar a procura (Organização dos Estados das Caraíbas Orientais, 2012a). Espera-se também que este sistema alivie o grande problema que se tem verificado recentemente com as mudanças económicas que ocorrem em alguns países e que os levam a atrasar o pagamento dos produtos farmacêuticos. A dependência dos países mais estáveis do ponto de vista fiscal em relação ao PPS pode prejudicar todo o sistema quando apenas um país é irresponsável (Huff-Rousselle, 2012).

O calendário regular do processo de concurso e de encomenda ocorre durante todo o ano, com encomendas feitas em julho, outubro e fevereiro (Burnett, 2003http://apps.who.int/medicinedocs/en/d/Js4940e/4.html - Js4940e.4). Para ajudar os países a fixar os preços, a OMS publica o Guia Internacional de Indicadores de Preços, que fornece aos países informações sobre o preço de mercado internacional dos medicamentos essenciais (Frye, 2010). Nas Caraíbas Orientais, foram apontadas várias questões que fazem desta etapa uma das principais falhas do sistema atual (Viswanathan, Araujo & Jadrijevic, 2003). Foi referido que não existem listas de qualificações para os contratantes, nem regras para incluir critérios de avaliação nos concursos, nem instruções específicas sobre a forma como as avaliações das propostas devem ser avaliadas pelo grande grupo de países (Viswanathan, Araujo & Jadrijevic, 2003). No entanto, estas regulamentações pouco rigorosas também permitiram negociações mais fáceis para obter preços mais baixos e continuar durante todo o processo de concurso, o que sugere que existe um equilíbrio entre leis rigorosas e quadros flexíveis (Viswanathan, Araujo & Jadrijevic, 2003). No entanto, a falta de peças técnicas do processo pode atrasar o processo de aquisição e causar desperdício de tempo e recursos (PATH, 2009). A PPS deve considerar este facto como uma preocupação importante e tomar medidas para resolver estas lacunas.

Um dos principais êxitos do PPS é a vontade política contínua necessária para continuar a reforçar o sistema de aquisições nas Caraíbas. Em muitos países em desenvolvimento, existe o perigo de incentivos financeiros e, nalguns casos, de subornos por parte dos fornecedores de produtos farmacêuticos para influenciar os decisores (Huff-Rousselle & Burnett, 1996). Infelizmente, a Organização dos Estados das Caraíbas Orientais ainda não desenvolveu um quadro para combater as práticas de corrupção no âmbito das próprias leis de muitos países (Organização Pan-Americana da Saúde, 2013). Além disso, não existe um método de denúncia de comportamentos corruptos nem proteção jurídica para os denunciantes de práticas corruptas (Viswanathan, Araujo & Jadrijevic, 2003). As Nações Unidas, em resposta a esta corrupção, tentaram tomar medidas, estimulando a reforma legislativa para estabelecer leis contra a corrupção e promover um sistema de controlo e equilíbrio mais padronizado (Organização Mundial de Saúde, 2010). A questão da corrupção, no entanto, não se limita apenas às Caraíbas, mas tem sido uma das principais desvantagens dos sistemas nacionais de aquisição (Zuberi, 2010).

Controlo de qualidade

O último aspeto do processo de aquisição é a distribuição e o controlo da qualidade dos produtos farmacêuticos adquiridos. Há dois exercícios principais que fazem parte desta etapa: os testes de qualidade dos produtos farmacêuticos e a farmacovigilância.

Os ensaios de qualidade dos produtos farmacêuticos são essenciais não só para a segurança dos doentes, mas também para o controlo da qualidade dos produtos adquiridos. Os governos das Caraíbas reconheceram este problema mesmo antes da criação da PPP com o laboratório regional de testes de medicamentos das Caraíbas, que foi criado em 1976 (CARICOM, 1974). Para além dos testes, a USAID recomenda que se verifique se os produtos são pré-qualificados por agências internacionais, incluindo a OMS, a Agência Europeia de Medicamentos (EMEA) e a Food and Drug Administration (FDA) dos EUA (USAID, 2011).

A Organização dos Estados das Caraíbas Orientais caracteriza a farmacovigilância como a "ciência e as actividades relacionadas com a deteção, avaliação, compreensão e prevenção de efeitos adversos ou qualquer outro possível evento relacionado com medicamentos" (Organização dos Estados das Caraíbas Orientais, 2012b). Como parte do papel do PPS, é dado apoio aos países membros para monitorizar os relatórios apresentados e transmiti-los ao Centro de Colaboração da OMS para a Monitorização Internacional de Medicamentos (Organização dos Estados das Caraíbas Orientais, 2012b). A partir de 2010, muitos dos países das Caraíbas eram países membros associados do centro de monitorização de medicamentos da OMS, embora tenham sido feitas sugestões para promover ainda mais a monitorização de medicamentos adversos nas Caraíbas (Gossell-Williams, 2010). Embora o processo de aquisição permita um maior acesso, também exige quadros adicionais para a distribuição, monitorização e controlo de qualidade que não têm sido consistentes nas Caraíbas (Organização Pan-Americana da Saúde, 2013). Um desses itens inclui o quadro jurídico para a farmacovigilância, que só está presente em 3 dos 13 países que responderam em 2012 (Organização Pan-Americana da Saúde, 2013).

Discussão

Este documento descreveu o processo de aquisição de produtos farmacêuticos e as etapas envolvidas nas Caraíbas Orientais. Discutirá agora os casos especiais das vacinas e dos medicamentos contra o VIH/SIDA e os modelos de aquisição noutros países fora das Caraíbas.

Vacinas

As vacinas representam uma área de aquisição importante, frequentemente negligenciada, especialmente nos países em desenvolvimento como os das Caraíbas Orientais. Para além da necessidade de vacinas de qualidade, existem frequentemente procedimentos de manuseamento específicos para as vacinas que têm um prazo de validade limitado e requisitos especiais de armazenamento (Department of Immunization, V. e B., 2003). Devido à necessidade de programas nacionais de imunização, organizações não governamentais, como a UNICEF e o Fundo de Vacinas da Aliança Global para Vacinas e Imunizações (GAVI), tornaram-se fornecedores dos países (Departamento de Imunização, V. e B., 2003). A aquisição de vacinas também ficou sob a responsabilidade do Fundo Rotativo (FR) da Organização Pan-Americana da Saúde (OPAS) (Danovaro, 2012). No caso das Caraíbas Orientais, existem algumas vacinas mais comuns na lista de formulários, como a hepatite B, o sarampo/caxumba/rubéola (MMR) e a poliomielite (Organização dos Estados das Caraíbas Orientais, n.d.). Infelizmente, a RF tem sofrido de uma base de fornecimento limitada de laboratórios e, apesar da capacidade de produzir e distribuir vacinas a nível regional, não há recursos suficientes para apoiar o seu desenvolvimento (Danovaro, 2012). No entanto, foi salientado que o compromisso político está presente na região para continuar o desenvolvimento e o fabrico (Cortes, Cardoso, Fitzgerald, & DiFabio, 2012).

A principal crise que muitos países enfrentam, incluindo a região das Caraíbas Orientais, é a do preço e da transparência. De facto, tornou-se mesmo difícil monitorizar a utilização de vacinas a nível internacional para começar a compreender as barreiras à aquisição de vacinas (Nelson, Bloom, & Mahoney, 2014). Por conseguinte, é imperativo que os sistemas logísticos e as cadeias de abastecimento sejam reforçados nos países de baixo e médio rendimento antes de se poder abordar a questão do preço (Zaffran et al, 2013). As propostas para aumentar a acessibilidade das vacinas nos países de baixo e médio rendimento incluem a venda direta a agências de aquisição da ONU com um sistema de preços confidencial que separaria estas vendas das dos países em desenvolvimento (McElligott, 2009). Também foi sugerido que a utilização de múltiplos mecanismos de informação de preços fora das bases de dados nacionais de preços poderia aumentar a transparência dos preços (Hinsch, Kaddar & Schmitt, 2014). A OMS tem sido ativa e abrangente na tentativa de fornecer recursos e sugestões para os países que gerem a aquisição de vacinas (Department of Immunization, V. e B., 2003).

Medicamentos para o VIH/SIDA

Após o primeiro caso de VIH/SIDA ter sido notificado em 1984, os medicamentos para o tratamento do VIH/SIDA, especificamente os anti-retrovirais, eram demasiado caros para serem comprados pelos doentes nas Caraíbas Orientais. Mesmo agora, com o programa de aquisições desenvolvido, 54% dos países da América Latina e das Caraíbas relataram escassez de medicamentos anti-retrovirais (Linn, 2013). Embora as iniciativas globais tenham aumentado a eficiência dos anti-retrovirais mais antigos, os medicamentos mais recentes continuam a ser competitivos e não é claro até que ponto a OMS ajuda ou prejudica o desenvolvimento económico (Waning et al., 2010). Um estudo efectuado por Reddock e Grignon (2013) concluiu que 80% da população de Santa Lúcia não podia pagar os anti-retrovirais de terceira linha utilizando vários padrões de acessibilidade económica. A CARICOM também sugeriu que o VIH e as IST devem ser mais integrados no sistema de cuidados primários das Caraíbas, o que poderia atenuar alguns dos problemas de preços (Cox-Pierre & Cummings, 2012). Foi mesmo sugerido que os procedimentos de aquisição de medicamentos para o VIH/SIDA reforçaram os sistemas de saúde nos países em desenvolvimento com o desenvolvimento e a expansão das actividades de aquisição (Embrey, Hoos, & Quick, 2009). A África do Sul utilizou a aquisição de anti-retrovirais para melhorar o sistema de saúde em geral, com formação do pessoal nas diferentes etapas, incluindo a encomenda, o armazenamento e a distribuição (Steyn et al., 2009).

O principal problema da aquisição de medicamentos para o VIH/SIDA tem sido a garantia de qualidade. As organizações não governamentais e outras organizações doadoras, que frequentemente distribuem medicamentos para o VIH/SIDA, também reconheceram a capacidade limitada de realizar testes de garantia de qualidade ou de aquisição de medicamentos frequentemente utilizados nos países em desenvolvimento. Entre estas sugestões, feitas numa reunião em 2011, inclui-se o desenvolvimento de um mecanismo de partilha de informações e a harmonização de ferramentas para avaliar as agências de aquisição (Moore, Lee, Konduri & Kasonde, 2012). Desde então, foi apresentada uma ferramenta de avaliação na sua forma final, que prevê vários módulos de avaliação (van Zyt, Daviaud & Logez, 2013).

Utilização de contratos públicos noutros países

Os países de todo o mundo também recorreram à aquisição de produtos farmacêuticos com resultados mistos. A Organização Mundial de Saúde sugeriu aos países a criação de uma lista de medicamentos essenciais desde 1977, que pode servir de guia para os países que estão a preparar a sua primeira lista (Manikandan & Gitanjali, 2012). Mesmo mais de trinta anos depois, os países, como a Índia, lutam para completar uma lista adequada sem grandes erros e omissões (Manikandan & Gitanjali, 2012). Em 2008, o México iniciou a Comissão Coordenadora para a Negociação do Preço dos Medicamentos e outros Insumos de Saúde (CCPNM) que, desde então, reduziu significativamente o preço dos produtos farmacêuticos, apesar do pessoal técnico limitado, do fraco apoio político e da falta de avaliação do desempenho (Gomez-Dantes, Wirtz, Reich, Terrazas & Ortiz, 2012). Devido à pequena dimensão e às necessidades limitadas das Caraíbas Orientais, em comparação com outros países maiores como o Brasil, não há grande necessidade de desenvolver a sua própria investigação e desenvolvimento de produtos farmacêuticos (Sorte, 2012). No entanto, em países como o Brasil, estes laboratórios públicos são capazes de produzir medicamentos de qualidade em grande escala, o que ajuda a alavancar o preço dos medicamentos em todo o país (Sortte, 2012).

Conclusão

A indústria farmacêutica continua a ser uma das indústrias mais poderosas do mundo. A escassez de medicamentos em todo o mundo atraiu a atenção do Conselho da Federação Farmacêutica Internacional e as sugestões de melhores políticas que promovam uma melhor capacidade de fabrico de produtos farmacêuticos (Quilty et al., 2011). A consolidação e as práticas de aquisição agrupadas pelos PPS e pelo resto do mundo oferecem uma ação fiável para baixar os preços e aumentar o acesso (Huff-Rousselle, 2012). Apesar destes obstáculos, em 18 de junho de 2013, a Organização dos Estados das Caraíbas Orientais celebrou o seu 32nd aniversário com a adoção do seu primeiro sistema de aquisição eletrónica para facilitar custos mais acessíveis para os medicamentos na região, sugerindo que o sistema está pronto e disposto a adaptar-se à paisagem em mudança (OECS observes 32-year anniversary, 2013). As Caraíbas não são as únicas a lutar para dar prioridade às necessidades do país e fornecer efetivamente os medicamentos necessários aos seus cidadãos entre os países de baixo e médio rendimento (Bigdeli, Javadi, Hoebert, Laing & Ranson, 2013). Garantir a saúde em cada país vale a pena a luta de trabalhar através dessas barreiras para fornecer medicamentos para todos.

Referências

Bazargani, Y. T., de Boer, a, Schellens, J. H. M., Leufkens, H. G. M., & Mantel-Teeuwisse, a K. (2014). Seleção de medicamentos oncológicos em países de baixo e médio rendimento. *Annals of OncologyD: Official Journal of the European Society for Medical Oncology / ESMO*, *25*(1), 270-6.

Burnett, F. (2009). Serviço de Aprovisionamento Farmacêutico (PPS). Organização dos Estados das Caraíbas Orientais. Obtido em https://www.caribank.org/uploads/news-events/events/past- conferences-and-workshops/regional-his-workshop/FrancisBurnett_OECS_RegHISWshop.pdf.

Burnett, F. (2003). *Reducing costs through regional pooled procurement. Essential Drugs Monitor*. Retirado de http://apps.who.int/medicinedocs/en/d/Js4940e/4.html#Js4940e.4.

Bigdeli, M., Javadi, D., Hoebert, J., Laing, R., & Ranson, K. (2013). Política de saúde e pesquisa de sistemas no acesso a medicamentos: uma agenda priorizada para países de baixa e média renda. *Política e Sistemas de Investigação em Saúde / BioMed Central*, *11*(1), 37.

CARICOM (1974). *Acordo que cria o laboratório regional das Caraíbas para a análise de drogas* . http://www.caricom.org/jsp/secretariat/legal_instruments/agreement_crdt l.jsp?menu=secretariat.

Cortes, M. de los A., Cardoso, D., Fitzgerald, J., & DiFabio, J. L. (2012). Capacidade de fabricação de vacinas públicas na região da América Latina e do Caribe: situação atual e perspectivas. *BiologicalsD: Journal of the International Association of Biological Standardization*, *40* (1), 3-14.

Cox-pierre, I., & Cummings, R. O. (2012). *Integração do VIH/IST nos cuidados de saúde primários nas Caraíbas*. Obtido em http://www.commonwealthhealth.org/wp-content/uploads/2012/05/124-125.pdf.

Danovaro, C. (2012). Boletim Informativo sobre Imunização, *XXXIV*(5). Obtido em http://www.paho.org/hq/index.php?option=com_docman&task=doc_ download&gid=20321&Itemid=2518&lang=en

Departamento de Imunização, V. e B. (2003). *Aquisição de vacinas para programas do sector público* . http://whqlibdoc.who.int/hq/2003/WHO_V&B_03.16_Contents_eng.pdf.

Embrey, M., Hoos, D., & Quick, J. (2009). Como o financiamento da SIDA reforça os sistemas de saúde: progressos na gestão farmacêutica. *Journal of Acquired Immune Deficiency Syndromes (1999)*, *52 Suppl 1*, S34-7.

Frye, J. E. (2010). *Guia Internacional de Indicadores de Preços de Medicamentos*. Obtido de http://apps.who.int/medicinedocs/documents/s18714en/s18714en.pdf.

Gómez-Dantés, O., Wirtz, V. J., Reich, M. R., Terrazas, P., & Ortiz, M. (2012). Uma nova entidade para a negociação de preços de compras públicas de medicamentos patenteados no México. *Boletim da Organização Mundial da Saúde*, *90*(10), 788-92.

Gossell-Williams, M. (2010). Pharmacovigilance and its importance (Farmacovigilância e sua importância). *Jornal Médico das Índias Ocidentais*, *59*(1), 73-75.

Hinsch, M., Kaddar, M., & Schmitt, S. (2014). Aumentar a transparência dos preços dos medicamentos através de mecanismos de informação de preços. *Globalização e Saúde*, *10*, 34.

Hodgkin, C., Carandang, E. D., Fresie, D. A., & Hogerzeil, H. V. (1988). *How to develop andimplement.* Retrieved from http://apps.who.int/medicinedocs/pdf/s2283e/s2283e.pdf.

Huff-Rousselle, M. (2012). Os fundamentos lógicos e os benefícios da aquisição conjunta de produtos farmacêuticos: um papel pragmático para as nossas instituições públicas? *Social Science & Medicine (1982)*, *75*(9), 1572-80.

Huff-Rousselle, M., & Burnett, F. (1996). Cost Containment through Pharmaceutical Procurement: a Caribbean Case Study [Contenção de custos através da aquisição de produtos farmacêuticos: um estudo de caso nas Caraíbas]. *International Journal of Health Planning and Management, 11,* 135-157.

Linn, L. (2013). *Países das Américas melhoram a gestão dos medicamentos contra o VIH/SIDA para evitar a escassez.* Retrieved from http://www.paho.org/hq/index.php?id=8457%3Acountries-in-the- americas-improve-management-of-hivaids-drugs-to-prevent- shortages&option=com_content.

Macpherson, C., & Aarons, D. (2009). Ultrapassar as barreiras ao alívio da dor nas Caraíbas. *Bioética no Mundo em Desenvolvimento*, *9*(3), 99-104.

Manikandan, S., & Gitanjali, B. (2012). Lista nacional de medicamentos essenciais da Índia: o caminho a seguir. *Journal of Postgraduate Medicine*, *58*(1), 68-72.

McElligott, S. (2009). Addressing Supply Side Barriers to Introduction of New Vaccines to the, *35*, 415-441.

Mendoza, O. (2010). *Aquisição regional agrupada de medicamentos essenciais na região do Pacífico Ocidental: um ativo ou um passivo?* (No. 1/2010). Retirado de https://cdn.auckland.ac.nz/assets/arts/Departments/development- studies/documents/working-paper-series/O'neal Menoza WPS 1_20102.pdf.

Moore, T., Lee, D., Konduri, N., & Kasonde, L. (2012). *Assuring the Quality of Essential Medicines Procured with Donor Funds (Garantia da Qualidade de Medicamentos Essenciais Adquiridos com Fundos de Doadores*). Banco Mundial.

Nelson, E. a S., Bloom, D. E., & Mahoney, R. T. (2014). Monitorização do que os governos "dão" e "gastam" na aquisição de vacinas: Assistência à aquisição de vacinas e linha de base da aquisição de vacinas. *PloS One*, *9*(2), e89593. doi:10.1371/journal.pone.0089593

A OCDE comemora 32 anos de existência na terça-feira. (2013). *Caribbean News Now.* Retrieved December 06, 2014, from http://www.caribbeannewsnow.com/news/newspublish/home.print.php?n ews_id=16380.

Ombaka, E. (2009). Situação atual da aquisição de medicamentos. *American Journal ofHealth-System Pharmacy, 66*(5 Suppl 3), S20-8.

Organização dos Estados das Caraíbas Orientais. (2012a). *Convite à apresentação de propostas (IFB)* .
http://www.worldbank.org/projects/procurement/noticeoverview?id= OP00013265&lang=pt

Organização dos Estados das Caraíbas Orientais. (2012b). *Pharmacovigilance and its importance* (*Farmacovigilância e sua importância*). Obtido em http://www.oecs.org/ecera/47-social-sustainable-dev/health/pharmaceutical-procurement- services/620-pharmacovigilance-and-its-importance.

Organização dos Estados das Caraíbas Orientais/Farmaceutical Procurement Service Formulary 06/07. (n.d.). Obtido de
http://www.oecs.org/pps-documents/doc_download/9-formulary- 2006-2007

Organização Pan-Americana da Saúde. (2013). *A situação farmacêutica nas Caraíbas: indicadores de monitorização 2010-2012* (Vol. 13). Retrievedfrom
http://www.paho.org/hq/index.php?option=com_docman&task=doc_ download&gid=23438&Itemid=270&lang=en.

PATH. (2009). *Procurement Capacity Toolkit: Tools and Resources for Procurement of Reproductive Health Supplies, Versão 2.* Obtido em
http://www.path.org/publications/detail.php?i=1652.

Quilty, S., Harris, L. M., Kewley, J., Jones, A., Pearce, R., James, R., & McGain, F. (2011). A Pandora's box: sustainable pharmaceutical supply. *The Medical Journal of Australia, 195*(9), 510-511. doi:10.5694/mja11.11150

Rao, R., Mellon, P., & Sarley, D. (2006). *Procurement Strategies for Health Commodities An Examination of options and mechanisms within the commoditysecurity context*. Obtido de
http://www.who.int/rhem/procurement/procstrahealcomm/en/.

Reddock, J. R., & Grignon, M. (2013). Calculando a acessibilidade dos anti-retrovirais em Santa Lúcia. *Jornal Médico das Índias Ocidentais*, *62*(4), 350-6. Retrievedfrom
http://www.ncbi.nlm.nih.gov/pubmed/24756598.

Sorte Junior, W. F. (2012). A estrutura de produção e P&D da indústria farmacêutica brasileira: o papel das compras públicas e da produção pública de medicamentos. *Saúde Pública Global*, *7*(10), 1062-79.

Steyn, F., Schneider, H., Engelbrecht, M. C., Rensburg-Bonthuyzen, E. J. Van, Jacobs, N., & van Rensburg, D. H. C. J. (2009). Scaling up access to antiretroviral drugs in a middle-income country: public sector drug delivery in the Free State, South Africa. *AIDS Care*, *21*(1), 1-6.

Grupo de Práticas de Contratação Pública Sustentável. (2014). *Manual de Contratação Pública.* Obtido de https://www.unops.org/SiteCollectionDocuments/Procurement/UNOPS procurement manual PT.pdf.

USAID. (2011). *Lições da América Latina e das Caraíbas para melhorar a aquisição de contraceptivos*. http://deliver.jsi.com/dlvr_content/resources/allpubs/logisticsbriefs/L AC_LessImpContrProc.pdf.

van Zyt, A., Daviaud, J., & Logez, S. (2013). Garantia de Qualidade dos Medicamentos. *WHO Drug Information, 27*(4), 332-346.

Viswanathan, N., Araujo, A., & Jadrijevic, V. T. (2003). *OECS Country Procurement Assessment Report* (Vol. I). Obtido em http://unpan1.un.org/intradoc/groups/public/documents/caricad/unpan 010037.pdf.

Waning, B., Kyle, M., Diedrichsen, E., Soucy, L., Hochstadt, J., Barnighausen, T., & Moon, S. (2010). Intervir nos mercados globais para melhorar o acesso ao tratamento do VIH/SIDA: uma análise das políticas internacionais e da dinâmica dos mercados globais de medicamentos anti-retrovirais. *Globalization and Health, 6,* 9. doi:10.1186/1744-8603-6-9

Organização Mundial de Saúde. (2010). *Boa Governação para os Medicamentos.* Obtido de http://www.who.int/medicines/areas/policy/goodgovernance/GGM20 10ProgressReport.pdf.

Zaffran, M., Vandelaer, J., Kristensen, D., Melgaard, B., Yadav, P., Antwi-Agyei, K. O., & Lasher, H. (2013). O imperativo de sistemas mais fortes de fornecimento e logística de vacinas. *Vaccine, 31 Suppl 2*, B73-80.

Zuberi, S. J. (2010). The high cost of controlling corruption: the Achilles' Heel of the OECD-DAC methodology for assessment of national procurement systems. *Revista de Direito dos Contratos Públicos, 40*(1), 209-231.

CAPÍTULO 31

A relação entre o consumo de drogas ilícitas e de álcool e a violência entre adolescentes

Resumo

O consumo de álcool e de drogas ilícitas entre os adolescentes tem aumentado desde o início do século nos Estados Unidos (Aldworth, 2009). O consumo destas substâncias tem sido associado a um aumento dos comportamentos violentos e, com um aumento das taxas de consumo de drogas e álcool, há um maior risco de comportamentos violentos (Krug et al. 2002). Além disso, a exposição precoce ao stress, como a violência, tem mostrado um aumento da probabilidade de consumo de drogas e álcool (Enoch, 2010). Esta série de acontecimentos sugere que o consumo de drogas ilícitas e de álcool está intimamente relacionado e que, para reduzir um comportamento, é necessário combater o outro. O modelo sócio-ecológico foi utilizado para identificar os factores determinantes do consumo de drogas ilícitas e de álcool nos adolescentes. A análise dos factores que contribuem para a prevalência de comportamentos violentos entre os adolescentes pode fornecer um ponto de intervenção para aliviar o fardo.

Introdução

O aumento da disponibilidade de uma variedade de drogas e álcool deixa os adolescentes com um risco acrescido de consumo (Aldworth, 2009). Com a estreita relação com diferentes tipos de violência, é necessário avaliar os dois problemas de saúde pública. Ao analisar o consumo de drogas ilícitas e de álcool em adolescentes, o primeiro fator avaliado deve ser a definição de adolescente. Para efeitos do presente documento, um adolescente é qualquer pessoa com idade compreendida entre os 11 e os 22 anos. A razão para a escolha destas idades prende-se com o facto de a idade de 11 anos ser normalmente a idade em que uma criança entra na escola secundária nos Estados Unidos. Durante a escola secundária, as crianças são normalmente expostas a actividades extracurriculares em que podem não ser acompanhadas pelos pais, e 22 anos é normalmente a idade em que um adolescente termina os seus estudos universitários, o que é uma altura em que muitos experimentam drogas e álcool (Aldworth, 2009). Um estudo realizado por Swendsen et al. sobre o consumo de drogas ilícitas e de álcool na população adolescente mostrou que, por volta dos 17-18 anos, a maioria da população adolescente tinha consumido álcool. Swendsen et al. definem um adolescente como uma criança entre os 13 e os 18 anos, mas a definição de idade de um adolescente foi alargada devido ao início mais precoce do consumo de drogas e de álcool e à sua maior disponibilidade (Aldworth, 2009). O segundo fator que deve ser avaliado são os tipos de drogas que estão a ser avaliados. As drogas ilícitas serão definidas como qualquer droga que seja regulamentada a nível internacional (UNODC, n.d.). Os efeitos do álcool nos comportamentos violentos também serão avaliados, devido às taxas de comportamentos violentos associados ao abuso de álcool (Boden et al. 2012).

A violência será definida como um ato de agressão física ou emocional contra si próprio ou contra outro indivíduo. Qualquer pessoa pode cometer um ato violento, e estes actos podem ser dirigidos a qualquer pessoa. A definição é importante porque a violência física não é necessariamente o único tipo de violência, e devido à natureza do ato

Existem inúmeros factores que podem contribuir para o consumo de drogas e álcool pelos adolescentes. Esses factores vão desde os antecedentes familiares às influências dos pares, bem como aos estilos de vida pessoais (Grant et al. 2006; Traube et al. 2014). Por isso, a utilização do modelo socioecológico para avaliar os factores que contribuem para o consumo de drogas ilícitas e de álcool proporcionará um enquadramento e pontos de intervenção. Além disso, o aumento da disponibilidade de numerosos tipos de drogas deixa os jovens em risco para uma série de comportamentos que são prejudiciais a estilos de vida saudáveis (Aldworth, 2009). Uma vez que o consumo de drogas e de álcool e a violência estão tão intimamente relacionados, é importante identificar a forma como se influenciam mutuamente. Existe uma relação cíclica entre o consumo de droga e de álcool e a violência, de tal modo que se demonstrou que o aumento dos níveis de stress aumenta a probabilidade de consumo de droga e de álcool (Enoch, 2010). Além disso, há um aumento de comportamentos violentos em pessoas dependentes de drogas (Resnick et al. 2014). Os tipos de drogas que uma pessoa usa regularmente também reflectem os seus tipos de personalidade (Khantzian, 1985). Uma investigação mais aprofundada pode ser capaz de fornecer grupos em risco de abusar de certas drogas, diminuindo assim o risco de violência causada pelas drogas.

Abuso de álcool e drogas ilícitas em adolescentes

Nos últimos 14 anos, a toxicodependência na adolescência tornou-se mais prevalecente nos Estados Unidos (Aldworth, 2009). Aldworth apresentou os resultados do Inquérito Nacional sobre o Consumo de Drogas e a Saúde do Gabinete dos Censos dos Estados Unidos. O inquérito foi realizado nas regiões Nordeste, Centro-Oeste, Sul e Oeste do país e forneceu as causas do consumo de drogas ilícitas e de álcool. No relatório, Aldworth refere a distribuição do consumo de drogas com base na raça, no género, nos grupos etários e até nos tipos de drogas.

Os resultados do inquérito internacional de 2007 revelaram que as drogas consumidas por pessoas com 12 ou mais anos de idade no último mês incluíam a marijuana (14,4 milhões), drogas psicoterapêuticas (6,9 milhões), cocaína (2,1 milhões), alucinogénios (1 milhão), inalantes (0,6 milhões) e heroína (0,2 milhões) (Aldworth et al. 2009). Os autores não referiram qualquer alteração significativa nos tipos de drogas consumidas desde o inquérito sobre drogas do ano anterior (Aldworth, 2009). Entre os inquiridos que responderam afirmativamente ao consumo de drogas ilícitas, as faixas etárias que registaram as taxas de consumo mais elevadas situavam-se entre os 14 e os 25 anos, sendo a prevalência mais elevada na faixa etária dos 18 aos 20 anos (Aldworth, 2009). Além disso, Aldworth refere que os homens registaram taxas mais elevadas de consumo de drogas ilícitas em 2007. O inquérito também permitiu obter informações sobre a raça ou os grupos étnicos que apresentavam as taxas mais elevadas de consumo de drogas ilícitas, sendo os índios americanos ou os nativos do Alasca os mais elevados, seguidos das raças mistas, dos afro-americanos, dos brancos, dos hispânicos e dos asiáticos (Aldworth, 2009).

O inquérito também avaliou o consumo de álcool nos Estados Unidos. Os resultados mostraram que os maiores aumentos no consumo de álcool ocorreram entre os 14 e os 25 anos de idade (Aldworth, 2009). A distribuição por raças mostrou que a prevalência mais elevada se verificava entre os brancos, seguindo-se os indivíduos de várias raças, depois os índios americanos e os nativos do Alasca, os hispânicos, os afro-americanos e os asiáticos (Aldworth, 2009). Os homens com 12 anos ou mais apresentaram uma taxa mais alta de consumo de álcool do que as mulheres (Aldworth, 2009).

Os resultados do inquérito permitem identificar as populações com maior prevalência de consumo de drogas e de álcool, mas o inquérito não foi capaz de fornecer informações sobre as populações que correm maior risco de consumo de drogas ilícitas e de álcool. Estas populações incluem os homens jovens que praticam sexo com homens, bem como as lésbicas e as populações transgénero (Traube et al. 2014). As razões para este facto foram identificadas como sendo o fraco apoio social e o acesso inadequado aos cuidados de saúde em resultado da estigmatização da família do indivíduo e da sociedade em geral (Wong et al. 2011). A exclusão das populações de risco quando se avalia o consumo de drogas ilícitas e de álcool numa população pode resultar em políticas de intervenção que não são inclusivas para toda a população.

Consumo de drogas ilícitas e de álcool e violência

Existe uma relação cíclica entre o consumo de drogas ilícitas e de álcool e a violência. Estudos sugerem que uma maior exposição à violência durante o crescimento pode predispor as crianças a consumir drogas ilícitas e álcool (Frank et al. 2012). Além disso, foi demonstrado que o consumo de drogas ilícitas e de álcool aumenta os comportamentos violentos do indivíduo (Krug et al. 2002). Embora seja difícil identificar exatamente por que razão o consumo de drogas ilícitas e de álcool pode estar associado à violência, é importante saber que cada droga tem um mecanismo de ação diferente. Alguns dos mecanismos vão interferir com a recaptação e a produção natural de serotonina pelo organismo (Green & Donnerstein, 1998). Além disso, os efeitos de certas drogas podem variar muito entre os utilizadores (Green & Donnerstein, 1998). Este carácter cíclico da violência dificulta as intervenções. A maioria das intervenções tem sido orientada apenas para o consumo de drogas ilícitas ou de álcool, ou apenas para a violência (Krug et al. 2012). A violência será definida como um ato de agressão física ou emocional contra si próprio ou contra outro indivíduo. A violência contra si próprio inclui tentativas de suicídio ou suicídios bem sucedidos, bem como a auto-mutilação. A violência contra os outros pode ser dividida em agressão emocional ou física contra outro indivíduo. As vítimas da violência podem ou não estar relacionadas com o doente.

Violência familiar

A violência na família predispõe as crianças a consumir drogas e álcool (Frank et al. 2012). Além disso, os estudos também demonstraram que o aumento dos níveis de stress que uma criança experimenta durante o crescimento pode predispor a criança ao consumo de drogas ilícitas e de álcool mais tarde na vida (Enoch, 2010). Para além dos riscos de desenvolvimento do consumo de drogas ilícitas e de álcool, existe também a ameaça de agressão por parte do indivíduo que consome drogas e álcool (Brook et al. 2012). Brook et al. realizaram um estudo para determinar os preditores de violência, revelando que um dos principais preditores era o uso de drogas na adolescência (Brook et al. 2012). A investigação sobre o consumo não médico de opiáceos pode colocar um doente com uma probabilidade 2,6 maior de demonstrar comportamentos violentos (Catalano et al. 2012). Esta violência pode ser exercida em casa contra os pais, tutores ou mesmo irmãos. Parece haver uma relação estreita entre a violência familiar, o consumo de drogas e as infracções penais, que podem ser alvo de programas de intervenção familiar (Fagan, 2005).

Violência entre parceiros íntimos

A violência entre parceiros íntimos (VPI) resulta frequentemente do consumo de drogas ilícitas (El-Bassel et al. 2004). El-Bassel et al. realizaram um estudo sobre os efeitos do consumo de diferentes drogas pelas mulheres na VPI, tendo demonstrado que as drogas aumentam efetivamente as taxas de VPI. Mais especificamente, o consumo exclusivo de cocaína, bem como o consumo de cocaína associado ao consumo de heroína, aumentou a probabilidade de envolvimento em VPI. Além disso, um estudo conduzido por Mattson et al. sobre o papel do uso de drogas ilícitas e a VPI demonstrou que o abuso de cocaína por homens e o abuso de sedativos por mulheres aumentavam a probabilidade de envolvimento em VPI (Mattson et al. 2013). Ao avaliar a VPI, é necessário incorporar populações sub-representadas. As comunidades de gays, lésbicas e transgéneros têm taxas mais elevadas de abuso de drogas ilícitas e de álcool (Traube et al. 2014). Isso coloca a população em maior risco de ser exposta à violência entre seus parceiros íntimos, e um método de intervenção eficaz pode ajudar várias populações.

Consumo de drogas e álcool e taxas de suicídio

Certos tipos de drogas estão associados a taxas de suicídio mais elevadas (Wilcox et al. 2014). Um estudo de coorte retrospetivo e prospetivo realizado por Wilcox et al. procurou determinar as taxas de mortalidade padronizadas nas populações de consumidores de álcool, opiáceos e drogas intravenosas. Os opiáceos são um depressor e são frequentemente escolhidos por utilizadores com antecedentes de depressão (Khantzian, 1985). Os autores determinaram que os consumidores de drogas mistas apresentavam as taxas mais elevadas de suicídios. Seguem-se os consumidores de drogas intravenosas, seguidos dos consumidores de opiáceos e, por último, os consumidores de álcool (Wilcox et al. 2014). O aumento das taxas de suicídio entre os consumidores de drogas foi alarmante, mas ainda há pouca investigação prospetiva disponível sobre as taxas de suicídio e o consumo de drogas estimulantes, como a cocaína.

Discussão

A avaliação da relação entre o consumo de drogas ilícitas e de álcool e a violência é complicada. Dada a natureza cíclica da violência e do consumo de drogas e álcool, é difícil determinar qual a questão a abordar em primeiro lugar. Há muitos resultados violentos associados ao consumo de droga e de álcool, especialmente por parte dos consumidores de opiáceos, cocaína e anfetaminas, mas é difícil avaliar corretamente a prevalência com base na natureza dos problemas (Degenhardt & Hall, 2012). Uma avaliação adequada dos factores que contribuem para o problema do consumo de drogas e de álcool e da sua relação com a violência pode utilizar o modelo socioecológico. Compreendendo os níveis de influência no consumo de drogas na população adolescente, podem ser apresentados métodos de intervenção para uso futuro.

Modelo Sócio-Ecológico do Consumo de Drogas e Álcool

São múltiplos os factores que afectam o consumo de drogas ilícitas e de álcool na população jovem. Para identificar a maioria das influências, pode ser utilizado o modelo socioecológico, a fim de abordar de forma organizada um problema de saúde pública em grande escala.

Começando pelo nível intrapessoal, as caraterísticas demográficas podem desempenhar um papel influente no consumo de drogas ilícitas ou de álcool. O género, a orientação sexual e a etnia podem ser identificados como determinantes intrapessoais. No entanto, Grant et al. efectuaram uma análise co-gémea sobre os efeitos do abuso de álcool e do abuso de drogas numa fase posterior da vida, sugerindo que há um aumento da probabilidade de abuso de drogas com o uso ou abuso precoce de álcool. O estudo indicou que existe uma componente genética parcial, juntamente com factores ambientais que podem contribuir para o consumo precoce de álcool e de drogas (Grant et al. 2006).

A nível interpessoal, as influências familiares têm um impacto mais forte em casa. Chassin, King e Flora efectuaram estudos de acompanhamento para determinar a extensão do efeito que o alcoolismo familiar tem no consumo de álcool mais tarde na vida. Os resultados mostraram que os participantes que tinham familiares alcoólicos apresentavam taxas mais elevadas de consumo de álcool na adolescência (Chassin et al. 2006). Além disso, os pares do indivíduo vão ser um dos principais factores de influência na decisão de uma criança ou adolescente de consumir drogas ou álcool (Brook et al. 2012). A maior parte do tempo será passada com os pares do indivíduo; por conseguinte, eles exercem as suas próprias influências sobre o consumo de drogas e de álcool. As percepções que os pares trazem baseiam-se nas suas próprias percepções sobre as acções e, por conseguinte, podem alterar a forma como o indivíduo se sente em relação às drogas.

A nível organizacional, um dos principais factores determinantes que deve ser analisado é o ambiente escolar. As crianças entre os 11 e os 22 anos passam a maior parte do seu tempo na escola, se não estiverem em casa. Na escola, são confrontadas com diferentes tensões às quais têm de reagir. As tensões incitarão a um mecanismo de enfrentamento, a resiliência, que pode incluir respostas saudáveis ou não saudáveis (Fergus & Zimmerman, 2005). Os comportamentos não saudáveis podem ser realizados através do consumo de drogas ou de álcool, influenciando a decisão da criança de consumir drogas ou álcool (Fergus & Zimmerman, 2005).

A nível da comunidade, os factores de risco incluem a disponibilidade de drogas e álcool na comunidade. No Inquérito Nacional sobre o Consumo de Drogas e a Saúde, as pessoas que responderam afirmativamente ao consumo de drogas ilícitas ou de álcool no último mês também referiram a fácil disponibilidade das substâncias que consumiram (Aldworth, 2009). Estes resultados demonstram que a disponibilidade de determinadas drogas numa comunidade pode influenciar as decisões dos adolescentes de consumir drogas ou álcool. A comunidade em que os adolescentes residem também desempenha um papel na predisposição para o consumo de drogas. Coomber et al. efectuaram um estudo utilizando informações dos censos de Victoria, na Austrália, e do Estado de Washington, nos Estados Unidos. O estudo mostrou que as crianças que vivem em zonas rurais têm taxas mais elevadas de consumo de drogas ilícitas e de álcool (Coomber et al. 2011).

O último nível do modelo socio-ecológico que deve ser analisado é o nível social. Este nível diz respeito às políticas e leis que podem influenciar a capacidade de um indivíduo consumir drogas ou álcool. Leis mais rigorosas reduzirão as hipóteses de os adolescentes ou as crianças consumirem drogas (Chassin et al. 2006). Políticas nas escolas que previnam o consumo de drogas e de álcool podem ajudar a diminuir o consumo de drogas nas escolas (Grant et al. 2005).

Intervenções

As intervenções para prevenir o consumo de drogas e de álcool nos adolescentes podem ser efectuadas a vários níveis. Começando pelos níveis intrapessoal e interpessoal, as campanhas educativas são importantes para capacitar o indivíduo a tomar decisões com base nos efeitos nocivos do consumo de drogas ilícitas e de álcool. Botvin et al. avaliaram o programa de educação para a saúde, Life Skills Training, e determinaram que o programa de educação foi capaz de reduzir o consumo de álcool, tabaco e drogas ilícitas. As intervenções organizacionais serão mais úteis nas escolas, porque é aí que os adolescentes passam a maior parte do seu tempo. O Treinamento de Habilidades para a Vida foi uma intervenção que pode ser usada no nível organizacional, que provou ser útil (Botvin et al. 2012). Outras intervenções organizacionais serão as regras que a escola impõe relativamente ao abuso de drogas e álcool. As intervenções de nível superior também se aplicam à prevenção do abuso de drogas e álcool na adolescência, mas a educação é um ponto-chave de intervenção quando se tenta prevenir o abuso de drogas na população adolescente (Bruis et al. 2012).

Conclusão

O abuso de drogas ilícitas e de álcool na população adolescente está intimamente relacionado. Estudos na literatura têm associado um aumento da exposição à violência numa idade jovem e o consumo de drogas ilícitas e de álcool mais tarde na vida (Frank et al 2012). Parece haver um aumento dos comportamentos violentos que também estão associados ao consumo de drogas ilícitas e de álcool (Krug, 2002). Devido a esta natureza cíclica da violência e do consumo de drogas, é necessário avaliar os factores determinantes dos comportamentos. Utilizando o modelo sócio-ecológico para determinar as diferentes influências sobre o consumo de drogas e de álcool pelos adolescentes, podem ser adaptadas intervenções adequadas a diferentes níveis, na esperança de conseguir reduzir o peso deste problema de saúde pública.

Referências

Aldworth, J. (2009). *Resultados do inquérito nacional de 2007 sobre consumo de droga e saúde: National findings*. DIANE Publishing.

Boden, J. M., Fergusson, D. M., & Horwood, L. J. (2012). Uso indevido de álcool e comportamento violento: resultados de um estudo longitudinal de 30 anos. *Drug and alcohol dependence*, *122*(1), 135-141. http://www.uniad.org.br/desenvolvimento/images/stories/1-s2.0- S0376871612002888-main.pdf

Botvin, G. J., Griffin, K. W., & Nichols, T. D. (2006). Prevenir a violência e a delinquência juvenis através de uma abordagem universal de prevenção escolar. *Prevention science*, *7*(4), 403-408. http://www.middleschoollifeskills.org/docs/AV_CD/LifeSkills_Research/Violence%20paper%20Botvin%20et%20al%20%282006%2 9.pdf

Brook, D. W., Brook, J. S., Rubenstone, E., Zhang, C., & Saar, N. S. (2011). Associações de desenvolvimento entre comportamentos externalizantes, delinquência de pares, uso de drogas, crime percebido na vizinhança e comportamento violento em comunidades urbanas. *Aggressive behavior*, *37*(4), 349-361. http://www.ncbi.nlm.nih.gov/pmc/articles/PMC3100438/

Burrus, B., Leeks, K. D., Sipe, T. A., Dolina, S., Soler, R., Elder, R., ... & Dittus, P. (2012). Intervenções pessoa-a-pessoa dirigidas aos pais e outros cuidadores para melhorar a saúde dos adolescentes: uma revisão sistemática do Community Guide. *Revista americana de medicina preventiva*, *42*(3), 316-326. http://thecommunityguide.org/adolescenthealth/Caregiver_Evidenc e_Review.pdf

Catalano, R. F., White, H. R., Fleming, C. B., & Haggerty, K. P. (2011). Is nonmedical prescription opiate use a unique form of illicit drug use? *Addictivebehaviors*, *36*(1), 79-86. http://www.ncbi.nlm.nih.gov/pmc/articles/PMC2981660/

Chassin, L., Flora, D. B., & King, K. M. (2004). Trajectórias de consumo e dependência de álcool e drogas desde a adolescência até à idade adulta: os efeitos do alcoolismo familiar e da personalidade. *Journal of abnormal psychology*, *113*(4), 483. http://emilkirkegaard. dk/en/wp-content/uploads/Trajectories-of-alcohol-and-drug-use-and-pendence-from-adolescence-to-adulthood-The-effects-of-familial- alcoholism-and-personality.pdf

Coomber, K., Toumbourou, J. W., Miller, P., Staiger, P. K., Hemphill, S. A., & Catalano, R. F. (2011). Rural adolescent alcohol, tobacco, and illicit drug use: a comparison of students in Victoria, Australia, and Washington State, United States. *The Journal of Rural Health*, *27*(4), 409-415. http://europepmc.org/articles/PMC3186916

Degenhardt, L., & Hall, W. (2012). Extensão do uso e dependência de drogas ilícitas e sua contribuição para a carga global de doenças. *TheLancet*, *379*(9810), 55-70. https://www.burnet.edu.au/system/asset/file/609/Louisa_Degenhard t_-_The_Lancet.pdf

El-Bassel, N., Gilbert, L., Frye, V., Wu, E., Go, H., Hill, J., & Richman, B. L. (2004). Physical and sexual intimate partner violence among women in methadone maintenance treatment. *Psychology of Addictive Behaviors*, *18*(2), 180.

Enoque, M. A. (2011). O papel do stress no início da vida como fator de previsão da dependência do álcool e das drogas. *Psychopharmacology*, *214*(1), 17-31. http://web.b.ebscohost.com/ehost/pdfviewer/pdfviewer?sid=e7618d 1e-6741-4e9d-a56e-51a1845f6e80%40sessionmgr115&vid=1&hid=108

Fagan, A. A. (2005). A relação entre a violência física na adolescência e a infração penal: Apoio a um ciclo de violência duradouro e generalizado. *Journal of Family Violence*, *20*(5), 279-290. http://web.b.ebscohost.com/ehost/pdfviewer/pdfviewer?sid=7d84fb fa-1274-4d93-a58e-035b185e791b%40sessionmgr113&vid=1&hid=108

Fergus, S., & Zimmerman, M. A. (2005). Adolescent resilience: A framework for understanding healthy development in the face of risk. *Annu. Rev. Public Health*, *26*, 399-419. http://is.muni.cz/el/1421/jaro2011/PSA_033/um/adolescent_resilien ce.pdf

Frank, D. A., Rose-Jacobs, R., Crooks, D., Cabral, H. J., Gerteis, J., Hacker, K. A., ... & Heeren, T. (2011). Início do consumo de substâncias lícitas e ilícitas na adolescência: impacto da exposição intra-uterina e da exposição pós-natal à violência. *Neurotoxicologia e teratologia*, *33*(1), 100-109. http://www.ncbi.nlm.nih.gov/pmc/articles/PMC3000885/?report=cl assic

Geen, R. G., & Donnerstein, E. D. (Eds.). (1998). *Human aggression: Theories, research, and implications for social policy*. Elsevier. http://www.ratingsexpress.com/openup/chapters/0335204716.pdf

Grant, J. D., Scherrer, J. F., Lynskey, M. T., Lyons, M. J., Eisen, S. A., Tsuang, M. T., ... & Bucholz, K. K. (2006). O consumo de álcool na adolescência é um fator de risco para a dependência de álcool e drogas na idade adulta: provas de um desenho de gémeos. *Psychological medicine*, *36*(01), 109-118. http://www.biblioteca.cij.gob.mx/Archivos/Materiales_de_consulta /Factores_de_riesgo_y_proteccion/Articulos/risk_factors5.pdf

Khantzian, E. J. (1985). A hipótese da auto-medicação nas perturbações aditivas: foco na dependência de heroína e cocaína. *American Journal ofPsychiatry*, *142*(11), 1259-1264. http://journals.psychiatryonline.org/data/Journals/AJP/3404/1259.p df

Krug, E. G., Dahlberg, L. L., Mercy, J. A., Zwi, A. B., & Lozano, R. (2002) World report on violence and health. http://whqlibdoc.who.int/publications/2002/9241545615_eng.pdf?u a=1

Mattson, R. E., O'Farrell, T. J., Lofgreen, A. M., Cunningham, K., & Murphy, C. M. (2012). O papel do uso de substâncias ilícitas em um modelo conceitual de violência por parceiro íntimo em homens em tratamento para o alcoolismo. *Psicologia dos comportamentos aditivos*, *26*(2), 255. http://www.ncbi.nlm.nih.gov/pmc/articles/PMC3241887/

Resnick, M. D., Ireland, M., & Borowsky, I. (2004). Perpetração de violência entre jovens: o que protege? O que é que prediz? Resultados do National Longitudinal Study of Adolescent Health. *Journal of adolescenthealth*, *35*(5), 424-e1. http://ncys.ksu.edu.sa/sites/ncys.ksu.edu.sa/files/Violence%2083.pdf

Swendsen, J., Burstein, M., Case, B., Conway, K. P., Dierker, L., He, J., & Merikangas, K. R. (2012). Uso e abuso de álcool e drogas ilícitas em adolescentes americanos: Resultados do National Comorbidity Survey-Adolescent Supplement. *Arquivos de psiquiatria geral, 69*(4), 390-398. http://www.ncbi.nlm.nih.gov/pmc/articles/PMC3746542/

Traube, D. E., Schrager, S. M., Holloway, I. W., Weiss, G., & Kipke, M. D. (2013). Risco ambiental, cognição social e uso de drogas entre homens jovens que fazem sexo com homens: Efeitos longitudinais do estatuto de minoria nos processos e resultados de saúde. *Dependência de drogas e álcool, 127*(1), 1-7. http://www.ncbi.nlm.nih.gov/pmc/articles/PMC3480562/

Wilcox, H. C., Conner, K. R., & Caine, E. D. (2004). Association of alcohol and drug use disorders and completed suicide: an empirical review of cohort studies. *Drug and alcohol dependence, 76*, S11- S19.

Wong, C. F., Weiss, G., Ayala, G., & Kipke, M. D. (2010). Harassment, discrimination, violence and illicit drug use among young men who have sex with men (Assédio, discriminação, violência e uso de drogas ilícitas entre homens jovens que fazem sexo com homens). *AIDS education and prevention: official publication of the International Society for AIDS Education, 22*(4), 286. http://www.ncbi.nlm.nih.gov/pmc/articles/PMC2962624/

Gabinete das Nações Unidas contra a Droga e o Crime (UNODC) (n.d.). *UNODC - Drogas Ilícitas - Definições de Drogas*. Recuperado em 30 de junho de 2014, de http://www.unodc.org/unodc/en/illicit-drugs/definitions/

CAPÍTULO 32

Perspectivas sobre o Ébola; surto de 2014 na Guiné

Resumo

O surto de Ébola na Guiné custou mais vidas do que qualquer outro surto anterior do género. As ténues parcerias comunitárias têm sido a fonte de muitas barreiras culturais para os grupos de ajuda internacional. Historicamente, as comunidades afectadas pelo Ébola vêem os profissionais de saúde internacionais como visitantes estrangeiros que estão ali para ajudar. Esta perceção mudou no surto da Guiné em 2014, e agora os profissionais de saúde são vistos como estranhos. Esta mudança de perceção levou a abusos por parte dos profissionais de saúde e ao fracasso das parcerias comunitárias.

Introdução

Devido à gravidade do surto de 2014 na Guiné do vírus altamente fatal Ébola Zaire, o Ébola ganhou muita notoriedade internacional. A febre hemorrágica do Ébola (FHE) teve uma taxa média de letalidade de 67,7% nos últimos 38 anos (OMS, 2014). As taxas de letalidade dos surtos podem atingir os 100% (Sarwar, Sitar, & Ledgerwood, 2011). Atualmente, o surto na Guiné tem uma taxa de letalidade de 59%, e espera-se que aumente, uma vez que foram notificados casos nas vizinhas Serra Leoa e Libéria (Dixon & Schaffer, 2014).

O Ébola pertence à família de vírus *Filoviridae* e tem cinco espécies que ocorrem naturalmente. Cada espécie apresenta o seu próprio nível de letalidade nos seres humanos e nos primatas não humanos, como os gorilas e os macacos Rhesus. As cinco espécies são o Bundibugyo ebolavirus (BDBV), o Zaire ebolavirus (EBOV), o Sudan ebolavirus (SUDV), o Taï Forest ebolavirus (TAFV) e o Reston ebolavirus (RESTV) (WHO.org, 2014). Estudos demonstraram que, antes do surto na Guiné, o EBOV tinha uma taxa de mortalidade de casos que variava entre 88% e 95% (McElroy, 2014, & WHO, 2012). De acordo com o Centro de Controlo de Doenças (CDC), houve 441 casos confirmados em laboratório e 362 mortes suspeitas atribuídas ao EBOV na Guiné, Libéria e Serra Leoa (2014).

Pensa-se que o vírus Ébola ocorre naturalmente numa espécie de morcegos nativos da região da África Ocidental. O vírus é transmitido através da saliva e das fezes dos morcegos. Pensa-se que o Ébola passa dos morcegos para os animais de criação e para os animais selvagens, através de uma refeição de sangue ou da exposição a fezes infectadas (Vogel, 2014). Como fontes de alimento, estes animais são abatidos e dispersos pela comunidade (Waddington, 2014). Estudos demonstraram que o consumo de carne de animais selvagens não tratada tem sido associado a infecções por Ébola. Uma infeção por Ébola dura normalmente entre 17 e 21 dias, dependendo da letalidade da espécie de vírus. Normalmente, os sintomas do Ébola só aparecem 10 dias após a infeção. Estes sintomas incluem febre, dores de cabeça, arrepios, dores de garganta e mal-estar. À medida que a infeção progride, os sintomas agravam-se. Os sintomas graves incluem náuseas e vómitos, diarreia com sangue, dor no peito, dor de estômago e perda de peso grave. A fase tardia do EBOV pode levar à morte e caracteriza-se por hemorragias do nariz, olhos, ouvidos, boca e reto (Mayo Clinic, 2014).

Apesar da trágica perda de vidas na Guiné, Libéria e Serra Leoa, o surto da Guiné em 2014 tornou-se o ímpeto para os diálogos a nível internacional relativamente à contenção e tratamento do Ébola (Bloom, 2014). Uma vez que o Ébola foi considerado pelo CDC como um agente bioterrorista de categoria A, os países investiram na investigação preventiva do Ébola (CDC, 2014). Estas conversas têm como objetivo padronizar os protocolos de contenção, bem como identificar e implementar tratamentos terapêuticos nas comunidades afectadas. Houve uma série de candidatos farmacêuticos e vacinas que demonstraram ser curativos em modelos animais, que estão agora a ser testados em ensaios clínicos humanos (Okuda, Wada, & Shimada, 2014).

O surto de 2014 também revelou tensões entre as populações locais e as organizações de ajuda internacional (Dixon & Schaffer, 2014). As regiões da Guiné afectadas pelo Ébola sofreram um fluxo de trabalhadores humanitários internacionais que apareceram nas suas aldeias. A força de trabalho de ajuda internacional que está a responder ao surto é cultural e etnicamente diversa. As diferenças de crenças culturais e religiosas entre as comunidades guineenses e os investigadores e profissionais de saúde internacionais conduziram a incidentes de insensibilidade cultural e abuso por parte dos profissionais de saúde (CBC, 2014). A relação ténue entre os líderes da comunidade local e os trabalhadores humanitários tem sido um obstáculo a parcerias benéficas para a comunidade. Além disso, estes obstáculos culturais foram atribuídos à propagação do Ébola na Serra Leoa e na Libéria (Green, 2014).

Perspectivas da comunidade

Para gerir eficazmente um surto de Ébola, a cooperação da comunidade é imperativa para mitigar o pânico público e a propagação da infeção. As partes interessadas, tais como curandeiros tradicionais, líderes religiosos e gestores comunitários, devem fazer parte do plano de gestão do surto para que a intervenção seja eficaz (Polonsky, 2014).

Ao longo dos últimos trinta anos, houve pelo menos cinco grandes surtos do vírus Ébola, que ceifaram mais de 100 vidas cada (OMS, 2014). Estes ambientes de surto são marcados pelo medo, caos comunitário e desdém pela presença internacional (Edelstein, Heyman, & Kloser, 2014). À medida que os trabalhadores humanitários e investigadores internacionais inundam a comunidade, é exercida pressão sobre a comunidade local para que se adapte às necessidades da comunidade humanitária. Mais especificamente, como a comunidade está a sofrer elevados níveis de perdas humanas devido à propagação da infeção, espera-se que os membros saudáveis sigam as instruções e os protocolos estabelecidos pelos grupos de ajuda (Benard, 2014).

Foi demonstrado num estudo de 2012, realizado por Kinsman, que o medo excessivo na comunidade durante um surto de Ébola pode ter efeitos prejudiciais na gestão do surto. No estudo de Kinsman, a principal fonte de medo estava relacionada com o processo de colocação em quarentena. Foram observadas fontes semelhantes de medo da comunidade num surto de EBOV no Uganda (Borchert, 2011). Nos países da África Central e Ocidental, as tradições culturais exigem que os membros da família permaneçam em contacto próximo com os seus familiares doentes. Por exemplo, quando uma pessoa adoece, o papel de prestador de cuidados recai sobre os familiares diretos do sexo feminino, normalmente as mães e as avós (Kinsman, 2012). Esta tradição pode ser responsável pela elevada taxa de transmissão familiar, que foi identificada como a via de exposição mais comum nos novos casos de Ébola na Guiné (Muyembe-Tamfum, 2012). Num surto, para evitar a transmissão, os casos confirmados e suspeitos são removidos e colocados em quarentena em relação à população não afetada. Os doentes em quarentena são mais susceptíveis de morrer devido a uma maior exposição a outros doentes infectados. A separação dos entes queridos e a expetativa da morte aumentam o medo e a ansiedade.

A África Ocidental e Central é demograficamente composta por uma série de culturas tribais, cada uma com tradições e normas sociais distintas (Ferdinand, 2014). Devido a um elevado nível de atividade missionária na região, as culturas tribais foram sobrepostas com ideais e tradições cristãs. Historicamente, na África Ocidental e Central, a doença tem sido vista como um processo metafísico em que os espíritos sobrecarregam o corpo. Nestas tradições, não existe qualquer ligação entre o agente patogénico e a doença (Antwi- Baffour, 2014). Muitas vezes, ocorre a estigmatização. Num surto de Ébola no Uganda, acreditava-se que as pessoas que sofriam de sintomas de Ébola tinham "irritado os espíritos" e eram evitadas pelos líderes comunitários. Por outro lado, é comum os líderes comunitários serem culpados pelos surtos de Ébola. Por exemplo, no Uganda, um líder comunitário foi acusado de ter permitido a entrada da infeção na comunidade. À medida que o surto se agravava, recebeu ameaças de morte por escrito e foi forçado a sair (Borchert, 2011).

Foram registadas percepções comunitárias semelhantes na Guiné, Serra Leoa e Libéria (Dixon & Schaffer, 2014). A falta de educação e compreensão da comunidade local sobre o Ébola afectou negativamente os esforços dos profissionais de saúde para controlar e gerir o surto de EBOV na Guiné. Por exemplo, a comunidade local e os líderes religiosos na Guiné contestaram fortemente os protocolos que envolvem as mortes e a preparação adequada do corpo (OMS, n.d.). Uma vez que o corpo do indivíduo falecido continua a ser altamente infecioso após a morte, devem ser tomadas precauções especiais, como a desinfeção com cloro, durante o processo de enterro. Após a morte, os profissionais de saúde retiram o falecido da área de quarentena e pulverizam o corpo com desinfetante à base de cloro. Após a desinfeção, o corpo é fechado num saco para cadáveres e transportado para um local de enterro (OMS, n.d.). Os locais de enterro para corpos infectados com Ébola estão normalmente localizados longe de quaisquer áreas povoadas, o que é atualmente o ponto de discórdia para muitas comunidades na Guiné, Serra Leoa e Libéria. Nestes países, é comum as famílias enterrarem os seus falecidos perto de casa. Além disso, de acordo com o protocolo da OMS, os funerais e as cerimónias fúnebres não são permitidos nas comunidades afectadas pelo EBOV (OMS, n.d.). Uma vez que o risco de infeção pelo EBOV aumenta exponencialmente à medida que aumenta o contacto entre humanos, não são permitidas reuniões comunitárias para estas cerimónias.

Perspectivas dos trabalhadores do sector da saúde

As perspectivas dos profissionais de saúde são largamente subnotificadas na literatura publicada sobre os surtos de Ébola. Tem sido relatado que os profissionais de saúde têm experimentado resistência quando entram nas comunidades afectadas pelo Ébola. Devido a mal-entendidos da comunidade, os profissionais de saúde que ajudam as comunidades afectadas pelo surto na Guiné foram alvo de abusos. Por exemplo, uma instalação dos Médicos sem Fronteiras foi evacuada após relatos de pedras atiradas aos profissionais de saúde (CBC, 2014). Espera-se que um profissional de saúde no contexto do surto de 2014 ajude a comunidade a gerir e reduzir novas infecções, bem como a isolar e tratar casos suspeitos e confirmados. Para corresponder a estas expectativas, os profissionais de saúde devem atuar segundo os mais elevados padrões de biossegurança. Os profissionais de saúde que trabalham com o Ébola devem estar totalmente cobertos e usar um respirador (Agência de Saúde Pública do Canadá, 2014). Estas precauções fazem com que os trabalhadores se destaquem na comunidade devido à aparência intimidante do equipamento de proteção pessoal necessário. Estas medidas de proteção podem elevar o medo coletivo da comunidade local e devem ser examinadas mais detalhadamente como uma escalada de hostilidade da comunidade.

A perceção que a comunidade tem do profissional de saúde é também uma consideração importante. Buhler, Roddy, Nolte, & Borchert definiram as percepções da comunidade sobre as equipas de resposta internacional como sendo "estranhos de confiança" (2011). Os trabalhadores humanitários estrangeiros são geralmente vistos de forma positiva porque estão lá para ajudar a comunidade.

Apesar das percepções positivas, algumas situações afectam negativamente as relações entre os trabalhadores humanitários e os membros da comunidade. Por exemplo, os membros da comunidade têm uma perceção negativa de um trabalhador humanitário que transporta artigos descontaminados para fora de uma ala fechada de Ébola. Estas situações aumentam o medo da comunidade devido à conceção de que a desinfeção não pode evitar a infeção (Buhler et al., 2014).

A desconfiança da comunidade tem sido uma barreira para os profissionais de saúde na Guiné. Por exemplo, apesar das campanhas de educação da comunidade no que diz respeito ao controlo de infecções, práticas de saneamento e enterro seguro, as enfermarias de Ébola comunicaram que os falecidos foram "roubados" ou "desaparecidos" (Green, 2014). Tem-se teorizado que a propagação do surto à Libéria e à Serra Leoa se deveu ao facto de as famílias transportarem os entes queridos falecidos para casa (Green, 2014). Apesar dos fracassos na mobilização das comunidades guineenses, as campanhas de educação comunitária foram utilizadas com sucesso noutros cenários de surto, como se pode ver pelos elevados níveis de mobilização comunitária no surto de EBOV no Congo em 2005 (Nkoghe, Kone, Yada, & Leroy, 2011).

Perspetiva da investigação académica

A origem do vírus Ébola tem estado a ser investigada. Sabe-se que os morcegos são vectores naturais de quatro espécies do vírus Ébola (Hayman, Yu, Crameri, Wang, Suu-Ire, Wood, & Cunningham, 2012). Como portadores, a exposição ao sangue, saliva ou fezes de um morcego infetado pode levar a uma infeção por Ébola. Um estudo recente correlacionou um surto maciço de Ébola em populações de gorilas da África Central com grandes populações transitórias de morcegos (Olson et al., 2012.). As infecções humanas têm sido associadas à ingestão de carne de animais selvagens infectados e à exposição a animais domésticos infectados (Weingartl, Nfon, Kobinger, 2013, & Kock, 2014).

Num relatório preliminar de emergência, suspeita-se que uma criança de dois anos tenha sido o primeiro caso da epidemia na Guiné. Pensa-se que a criança foi exposta ao vírus através de um animal de estimação infetado ou de uma fonte de alimentação. Como resultado, suspeita-se que um profissional de saúde que cuidava da criança tenha propagado o EBOV a quatro outras cidades da Guiné antes de sucumbir à infeção (Baize, 2014).

Um número crescente de investigações mostra que a infeção pelo EBOV pode ser controlada através de intervenções farmacêuticas (Wong, Qiu, Olinger, & Kobinger, 2014). Por exemplo, foi demonstrado que um medicamento chamado Favipiravir inibe a replicação do EBOV actuando como um análogo de nucleótidos. Quando o vírus integra o medicamento, causa mutagénese letal (Oestereich, Lüdtke, Wurr, Rieger, Muñoz-Fontela, & Günther 2014). Atualmente, o Favipiravir está a ser investigado em pequenos modelos animais e será testado em ensaios com primatas não humanos num futuro próximo. Um medicamento semelhante, designado BCX4430, demonstrou ser completamente protetor em modelos de primatas não humanos (Warren et al., 2014).

Foram também desenvolvidas vacinas que têm efeitos preventivos e terapêuticos. Uma vacina candidata promissora demonstrou ser protetora contra quatro das cinco espécies de vírus Ébola em modelos de pequenos animais e modelos de primatas. A candidata é uma vacina polivalente de ADN de filovírus que é eficaz contra o vírus de Marburgo, bem como contra o EBOV e o SUDV. Esta vacina é eficaz porque desencadeia um rápido reconhecimento, preparação e maturação das células T CD8, o que permite a rápida eliminação do vírus (Shedlock et al., 2013). Outra abordagem de vacina eficaz tem sido a utilização de vacinas de base viral. Num estudo recente, o vírus da estomatite vesicular (VSV) foi alterado para expressar proteínas BDBV não imunogénicas. Ao vacinar com a estirpe alterada do VSV, o sistema imunitário ficaria sensibilizado para as proteínas nativas do Ébola. O estudo mostrou que o processo de sensibilização conferia proteção contra a infeção por BDBV (Falzarano et al, 2011).

Discussão

Existe uma lacuna no conjunto de conhecimentos relativos às perspectivas da comunidade e dos profissionais de saúde sobre os ambientes de surto de Ébola. Tem sido demonstrado que, nestes eventos, a atenção internacional e os grupos de ajuda estrangeiros ultrapassam as culturas tradicionais. Isto foi testemunhado nas comunidades afectadas pelo surto da Guiné em 2014. Devido ao nível de urgência que é necessário para gerir os surtos de Ébola, os trabalhadores humanitários internacionais trabalham rapidamente para minimizar os riscos de novas infecções. Estas responsabilidades têm sido vistas como culturalmente insensíveis nas comunidades locais. Por exemplo, é da responsabilidade dos profissionais de saúde investigar e colocar em quarentena um caso emergente de Ébola em casa. Nestes casos, os profissionais de saúde são vistos como vilões porque retiram os entes queridos infectados das suas casas e famílias.

O obstáculo mais proeminente às parcerias entre os profissionais de saúde e os membros da comunidade na Guiné são as diferentes percepções culturais do "papel de doente" (Benard, 2014). As culturas na Guiné encaram uma doença de forma muito diferente da comunidade internacional. Nas comunidades da África Ocidental, um indivíduo doente torna-se o foco de atenção dos membros da família. Uma vez que as mães são geralmente a principal fonte de cuidados de saúde para a família, existe uma grande variabilidade entre os agregados familiares na forma como a doença é gerida (Borchert, 2012, & Kinsman, 2012). Por exemplo, na Guiné, uma mãe com formação médica informal pode ser capaz de identificar os primeiros sintomas do Ébola, ao passo que o seu vizinho pode atribuir a doença aos espíritos.

A tensão comunitária surge quando os grupos de ajuda guineenses e internacionais encaram o papel de doente de forma diferente. Para os trabalhadores humanitários internacionais, existe um nível de perceção de ameaça que é inerente à investigação do Ébola. Dito isto, os profissionais de saúde utilizam critérios definidos para diagnosticar novos casos de Ébola. Na

Guiné, os novos casos de Ébola são isolados e tratados. O processo de isolamento contradiz diretamente as crenças culturais que envolvem o papel de doente.

Do ponto de vista da comunidade da África Ocidental, as doenças, incluindo o Ébola, devem ser tratadas de forma holística em casa, com o apoio da família. Do ponto de vista de um trabalhador humanitário internacional, o EHF deve ser gerido dentro dos limites de uma enfermaria fechada para o Ébola. É imperativo conciliar as diferenças de perceção para gerir eventos como o surto da Guiné em 2014.

Conclusão

Em futuros cenários de surto, será necessário mobilizar as comunidades locais no esforço de reduzir as infecções comunitárias. Para mobilizar a comunidade com sucesso, os grupos de ajuda internacional devem ser culturalmente competentes no envolvimento das partes interessadas locais no processo de gestão do surto. As partes interessadas, como os líderes comunitários, os curandeiros tradicionais e os proprietários de empresas, podem ser grandes recursos para os profissionais de saúde. Mais importante ainda, através do envolvimento da comunidade, os profissionais de saúde podem mitigar o pânico e qualquer medo excessivo que os residentes possam ter durante o surto.

Referências

Antwi-Baffour, S. S., Bello, A. I., Adjei, D. N., Mahmood, S. A., & Ayeh-Kumi, P. F. (2014). O lugar da medicina tradicional na sociedade africana: A ciência, a aceitação e o apoio. *Revista Americana de Investigação em Saúde*, *2*(2), 49-54.

Baize, S., Pannetier, D., Oestereich, L., Rieger, T., Koivogui, L., Magassouba, N. F., ... & Günther, S. (2014). Emergência da doença do vírus Zaire Ebola na Guiné - relatório preliminar. *Jornal de Medicina da Nova Inglaterra*.

Benard, A. A. (2014). Saúde e doença, perspectivas culturais sobre. *The Wiley Blackwell Encyclopedia of Health, Illness, Behavior, and Society (Enciclopédia Wiley Blackwell de Saúde, Doença, Comportamento e Sociedade*).

Bloom, S. (2014). Lifting the Impenetrable Veil: From Yellow Fever to Ebola Hemorrhagic Fever and SARS (Levantando o véu impenetrável: da febre amarela à febre hemorrágica do Ébola e à SARS). *Doenças infecciosas emergentes*, *20* (3), 516.

Borchert, M., Mutyaba, I., Van Kerkhove, M. D., Lutwama, J., Luwaga, H., Bisoborwa, G., ... & Van Der Stuyft, P. (2011). Surto de febre hemorrágica do Ébola no distrito de Masindi, Uganda: descrição do surto e lições aprendidas.*BMC infectious diseases*, *11* (1), 357.

Bühler, S., Roddy, P., Nolte, E., & Borchert, M. (2014). Documentação Clínica e Transferência de Dados das Enfermarias de Doenças dos Vírus Ébola e Marburgo em Contextos de Surto: Health Care Workers' Experiences and Preferences (Experiências e preferências dos profissionais de saúde). *Viruses*, *6*(2), 927-937.

CBC.ca, (2014). *Clínica de Ébola na Guiné evacuada após ataque; multidão furiosa afirma que os Médicos Sem Fronteiras introduziram a doença mortal no país.* Obtido em http://www.cbc.ca/news/world/ebola-clinic- in-guinea-evacuated-after-attack-1.2599555

Centro de Controlo de Doenças (2014). *Categoria A - Agentes/Doenças de Bioterrorismo.* Retrievedfrom http://www.bt.cdc.gov/agent/agentlist-category.asp

Centro de Controlo de Doenças (2014). *Surto de Ébola na Guiné, Libéria e Serra Leoa.* Recuperado de http://www.cdc.gov/vhf/ebola/outbreaks/guinea/

Dixon, M. G., & Schafer, I. J. (2014). Surto de doença viral do Ebola - África Ocidental, 2014. *MMWR. Relatório semanal de morbilidade e mortalidade*, *63*(25), 548.

Edelstein, M., Heymann, D., & Koser, K. (2014). Crises de saúde e migração. *Humanitarian Crises and Migration: Causes, Consequences and Responses*, 97.

Falzarano, D., Feldmann, F., Grolla, A., Leung, A., Ebihara, H., Strong, J. E., ... & Feldmann, H. (2011). A imunização única com uma vacina monovalente baseada no vírus da estomatite vesicular protege os primatas não humanos contra o desafio heterólogo com o ebolavírus Bundibugyo. *Journal of Infectious Diseases*, *204*(suppl 3), S1082-S1089.

Ferdinand, R. (2014). Escrever em casa: An Auto-Ethnography of Space, Culture, and Belonging in Burkina Faso, West Africa. *Espaço e Cultura*, 1206331213510445.

Green, A. (2014). A África Ocidental luta para conter o surto de Ébola. *The Lancet*,*383*(9924), 1196.

Hayman, D. T., Yu, M., Crameri, G., Wang, L. F., Suu-Ire, R., Wood, J. L., & Cunningham, A. A. (2012). Anticorpos do vírus Ébola em morcegos frugívoros, Gana, África Ocidental. *Doenças infecciosas emergentes*, *18*(7), 1207.

Kinsman, J. (2012). A time of fear": local, national, and international responses to a large Ebola outbreak in Uganda. *Saúde Global*, *8*, 15.

Kock, R. (2014). Factores determinantes do aparecimento e propagação de doenças: A vida selvagem é a culpada? *Onderstepoort J Vet Res*, *81* (2), 4-páginas.

Muyembe-Tamfum, J. J., Mulangu, S., Masumu, J., Kayembe, J. M., Kemp, A., & Paweska, J. T. (2012). Surtos do vírus Ébola em

África: Past and present.*Onderstepoort Journal of Veterinary Research*, *79*(2), 06-13.

A Clínica Mayo (2014). *Vírus Ebola e Vírus Marburg.* Recuperado de http://www.mayoclinic.org/diseasesconditions/ebolavirus/basics/sy mptoms/con-20031241

McElroy, A. K., Erickson, B. R., Flietstra, T. D., Rollin, P. E., Nichol, S. T., Towner, J. S., & Spiropoulou, C. F. (2014). Febre hemorrágica do Ebola: novos biomarcadores correlacionados ao resultado clínico. *Jornal de Doenças Infecciosas*, jiu088.

Nkoghe, D., Kone, M. L., Yada, A., & Leroy, E. (2011). Um surto limitado de febre hemorrágica do Ébola em Etoumbi, República do Congo, 2005. *Transacções da Sociedade Real de Medicina Tropical e Higiene, 105*(8), 466-472.

Oestereich, L., Lüdtke, A., Wurr, S., Rieger, T., Muñoz-Fontela, C., & Günther, S. (2014). Tratamento bem-sucedido da infeção avançada pelo vírus Ebola com T-705 (favipiravir) em um modelo animal pequeno. *Investigação antiviral, 105*, 17-21.

Olson, S. H., Reed, P., Cameron, K. N., Ssebide, B. J., Johnson, C. K., Morse, S. S., ... & Joly, D. O. (2012). Morto ou vivo: amostragem de animais durante surtos de febre hemorrágica do Ébola em humanos. *Jornal de ameaças emergentes à saúde, 5*.

Okuda, K., Wada, Y., & Shimada, M. (2014). Desenvolvimentos recentes na vacinação pré-clínica de DNA. *Vaccines, 2*(1), 89-106.

Polonsky, J. A., Wamala, J. F., de Clerck, H., Van Herp, M., Sprecher, A., Porten, K., & Shoemaker, T. (2014). Doença filoviral emergente em Uganda: Explicações propostas e direcções de investigação. *The American journal of tropical medicine and hygiene, 90*(5), 790-793.

Agência de Saúde Pública do Canadá, *(2014). FICHA DE DADOS DE SEGURANÇA DO AGENTE PATOGÉNICO DO VÍRUS ÉBOLA - SUBSTÂNCIAS INFECCIOSAS SECÇÃO* I - *AGENTE INFECCIOSO*. Retirado de http://www.phac-aspc.gc.ca/lab-bio/res/psds-ftss/ebola-eng.php

Sarwar, U. N., Sitar, S., & Ledgerwood, J. E. (2011). Emergência de filovírus e desenvolvimento de vacinas: uma perspetiva para os profissionais de saúde em medicina de viagem. *Medicina de viagem e doenças infecciosas, 9*(3), 126-134.

Shedlock, D. J., Aviles, J., Talbott, K. T., Wong, G., Wu, S. J., Villarreal, D. O., et al. (2013). Indução de células T citotóxicas amplas por vacinação protetora de DNA contra Marburg e Ebola. *Terapia Molecular: o Jornal da Sociedade Americana de Terapia Génica, 21*(7), 1432-1444. doi:10.1038/mt.2013.61

Vogel, G. (2014). Os morcegos estão a espalhar o ébola pela África subsariana? *Science, 344*(6180), 140-140.

Waddington, C. (2014). Surto de Ébola na Guiné: um tipo diferente de ameaça à estabilidade regional: África Ocidental - questão em foco. *Monitor Mensal de Conflitos em África*, 47-51.

Warren, T. K., Wells, J., Panchal, R. G., Stuthman, K. S., Garza, N. L., Van Tongeren, S. A., ... & Bavari, S. (2014). Proteção contra doenças de filovírus por um novo análogo de nucleosídeo de amplo espetro BCX4430. *Natureza, 508*(7496), 402-405.

Weingartl, H. M., Nfon, C., & Kobinger, G. (2013). Revisão das infecções pelo vírus Ebola em animais domésticos.

Wong, G., Qiu, X., Olinger, G. G., & Kobinger, G. P. (2014). Terapia pós-exposição de infecções por filovírus. *Tendências em microbiologia.*

Organização Mundial de Saúde, (n.d). *Eliminação de cadáveres em situações de emergência* . Retrievedfrom http://www.who.int/water_sanitation_health/publications/2011/tn8 _disposal_dead_bodies_en.pdf

Organização Mundial de Saúde (2014). *O Centro de Media; Doença do Vírus Ébola.* Retrievedfrom http://www.who.int/mediacentre/factsheets/fs103/en/

Organização Mundial de Saúde, (2012). *Febre hemorrágica do Ébola.* Disponível em: http://www.who.int/mediacentre/factsheets/fs103/en/. Acedido em 24 de dezembro de 2012.

CAPÍTULO 33

Uma só saúde: Um modelo para a medicina moderna

Resumo

Este artigo analisa o movimento Um Mundo, Uma Saúde e apresenta uma breve história da sua origem. Apresenta também uma breve descrição da evolução da teoria da saúde desde os primeiros registos da mitologia grega. Um Mundo, Uma Saúde foi amplamente testado no terreno e produziu resultados muito bons. No entanto, várias comunidades não conseguem adotar o conceito de Uma Só Saúde ou não integram todos os elementos tanto quanto poderiam. São analisadas várias barreiras e são dadas explicações numa tentativa de explicar porque é que isto acontece. São propostas soluções e é dada ênfase à importância de integrar plenamente o conceito Um Mundo, Uma Saúde na infraestrutura de saúde pública da civilização moderna na era da globalização.

Introdução

"A interação entre os seres vivos, incluindo homens, animais e agentes patogénicos, que partilham o mesmo ambiente, deve ser considerada como um sistema dinâmico único, no qual a saúde de cada componente está inextricavelmente interligada e dependente dos outros" (Calistri, et al, 2013). Esta noção bem definida caracteriza a evolução do pensamento relativamente à medicina na era moderna. Tradicionalmente, a doença era analisada principalmente do ponto de vista dos seus efeitos no ser humano (Rubin, et al 2013). No entanto, à medida que a compreensão do ambiente complexo da saúde foi evoluindo, começou a desenvolver-se uma imagem muito mais ampla que englobava todo o espetro de organismos biológicos e as interações que ocorrem entre eles (Pearce & Douwes 2013).

Durante o século 20th , um cientista chamado Calcin Schwabe criou a noção de "medicamento único" (Zinsstag, et al 2011). O nome faz referência ao facto de os medicamentos veterinários e humanos serem praticamente idênticos na sua natureza. Consequentemente, não representam duas abordagens radicalmente únicas da medicina, mas sim toda a medicina pode ser unificada sob um único tema. Esta noção foi posteriormente alargada para incluir todo o espetro da saúde e os seus determinantes através de implementações práticas e validações cuidadosas em diferentes contextos.

O benefício único que esta mudança de paradigma tem para oferecer à comunidade médica foi verificado em aplicações do mundo real, como o Grupo de Trabalho de Stone Mountain de 2010 (Rabinowitz, et al 2013). Este grupo foi criado com a intenção de avaliar a eficácia da abordagem One Health para a previsão e o controlo de doenças. Avaliaram vários elementos diferentes da abordagem One Health, incluindo a viabilidade de integrar a saúde humana, animal e ambiental e a eficácia deste método na prevenção e controlo de doenças. Não só foram encontradas provas substanciais para apoiar o modelo One Health, como também se verificou que havia efetivamente uma necessidade de incorporar o modelo One Health numa escala muito maior.

Conclusões semelhantes foram registadas em estudos relativos à brucelose (Vallat, B. 2013), à febre do Vale do Rift na Arábia Saudita (Hassan, et al 2014), à leishmaniose (Palatnik-de-Sousa & Day 2011) e a muitas outras doenças. Isto mostra que a abordagem "Uma Saúde, Um Medicamento" à saúde pública, à transmissão de doenças e à prevenção é consistentemente eficaz. Com um historial tão forte como este, parece intuitivo que este método seria adotado como o novo padrão da medicina. No entanto, nem sempre é esse o caso.

Serão discutidas várias questões, pertinentes para as barreiras que impedem uma implementação mais completa do conceito "Uma Saúde, Um Mundo", e as implicações que isso pode ter.

Os benefícios da iniciativa "Um mundo, uma saúde" estão bem documentados e não há dúvida de que, ao aplicar uma abordagem interdisciplinar à saúde pública, as intervenções e medidas preventivas podem ter efeitos muito mais abrangentes (Leung et al, 2012). No entanto, continuam a existir várias barreiras à implementação de estratégias One Health que têm de ser abordadas para que estas estratégias sejam efetivamente utilizadas. O modelo atual de cuidados de saúde, no qual a prática dos médicos que tratam os doentes individualmente tem raízes bem estabelecidas na cultura grega antiga, popularizadas por figuras históricas como Hipócrates e o juramento que lhe é atribuído. A medicina veterinária não tem sido muitas vezes recordada num contexto histórico tão rico e, por isso, é frequentemente descartada como uma forma menor de medicina. No entanto, a medicina veterinária tem um contexto histórico e cultural igualmente rico do qual deriva, e até se estende às mesmas influências greco-romanas que moldaram a medicina humana (Roncada, et al 2014). Estas civilizações antigas abraçaram efetivamente a noção de saúde, uma vez que esta englobava todas as formas de vida à sua volta. Personagens míticas como Quíron, que era o mais sábio de todos os centauros, é a própria personificação de uma integração entre humanos e animais. Outras personagens, como o próprio Hipócrates, reconheceram efetivamente a importância da saúde humana, da saúde animal e da saúde ambiental em conjunto, embora a maioria das pessoas hoje em dia não se aperceba disso (Woods & Bresalier 2014).

Isto mostra que as culturas antigas tinham um conceito mais completo de saúde, porque compreendiam que uma faceta do ambiente tinha um impacto direto nas outras áreas. Este conceito parece ter-se perdido ao longo do tempo. Talvez isso se deva, em parte, aos avanços tecnológicos que levaram as profissões da área da saúde a concentrarem-se mais na especialização do que na integração. Esta cultura de especialização tornou-se muito predominante nas instituições académicas de saúde e medicina, e empurra ainda mais os estudantes para disciplinas isoladas em vez de grupos interdisciplinares (Mor, et al 2013). No entanto, quando os estudantes de veterinária foram inquiridos para avaliar as suas percepções sobre o One Health, a maioria deles estava um pouco ou muito familiarizada com o One Health, e a maioria deles sentiu que este tinha valor (Wong & Kogan 2013). O estudo concluiu que, apesar das percepções positivas entre os estudantes de veterinária, a maioria dos programas One Health são relativamente novos e ainda estão na sua infância académica. Isto significa que as escolas ainda estão a aprender a melhor forma de implementar estes programas, e há uma curva de aprendizagem associada a isso.

Outra questão que constitui um obstáculo ao sucesso do One Health é a sua correta implementação pelos médicos. Para alcançar plenamente os benefícios de Um Mundo, Uma Saúde, os médicos e outros profissionais de saúde precisam de se lembrar e aplicar efetivamente os seus conhecimentos sobre a natureza inter-relacionada dos seres humanos, dos animais e do ambiente (van Helden, et al, 2013). Não basta simplesmente compreender a noção, mas, para ter algum efeito, esta deve ser ativamente aplicada. O problema, claro, é que esta não é uma formação típica dos médicos e, por conseguinte, a aplicação prática destes conhecimentos é frequentemente algo de que os médicos podem não ter a certeza. Um exemplo disto é um inquérito que foi realizado para analisar se os médicos achavam que os veterinários deviam ser contactados se o médico tivesse doentes com SIDA que também fossem donos de animais (Hill, et al, 2012). O estudo concluiu que a maioria dos médicos achava que era uma boa ideia contactar um veterinário relativamente a potenciais riscos zoonóticos para a saúde dos seus doentes imunocomprometidos. No entanto, a maioria dos médicos declarou que nunca, ou muito raramente, contactou veterinários de facto para obter aconselhamento nestes casos.

Esta lacuna entre o conhecimento e a prática entre o estabelecimento médico existente cria barreiras ao sucesso de Um Mundo, Uma Saúde. Como resultado, os veterinários e os peritos ambientais, mesmo quando são incluídos em grupos de saúde pública, os seus conhecimentos especializados tendem a ser subutilizados e sub-representados (Landford & Nunn, 2012). Um estudo documenta as técnicas de vacinação da próxima geração que são desenvolvidas por veterinários para o gado (Kortekaas, J, 2014). As vacinas demonstraram ser seguras e altamente eficazes, mas os fabricantes de vacinas mostraram-se relutantes em utilizar essas mesmas técnicas no desenvolvimento de uma vacina humana. Para aplicar plenamente os conceitos de abordagens interdisciplinares à medicina, como a One Health, os veterinários têm de ser mais do que simples membros simbólicos da equipa no grupo. Têm de estar numa posição em que as suas contribuições especializadas possam ser efetivamente utilizadas pela comunidade de saúde pública em geral.

Outra barreira potencial para o sucesso é o facto de as partes interessadas da comunidade estarem sequer cientes do campo da saúde animal, ou de compreenderem o impacto que este pode ter sobre elas (Dórea et al, 2014). Os médicos e outros profissionais de saúde pública podem trabalhar para atingir os objectivos da One Health, mas se as partes interessadas da comunidade não estiverem informadas, o seu impacto será reduzido. Para obter o apoio do público a qualquer intervenção de saúde pública, a adesão das partes interessadas é uma componente essencial. Foi efectuado um estudo sobre a doença de Lyme na América do Norte que ilustra este ponto (Schurer et al, 2014). Os profissionais de saúde pública educaram as partes interessadas locais sobre como usar cães como sentinelas de doenças. Ao consciencializar as populações locais do impacto que a saúde animal tinha na sua própria saúde, estas mostraram-se muito mais dispostas a apoiar os funcionários da saúde na implementação de estratégias One Health.

Um tema subjacente comum à maioria das barreiras que afectam a One Health é o conceito de mudança de paradigmas. Um artigo descreve com precisão o problema como o afastamento de uma ética de trabalho em prol do maior bem público, que apenas afecta os seres humanos; e a passagem para uma ética de trabalho em prol do bem universal que tem também em consideração os animais e o ambiente (Capps & Lederman, 2014). Isto marca um ponto subtil, mas distinto e importante, com o movimento Um Mundo, Uma Saúde. Nomeadamente, que os seres humanos não são criaturas isoladas. A nossa saúde é um produto do nosso ambiente, tal como qualquer outro organismo.

Os cientistas que aplicaram corretamente este conceito conseguiram beneficiar a sua comunidade de formas que os esforços tradicionais de saúde pública não conseguem. Um estudo analisou vários exemplos diferentes de One Health postos em ação e encontrou provas esmagadoras de que a saúde pública local não está muitas vezes preparada para lidar com casos de doenças zoonóticas epidémicas (Eddy et al, 2013). Pior ainda, vários locais desconheciam mesmo o seu papel no que respeita às doenças zoonóticas. Ao incorporar as especialidades de veterinários e ambientalistas, grandes desastres zoonóticos podem ser totalmente evitados e o público pode ser protegido contra surtos letais.

Discussão

São indiscutíveis as vantagens da utilização da abordagem multidisciplinar na saúde pública, tal como recomendado pela iniciativa Um Mundo, Uma Saúde. No entanto, como já foi demonstrado, a consciência dos benefícios por si só não é suficiente para ultrapassar as barreiras existentes que impedem as comunidades de adotar um programa One Health mais forte. Estas barreiras são um importante motivo de preocupação para os profissionais de saúde pública, porque representam um risco significativo.

Um artigo discute a importância de ultrapassar as barreiras à implementação de estratégias One Health, especialmente na sequência de recentes doenças zoonóticas pandémicas, tais como: Gripe Aviária Altamente Patogénica (HPAI), Síndrome Respiratória Aguda Grave (SARS), e a gripe suína (Okello et al, 2014). Na sequência destas doenças, torna-se cada vez mais importante a implementação de estratégias integradoras que possam ter em conta os efeitos das doenças zoonóticas e outros factores de risco animal e ambiental. Devido à natureza mortal destas doenças, o tempo é um fator importante e, consequentemente, torna-se fundamental encontrar o método mais eficaz para implementar uma mudança duradoura.

Para complicar ainda mais a situação, a era da globalização está a chegar. Isto significa que as doenças podem agora ser transmitidas mais longe e em períodos de tempo mais curtos do que nunca. Um artigo discute o que isto significa para os profissionais de saúde pública e como aumenta drasticamente a necessidade de uma abordagem de saúde pública totalmente integrativa que possa ter em consideração todos os elementos do ambiente Wolf, M. (2014). Isto também significa que as zoonoses representam uma ameaça muito maior do que nunca e, no entanto, esta continua a ser uma das áreas mais fracas da política de saúde pública em muitas comunidades em todo o mundo (Bonizzi et al, 2013). Para combater o aumento do risco de zoonose que a globalização traz consigo, estas comunidades precisam de redefinir o âmbito das suas infra-estruturas de saúde pública. Os especialistas sugerem que o melhor modelo de saúde pública para responder a esta necessidade é o modelo Um Mundo, Uma Saúde (Coker et al, 2011).

Conclusão

O mundo não é o mesmo que era há 100 anos. A tecnologia abriu novas portas que trazem enormes benefícios, mas também criam a possibilidade de uma rápida transmissão de doenças. Foram também descobertas novas doenças infecciosas emergentes que representam um grave risco para a saúde, para além das doenças endémicas que estão sempre presentes. Para enfrentar e preparar-se para esta dinâmica em mudança, os profissionais de saúde pública terão de ser capazes de avaliar a saúde a partir de um modelo mais abrangente. Os seres humanos não são simplesmente criaturas isoladas que existem independentemente do seu ambiente. De facto, é exatamente o contrário que acontece. Os crescentes problemas de poluição, o aquecimento global, a contaminação do abastecimento alimentar, as zoonoses e uma miríade de outros factores externos têm um efeito tremendo na saúde. Isto afecta as pessoas a nível individual e como comunidade global. O que isto significa para os seres humanos é que o velho modelo de saúde como "não doença" simplesmente não é adequado ao nosso mundo atual. Como tal, foi desenvolvido o modelo de saúde pública "Um Mundo, Uma Saúde" (Murray et al, 2014). Este modelo tem em consideração todos os aspectos sociofisiológicos da saúde humana, bem como o ambiente em que os seres humanos vivem e os animais que afectam as suas vidas. É a visão mais abrangente da saúde que alguma vez foi criada, e é absolutamente necessário que todas as comunidades adoptem este modelo. Sem levar em consideração todos esses aspectos dos determinantes da saúde, as comunidades simplesmente não podem estar preparadas para prever, prevenir ou tratar os riscos à saúde.

Referências

Bonizzi, L., Guarino, M., Roncada, P., & Colosio, C. (2013). *Giornale Italiano Di Medicina Del Lavoro Ed Ergonomia*, *35*(4), 307-309 [Avaliação e prevenção de zoonoses: "one health approach"].

Calistri, P., Iannetti, S., L Danzetta, M., Narcisi, V., Cito, F., Di Sabatino, D., & ... Giovannini, A. (2013). Os componentes da abordagem "Um Mundo - Uma Saúde". *Doenças Transfronteiriças e Emergentes*, *60 Suppl* 24-13. doi:10.1111/tbed.12145

Capps, B., & Lederman, Z. (2014). One Health e os paradigmas do biobanco público. *Journal Of Medical Ethics*,

Coker, R., Rushton, J., Mounier-Jack, S., Karimuribo, E., Lutumba, P., Kambarage, D., & ... Rweyemamu, M. (2011). Towards a concetual framework to support one-health research for policy on emerging zoonoses. *The Lancet Infectious Diseases*, *11*(4), 326331. doi:10.1016/S1473-3099(10)70312-1

Dórea, F., Dupuy, C., Vial, F., Reynolds, T., & Akkina, J. (2014). Toward One Health: as partes interessadas da saúde pública estão cientes do campo da saúde animal? *Infection Ecology & Epidemiology*, *4doi*:10.3402/iee.v4.24267

Eddy, C., Stull, P., & Balster, E. (2013). Saúde ambiental - campeões de uma só saúde. *Jornal de Saúde Ambiental*, *76*(1), 46-48.

Hassan, O., Ahlm, C., & Evander, M. (2014). A need for One Health approach - lessons learned from outbreaks of Rift Valley fever in Saudi Arabia and Sudan. *Infection Ecology & Epidemiology*, *4doi*:10.3402/iee.v4.20710

Hill, W., Petty, G., Erwin, P., & Souza, M. (2012). A survey of Tennessee veterinarian and physician attitudes, knowledge, and practices regarding zoonoses prevention among animal owners with HIV infection or AIDS. *Journal Of The American Veterinary MedicalAssociation*, *240*(12), 1432-1440. doi:10.2460/javma.240.12.1432

Kortekaas, J. (2014). Uma abordagem de saúde para o desenvolvimento da vacina contra a febre do Vale do Rift. *AntiviralResearch*, *10624-32.* doi:10.1016/j.antiviral.2014.03.008

Landford, J., & Nunn, M. (2012). Boa governação nas abordagens "uma só saúde". *Revue Scientifique Et Technique (Gabinete Internacional de Epizootias)*, *31*(2), 561-575.

Leung, Z., Middleton, D., & Morrison, K. (2012). One Health e EcoHealth em Ontário: um estudo qualitativo explorando como as abordagens holísticas e integrativas estão moldando a prática de saúde pública em Ontário. *BMC Public Health, 12358*. doi:10.1186/1471-2458-12-358

Mor, S., Robbins, A., Jarvin, L., Kaufman, G., & Lindenmayer, J. (2013). Mapeamento de activos curriculares para a educação em One Health.*Journal Of Veterinary Medical Education, 40*(4), 363-369. doi:10.3138/jvme.0313-0525R

Murray, M., Holmes, P., Wright, N., Jarrett, O., & Kennedy, P. (2014). História de Uma Saúde e Uma Medicina. *The Veterinary Record, 174*(9), 227. doi:10.1136/vr.g1801

Okello, A., Bardosh, K., Smith, J., & Welburn, S. (2014). Uma saúde: sucessos passados e desafios futuros em três contextos africanos. *Plos Neglected Tropical Diseases, 8*(5), e2884. doi:10.1371/journal.pntd.0002884

Palatnik-de-Sousa, C., & Day, M. (2011). Uma Saúde: o desafio global da leishmaniose epidémica e endémica. *Parasitas e Vectores*, 4197. doi:10.1186/1756-3305-4-197

Pearce, N., & Douwes, J. (2013). Investigação na interface entre saúde humana e veterinária. *Preventive Veterinary Medicine,111*(3-4), 187-193. doi:10.1016/j.prevetmed.2013.05.010

Rabinowitz, P., Kock, R., Kachani, M., Kunkel, R., Thomas, J., Gilbert, J., & ... Rubin, C. (2013). Para a prova de conceito de uma abordagem de saúde única para a previsão e controlo de doenças. *Doenças Infecciosas Emergentes, 19*(12), doi:10.3201/eid1912.130265

Roncada, P., Modesti, A., Timperio, A., Bini, L., Castagnola, M., Fasano, M., & Urbani, A. (2014). Um medicamento - uma saúde - uma biologia e muitas proteínas: proteómica à beira da abordagem One Health. *Molecular Biosystems, 10*(6), 1226-1227. doi:10.1039/c4mb90011a

Rubin, C., Myers, T., Stokes, W., Dunham, B., Harris, S., Lautner, B., & Annelli, J. (2013). Revisão das recomendações do instituto de medicina e do conselho nacional de pesquisa para uma iniciativa de saúde. *Doenças Infecciosas Emergentes, 19*(12), 1913-1917. doi:10.3201/eid1912.121659

Schurer, J., Ndao, M., Quewezance, H., Elmore, S., & Jenkins, E. (2014). Pessoas, animais de estimação e parasitas: uma vigilância sanitária no sudeste de Saskatchewan. *The American Journal Of Tropical Medicine And Hygiene*, *90*(6), 1184-1190. doi:10.4269/ajtmh.13-0749

Vallat, B. (2013). Prefácio. Brucelose: desenvolvimentos recentes em direção a "Uma Saúde".

Revue Scientifique Et Technique (Gabinete Internacional de Epizootias), *32*(1), 9-11.

van Helden, P., van Helden, L., & Hoal, E. (2013). Um mundo, uma saúde. Os seres humanos, os animais e o ambiente estão indissociavelmente ligados - um facto que tem de ser recordado e explorado na nossa
abordagem moderna da saúde. *EMBO Reports*, *14*(6), 497-501. doi:10.1038/embor.2013.61

Wolf, M. (2014). Existe realmente uma coisa como "uma saúde"? Pensando num mundo mais do que humano a partir da perspetiva da antropologia cultural. *Social Science & Medicine (1982)*,

Woods, A., & Bresalier, M. (2014). Uma saúde, muitas histórias. *The Veterinary Record*, *174*(26), 650-654. doi:10.1136/vr.g3678

Wong, D., & Kogan, L. (2013). Atitudes dos estudantes de veterinária em relação à One Health: implicações para o desenvolvimento do currículo nas faculdades de veterinária. *Journal Of Veterinary Medical Education*, *40*(1), 58-62. doi:10.3138/jvme.0612.057R

Zinsstag, J., Schelling, E., Waltner-Toews, D., & Tanner, M. (2011). De "um medicamento" a "uma saúde" e abordagens sistémicas à saúde e ao bem-estar. *Preventive Veterinary Medicine*, *101*(3-4), 148-156. doi:10.1016/j.prevetmed.2010.07.003

CAPÍTULO 34

Adoção de vacinas nas Caraíbas na sequência da reemergência de doenças infecciosas

Resumo

O aumento da migração das populações humanas, juntamente com as mudanças no meio ambiente, aumentou o risco de transmissão de doenças transmissíveis, apesar dos programas de imunização eficazes. Nos últimos dez anos, as Caraíbas registaram uma cobertura de vacinação nitidamente inferior à da América Latina contra doenças transmissíveis específicas, incluindo o sarampo, a difteria, o tétano e a tosse convulsa (UNICEF, 2014). Essas taxas de cobertura de imunização tendem a ser inferiores a 95%, comprometendo a imunidade do rebanho e aumentando o risco de reintrodução de doenças infecciosas (Irons & Dobbins, 2011). Na sequência de doenças infecciosas reemergentes, como o sarampo, e doenças persistentes, como a poliomielite, é necessário que os esforços regionais e nacionais no Caribe trabalhem para abordar as lacunas na cobertura de imunização por meio de intervenções destinadas a melhorar a disponibilidade de vacinas, a conscientização e a conformidade comportamental. Através desses programas, a imunidade do rebanho será aumentada, reduzindo a mortalidade e a incapacidade, bem como protegendo a região da possível reintrodução de doenças transmissíveis.

Introdução

No mundo atual, as principais forças subjacentes à globalização e às mudanças no ambiente representam grandes riscos para a saúde humana. O rápido crescimento exponencial da população, a extensão dos assentamentos humanos a áreas remotas, as práticas agrícolas insustentáveis e as alterações climáticas são vários factores socioecológicos que contribuem para o aumento do risco de reemergência de doenças infecciosas (Bliss, 2009).

Estas alterações na dinâmica ambiental e populacional são claramente visíveis na bacia das Caraíbas. Além disso, o aumento da urbanização, com grandes migrações populacionais entre cidades em todas as Caraíbas, colocou as pessoas em condições de vida sobrelotadas e com más condições de saneamento, contribuindo para um maior risco de aparecimento e transmissão de doenças infecciosas (Alirol, Getaz, Stoll, Chappuis, & Loutan, 2011; Bliss, 2009).

Estas mudanças no ambiente e entre as populações exigem a necessidade de programas de imunização abrangentes e eficientes em todas as Caraíbas. Desde a sua introdução, as imunizações, por si só, controlaram uma variedade de doenças transmissíveis em muitas partes do mundo, erradicaram a varíola, quase erradicaram a poliomielite e evitaram milhões de mortes por doenças infecciosas todos os anos (Koff et al., 2013; Weinberg & Szilagyi, 2010). No entanto, a falta de cobertura e de adesão à vacinação levou ao estabelecimento insuficiente

e à quebra da imunidade de grupo. O resultado é o reaparecimento da infeção por sarampo em muitos países desenvolvidos, bem como infecções persistentes e reemergentes de poliomielite em áreas que tentam erradicar a doença (Poland e Jacobsen, 2012).
Na sequência de tais ameaças à saúde humana e ao tempo de vida, é vital que os países das Caraíbas trabalhem para melhorar a sua cobertura de imunização e promovam a conformidade comportamental para a adoção. Esta análise destaca as tendências recentes da cobertura e da adesão à vacinação nas Caraíbas, incluindo as da pequena ilha de Granada, abordando as tendências de declínio e as lacunas na cobertura de doenças infecciosas específicas. Além disso, apresenta os casos recentes de surtos de sarampo e poliomielite como um aviso importante do que pode acontecer se as autoridades das Caraíbas não tomarem as medidas preventivas e de precaução adequadas para garantir uma imunização eficaz e abrangente.

Revisão

O fornecimento e a aquisição de vacinas para os países da América Latina e das Caraíbas (ALC) estão disponíveis desde a década de 1970 ao abrigo do Programa Alargado de Vacinação (PAI), um esforço de colaboração liderado pela Organização Mundial de Saúde (OMS) e pela Organização Pan-Americana de Saúde (OPAS) da região. Este programa tem apoiado os países da América Latina e das Caraíbas, disponibilizando vacinas às suas populações a preços razoáveis (Hasan, 2014). Isto é feito através do Fundo Rotativo da OPAS para a Aquisição de Vacinas e do Fundo Rotativo Regional para Fornecimentos Estratégicos de Vacinas, através dos quais as vacinas são compradas a granel e disponibilizadas aos países participantes da ALC. Estes esforços travaram a transmissão da poliomielite nas Caraíbas em 1991, tornando-a a primeira região do mundo a erradicar o poliovírus. No entanto, esta é apenas uma das muitas doenças transmissíveis evitáveis por vacinação, o que justifica a necessidade de monitorizar as tendências recentes e os factores determinantes da utilização de vacinas, a fim de formular programas de intervenção eficazes.

Tendências recentes de imunização na América Latina e Caraíbas

A cobertura de muitas doenças transmissíveis preveníveis por vacinação no Caribe está entre as mais altas do mundo devido ao PAI e ao Programa Regional de Imunização liderado pelo Formulário de Notificação Conjunta (JRF) da OPAS/OMS-UNICEF (OPAS, 2013). Em 2007, havia uma cobertura média de 95% de imunização contra difteria, coqueluche, tétano, poliomielite 3, Bacillus Calmette-Guérin (BCG) e sarampo/RMR em toda a região da ALC (Bliss, 2009). No entanto, estas taxas variaram entre 100% nalguns países e uns baixos 64,5% no Haiti (Bliss, 2009). Além disso, em 2012, 50% dos 14.716 municípios da ALC informaram uma cobertura inferior a 95% para a vacina de difteria-tétano-pertussis em série de 3 doses (DTP3), e 23% dos municípios informaram uma cobertura inferior a 80% (OPAS, 2013).

Curiosamente, as comunidades com menos de 95% de cobertura de DTP3 continham 61% das crianças na ALC com menos de 1 ano de idade, enquanto as comunidades com menos de 80% de cobertura de DTP3 continham 20% das crianças na ALC (OPAS, 2013). Apesar da estratégia do JRF para uma imunização abrangente em toda a América Latina e Caraíbas, ainda existem grandes variações na cobertura da imunização.

Uma comparação da cobertura de imunização nas Caraíbas com a América Latina revela tendências interessantes nos últimos anos para as vacinas contra várias doenças transmissíveis. O relatório da UNICEF (2014) fornece proporções de cobertura para imunizações contra sarampo, difteria, tétano e coqueluche. De 2008 a 2012, o Caribe relatou 76% de cobertura para a vacina contendo sarampo (MCV). Esse valor é menor em comparação com os países latino-americanos, que informaram 94%, 95% e 96% de cobertura da VCM em 2010, 2011 e 2012, respetivamente (UNICEF, 2014). Da mesma forma, os países desenvolvidos relataram uma alta cobertura de VCM de 92%, 93% e 94% em 2010, 2011 e 2012, respetivamente (UNICEF, 2014). Para a vacina DTP3, as Caraíbas comunicaram uma cobertura de 78% e 79% em 2011 e 2012, respetivamente (UNICEF, 2014). Esta cobertura vacinal também foi inferior à dos países da América Latina - 93% de cobertura DTP3 em 2011 e 94% em 2012 - e dos países desenvolvidos - 94% em 2011 e 95% em 2012 (UNICEF, 2014). As taxas de cobertura da BCG e da DTP1 nas Caraíbas foram superiores às taxas de cobertura de algumas das outras vacinas: 89% em 2010 e 2011 para BCG, e 91% e 90% em 2010 e 2011 para DTP1 (Brown, Burton, Gacic-Dobo, & Karimov, 2012). No entanto, as taxas de cobertura para a vacina da hepatite B em série de 3 doses (HepB3) foram marcadamente baixas e mostram uma tendência decrescente - 58%, 56% e 54% em 2005, 2010 e 2011, respetivamente - em comparação com os países da América Latina - 93% para os mesmos anos (Brown et al., 2012). A baixa cobertura da hepatite B é alarmante devido ao facto de todos os países da ALC terem incorporado oficialmente a vacina contra o vírus da hepatite B nos seus programas nacionais de vacinação (Díez-Padrisa, Castellanos, & PAHO Viral Hepatitis Working Group, 2013). Em geral, essas tendências indicam uma grande disparidade na cobertura de imunização para várias doenças transmissíveis entre os países do Caribe em comparação com seus vizinhos latino-americanos. Estas bolsas de baixa cobertura em toda a região das Caraíbas aumentam a probabilidade de reintrodução de doenças preveníveis por vacinação que foram anteriormente erradicadas ou contidas.

Tendências recentes de imunização numa pequena ilha: Granada

Conforme relatado, a cobertura e a utilização da vacinação podem variar muito entre os países das Caraíbas. Por conseguinte, a análise da cobertura da vacinação na pequena ilha de Granada oferece uma perspetiva específica do país no contexto do coletivo mais vasto das Caraíbas. Em 2008 e 2009, a UNICEF (2014) relatou uma alta cobertura de imunização em Granada, com

99% de cobertura para as vacinas DTP1, DTP3, HepB3, haemophilus influenza tipo B (Hib3), MCV e Pol3. No entanto, as taxas específicas das vacinas baixaram em 2010: 97% de cobertura para DTP3, HepB3 e Hib3; 95% para MCV; e 94% para Pol3 (UNICEF, 2014). A cobertura de MCV e Pol3 manteve-se em 95% em 2011, enquanto as taxas de HepB3 e Hib3 diminuíram para 93% (UNICEF, 2014). Em 2012, as taxas de DTP3, HepB3 e Hib3 subiram novamente para 97%, revelando uma diminuição constante da cobertura vacinal de DTP3, HepB3 e Hib3 de 2009 a 2011 (UNICEF, 2014). A cobertura da vacina oral contra o poliovírus (VOP3) foi forte de 2010 a 2012, aumentando constantemente de 94% para 98% (OPAS, 2010).

As tendências de cobertura das vacinas contendo sarampo (MCV, MCV2) e sarampo-caxumba-rubéola (MMR1, MMR2) nos últimos dois anos são as que suscitam maior preocupação. Em 2011, 71% dos distritos registaram uma cobertura de 90% ou mais da dose-1 de MCV (UNICEF, 2014). No entanto, este valor caiu para 43% em 2012, enquanto a cobertura da dose 2 do MCV (MCV2) foi de 75% (UNICEF, 2014). Os padrões de MMR1 e MMR2 foram cíclicos nos últimos cinco anos. A cobertura da MMR1 variou de 100% em 2008 e 2009, para 97% em 2010, 100% em 2011 e 94% em 2012 (OPAS, 2010). A cobertura da vacina MMR2 foi globalmente mais baixa do que a MMR1 e flutuou de 86% em 2007 e 2008, para 78% em 2009, 86% em 2010, caindo para 75% em 2012 (OPAS, 2010).

Em comparação com as Caraíbas maiores, as taxas de cobertura de imunização nas ilhas pequenas de Granada tendem a ser mais elevadas para a maioria das vacinas disponíveis, exceto para o VCM.

Recentes declínios na utilização de vacinas nas Caraíbas e em Granada

É evidente que a cobertura vacinal para as principais doenças transmissíveis nas Caraíbas tem sido inferior à da América Latina nos últimos anos, especialmente para o VCM e a Hepatite B3, o que indica uma disparidade e uma grande variação na cobertura (UNICEF, 2014). Nas Caraíbas e especificamente em Granada, a falta de cobertura de vacinação contra o sarampo é a mais preocupante. Em Granada, as taxas de cobertura de MCV caíram para 43% em 2012, e tem havido diminuições cíclicas na cobertura de MMR1 e MMR2 numa base anual (OPAS, 2010; UNICEF, 2014). Estas estatísticas são preocupantes, uma vez que uma cobertura de imunização inferior a 95% compromete a imunidade do efetivo, aumentando o risco de uma epidemia de doenças infecciosas, como um surto de sarampo (Irons & Dobbins, 2011). Além disso, a OMS recomenda duas doses da vacina para garantir uma forte imunogenicidade e evitar epidemias, uma vez que aproximadamente 15% das crianças não conseguem desenvolver uma imunidade sólida apenas com a primeira dose (World Health Organization [2014], 2014). O sarampo foi erradicado nas Caraíbas de 1991 a 2010 devido a uma cobertura vacinal de 95% (Irons & Dobbins, 2011). Devido à elevada cobertura vacinal, não foram notificados casos durante este período, apesar de mais de 40 milhões de pessoas visitarem as Caraíbas todos os anos, vindas da Europa e de África, onde o vírus do sarampo circula naturalmente (Irons & Dobbins, 2011). No entanto, devido às tendências recentes, há uma maior probabilidade de quebra da imunidade de grupo contra o sarampo, aumentando assim a probabilidade de indivíduos susceptíveis entrarem em contacto com indivíduos infectados e contraírem a infeção viral.

A falta de cobertura de vacinação nas Caraíbas pode dever-se a uma série de factores sociais, ecológicos e económicos. É evidente que existem grandes lacunas na cobertura, apesar das campanhas anuais de vacinação maciça da OPAS durante a 6th Semana de Vacinação em abril nas Américas (Bliss, 2011). Em Granada, as vacinas são fornecidas gratuitamente aos estabelecimentos de saúde pelo Governo de Granada, mas as taxas de cobertura continuam a ser inferiores a 95% (Governo de Granada, 2012). Além disso, certas vacinas não estão a ser tratadas de forma exaustiva. Em Granada, é lei que nenhuma criança com menos de 13 anos de idade pode frequentar qualquer nível de ensino sem estar imunizada contra a difteria, a tosse convulsa, o tétano, o sarampo e a poliomielite (Lei 41 de 1980 sobre a Saúde Pública (Imunização das Crianças nas Escolas)). Existem leis semelhantes em todas as Caraíbas, como na Jamaica, onde os incumpridores são punidos por incumprimento (Shuaib, Kimbrough, Roofe, McGwin, Jr., & Jolly, 2010). É possível que, embora haja acesso a imunizações, haja uma falta de cumprimento comportamental. Um estudo realizado na Jamaica por Shuaib et al. (2010) relatou que os cuidadores (principalmente as mães) que estavam cientes da legislação contra o não cumprimento da imunização eram menos propensos a falhar na imunização de seus filhos. Os prestadores de cuidados com menos do que o ensino secundário tinham maior probabilidade de não cumprir a vacinação (Shuaib et al., 2010). É possível que uma miríade de factores comportamentais seja responsável pela baixa adesão à vacina, mesmo que as imunizações sejam fornecidas por entidades nacionais. As diferenças nos comportamentos de procura de saúde poderiam explicar a grande discrepância na cobertura de vacinação entre as Caraíbas e a América Latina.

Doenças Infecciosas Reemergentes

Devido à ineficácia das estratégias de imunização, à cobertura, à adesão e à quebra da imunidade de grupo, as doenças transmissíveis têm vindo a reaparecer em várias regiões do mundo. Um exemplo disso é o reaparecimento do sarampo nos países em desenvolvimento. Em 2011, foram notificados 211 casos confirmados de sarampo nos Estados Unidos, muitos dos quais ocorreram em indivíduos que já tinham recebido duas doses de MCV (Poland & Jacobson, 2012). Mais de 30 000 casos foram notificados recentemente na Europa, com 14 025 casos no Reino Unido e em França e 1 777 casos em Espanha só em 2011 (Poland & Jacobsen, 2012).

O poliovírus, que foi erradicado da maior parte do mundo, está a reaparecer em certas zonas de Israel. O poliovírus de tipo selvagem 1 (WPV1) foi identificado em esgotos e em portadores assintomáticos em Israel, com potencial para se propagar à União Europeia (UE) (Centro Europeu de Prevenção e Controlo das Doenças [ECDPC], 2013). Na Europa, uma parte da população não está imunizada ou está sub-imunizada; quase 12 milhões de pessoas na UE com menos de 29 anos não receberam a vacina contra a poliomielite, aumentando assim o risco de reintrodução do WPV1 (ECDPC, 2013).

Análise da situação da poliomielite: Importância da imunização

A análise da situação atual da poliomielite reforça a necessidade de estabelecer e manter níveis elevados de imunização em todas as Caraíbas, a fim de evitar a reintrodução de doenças infecciosas.

A Iniciativa Global de Erradicação da Poliomielite (GPEI), iniciada em 1988, indicava que todas as crianças deveriam ser vacinadas contra a poliomielite para travar a sua transmissão (UNICEF, 2013). Estes esforços ao longo do tempo resultaram na erradicação da poliomielite nos países da América Latina e das Caraíbas em 1991 (Bliss, 2011). Os casos de poliomielite diminuíram 99% desde 1988, de 350 000 casos para 450 casos em 2013 (OMS, 2014). O WPV2 foi erradicado em 1999, restando apenas o WPV1 e o WPV3 como as estirpes restantes do vírus (OMS, 2014). Atualmente, apenas três países são endémicos para a poliomielite: Afeganistão, Nigéria e Paquistão. No entanto, os dados de vigilância de 5 de junho de 2014 indicam que houve 89 casos entre o Afeganistão, a Nigéria, o Paquistão, os Camarões, a Guiné Equatorial, a Etiópia, o Iraque e a Síria (CDC, 2014).

Os esforços actuais visam os oito países que acolhem os 89 casos de poliomielite, especialmente os países endémicos. O principal esforço é o Plano Estratégico para a Erradicação e o Fim do Jogo, que tem como objetivo alcançar um mundo livre da poliomielite até 2018 (UNICEF, 2013). Trata-se de uma estratégia a vários níveis centrada na interrupção da transmissão, na expansão do foco para melhorar a imunização infantil e na proteção de quaisquer ganhos em termos de saúde pública (UNICEF, 2013). Também foram implementadas novas estratégias no Iraque. Por exemplo, o Crescente Vermelho Iraquiano utilizou telemóveis para a deteção de bolsas de crianças não imunizadas após a campanha de imunização de 2014 (Iniciativa Global de Erradicação da Poliomielite [GPEI], 2014).

A persistência da doença no Afeganistão, na Nigéria e no Paquistão deveu-se à incapacidade de implementar os esforços estratégicos que foram formulados (OMS, 2014). A Nigéria, especificamente, teve numerosos desafios em 2013, incluindo apoio e compromisso políticos diferentes, financiamento tardio, insegurança e assassinatos, fraco desempenho da equipa, incumprimento localizado de campanhas anti-OPV e insuficiência global de vacinas (National

Primary Health Care Development Agency, 2013). O Paquistão também se deparou com os seus próprios desafios. Acreditava-se que os trabalhadores da poliomielite no Paquistão faziam parte de uma operação de espionagem ocidental e, por isso, foram atacados e mortos pelos Talibãs (BBC, 2013). Para além disso, os líderes locais na região do Waziristão do Norte proibiram as imunizações (GPEI, 2014). Estes casos reforçam o facto de os programas de cobertura vacinal terem de visar múltiplos factores para serem bem sucedidos e evitarem a transmissão de doenças.

Risco de cessação preventiva dos esforços de vacinação

Um problema com os esforços de vacinação contra a poliomielite, o sarampo ou qualquer outra doença infecciosa é o potencial de reemergência, que se aplica no contexto da diminuição da cobertura de imunização nas Caraíbas e de doenças anteriormente erradicadas. Apesar dos esforços de vacinação e do desaparecimento das estirpes de poliomielite de tipo selvagem, o Haiti e a República Dominicana registaram um surto de infeção viral pelo poliovírus derivado da vacina tipo 1 (VDPV1), devido à falta de vacinação sustentada e à subsequente redução da imunidade do efetivo (Sasaki, Haraguchi, Yoshida, 2012). Da mesma forma, a República Democrática do Congo estava livre da poliomielite, mas registou vários surtos do vírus 20042011 como VDPV2 entre 70 crianças devido à vacina OPV Tipo 2 (Gumede et al., 2013; UNICEF, 2012). O sul de Madagáscar também registou surtos de VDPV2/3 em 2001-2002 e 2005 devido à fraca cobertura e à deriva genética dos vírus da vacina para estirpes neurovirulentas (Razafindratsimandresy et al, 2013). Com base nestes casos, mesmo que certos vírus sejam erradicados das Caraíbas - por exemplo, a poliomielite e o sarampo, que já foram erradicados - é necessário manter uma cobertura de imunização adequada para proteger a imunidade do efetivo e evitar a potencial reintrodução de vírus.

Discussão

O Objetivo de Desenvolvimento do Milénio 4 (ODM4) das Nações Unidas consiste em reduzir em dois terços a mortalidade das crianças com menos de cinco anos de idade até 2015 (Burki, 2011). Tendo em conta a falta de cobertura e de adesão à vacinação nas Caraíbas e os surtos de doenças em todo o mundo, as agências das Caraíbas têm de trabalhar para colmatar as lacunas de vacinação e o incumprimento comportamental, de modo a atingir o seu potencial de contribuição para o ODM4.

A análise do reaparecimento de doenças infecciosas, como o sarampo, e a persistência da poliomielite devem servir de alerta para que as agências das Caraíbas tomem medidas preventivas. É possível que essas doenças se propaguem dos países mais desenvolvidos para os países da América Latina ou das Caraíbas onde as infra-estruturas de saúde pública, o acesso às vacinas ou as infra-estruturas de cuidados de saúde não estão tão desenvolvidas. Por conseguinte, as autoridades regionais das Caraíbas têm de adotar uma abordagem a vários níveis para reforçar os esforços de vacinação através de uma estratégia tripla: prevenir, detetar e responder (ECDPC, 2013). Isto é especialmente importante no que respeita à manutenção de uma cobertura de vacinação contra o sarampo e a poliomielite superior a 95%, a fim de manter a imunidade de grupo contra o risco potencial de reintrodução do sarampo ou de epidemias de poliovírus derivados da vacina.

Se a disparidade na cobertura de imunização nas Caraíbas não se deve a um fornecimento inadequado de vacinas, então é necessário melhorar os comportamentos de vacinação, especialmente a vacinação infantil. Para melhorar a cobertura da vacina contra o sarampo, uma abordagem multifacetada pode incluir: intervenções orientadas para o paciente, centradas na defesa e educação dos pais; intervenções orientadas para o prestador de serviços, centradas na redução das oportunidades perdidas; e intervenções no sistema, que incluem programas de divulgação e notificação comunitária de doenças e da necessidade de imunizações (Oyo-Ita, Nwachukwu, Oringanje, & Meremikwu, 2011). Oyo-Ita et al. (2011) referiram que as discussões baseadas em provas sobre o sarampo, a importância das vacinas infantis e a distribuição de folhetos a nível comunitário melhoraram a adesão ao DTP3. Mitchell et al. (2009) também demonstraram que os debates sobre vacinas e a melhoria dos conhecimentos das mães nas zonas rurais e urbanas do Paquistão melhoraram a adesão à vacinação. Se houver recursos disponíveis, os países podem utilizar indivíduos (como estudantes) para efetuar visitas domiciliárias para identificar crianças não imunizadas e comunicá-las ao centro de saúde mais próximo, uma estratégia considerada eficaz para melhorar a cobertura da VOP3 e do sarampo (Oyo-Ita et al., 2011). Para melhorar a adesão à vacina MMR, é importante que os programas nacionais de vacinação alinhem as suas prioridades com os objectivos existentes para a erradicação do sarampo e da rubéola - 2 doses de MMR com uma cobertura sustentada superior a 95% (OPAS, 2011).

Conclusão

A disparidade na cobertura de imunização para as principais doenças infecciosas no Caribe, em comparação com a América Latina, é alarmante, especialmente na esteira de uma era de rápido crescimento populacional, maior interconexão, facilidade de viagens e doenças infecciosas reemergentes. As autoridades caribenhas devem abordar as lacunas na cobertura de imunização, especialmente contra o sarampo, bem como manter as altas taxas de cobertura atualmente indicadas. Ao fazê-lo, a imunidade do rebanho será reforçada, reduzindo a mortalidade infantil e protegendo a região da reintrodução de doenças transmissíveis.

Referências

Alirol, E., Getaz, L., Stoll, B., Chappuis, F., & Loutan, L. (2010). Urbanização e doenças infecciosas num mundo globalizado. *Lancet Infectious Diseases,* 10:131-141. Recuperado de http://www2.uah.es/salud-y-enfermedad/pdf/Urbanização%20e%20doenças%20infecciosas%20em%20a%20globalização%20mundial.pdf

BBC. (2014). A OMS rejeita a alegação de vacinação falsa da CIA no Paquistão. Retrieved from http://www.bbc.com/news/world-asia-27388336 Bliss, K. E. (2009). Health in Latin America and the Caribbean: Challenges and opportunities for U.S. engagement. *Center forStrategicandInternationalStudies*.Retrieved fromhttp://csis.org/files/media/csis/pubs/090422_bliss_healthlatinamer_ web.pdf

Brown, D. W., Burton, A. H., Gacic-Dobo, M., & Karimov, R. I. (2012). Atualização de dados: um resumo da cobertura global de imunização até 2011. *The Open Infectious DiseasesJournal,6*:71-75.Retrievedfrom http://www.benthamscience.com/open/toidj/articles /V006/71TOIDJ.pdf

Burki, T. K. (2011). O progresso das vacinas revela lacunas de recursos nos países em desenvolvimento. *The Lancet Infectious Diseases, 11*(3):165-166. Recuperado de http://gavicso.org/pdf/vaccine %20progress%20and%20ressource%20gaps.pdf

CDC. (2014). Actualizações sobre os esforços de erradicação da poliomielite do CDC. *Centros para Controlo e Prevenção de Doenças*.Retrievedfromhttp://www.cdc.gov/polio/updates/

Díez-Padrisa, N., Castellanos, L. G., & Grupo de Trabalho sobre Hepatites Virais da OPAS. (2013). Hepatite viral na América Latina e no Caribe: um desafio de saúde pública. *Revista Pan-Americana de Saúde Pública, 34*(4):275-281. Retrievedfrom http://www.scielosp.org/pdf/rpsp/v34n4/09.pdf

Iniciativa Global de Erradicação da Poliomielite. (2014). Acabar com a poliomielite: um movimento global que encurrala o vírus. Obtido de http://www.polioeradication.org/Portals/0/Document/Media/FactSheet /PolioFactSheet_2013-2014.pdf

Governo de Granada. (2012). Granada observa a semana de vacinação 2012. *Portal Web ofGrenadaGovernment*.Retrievedfrom http://www.gov.gd/egov/news/2012/apr12/25_04_12/item_1/grenada_obs erves_vaccination_week_2012.html

Gumede, N., Lentsoane, O., Burns, C. C., Pallansch, M., de Gourville, E., Yogolelo, R....Venter, M. (2013). Emergência de poliovírus derivados da vacina, República Democrática do Congo, 2004-2011. *Doenças Infecciosas Emergentes, 19*(10). doi: 10.3201/eid1910.130028

Hasan, H. (2014). Notícias sobre imunização global. *OMS.* Recuperado de: http://who.int/immunization/GIN_May_2014.pdf?ua=1

Irons, B., & Dobbins, J. G. (2011). A experiência das Caraíbas na manutenção de uma elevada cobertura vacinal contra o sarampo. *Journal of Infectious Diseases, 204*(Suppl 1):S284-S288. doi: 10.1093/infdis/jir212

Koff, W. C., Burton, D. R., Johnson, P. R., Walker, B. D., King, C. R., Nabel, G. J., ...Plotkin, S. A. (2013). Acelerar o desenvolvimento de vacinas da próxima geração para a prevenção global de doenças. *Science, 340*(6136):1232910. doi: 10.1126/science.1232910

Mitchell, S., Andersson, N., Ansari, N. M., Omer, K., Soberanis, J. L., & Cockcroft, A. (2009). Equity and vaccine uptake: a cross-sectional study of measles vaccination in Lasbela District, Pakistan [Equidade e adesão à vacina: um estudo transversal da vacinação contra o sarampo no distrito de Lasbela, Paquistão]. *BMC International Health and Human Rights, 9*(Suppl 1):S7. doi: 10.1186/1472-698X-9- S1-S7

Agência Nacional de Desenvolvimento dos Cuidados de Saúde Primários. (2012). Plano de emergência de erradicação da poliomielite da Nigéria para 2014. Obtido em http://www.polioeradication.org/Portals/0/Document/InfectedCountries/N igeria/Nigeria_NationalPolioEradicationEmergencyPlan_2014.pdf Oyo-Ita, A., Nwachukwu, C. E., Oringanje, C., & Meremikwu, M. M. (2011). Intervenções para melhorar a cobertura da imunização infantil em países de baixo e médio rendimento. *A Colaboração Cochrane.* Retrievedfromhttp://www.update-software.com/BCP/WileyPDF/EN/CD008145.pdf

Organização Pan-Americana da Saúde. (2010). Cobertura nas Américas por país: Granada. *ImmunizationUnit.* Retrieved from http://ais.paho.org/phip/viz/ im_coveragebycountry.asp

Organização Pan-Americana da Saúde. (2011). Boletim informativo sobre imunização: junho de 2011. *Projeto de Imunização Integral da Família.* Obtido em http://www.paho.org/hq/index.php?option=com_docman&task=doc_do wnload&gid=16202&Itemid=2518 &lang=en

Organização Pan-Americana da Saúde. (2013). Metodologia para a avaliação das oportunidades perdidas de vacinação. *OPAS e Escritório Regional da OMS para as Américas.* Obtido de http://www.paho.org/hq./index.php?option=com_docman&task=doc_dow nload&gid=23943&Itemid=270&lang=es

Polónia, G. A., & Jacobson, R. M. (2012). A reemergência do sarampo nos países desenvolvidos: tempo para desenvolver as vacinas contra o sarampo da próxima geração? *Vaccine, 30*(2):103-104. doi: 10.1016/j.vaccine.2011.11.085 Lei 41 de 1980 sobre Saúde Pública (Imunização de Crianças em Idade Escolar), Capítulo 264 do Ministério dos Assuntos

Jurídicos. (1980). Recuperado de http://laws.gov.gd Razafindratsimandresy, R., Joffret, M-L., Rabemanantsoa, S., Andriamamonjy, S., Heraud, J-M., & Delpeyroux, F. (2013). Reemergência de poliovírus recombinantes derivados de vacinas em crianças saudáveis, Madagáscar. *Doenças Infecciosas Emergentes, 19*(6). doi: 10.3201/eid1906.130080

Sasaki, A., Haraguchi, Y., & Yoshida, H. (2012). Estimando o risco de reemergência após a interrupção da vacinação contra a poliomielite. *Fronteiras em Microbiologia, 3*:178. doi:10.3389/fmicb.2012.00178

Shuaib, F., Kimbrough, D., Roofe, M., McGwin, G., & Jolly, P. (2010). Factores associados à imunização infantil incompleta entre os residentes da paróquia de St. Mary, na Jamaica. *West Indian Medical Journal, 59*(5):549-554. Retrieved from http://www.ncbi.nlm.nih.gov/pmc/articles/PMC3075412/

UNICEF. (2013). Erradicar a poliomielite: introdução. Retirado de: http://www.unicef.org/immunization/polio/

UNICEF. (2014). Resumo de imunização: uma referência estatística contendo dados até 2012. *UNICEF E OMS.* Recuperado de http://www.childinfo.org/files/immunization_summary_2012_en.pdf Weinberg, G. A., & Szilagyi, P. G. (2010). Vaccine epidemiology: efficacy, effectiveness, and the translational research roadmap. *The Journal of Infectious Diseases, 201*(11):1607-1610. doi: 10.1086/652404 World Health Organization. (2014). Measles. Recuperado de http://www.who.int/mediacentre/factsheets/fs286/en/

Organização Mundial da Saúde. (2014). Poliomielite. Recuperado de http://www.who.int/mediacentre/factsheets/fs114/en/

CAPÍTULO 35

Uma revisão sobre a prevalência, os encargos e as intervenções das perturbações do espetro do autismo

Resumo

A perturbação mental do autismo é uma doença que acarreta um fardo significativo para o indivíduo, para a comunidade e para todo o mundo. Há muita investigação sobre a definição de autismo e sobre a razão pela qual está a tornar-se mais prevalente, mas continua a ser uma doença difícil de diagnosticar e tratar. Esta prevalência crescente apresenta uma questão única para a saúde pública no que diz respeito à melhoria da qualidade de vida dos indivíduos afectados e daqueles que desempenham papéis integrais nos seus ambientes. Esta revisão irá avaliar a base da literatura dos últimos cinco anos sobre o autismo, discutindo a sua definição, a história do seu diagnóstico e a sua prevalência global. Serão também examinados os encargos, o estigma e as influências culturais em relação ao autismo, bem como as intervenções atualmente em curso. Por fim, serão abordadas as direcções futuras e as implicações sobre o que deve ser avaliado no autismo.

Introdução

O autismo é uma perturbação do desenvolvimento que se distingue pela incapacidade social e por comportamentos repetitivos (Liu, King, & Bearman, 2010). A sua gravidade é diferenciada ao longo do termo genérico "perturbações do espetro do autismo" (PEA), que inclui a perturbação autista, a perturbação desintegrativa da infância, a síndrome de Asperger e a perturbação pervasiva do desenvolvimento não especificada (PDD) (Rosenberg, Daniels, Law, Law, & Kaufmann, 2009; Organização Mundial de Saúde, 2013). O *Manual Diagnóstico e Estatístico de Transtornos Mentais, Quinta Edição* (DSM-V) categoriza os TEAs como atendendo a determinados critérios comportamentais (McPartland, Reichow, & Volkmar, 2012). Isso inclui os domínios de deficiência social, comunicação e comportamentos restritos/repetitivos; abrangendo a capacidade geral de desenvolvimento.

Não há marcadores biológicos conhecidos para TEA em análises laboratoriais, o que complica o diagnóstico clínico (King & Bearman, 2009). O diagnóstico das PEA é efectuado através de avaliações profissionais, que incluem a avaliação da fala e da linguagem, o historial de saúde e a observação clínica (Developmental, D.M.N.S.Y., & 2010 Principal Investigators, 2014). O início dos sintomas envolve tipicamente um de dois padrões; início precoce no primeiro ano de vida com défice funcional claro, ou início regressivo, que ocorre após um período de cerca de 1-2 anos com desenvolvimento normal (Shumway et al, 2011).

As PEA ocorrem em todos os grupos socioeconómicos, etnias e géneros, e as suas causas exactas são desconhecidas (Mendoza, 2010). Tem havido investigação sobre os factores que influenciam a disposição do autismo, e verificou-se que os factores ambientais no útero e na maturação, bem como a genética, contribuem para o seu desenvolvimento e gravidade (Hallmayer et al, 2011; Herbert, 2010; Levitt & Campbell, 2009). Os estudos também descobriram que a prevalência de PEA é maior no sexo masculino do que no sexo feminino, com a investigação a sugerir que a causalidade se deve a preconceitos ou a um mecanismo biológico (Baron-Cohen, Lombardo, Auyeung, Ashwin, Chakrabarti, & Knickmeye, 2011).

Esta análise examinará estas perturbações na literatura dos últimos cinco anos, através de uma série de tópicos. Isto inclui a abordagem de um breve historial sobre o diagnóstico das PEA, a sua prevalência global e o seu peso. A literatura também será analisada no que respeita ao estigma e às intervenções no tratamento das PEA.

História do diagnóstico

A primeira pesquisa sobre os comportamentos clínicos agora reconhecidos como TEA foi no início dos anos 1900, quando as qualidades gerais de disfunção mental em crianças foram diagnosticadas como "síndrome esquizofrénica da infância" e "psicose infantil" (Cheung et al, 2010; Rapoport, Chavez, Greenstein, Addington, & Gogtay, 2009). Foi só em 1943 que o autismo foi reconhecido como um distúrbio separado. O psiquiatra suíço Leo Kanner distinguiu o autismo da esquizofrenia, cunhando o termo "autismo infantil precoce" (Blacher & Christensen, 2011). Realizou um estudo com 11 crianças, 8 rapazes e 3 raparigas entre os 2 e os 8 anos de idade, onde verificou que tinham em comum a preferência pela solidão, comportamentos repetitivos e dificuldade em interagir com os indivíduos do seu meio envolvente (Blak, Hoyme, & Crotwell, 2013). A sua publicação, *Autistic Disturbances of Affective Contact*, descreveu o termo autismo, derivado do grego "autos" para "eu", e nela discutiu as suas observações (Sanders, 2009).

O autismo foi classificado pela primeira vez como uma perturbação mental no *Manual de Diagnóstico e Estatística das Perturbações Mentais, 3rd Ed.* (DSM-III) como Autismo Infantil em 1980, e foi mais tarde revisto para Autismo no DSM-III em 1987 (Sanders, 2009). Kanner contribuiu com uma série de descritores clínicos no diagnóstico a partir de sua publicação, detalhando a comunicação, a solidão e os comportamentos repetitivos que denotam sintomas-chave no DSM-III e no DSM-IV.

Ao longo dos últimos 20 anos, o conhecimento sobre o diagnóstico clínico do autismo expandiu-se com a investigação (Elsabbagh et al, 2013). Como foram encontradas informações sobre sua etiologia, história familiar, apresentação clínica e outros fatores, o autismo tornou-se diferenciado dentro do termo guarda-chuva de TEAs pela gravidade dos sintomas. A edição atual, 5th , do DSM diferencia as PEA em quatro perturbações distintas: perturbação autista, perturbação de Asperger, perturbação desintegrativa da infância e PDD (American Psychiatric Association, 2013). Estas perturbações têm distinções concisas em termos de gravidade no âmbito dos critérios de défices sociais e comportamentais que definem as PEA.

Prevalência global

A prevalência do autismo tem sido estudada desde os anos 60 em vários países. Os primeiros estudos foram realizados em nações europeias, e a prevalência de TEA em crianças pequenas na década de 2000 é mais de 20 vezes maior do que a prevalência de TEA quando comparada com estudos realizados na década de 1960 em crianças da mesma faixa etária (Developmental, D.M.N.S.Y., & 2010 Principal Investigators, 2014). Ao analisar os dados de prevalência global mais recentes, há uma prevalência média de 62 por 10.000 crianças diagnosticadas com TEA e deficiências associadas em todo o mundo (OMS, 2013). Este aumento na prevalência tem sido observado como universal para todos os países que realizaram estes estudos ao longo do tempo (Sun & Allison, 2010; Zaroff & Uhm, 2011). Especula-se que a causa deste aumento da prevalência se deve, em parte, ao aumento do reconhecimento das PEA e à melhoria da especificidade do diagnóstico (Elsabbagh et al, 2012; Zaroff & Uhm, 2011).

No entanto, a prevalência das PEA nos países em desenvolvimento tem sido objeto de escassez de estudos em comparação com os países desenvolvidos (Samadi & McConkey, 2011; OMS, 2013). Existe uma lacuna significativa na informação sistémica para estes países devido à falta de financiamento, de serviços dedicados às PEA e à escassez de profissionais de saúde especializados (OMS, 2013). Estudos epidemiológicos são difíceis devido à insuficiência financeira e à estigmatização nessas regiões.

Encargos

As pessoas com PEA têm dificuldade em comunicar e interagir socialmente devido às suas percepções alteradas da informação no seu meio envolvente quando comparadas com indivíduos não afectados (OMS, 2013). A sua capacidade de lidar com as funções quotidianas é limitada e a sua capacidade de alcançar o sucesso em actividades educativas e sociais pode ser gravemente prejudicada. Crianças e adolescentes com TEA dependem muito do apoio de paraprofissionais, profissionais e pais (Hume, Loftin, & Lantz, 2009). A transição da infância para a idade adulta é frequentemente marcada por dificuldades de independência nestes indivíduos, e muitos dependem da continuidade dos sistemas de apoio. Há também um grande número de comorbilidades psiquiátricas associadas às PEA, como a ansiedade, o défice de atenção/hiperatividade e as perturbações afectivas, o que confere mais necessidades de apoio intensivo (Joshi et al, 2010).

A família também tem um encargo significativo ao coordenar os cuidados especializados necessários para as pessoas com PEA. Devido às suas necessidades específicas, podem ser incorridas finanças substanciais, com as famílias a gastarem potencialmente 400 dólares por dia em cuidados de apoio, o que foi estimado como um investimento vitalício de 1,6 milhões de dólares (Emery & Dudley, 2014). Globalmente, o stress dos cuidadores é também mais elevado nas unidades familiares, particularmente nas mães, o que diminui a sua qualidade de vida (Myers, Mackintosh, & Goin-Kochel, 2009). As PEA também são responsáveis por mais de 7,6 milhões de anos de vida ajustados por incapacidade, com 0,3% do peso total da doença a nível mundial (OMS, 2013).

Influências culturais e estigma

O estigma é um fator poderoso e variável dentro das culturas que pode atuar como uma barreira ao rastreio e à implementação de intervenções para as PEA. A perceção da deficiência desempenha um papel influente na interação familiar e comunitária, e pode afetar os resultados de saúde dos indivíduos afectados (Ravindran & Myers, 2012). As expectativas culturais podem ser um fator determinante para a estigmatização, como a relutância em procurar diagnóstico e tratamento por medo da dificuldade em conseguir um casamento arranjado (Bernier, Mao, & Yen, 2010). Há também casos em certas culturas mexicanas, latino-americanas e haitianas em que um distúrbio mental é visto como uma maldição, ou devido ao "mau-olhado". Em certas culturas indianas, a deficiência de uma criança também pode ser vista como um castigo por pecados de uma vida passada (Ravindran & Myers, 2012). Estas ideias de causalidade negativa resultam de crenças culturais e podem impedir que os afectados recebam cuidados.

Podem também surgir interpretações erróneas no diagnóstico diferencial das PEA. O que é inicialmente considerado um traço autista pode ser antes um comportamento culturalmente influenciado, e vice-versa (Bernier, Mao, & Yen, 2010). Uma criança que evita o contacto visual, por exemplo, não estaria deslocada em algumas culturas asiáticas onde o contacto visual com figuras de autoridade é considerado desrespeitoso. Evitar o contacto visual é um critério comportamental não-verbal para as PEA, e essa má interpretação pode impedir o rastreio e os cuidados atempados.

A cultura também contribui para a forma como as PEA são tratadas. O sistema de crenças das famílias orienta frequentemente a via de tratamento quando se trata de uma perturbação mental (Bernier, Mao, & Yen, 2010). Pode procurar-se um tratamento alternativo quando se notam défices comportamentais, muitas vezes antes de se procurar assistência médica profissional, como é o caso de estudos realizados em Hong Kong, onde a acupunctura e a medicina tradicional chinesa (Bernier, Mao, & Yen, 2010).

Intervenções

As pessoas com Perturbações do Espectro do Autismo (PEA) necessitam de cuidados adaptados às suas necessidades individuais devido ao espetro de complexidade que apresentam. Os cuidados primários são essenciais para o rastreio e a reabilitação especializada destas perturbações. De acordo com a Academia Americana de Pediatria (AAP), a administração recomendada para o rastreio das PEA é nas consultas dos 18 e 24 meses (Carbone, Farley, Davis, & Murphy, 2010). Os médicos que efectuam o rastreio de forma rotineira e adequada têm maiores probabilidades de diagnosticar os seus pacientes mais cedo na vida. A vigilância pode ser efectuada através de perguntas aos prestadores de cuidados sobre se os seus filhos estão a apresentar critérios do DSM-V.

Uma vez que o paciente tenha sido diagnosticado, a gestão a longo prazo pode ser feita com um lar médico, que é definido pela AAP como um modelo de prestação de cuidados contínuos, acessíveis e abrangentes que é culturalmente sensível e centrado na família (Carbone, Farley, & Davis, 2010; Carbone, Behl, Azor, & Murphy, 2010). O tratamento também pode ser aplicado com medicação e terapia comportamental, que demonstrou melhorar a fala, a cognição e a capacidade de adaptação ao ambiente (Carbone, Farley, & Davis, 2010).

O sistema familiar é um dos aspectos mais importantes no desenvolvimento e funcionamento das pessoas com PEA, para além dos cuidados primários. As intervenções que fornecem educação e treinamento para os cuidadores sobre como promover efetivamente a comunicação em crianças com TEA têm demonstrado melhorar o comportamento socializado e a fala (Kaslow, Broth, Smith, & Collins, 2012).

Num contexto comunitário, existe uma escassez de literatura sobre intervenções comportamentais intensivas, mas a investigação que foi feita para examinar o seu efeito em grupos de crianças no Reino Unido e no Canadá mostrou melhorias mínimas a moderadas no comportamento e na fala das crianças (Smith, Koegle, Koegle, Openden, Fossum, & Bryson, 2010). Um estudo realizado na Nova Escócia com crianças em idade pré-escolar numa intervenção comportamental intensiva baseada na comunidade encontrou, no entanto, um desenvolvimento positivo nas competências de comunicação, cognição e adaptação social em 40% dos participantes ao longo de um ano (Smith, Koegle, Koegle, Openden, Fossum, & Bryson, 2010). Este estudo utilizou uma combinação de formação familiar e terapia comportamental mediada por profissionais, e foi menos intensivo em termos de tempo do que os estudos realizados no Reino Unido e no Canadá.

Discussão

Esta revisão foi efectuada sobre a prevalência, o peso e as intervenções na literatura atual sobre as Perturbações do Espectro do Autismo. O autismo é uma perturbação complicada, com variações na sua gravidade, e é muito difícil de detetar. A causa das PEA é desconhecida, estando em curso investigação sobre os seus factores determinantes. Foi classificado sob o termo genérico de PEA, com quatro perturbações distintas de gravidade variável, e é identificado por critérios comportamentais, de fala e cognitivos.

A prevalência global tem vindo a aumentar, mas os países em desenvolvimento podem estar desproporcionadamente representados devido a uma vigilância inadequada. Há uma série de razões possíveis para esta falta de vigilância, incluindo a instabilidade financeira e as diferenças culturais na identificação e sensibilização para as DAE em zonas com poucos recursos.

Os encargos para o indivíduo manifestam-se durante a interação social e a maturação. Requerem cuidados especializados e intensos, o que implica encargos para os prestadores de cuidados. A manutenção deste nível de cuidados é dispendiosa e os prestadores de cuidados investem muito no tratamento e no tempo dedicado às pessoas com PEA.

A má interpretação cultural e o estigma podem afetar a forma como as PEA são vistas, diagnosticadas e tratadas. Os critérios de diagnóstico das PEA podem ser vistos como vergonhosos ou causados por um fenómeno sobrenatural, o que pode impedir a procura de ajuda profissional. Devido a esse estigma e má interpretação, os indivíduos que vivem com PEA podem ter uma qualidade de vida muito inferior à dos que têm acesso a tratamento e terapia.

Os tratamentos actuais centram-se fortemente na gestão das PEA através de um rastreio profissional e de terapias coordenadas. O envolvimento dos pais tem-se revelado benéfico, e o alargamento dos serviços a nível comunitário é promissor para melhorar os resultados em termos de saúde comportamental e cognitiva das pessoas com PEA.

Existe uma necessidade de investigação contínua em vários domínios das Perturbações do Espectro do Autismo. A literatura sobre as influências culturais no diagnóstico e tratamento das PEA é limitada e requer mais estudos. Há também uma escassez de estudos sobre o impacto cultural na vigilância das PEA e estudos pouco frequentes sobre a prevalência nos países em desenvolvimento. Deve ser sintetizada uma maior vigilância nos países em desenvolvimento, bem como a adaptação de instrumentos culturalmente sólidos para esses países. Além disso, é necessária mais investigação para determinar uma maior fiabilidade dos programas de comportamento intensivo baseados na comunidade, uma vez que os benefícios destas intervenções foram determinados em poucos estudos.

As limitações desta análise incluem a possibilidade de não se dispor das informações mais actuais, caso a literatura de há cinco, quatro, três ou mesmo dois anos tenha sido melhorada.

Conclusão

Esta análise sugere que é necessário um trabalho mais aprofundado no domínio das DAE, a fim de abordar a prevalência desta perturbação mental complicada. Um tópico a explorar no futuro seria a análise da literatura sobre o efeito global das PEA em diferentes países e as intervenções que instituições globais, como a OMS, estão a realizar para lidar com estas perturbações. Outros temas a considerar seriam a revisão da investigação efectuada sobre os factores determinantes das PEA.

Referências

Associação Americana de Psiquiatria (APA). (2013). *DSM-5 Autism Spectrum Disorder FactSheet.*Retrievedfrom http://www.dsm5.org/Documents/Autism%20Spectrum%20Disorder%20 Fact%20Sheet.pdf

Baron-Cohen, S., Lombardo, M. V., Auyeung, B., Ashwin, E., Chakrabarti, B., & Knickmeyer, R. (2011). Porque é que as condições do espetro do autismo são mais prevalentes no sexo masculino? *PLoS biology*, *9*(6), e1001081.

Bernier, R., Mao, A., & Yen, J. (2010). Psicopatologia, famílias e cultura: autismo. *Child and adolescent psychiatric clinics of North America*, *19*(4), 855-867.

Blacher, J., & Christensen, L. (2011). Semeando as sementes do campo do autismo: Leo Kanner (1943). *Intellectual and developmentaldisabilities*, *49*(3), 172-191.

Blake, J., Hoyme, H. E., & Crotwell, P. L. (2013). Uma breve história do autismo, a hipótese do autismo / vacina e uma revisão da base genética dos transtornos do espetro do autismo. *SD Med*, *15*, 58-65.

Carbone, P. S., Behl, D. D., Azor, V., & Murphy, N. A. (2010). O lar médico para crianças com perturbações do espetro do autismo: Perspectivas dos pais e do pediatra. *Journal of autism and developmental disorders*, *40*(3), 317-324.

Carbone, P. S., Farley, M., & Davis, T. (2010). Cuidados primários para crianças com autismo. *Am Fam Physician*, *81* (4), 453-60.

Cheung, C., Yu, K., Fung, G., Leung, M., Wong, C., Li, Q., ... & McAlonan, G. (2010). Transtornos autistas e esquizofrenia: relacionados ou remotos? Uma estimativa de verosimilhança anatómica. *PloS one*, *5*(8), e12233. Desenvolvimento, D. M. N. S. Y., & 2010 Investigadores principais. (2014). Prevalência de transtorno do espetro do autismo entre crianças de 8 anos - rede de monitoramento de autismo e deficiências de desenvolvimento, 11 locais, Estados Unidos, 2010. *Relatório semanal de morbilidade e mortalidade. Resumos de vigilância (Washington, DC: 2002)*, *63*, 1.

Elsabbagh, M., Divan, G., Koh, Y. J., Kim, Y. S., Kauchali, S., Marcín, C., ... & Fombonne, E. (2012). Prevalência global de autismo e outros transtornos invasivos do desenvolvimento. *Autism Research*, *5*(3), 160-179.

Emery, J. C., & Dudley, C. (2014). O valor do tempo do cuidador: os custos de apoio e cuidados para indivíduos que vivem com transtorno do espetro do autismo. *Documento de pesquisa da SPP*, (7-1).

Hallmayer, J., Cleveland, S., Torres, A., Phillips, J., Cohen, B., Torigoe, T., ... & Risch, N. (2011). Hereditariedade genética e factores ambientais partilhados entre pares de gémeos com autismo. *Arquivos de psiquiatria geral, 68*(11), 1095-1102.

Herbert, M. R. (2010). Contribuições do ambiente e da fisiologia ambientalmente vulnerável para as perturbações do espetro do autismo. *Opinião atual em neurologia*, *23*(2), 103-110.

Hume, K., Loftin, R., & Lantz, J. (2009). Aumentar a independência nas perturbações do espetro do autismo: A review of three focused interventions. *Journal of autism and developmental disorders*, *39*(9), 1329-1338.

Joshi, G., Petty, C., Wozniak, J., Henin, A., Fried, R., Galdo, M., ... & Biederman, J. (2010). O pesado fardo da comorbilidade psiquiátrica em jovens com perturbações do espetro do autismo: Um grande estudo comparativo de uma população referenciada psiquiatricamente. *Journal of autism and developmental disorders*, *40*(11), 1361-1370.

Kaslow, N. J., Broth, M. R., Smith, C. O., & Collins, M. H. (2012). Intervenções baseadas na família para distúrbios da criança e do adolescente. *Journal of Marital and Family Therapy*, *38*(1), 82-100.

King, M., & Bearman, P. (2009). Diagnostic change and the increased prevalence of autism (Mudança de diagnóstico e aumento da prevalência do autismo). *Revista Internacional de Epidemiologia*, *38*(5), 12241234.

Levitt, P., & Campbell, D. B. (2009). A bússola genética e neurobiológica aponta para disfunções de sinalização comuns nas perturbações do espetro do autismo. *The Journal of clinical investigation*, *119*(4), 747-754. Liu, K. Y., King, M., & Bearman, P. S. (2010). Social influence and the autism epidemic (Influência social e a epidemia de autismo). *AJS; American journal of sociology*, *115*(5), 1387.

McPartland, J. C., Reichow, B., & Volkmar, F. R. (2012). Sensibilidade e especificidade da proposta < i> DSM-5 </i> Critérios de diagnóstico para transtorno do espetro do autismo. *Jornal da Academia Americana de Psiquiatria da Criança e do Adolescente*, *51* (4), 368-383.

Mendoza, R. L. (2010). A economia do autismo no Egito. *American Journal of Economics andBusiness Administration, 2*(1), 12-19.

Myers, B. J., Mackintosh, V. H., & Goin-Kochel, R. P. (2009). "My greatest joy and my greatest heart pain:" Parents' own words on how having a child in the autism spectrum has affected their lives and their families' lives. *Investigação em Perturbações do Espectro do Autismo*, *3*(3), 670-684. Rapoport, J., Chavez, A., Greenstein, D., Addington, A., & Gogtay, N. (2009). Perturbações do espetro do autismo e esquizofrenia de início na infância: contributos clínicos e biológicos para uma relação revisitada. *Journal of the American Academy of Child & Adolescent Psychiatry*, *48* (1), 10-18.

Ravindran, N., & Myers, B. J. (2012). Influências culturais nas percepções de saúde, doença e deficiência: A review and focus on autism. *Journal of Child and Family Studies*, *21* (2), 311-

319.

Rosenberg, R. E., Daniels, A. M., Law, J. K., Law, P. A., & Kaufmann, W. E. (2009). Trends in autism spectrum disorder diagnoses (Tendências nos diagnósticos de perturbações do espetro do autismo): 19942007. *Journal of autism and developmental disorders*, *39*(8), 1099-1111.

Samadi, S. A., & McConkey, R. (2011). Autismo nos países em desenvolvimento: Lessons from Iran. *Investigação e tratamento do autismo*, *2011*, 1-11.

Sanders, J. L. (2009). Diferenças qualitativas ou quantitativas entre a perturbação de Asperger e o autismo? Considerações históricas. *Journal of autism and developmental disorders*, *39*(11), 1560-1567.

Shumway, S., Thurm, A., Swedo, S. E., Deprey, L., Barnett, L. A., Amaral, D. G., ... & Ozonoff, S. (2011). Breve relatório: padrões de início de sintomas e resultados funcionais em crianças pequenas com perturbações do espetro do autismo. *Journal of autism and developmental disorders*, *41*(12), 17271732.

Smith, I. M., Koegel, R. L., Koegel, L. K., Openden, D. A., Fossum, K. L., & Bryson, S. E. (2010). Eficácia de um novo modelo de intervenção precoce baseado na comunidade para crianças com perturbação do espetro autista. *American journal on intellectual and developmental disabilities*, *115*(6), 504-523.

Sun, X., & Allison, C. (2010). A review of the prevalence of autism spectrum disorder in Asia (Uma revisão da prevalência da perturbação do espetro do autismo na Ásia). *Investigação em Perturbações do Espectro do Autismo*, *4*(2), 156-167.

Organização Mundial de Saúde (OMS). (2013). *Autism spectrum disorders & other developmental disorders, from raising awareness to buildingcapacity.* WHO Press. Recuperado de http://apps.who.int/iris/bitstream/10665/103312/1/9789241506618 eng.p df

Zaroff, C. M., & Uhm, S. Y. (2012). Prevalência de transtornos do espetro do autismo e influência do país de medição e etnia. *Psiquiatria social e epidemiologia psiquiátrica*, *47*(3), 395-398.

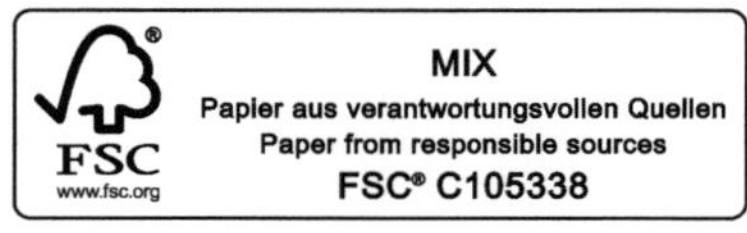

Printed by Books on Demand GmbH, Norderstedt / Germany